北京协和医学院学科建设项目

药物分析技术进展与应用

YAOWU FENXI JISHU JINZHAN YU YINGYONG

主　编　张金兰

副主编　宁保明　刘　毅

中国协和医科大学出版社

北　京

图书在版编目（CIP）数据

药物分析技术进展与应用 / 张金兰主编. —北京：中国协和医科大学出版社，
2021.10

ISBN 978-7-5679-1774-3

Ⅰ.①药… Ⅱ.①张… Ⅲ.①药物分析 Ⅳ.①R917

中国版本图书馆CIP数据核字（2021）第121745号

药物分析技术进展与应用

主　　编：张金兰
责任编辑：尹丽品
封面设计：许晓晨
责任校对：张　麓
责任印制：张　岱

出版发行：**中国协和医科大学出版社**
　　　　　（北京市东城区东单三条9号　邮编100730　电话010-65260431）
网　　址：www.pumcp.com
经　　销：新华书店总店北京发行所
印　　刷：三河市龙大印装有限公司

开　　本：710mm×1000mm　　1/16
印　　张：30.25
字　　数：570千字
版　　次：2021年10月第1版
印　　次：2021年10月第1次印刷
定　　价：128.00元

ISBN 978-7-5679-1774-3

编　委　会

主　编　张金兰

副主编　宁保明　刘　毅

编　者（以姓氏拼音为序）

刘　阳　中国食品药品检定研究院

刘　毅　中国食品药品检定研究院

骆骄阳　中国医学科学院北京协和医学院药用植物研究所

宁保明　中国食品药品检定研究院

山广志　中国医学科学院北京协和医学院医药生物技术研究所

生　宁　中国医学科学院北京协和医学院药物研究所

王冬梅　中国医学科学院北京协和医学院药物研究所

王冠博　北京大学

王亚男　中国医学科学院北京协和医学院药物研究所

王　喆　中国医学科学院北京协和医学院药物研究所

熊　婧　中国食品药品检定研究院

杨美华　中国医学科学院北京协和医学院药用植物研究所

杨庆云　中国医学科学院北京协和医学院药物研究所

庾莉菊　中国食品药品检定研究院

袁　松　中国食品药品检定研究院

张金兰　中国医学科学院北京协和医学院药物研究所

张才煜　中国食品药品检定研究院

序　言

　　药物分析学是依据药物的物理、化学、生物等特性，对药物结构特征和理化特性进行定性鉴别和定量检测，达到对药物有效性和安全性进行有效控制的学科。药物分析技术通常是将人们不可能用肉眼识别的微量物质，通过其化学、物理学或生物学等特性识别出来，再将其放大为肉眼可见的形式或转化为仪器可识别的信号，进而转换为可量化的数据，达到定性鉴别和定量检测目的的技术。因此，它也被称为人类认识药物微观世界的"眼睛学科"。

　　中华人民共和国成立之初，国内的实验条件比较差，许多领域还处于空白状态。我国的药物分析测试领域在彭司勋、曹初宁、周同惠、梁晓天、涂国士、孙增培等一批老科学家带领之下，克服重重困难，在药物研发、制造和临床使用等过程的各个环节，积极开展药物结构解析、质量分析、标准建立以及一些新技术新方法在化学药物和中草药有效成分分析中的应用研究。这些奠定了我国药物分析的基础，全面提高了我国药物分析测试的水平，在保证和控制药品质量、确保用药安全有效等方面发挥了不可替代的作用。

　　进入21世纪，随着药学研究和生命学科的融合发展，药物分析学已发展为对复杂成分在体内进行的动态测试、分析和以评价药物活性与安全为主的技术研究。药物分析现已成为了一系列药物跟踪技术的总和，是配合和服务于药学相关各学科的支撑学科，贯穿于药物生命周期的全过程。

　　现在，我国医药产业已经成为国民经济中发展最快的行业之一，在医药产业持续、高速、稳定发展的同时，我国药物研发水平和能力不断提升，从仿制、仿创结合到创新研发，药物的研发、生产和上市销售政策法规、技术指南等逐渐与国际接轨、融合。人民群众对用药的需求从可及到高质量、安全和有效，现已上升至生存权层面。药品科学监管按照4个最严格的要求执行，药物分析学科在其中发挥着重要的作用。多年来，通过加快构建科学、全面、可检验、能执行的药品标准体系，我国药品标准不断提高。我国化药生物药标准水平已基本和国际接轨，中药标准在全球植物药标准中处于领先地位。

药物分析与测试贯穿于药物发现、临床前研究、临床研究、生产、销售和市场应用的全部环节，药物分析技术的发展始终围绕着药物有效性和安全性这一永恒主题，在效率更高、通量更大、结果更准确、检测灵敏度更好的分析技术方面不断推陈出新，在药物分析领域得到充分的研究和应用。同时每一次药物发展历程中与药效和安全相关的事件促进了分析检测技术的飞速发展，使得药物的质量更加稳定，有效性和安全性更加有保障。

药物分析是中国高等教育药学专业的一门专业课程，教学目的是培养学生的药品全面质量控制的意识，使学生能够胜任药品研究、生产、供应、临床使用过程中的分析检验工作，并能研究探索解决药品质量问题的一般规律和基本知识技能。

为了加强药物分析学科课程建设，提升研究生科研能力、创新能力、实践能力，我国药物研发与药物质量标准和科学监管的重要科研单位——中国医学科学院北京协和医学院和中国食品药品检定研究院共同编写《药物分析技术进展和应用》一书，作为药学学科，特别是药物分析专业研究生课程设置、讲授和学习的重要依据，成为全日制和非全日制博士、硕士研究生培养单位开展质量评估的重要参考。

该教材的主编张金兰教授、副主编宁保明教授和刘毅教授，以及各章编写人员都是长期参与北京协和医学院药物分析学科研究生课程教学、实践指导和研究课题等方面的教学与科研工作，或长期从事药品检验、质量研究、标准制定和药品安全研究工作的专业人员。他们将多年指导研究生科研和教学工作所积累的药物分析学科理论知识和实践经验进行梳理，以不同原理分析技术为章，分别介绍技术的特点和发展趋势、技术在药物分析中的应用、技术的应用示例，应用示例以编者的工作实际案例为主，展现技术在药物理化特性表征、质量分析、制剂处方解析、生产工艺监控、体内药物分析等方面的应用特点和优势。

该教材的内容编写很有特色，有利于拓展研究生的药物分析专业知识，培养实践能力，启发创新思维，同时对于立足于药物分析新技术、新方法研究，解决实际工作中面临的药物分析瓶颈问题的一线科研人员也很适用，能够帮助他们了解现代分析技术与方法的特点、发展趋势和应用优势，促进实际问题的解决，提升创新能力。该教材对于推动药物分析学科研究生教学质量提升与学科建设发展必将具有积极作用，对于药学学科的本科生、研究生和专业技术人员具有很好的指导作用。

金少鸿

2021年2月5日

前　言

　　为落实深化研究生教育改革要求，加强药物分析学科课程建设，提升研究生科研能力、创新能力和实践能力，中国医学科学院北京协和医学院药物研究所、药用植物研究所、医药生物技术研究所，中国食品药品检定研究院和北京大学等从事药物分析研究和教学的一线人员合作编写了《药物分析技术进展和应用》。

　　课程学习是我国学位与研究生教育制度的重要特征，也是研究生培养过程中发挥全面、综合和基础性作用的关键环节。本书的指导思想是为药学学科，特别是药物分析专业研究生课程设置、讲授和学习提供必要专业基础，成为药学专业博士、硕士研究生培养单位开展质量评估的参考，同时也适用于药学本科生、从事药品研发和质量控制的专业人员。

　　本书的内容主要包括现代药物分析技术的基本原理、专业知识、技术特点、发展趋势、应用和示例。根据我国药物分析专业研究生课程建设的实际情况，注重教学课程的实践性，既与本科生课程相统筹，又体现最新技术动态，以药学学科研究生成长成才为中心，聚焦药物分析思维方法和能力培养。

　　结合国际前沿技术发展和应用，编写人员精心挑选应用示例，很多示例是他们在药物分析研究和实际工作的总结，突出各种分析技术的应用特点，以问题为导向，分享药物理化特性表征、质量分析、制剂处方解析、生产工艺监控、体内药物分析等领域的心得和体会。编写内容具有针对性、实用性和指导性，能够切实起到指导课程教学的作用。

　　本书编写过程中，得到编者单位和领导的大力支持。感谢金少鸿教授在百忙之中对本书提出宝贵的意见和建议，并欣然提笔作序，对编者是莫大的鼓励。感谢北京协和医学院学科建设项目的资助，感谢中国医学科学院医学与健康创新工程创新团队项目药物分析团队成员参与本书的编写。

由于编者水平有限，本书的有些内容难免有不妥和不足之处，敬请广大师生及读者斧正，我们会虚心学习，不断提升教材质量。

编　者

2021年1月31日

目　　录

第一章

药物溶出分析技术与应用

溶出度是指片剂、胶囊剂、颗粒剂等固体口服制剂，以及半固体制剂、透皮贴剂、埋植给药系统等非溶液型制剂，在规定的仪器装置、温度、介质、搅拌或往复速率等条件下，活性药物成分从制剂中溶解释放的速率和程度。在缓（控）释制剂、肠溶制剂及透皮贴剂等制剂中也称释放度。药物溶出量随时间变化的曲线称为溶出曲线。溶出度试验最早用于固体口服制剂的质量研究与质量控制，目的是通过体外模拟固体制剂口服给药后在胃肠道等生理环境下崩解、溶蚀、溶解释放的过程。溶出度或溶出曲线应既能灵敏地反映可能影响药物疗效的处方、工艺的显著变化，又不过度反映原辅料、工艺、处方的正常波动，以保障上市后药品与临床批次药品、上市后药品批间质量、放大或变更前后产品的一致性和稳定性。

《中华人民共和国药典》（ChP）（以下简称《中国药典》）、《美国药典》（USP）、《欧洲药典》（EP）、《日本药典》（JP）和《国际药典》（Int.P）等主要药典均收载了溶出度测定法。溶出度试验是生物药剂学的重要工具，也是固体口服制剂等药物制剂研发、生产、质控环节的重要技术手段。该技术在微球、脂质体、透皮贴剂等新型制剂中也得到了广泛的应用。

第一节　药物溶出分析技术特点和发展趋势

1897年，Noyes和Whitney发表了世界上第一篇关于溶出的文章"固体物质在溶液中的溶解速度（*The Rate of Solution of Solid Substances in Their Own Solution*）"，认为颗粒表面形成的饱和溶液层决定了固体颗粒的溶出速度。1970年，《美国国家处方集》（NF XIII）首次收载了溶出度试验篮法，并对吲哚美辛胶囊等5个品种进行了溶出度检查。1985年，《中国药典》附录亦开始收载了溶出度测定法，包括篮法、桨法和类流池法等。经过1个多世纪的发展，溶出试验装置也由最初的篮法发展为篮法、桨法、往复筒法和流池法等多种被国际社会认可并广泛应用的标准化装置。1985～2015年版《中国药典》收载的溶出度方法情况见表1-1，国内外主要现行版药典收载的溶出度方法情况见表1-2。

表1-1　1985～2015年版《中国药典》收载的溶出度方法的情况

方　　法		1985年版	1990年版	1995年版	2000年版	2005年版	2010年版	2015年版
溶出度	篮法	＋	＋	＋	＋	＋	＋	＋
	桨法	＋	＋	＋	＋	＋	＋	＋
	桨碟法							＋
	小杯法			＋	＋	＋	＋	＋
	转筒法							＋
	类流池法	＋						
释放度	篮法			＋	＋	＋	＋	
	桨法			＋	＋	＋	＋	
	桨碟法					＋	＋	
	小杯法			＋	＋	＋	＋	

注：＋，表示被收载。

表1-2　国内外主要现行版药典收载的溶出度方法的情况

	EP10.0（2020年版）	USP43（2020年版）	JP17（2016年版）	ChP2020（2020年版）
篮法	＋	＋	＋	＋
桨法	＋	＋	＋	＋
往复筒法	＋	＋		＋
流池法	＋	＋	＋	＋
桨碟法	＋	＋		＋
小杯法				＋
转筒法	＋	＋		＋
往复架法		＋		
提取池法（改进的桨碟法）	＋			
改进型流通池法	＋			
糖胶片溶出法	＋			

注：＋，表示被收载。

《中国药典》和《美国药典》中，一般将溶出度和释放度视为相关但是两个独立的概念，比如将普通口服固体制剂（片剂或胶囊）的检查项称作溶出度，而将缓释制剂、控释制剂、肠溶制剂及透皮贴剂等制剂中检查项称为释放度。

经过药典协调组织（PDG）的工作，目前国际上的趋势是将两者统称为溶出度。因为，从试验的理论基础、使用的装置设备、介质、结果判定的思路等方面，两者没有本质的区别。但是，从制剂的角度，对于处方工艺上更复杂的缓释制剂、控释制剂、肠溶制剂及透皮贴剂等制剂，还是认为用释放比溶出要更贴切一些。《中国药典》2015年版通则将之前独立的溶出度测定法和释放度测定法合并为"药物溶出度与释放度测定法"，已经改变了此前将溶出度和释放度单独设置的思路。

一、药物溶出分析技术的特点

（一）药物溶出分析仪器构造

药物溶出度试验用仪器一般由机座、电机及传动机构、水浴箱、温度传感器等装置组成，本章统称为溶出度仪。溶出度仪主要采用两种基本技术原理：搅拌法和流通法。搅拌法是将样品置于装有固定体积溶出介质的容器中，通过搅拌或装置往复运动对溶出杯中介质形成流体剪切力。流通法是将样品置于流通池中，使规定的溶出介质以一定的流速通过流通池，通过溶出介质在装置中的流动形成对制剂（颗粒）表面的流体剪切力。本章主要介绍《中国药典》收载的篮法、桨法、流池法、桨碟法、往复筒法、转筒法、往复架法，还有一些根据制剂特点开发的溶出装置或配件，如转瓶法、扩散池法等。

1. 篮法和桨法 篮法和桨法是最常用的法定溶出方法，见图1-1和图1-2，具有装置简单、耐用、标准化和易自动化的特点，在全球范围内被广泛使用。溶出实验室也可配置自动取样装置，可进行离线或在线检测。目前也有部分实验室配置了全自动溶出装置，可实现介质制备、介质加注、上样、取样、清洗的全自动功能，可连续自动运行。

《中国药典》2020年版四部收载的第三法（小杯法）可视为桨法，见图1-3，适用于低剂量规格固体制剂的紫外-可见分光光度法溶出试验。

2. 流池法 是将样品置于样品池中，溶出介质在泵的推动下，以一定流速通过样品池使药物溶出。流池法是一种通用的溶出装置，适用于普通口服固体制剂、缓（控）释制剂、半固体制剂、透皮贴剂等几乎所有剂型，可根据制剂特点采用不同的样品池，也可根据质量研究或质量控制的需要采用开放系统或闭合系统。流池法可以方便地更换溶出介质或调整介质pH值。当然，装置、管线复杂，难以自动化和清洗困难是其主要缺点。见图1-4。

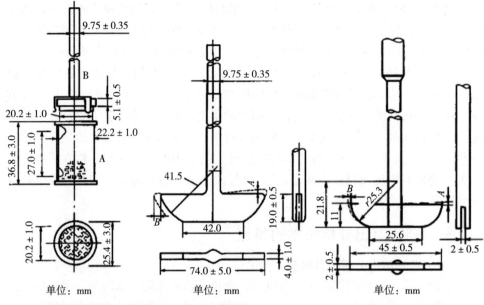

单位：mm

图1-1　转篮装置
（引自：《中国药典》2020
版四部）

单位：mm

图1-2　搅拌桨装置
（引自：《中国药典》2020版
四部）

单位：mm

图1-3　小杯法搅拌桨装置
（引自：《中国药典》2020版四部）

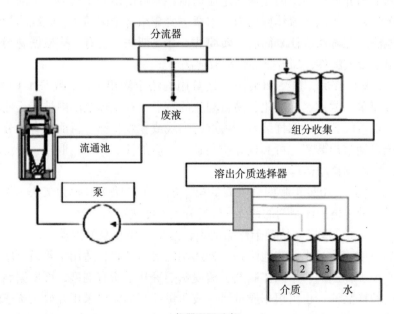

a. 仪器配置示意

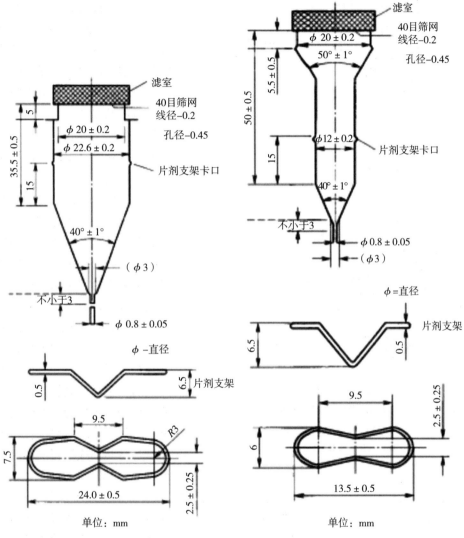

b. 流池法用于片剂和胶囊剂的大池（上半部分）
和大池的支架（下半部分）

c. 流池法用于片剂和胶囊剂的小池（上半部分）
和小池的支架（下半部分）

图1-4 流池法装置

（引自：《中国药典》2020版四部）

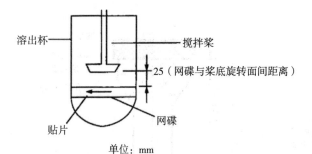

a. 桨碟法方法 1 的装置

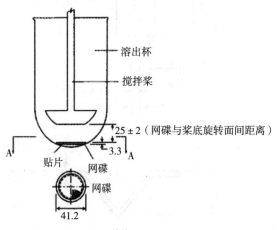

单位：mm

b. 桨碟法方法 2 的装置

图1-5 桨碟法装置

（引自：《中国药典》2020版四部）

3. 桨碟法 其基本装置与桨法一致，只是在试验中需要增加一个固定贴剂的装置——碟。该方法适用于透皮贴剂的溶出试验。见图1-5。

《中国药典》2020年版四部收载的桨碟法收载了两种不同规格的网碟，在进行质量研究或制定药品标准时应注明采用的装置规格。

4. 往复筒法 采用两端装有筛网的透明中空圆筒，将样品置于圆筒中并将两端筛网紧固后，圆筒在装有介质的玻璃管中上下往复运动。通过筛网流经圆筒的介质，在药品的溶出过程中提供了液-固界面的剪切力。为模拟人体胃肠道环境，可用装有不同pH值介质的一系列玻璃管作为溶出池。该方法的优点是介质的更换方便，实现了自动化，可用于肠溶制剂或缓释固体制剂等。见图1-6。

5. 转筒法 是一种进行透皮贴剂溶出度试验方法。其装置与篮法基本相同，只是将篮换成不锈钢筒作为搅拌装置，该方法已被国内外主要药典收载。介质的温度保持在32℃ ±0.5℃，制剂置于转筒上，释药面朝外，转筒置于距溶出杯底部25mm±2mm处。见图1-7。

6. 往复架法 除将往复筒更换为往复架外，其他装置与往复筒法基本一致。多套样品支架除用于透皮贴剂溶出度的测定外，还适用于其他剂型。

（二）影响药物溶出分析试验结果的因素

为使溶出度的测定数据具有统计学意义，必须对同一制剂进行多次测定（每次至少对6个样品进行检测）。为保证测定结果的一致性和重现性，必须对影响测定结果的参数进行良好的控制。

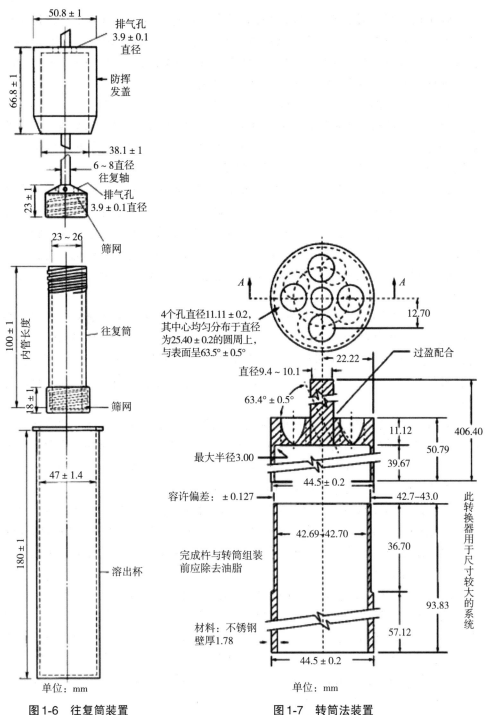

单位：mm

图1-6　往复筒装置

（引自：《中国药典》2020版四部）

单位：mm

图1-7　转筒法装置

（引自：《中国药典》2020版四部）

除了试验样品外，影响溶出度测定试验结果的因素主要有溶出度仪机械性能、实验人员操作的规范程度和试剂质量等。机械性能方面的因素，包括溶出试验仪本身的机械参数（如桨叶、网篮的高度及其底端晃度，转杆与溶出杯的中心度、垂直度等）和环境因素（如仪器的工作环境、噪声、震动等）。

1. 搅拌转动装置的晃动　　不管是篮法还是桨法，介质在搅拌作用下的流体运动形成了通过制剂或颗粒表面的流体剪切力，桨或篮轴的晃动都会改变介质的流体动力学性质，从而影响制剂的溶出行为。因此，《中国药典》2020年版四部通则0931规定"搅拌装置不得有明显的晃动"。

2. 振动　　仪器运行时产生的振动或试验环境产生的振动都是一个外部变动因素，对溶出系统的测定结果都有显著影响。几乎所有的药典都明确要求不得有明显影响溶出结果的振动，但没有针对振动测定数据的具体要求。在实验中可能存在许多振动源，比如离心机、超声仪或搅拌装置等，应尽量避免上述装置与溶出度仪同处一个实验室，或者在溶出测定过程中不启动可能产生振动的仪器装置。

3. 搅拌器中心位置　《中国药典》2020年版四部通则0931规定"搅拌轴的旋转轴线与溶出杯的垂直轴在任一点的偏离均不得大于2mm"，与药典协调组织（PDG）、国际人用药品注册技术协调会（ICH）协调后的要求一致。研究表明，当转轴偏离溶出杯中心轴线 $2 \sim 6mm$ 时，溶出速率可能会有 $2\% \sim 10\%$ 的显著增加。

4. 搅拌速度　　篮法或桨法中搅拌装置的转动产生了流体的动力学特性，并最终改变了介质与制剂的液-固界面状态。转轴的转动状态是影响篮法和桨法溶出特性的根本因素。研究提示转速的变化与溶出速率之间基本呈正相关，转速增加溶出速率也增加，但这种关系不能无条件外推。

转速的准确性与稳定性是溶出仪最基本的性能要求。《中国药典》2020年版四部通则0931规定"转速应该在规定转速的 $\pm 4\%$ 范围内"，与协调后的国际标准一致。比如当溶出检查项下规定的转速为100r/min时，试验过程中的转速应在 $96 \sim 104r/min$ 范围内。

5. 溶出介质中的气体　《中国药典》2020年版四部通则0931要求，除添加了十二烷基硫酸钠等表面活性剂的介质和另有规定外，溶出介质须经脱气处理，因为在任何给定的压力及温度下，总有一部分空气溶于液体中。如不对介质进行脱气处理，在溶出度试验过程中，随着介质温度的升高，空气在介质中的溶解度降低，逸出的气体会附着在溶出杯壁、搅拌桨或转篮筛网处以及胶囊、片剂或颗粒表面，可能会影响溶出结果及重现性。美国药典委员会发放的泼尼松标准片就是对介质中的气体含量特别敏感的样品，可用于考察溶出试验中介质脱气等操作是否符合要求。

6. 温度 温度波动对溶出行为的影响取决于活性成分以及黏合剂和其他辅料的温度−溶解度曲线。不同制剂对同样的温度变动可能具有不同的敏感度，有研究显示，每1℃的温度变化，会引起高达5%的溶出速率的变化。

《中国药典》2020年版四部通则0931规定溶出介质的温度为37℃ ±0.5℃，用于透皮贴剂时，溶出介质的温度为32℃ ±0.5℃。在每次试验开始之前进行测量，要求溶出杯中溶出介质的温度应达到规定值范围内，并保证足够的平衡时间。

7. 取样位置 国外主要药典从开始收载溶出度至今，取样位置一直没有变化，即"距溶出杯内壁不小于10mm处"。

《中国药典》2010年版将《中国药典》2005年版规定的取样位置与溶出杯内壁的距离由"10mm处"修订为"不小于10mm处"，修订后的取样位置与国际协调后的标准一致，但2015年版和2020年版《中国药典》的溶出取样位置又恢复至与溶出杯内壁的距离"10mm处"。因为有研究表明，两种取样方式还是影响到某些品种溶出量的测定，特别是在溶出的初始阶段，规定具体的取样位置，可能更有利于测定结果的重现性。

8. 吸附作用 经验表明溶出度仪中用到的一些特定材料或过滤用的滤器，可能会对活性成分具有非常强的吸附作用。对新溶出度仪或新建试验方法，尤其对自动溶出系统进行验证时，应当考虑材料对活性成分的吸附作用，选择适宜的材料。

9. 表面活性剂 难溶性药物的溶出试验中通常会加入一定量的十二烷基硫酸钠等表面活性剂，研究表明，不同来源的十二烷基硫酸钠质量差异显著，"名不副实"的十二烷基硫酸钠由于含有高碳链的烷基硫酸钠，增溶效果反而更好。对于生产企业而言，使用这样质量的表面活性剂的风险是将溶出不合格的产品作为合格产品放行。因此，应该对十二烷基硫酸钠等表面活性剂的质量进行控制。

综上所述，影响溶出度试验结果的因素较多，为了减少这些因素的波动给溶出结果带来的影响，相关溶出度实验室首先应采用机械验证来保障溶出仪器的状态可靠。定期检查溶出度仪的参数，将溶出度仪本身和环境因素的影响降到最低。

在严格的机械验证的基础上，可通过性能确认试验来评价标准条件下标准片的溶出情况，当试验结果符合规定但显著偏离中位值时，应当认真查找原因，使溶出结果尽量接近中位值，这样才能保证所用溶出度仪处于良好的"标准"状态。

控制和减少机械验证以外的其他因素，实现仪器、人员和操作的标准化，才能获得准确可靠的溶出度测定结果。

（三）基于溶出度分析的药物溶出特性研究

药物的溶出度虽然与体内生物利用度不一定具有恒定的相关性，但是因其简单可靠，已经成为药物研发和药品质量控制方面的一个重要工具。基于这些基本的考虑，口服普通释放固体制剂，如普通片剂和胶囊等，其体外溶出度试验可用于：①开展处方和工艺的筛选、评价制剂批间质量的一致性。②指导新制剂的开发。③评价上市后变更对产品质量的影响。④产品的处方、工艺、生产场所变更或生产工艺放大后，确保药品质量和疗效的一致性。基于溶出度的重要性，中国、美国、欧盟等主要经济体的药品监管机构已经建立了相关的指导原则，为溶出度方法学研究、溶出度限度的制定、新药申请中的溶出度项目等提供信息和参考意见。

1. 生物药剂学分类系统（BCS）指导原则　是应用最广的技术指南，考虑了3方面主要因素，即溶出度、溶解性和肠道膜渗透性，这3个参数决定了普通释放固体制剂的药物吸收速度和程度。此指导原则提供了对原料药进行分类的科学框架，并且在参考溶出度数据的基础上为普通释放制剂豁免生物等效性研究提供了科学依据。溶出度试验除了是药物研发和批量间质量控制的一种重要而有价值的工具外，还可用于预测药物在动物体内的生物利用度，确定是否有生物利用度的问题或作为生物等效性的指标。因此，各国药典对多数口服固体药物制剂都规定了溶出度的项目，我国近年来批准的大多数药物固体制剂的质量标准都制定了溶出度检查项目。即使未在质量标准中设置溶出检查项，申报单位也需要在研发阶段开展溶出研究。

20世纪60年代，关于药物生物利用度方面的问题引起了工业界、药品管理当局和药典机构越来越多的关注。临床上应用广泛的片剂或胶囊剂等固体制剂，虽然药物成分和剂型相同，属于药学等效的产品，但通常都不是由一家企业生产，仿制制剂之间或仿制制剂与原研制剂之间存在治疗不等效的风险。发生治疗或生物不等效的情况，可能与药物的溶出特性相关。处方研究的目的就是获得固体制剂中活性成分的良好生物利用度，但是在美国食品药品管理局（FDA）文件中发现的生物不等效的药品记录中，有80%的产品溶出度存在问题。如Ochekpe和Ngwuluka等曾做了自尼日利亚药品市场购买的12种品牌的同一种治疗疟疾的药物sulphadoxine-pyrimethamine分别在pH值为1.2、4.5、6.8的3个释放介质中的溶出度试验，结果表明其中的5个品牌的药物未能达到《美国药典》所要求的溶出度，而剩下的7个品牌的药物却有着不同的溶出度。所以制药企业首先需要保证生产的不同批次的产品具有相同的生物利用度或生物等效性。

2. BCS与基于药物体内处置的生物药剂学分类系统（BDDCS）概念比较

（1）BCS及其应用：BCS是Amidon等于1995年提出的一个分类概念，根据药物的溶解性和渗透性特点将药物分为4类。第一类：高溶解度、高渗透性药物；第二类：低溶解度、高渗透性药物；第三类：高溶解度、低渗透性药物；第四类：低溶解度、低渗透性药物。该系统将药物的溶出度、溶解度和肠道渗透性结合考虑，认为三者是影响药物吸收程度和速度的主要因素。应用该系统，可以通过体外数据预测药物在体内的生物利用度。

　　美国FDA、欧洲药品管理局（EMA）、世界卫生组织（WHO）、中国国家药品监督管理部门等均发布了相关的指导原则，允许普通口服固体制剂基于BCS在特定条件下豁免人体生物等效性研究，即基于BCS的生物等效性豁免（Biowaivar）。2000年8月，FDA发布了将BCS应用于普通释放固体口服制剂的生物等效性豁免的指导原则。随后，其他监管机构开始接受这一理念并发布了相应的指导原则，例如WHO于2006年发布的Technical Report Series No.937，其中Annex 7和Annex 8引入了基于BCS的生物等效性豁免，EMA于2010年发布的生物等效性研究指南也引入了类似内容。2016年、2017年我国也分别发布了豁免的原则和目录，用于仿制药质量和疗效一致性评价中口服固体常释制剂申请生物等效性（Bioequivalence）豁免。ICH M9指导原则于2019年11月正式发布，旨在对药物的生物药剂学分类和相关生物等效性研究豁免提出统一技术要求。

　　（2）BDDCS：Benet等通过大量数据观察，发现体内代谢程度与渗透性具有良好相关性，于2005年提出使用代谢程度代替渗透性指标进行药物分类，即基于药物体内处置的BDDCS，该系统也将药物分为4类。第一类：高溶解度、高代谢程度药物；第二类：低溶解度、高代谢程度药物；第三类：高溶解度、低代谢程度药物；第四类：低溶解度、低代谢程度药物。BDDCS在BCS的基础上引入了药物代谢和转运体的内容，认为代谢程度与小肠渗透性具有良好的相关性，可用来预测药物在体内的分布、转运体对药物吸收的影响及药物发生肝脏和小肠相互作用的可能性。

二、药物溶出分析技术的发展趋势

　　溶出度试验是区分药物固体制剂体外特性的一种有效手段，增加了控制药物质量的检查项目，客观地评价了固体制剂，提高了制剂的质量，所以溶出度试验受到了国内外学者和专业人员的高度关注。2004年，国际药学联合会（FIP）、WHO和中国药品生物制品检定所分别在北京和上海联合举办了"溶出度与生物等效性研讨会"。2012年，中国食品药品检定研究院（NIFDC）和美国药品监督管FDA联合举办了溶出度技术国际研讨会，在生物药剂学、溶出度技术及体内外相关性研究等领域展开了沟通和学术交流。2016年和2019年，NIFDC和美国药学会（AAPS）联合举办了溶出度技术及体内外相关性研讨会，来自6个国家的20

多名科学家在会议上讨论了有关溶出度的一些热点问题，重点讨论了关于溶出度技术、生物利用度和生物等效性研究、体内外相关性研究、质量控制及3D成像技术在溶出度和药物研发中的应用等问题。

随着生物药剂学和定量药理学的发展以及体外胃肠道仿生系统的开发和应用，对体外溶出与体内吸收的相关关系的研究不断地深入，体外溶出度测定的作用也得到了监管部门和工业界的肯定，并且在许多领域中得到应用，比如对保健食品（food supplements）功能性成分的质量控制，为控制制剂的质量、优选制剂工艺、合理选择剂型及研究新制剂起到了很好的作用。

另外，溶出技术在外用半固体制剂、缓释注射剂等特殊制剂的研发和质量控制等方面的应用也日益增多。近年来，国内外学者采用了扩散池法、流池法、动态浸没池法等研究半固体制剂的体外释放行为，采用了直接释药法、透析膜扩散法、流池法等研究长效注射剂的体外释放行为。溶出技术，伴随着溶出试验的仪器设备的开发和在更多制剂类型和品种中应用而不断发展。

需要注意的是，无论采用何种溶出度试验方法，在设计时也尽可能考虑并兼顾制剂在体内的溶出、分布和吸收，但是仍然无法完全模拟药物的体内作用过程，更不能完全替代药物的体内试验。同时，在溶出度试验中，还存在方法选择不当、时间点和溶剂选择不当及处理数据不当等问题，都需要我们在药物研发和评价过程中进一步规范和完善。

第二节　药物溶出分析技术在药物分析中的应用

随着生物药剂学研究的不断深入，药物溶出分析技术应用的范围日趋广泛，不仅用于评价和控制片剂、胶囊剂等普通口服固体制剂的质量，而且已经成为新制剂如缓释制剂、透皮制剂等的研制中不可或缺的工具和手段。药物溶出分析技术在化学药物制剂、中药固体制剂、医疗器械等的质量研究控制中发挥着越来越重要的作用。

一、在普通口服固体制剂中的应用

在普通口服固体制剂的质量研究和控制中，溶出度试验是非常关键的一个项目，在制剂新工艺的探索、工艺变更、处方的筛选和设计等方面均有指示性的作用，是确保药品同一批内、不同批间的均一性的质量控制工具，与BCS相结合以探讨允许特定条件下的生物等效性试验豁免。

溶出度为普通口服固体制剂的常规质量控制项目。对于普通口服固体制剂的溶出度试验要求，国内外药典的通则中均有明确的规定。如《中国药典》2020年版四部通则中片剂、胶囊剂项下均有要求。

普通口服固体制剂的溶出试验方法的建立与验证，国内外均已发布相关的指导原则。

二、在缓释制剂中的应用

调释制剂根据改变释药速率和/或释药位置，可分为普通释放、缓释、控释和迟释制剂等。其中缓释、控释制剂与普通制剂（亦称常释制剂）相比，缓释、控释制剂的主要特点在于药物治疗作用持久、毒副作用较小及给药频率较低，显著增加患者用药依从性。缓释、控释制剂包括眼用、鼻腔、耳道、阴道、直肠、口腔或牙用、透皮或皮下、肌内注射及皮下植入等给药途径。迟释制剂在给药后不立即释放药物，而延迟到肠内释放或在结肠定位释放。

缓释制剂，指在规定的释放介质中，按要求缓慢地非恒速释放药物，与相应的普通制剂比较，给药频率比普通制剂减少一半或有所减少，且能显著增加患者依从性的制剂。

控释制剂，指在规定的释放介质中，按要求缓慢地恒速释放药物，与相应的普通制剂比较，给药频率比普通制剂减少一半或有所减少，血药浓度比缓释制剂更加平稳，且能显著增加患者依从性的制剂。

迟释制剂，指在给药后不立即释放药物的制剂，包括肠溶制剂、结肠定位制剂和脉冲制剂等。①肠溶制剂：指在规定的酸性介质（pH 1.0～3.0）中不释放或几乎不释放药物，而在规定的时间内，于pH 6.8磷酸盐缓冲液中大部分或全部释放药物的制剂。②结肠定位制剂：指在胃肠道上部基本不释放，而在结肠内大部分或全部释放的制剂，即一定时间内在规定的酸性介质与pH 6.8磷酸盐缓冲液中不释放或几乎不释放，而在规定的时间内，于pH 7.5～8.0磷酸盐缓冲液中大部分或全部释放的制剂。③脉冲制剂：指不立即释放药物，而在某种条件下（如在体液中经过一定时间或一定pH值或某些酶作用下）1次或多次突然释放药物的制剂。

缓释、控释和迟释制剂的处方工艺设计影响其制备、质量和疗效等，因此必须对处方工艺进行全面深入研究，并结合实际生产的具体情况，筛选评价出适合工业化生产的处方工艺。缓释、控释和迟释制剂体外、体内的释放行为应符合临床要求，应有一个能评估体内基本情况的体外释放度实验方法和控制指标，以有效控制制剂质量，保证制剂的安全性与有效性。

体外释放度试验：药物的体外释放行为受制剂本身因素和外界因素的影响，制剂本身因素系指主药的溶解度、晶型、粒度分布等性质、处方、工艺等制剂性质，外界因素系指释放度测定的仪器装置、释放介质、转速等条件。体外释放度试验是在模拟体内消化道条件下（如温度、介质的pH值、搅拌速率等），对制剂进行药物释放速率试验，最后制订出合理的体外药物释放度，以监测产品的生产过程对产品进行质量控制。因此，体外释放度测定可以作为控制产品质量的指标，若建立体内外相关性，可以在一定程度上预测产品的体内行为。对于释放度方法可靠性和限度合理性的评判，还需要结合体内研究数据进行综合分析。

（1）仪器装置：对于仪器装置的选择，应考虑具体的剂型及可能的释药机制。除另有规定外，缓释、控释和迟释制剂的体外药物释放度试验可采用溶出度测定仪进行。如采用其他特殊仪器装置，需提供充分的依据。

（2）温度控制：缓释、控释和迟释制剂模拟体温应控制在37℃±0.5℃，但贴剂应在32℃±0.5℃模拟表皮温度。

（3）释放介质：释放介质的选择取决于溶解性、稳定性、油水分配系数等药物的理化性质、生物药剂学性质以及给药后可能遇到的生理环境（如给药部位、吸收部位、作用部位等）。一般推荐选用水性介质，如使用稀盐酸（0.001～0.1mol/L）或pH 3～8的醋酸盐或磷酸盐缓冲液；对难溶性药物不宜采用有机溶剂，可加少量表面活性剂（如十二烷基硫酸钠等）。

由于不同pH值条件下药物的溶解度、控制药物释放行为的关键辅料的水化、溶胀、溶蚀速度可能不同，建议对不同pH值（如pH 1～7.5，有些情况下亦可考虑pH8）条件下的释放行为进行考察。

一般情况下，释放介质的体积应符合漏槽条件。

（4）取样时间点的选取：除迟释制剂外，体外释放速率试验应能反映出受试制剂释药速率的变化特征，且能满足统计学处理的需要，释药全过程的时间不应低于给药的间隔时间，且累积释放百分率要求达到90%以上。除另有规定外，通常将释药全过程的数据作累积释放百分率-时间的释药曲线图，制订出合理的释放度检查方法和限度。

缓释制剂从释药曲线中至少选出3个取样时间点，第一点为开始0.5～2小时的取样时间点，用于考察药物是否有突释；第二点为中间的取样时间点，用于确定释药特性；最后的取样时间点，用于考察释药是否基本完全。此3点可用于表征体外缓释制剂药物释放度。

控释制剂除以上3点外，还应增加2个取样时间点，取样时间点依实验情况而定。此5点可用于表征体外控释制剂药物释放度。释放百分率的范围应小于缓释制剂。如果需要，可以再增加取样时间点。

迟释制剂应根据临床具体要求，设计释放度取样时间点。

（5）转速的选择：某些缓释、控释和迟释制剂在不同转速下的释放行为基本一致，说明其释放特性受释放介质的流动形态影响较小。但对于大部分制剂而言，不同转速下的释放行为会有不同，故应考察制剂在不同转速下的释放行为。

（6）释药模型的拟合：缓释制剂的释药数据可用一级方程和Higuchi方程等拟合，即

$$\ln（1-M_t/M_\infty）= -kt（一级方程）$$
$$M_t/M_\infty = kt_{1/2}（Higuchi方程）$$

控释制剂的释药数据可用零级方程拟合，即

$$M_t/M_\infty = kt（零级方程）$$

式中 M_t 为 t 时间的累积释放量；M_∞ 为 ∞ 时累积释放量；M_t/M_∞ 为 t 时累积释放百分率。拟合时以相关系数（r）最大而均方误差（MSE）最小的为最佳拟合结果。

（7）其他：对于复方制剂，应对每一个活性成分均按以上要求进行释放度测定。如在同一种方法下不能有效测定每个成分的释放行为，则需针对不同成分，选择建立不同的测定方法。对于不同规格的产品，可以建立相同或不同的测定方法。

三、在溶出试验方法研究中的应用

建立溶出试验方法时，应根据制剂特点，在研究充分的基础上建立具有适当灵敏度和区分力的体外质控方法，既能反映处方和生产工艺的变动，又能保证批间产品的一致性。理想的溶出度试验条件，应具有体外区分力和预测体内行为的能力，即除了作为有区分力的质量控制工具能灵敏地反映影响制剂生物药剂学性能的产品变更因素外，还能够通过体外溶出方法预测或保证药物制剂体内的一致性或等效性。当然，只有建立了具有良好体内外相关性的溶出方法，才能将样品溶出上的差异与药物的体内性能建立起科学的联系。制剂的各种参数，如肠溶包衣、缓释机制、崩解速度、硬度、脆碎度及是否含有增溶剂等均可影响制剂的溶出行为。

对于一个创新药物的开发，在质量研究过程中，应在充分了解药物的溶解性、渗透性、pKₐ等理化性质的基础上，考察溶出装置、介质、搅拌速率和取样间隔等试验条件对样品溶出的影响，采用多个溶出条件对样品的溶出行为进行研究。在充分研究的基础上，根据各方法的区分能力、耐用性、溶出介质中被测物稳定性及体内外相关性等，确定适宜的溶出试验方法，并选择最适于常规试验的质控溶出条件。

如果是开发一个仿制药，应该在对参比制剂处方工艺充分了解的基础上，研究能够充分反映参比制剂溶出特性的多种溶出条件，指导仿制药的技术开发，充分保障仿制制剂与参比制剂尽量一致的溶出行为，从而大大降低生物不等效的

风险。

（一）溶出试验装置的选择

根据药物制剂自身的特性，不同的制剂可选用前述的溶出试验装置进行研究。

普通固体口服制剂的溶出试验推荐使用桨法和篮法，一般桨法选择 50～75r/min，篮法选择 50～100r/min。在溶出试验方法建立的过程中，转速的选择推荐由低到高。若转速超出上述规定应充分论证。采用桨法溶出试验装置，使用沉降篮可防止片剂或胶囊的漂浮。试验工作中发现，沉降篮的使用与否以及沉降篮的类型和规格可明显影响某些药物的溶出。因此，沉降篮类型和规格的选择应作为溶出度验证的内容之一。

溶出测定中需要使用沉降篮的，还是首选《中国药典》收载的，否则，应明确描述沉降篮的类型和规格。当采用的沉降篮为手工制作时，应注明制备沉降篮的方法。当使用商品化沉降篮时，应注明生产厂商、类型和规格。

对于缓控释制剂，除采用桨法和篮法外或改装后的装置外，还可选择流池法和往复筒法进行研究。透皮贴剂，通常采用桨碟法、转筒法和往复架法等方法。

（二）溶出介质的选择

应根据药物的理化性质，结合药物在体内可能暴露的环境，选择多种溶出介质进行研究，必要时可考虑加入适量表面活性剂、酶等添加物。

1. 介质的选择　应考察药物在不同 pH 值溶出介质中的溶解度，推荐绘制药物的 pH-溶解度曲线。根据溶解度数据和剂量选择溶出介质以满足漏槽条件。漏槽条件，定义为至少超过制备原料药饱和溶液所需体积 3 倍量的溶出介质量。如为了使方法具有更好的区分力，选择不能满足漏槽条件的溶出介质，应经充分论证。为满足漏槽条件而调整介质组成时，应评估表面活性剂、pH 值、缓冲液组成和浓度等对药物溶解性和稳定性的影响。

在确定药物主成分稳定性满足试验方法要求的前提下，推荐选择不少于 3 种 pH 值的溶出介质进行溶出曲线考察，如选择 pH 值 1.2、4.5 和 6.8 的溶出介质。水可作为溶出介质，但使用时应考察其 pH 值和表面张力等因素对药物及辅料的影响。对于溶解度受 pH 值影响大的药物，可能需要采用更多不同 pH 值的溶出介质进行考察。以前，由于没有对不同 pH 值的溶出介质配制的指导原则，各研究实验室往往采用药典收载的缓冲液的配制方法，但是，药典中收载的缓冲液的配制方法并不是针对溶出介质的，所以，即使同一 pH 值的溶出介质，配制方法也是五花八门。为此，我们参考国内外药典有关溶出介质的配制方法并加以完善，推荐使用系统的各种 pH 值溶出介质的制备方法如下。当然，如有必要，研究者也可根据具体情况采用其他的溶出介质以及相应的配制方法。

（1）盐酸溶液：取表1-3中规定量的盐酸（浓度：36.0%～38.0%），用水稀释至1000ml，摇匀，即得。

表1-3　盐酸溶液的配制

试剂	pH值											
	1.0	1.2	1.3	1.4	1.5	1.6	1.7	1.8	1.9	2.0	2.1	2.2
盐酸/ml	9.00	7.65	6.05	4.79	3.73	2.92	2.34	1.84	1.46	1.17	0.92	0.70

（2）醋酸盐缓冲液：取表1-4中各物质规定的取样量，用水溶解并稀释至1000ml，摇匀，即得。

表1-4　醋酸盐缓冲溶液的配制

试剂	pH值				
	3.8	4.0	4.5	5.5	5.8
醋酸钠取样量/g	0.67	1.22	2.99	5.98	6.23
2mol/L醋酸溶液取样量/ml	22.6	20.5	14.0	3.0	2.1

2mol/L醋酸溶液的配制：取冰醋酸120.0g（114ml）用水稀释至1000ml，摇匀，即得。

（3）磷酸盐缓冲液：取0.2mol/L磷酸二氢钾溶液250ml与表1-5中规定量的0.2mol/L氢氧化钠溶液混合，用水稀释至1000ml，摇匀，即得。

表1-5　磷酸盐缓冲液的配制

试剂	pH值						
	4.5	5.5	5.8	6.0	6.2	6.4	6.6
0.2mol/L氢氧化钠溶液/ml	0	9.0	18.0	28.0	40.5	58.0	82.0

试剂	pH值						
	6.8	7.0	7.2	7.4	7.6	7.8	8.0
0.2mol/L氢氧化钠溶液/ml	112.0	145.5	173.5	195.5	212.0	222.5	230.5

0.2mol/L磷酸二氢钾溶液的配制：取磷酸二氢钾27.22g，加水溶解并稀释至1000ml。

0.2mol/L氢氧化钠溶液的配制：取氢氧化钠8.00g，加水溶解并稀释至1000ml。

对难溶性药物，可在溶液中加入适量的十二烷基硫酸钠、吐温等表面活性剂，以增加药物的溶解度。对于明胶胶囊或明胶包衣产品，如明胶交联的原因导致溶出结果偏低，可在溶出介质中加入适当量的酶。

2. 体积

（1）篮法和桨法：一般用的溶出介质体积为500～1000ml，900ml为最常用的介质体积，推荐选择500、900或1000ml。

（2）往复筒法：一般用的溶出介质体积为100～250ml。

（3）流池法：一般采用4、8、16和32ml/min等流速。

3. 介质脱气　应考察介质脱气程度对药物溶出行为的影响。附着在药物或篮网上的气泡，可成为溶出的屏障而影响试验结果。气泡也可使颗粒附着于装置或容器壁上。另外，药物上附着的气泡可增加浮力，使溶出速度增加，或由于减小了有效的表面积，溶出速度降低。推荐的脱气步骤为加热介质、过滤和抽真空。也可采用其他有效的脱气方法。含有表面活性剂的介质因为有过多的泡沫通常不脱气，为了防止气泡的影响，可加入适当的消泡剂。

为考察介质脱气的必要性，可对未脱气和脱气介质中的溶出度试验曲线或溶出结果进行比较。

（三）溶出曲线的测定

对普通口服固体制剂，溶出曲线取样时间点可为5和/或10、15和/或20、30、45、60、90、120分钟，此后每隔1小时进行测定。当满足以下任何一个条件时，可作为考察的截止时间点：①连续两点溶出量均达85%以上，且差值在5%以内。②一般在酸性溶出介质（pH 1.0～3.0）中考察时间不超过2小时。③在其他各pH值溶出介质中考察时间不超过6小时。

对缓释剂型，《中国药典》2020版四部要求至少选3个试验时间点，以绘制药物制剂的体外溶出曲线，药品审评机构还要求药物制剂的申报者增加更多的采样时间点。

选定的第一个时间点通常为1～2小时，表明药物无突释现象；选择中间时间点，确定药物的体外溶出特性符合预期要求；选择最终的时间点，表明药物基本完全溶出。

通常根据药物溶出曲线的数据，进行科学评价后才能确定药品放行标准的试验时间和限度。对含1个以上活性成分的产品，应考察每个活性成分的溶出数据。任何一点溶出量值的变动范围均不应超过标示量的20%，且各点溶出限度的交叉范围不应超过5%，除非有体内数据支持制剂的波动性不影响药物的体内行为。

对于零级释放产品，因其溶出曲线近似为"一条直线"，还应增加每小时溶出量的规定（即斜率），如某缓释片质量标准中就有溶出速率应为每小时6%～8%的规定。

对于肠溶制剂，应规定酸性介质（pH 1.0～1.2）和缓冲液介质（pH 6.8～7.2）中溶出量的详细测定方法，给出介质转换的具体方法和操作步骤。通常规定酸性介质中2小时的溶出量不得超过10%，缓冲液介质中溶出量的测定同普通口服固体制剂。当肠溶衣对紫外测定有干扰时，可采用紫外双波长法或液相色谱法进行溶出测定，否则易出现溶出量均值显著高于含量情况，造成对结果的误判。

（四）溶出条件的优化

一般情况下，当药物制剂在所有溶出介质中最后取样时间点的平均溶出量均达不到85%时，可优化溶出条件，直至出现一种溶出介质达到85%以上。比如提高转速、改变溶出装置、加入适量的表面活性剂、酶等添加物等。

表面活性剂浓度推荐在0.01%～1.0%范围内依次递增，特殊品种可适度增加浓度。某些特殊药品或剂型的溶出介质可使用人工胃液和人工肠液，也可采用生物相关溶出介质。

（五）溶出方法的验证

溶出方法建立后应对分析方法进行准确度、精密度、专属性、线性、范围和耐用性等必要的验证。除应按照《中国药典》2020版四部通则9101"药品质量标准分析方法验证指导原则"的要求进行方法验证外，对于建立的溶出方法还应注意如下几点。

1. 线性和范围　制备对照品溶液时可使用有机溶剂，以增加药物溶解度，除非经过验证，终溶液中有机溶剂含量不得过5%。

一般制备5个浓度的对照品溶液确定线性和范围，线性范围为放行标准规定的下限对应浓度的±20%到上限对应浓度的±20%。当制剂增加新规格后，除非这些浓度在以前的试验已经覆盖到，否则应采用相同的试验方案进行线性范围的测定。进行分光光度法测定时，应规定比色池的光程。采用光程不同的比色池，应首先考察线性范围是否满足测定要求。

2. 准确性　进行方法学验证时，一般采用回收率或加样回收率法考察方法的准确性。至少制备3个不同浓度的样品，每个浓度至少平行制样3份。每个浓度的样品中的辅料量与每片（粒）制剂中辅料的量相同。如有必要，可加入胶囊壳、包衣混合物和沉降篮。

3. 中间精密度　一般考察不同日期、不同分析人员、不同仪器等随机变动因素对分析方法精密度的影响。推荐采用矩阵设计评价中间精密度。应使用含量均匀度测定结果良好的批次进行中间精密度试验。

同一批次样品的溶出曲线（6杯的溶出仪运行2次，$n=12$）至少由两名分析员，各自配制对照品溶液和溶出介质。分析员通常应使用不同品牌的溶出度仪、分光光度计或液相色谱仪（包括色谱柱）、溶出自动取样器并在不同的工作日进行实验。

当产品有多个剂量规格时，可以选取最高和最低剂量规格样品为代表进行试验。

当溶出量低于85%时，精密度的可接受标准是两名分析员溶出测定结果的平均值的差不得过10%；当溶出量高于85%时，平均值的差不得过5%。可在具体的品种项下规定中间精密度的可接受限度，也可根据统计学原则，确定一个通用的限度值。

4. 耐用性　对耐用性的评价应贯穿研发的整个阶段。通过该项研究可考察测定条件的变动对溶出结果的影响。耐用性试验一般可使用$n=3$个样本，高变异性产品应使用$n=6$个样本（如在10分钟或更早的取样点溶出量的RSD高于20%，接下来的取样点溶出量的RSD高于10%）。

应采用规定介质浓度（如表面活性剂浓度）的90%、100%和110%进行试验。溶出介质为缓冲液时，其pH值可在±0.5范围内变动。溶出介质的缓冲能力可在保持各成分比例不变的情况下调节总缓冲液浓度来调整。

进行液相色谱法的耐用性考察时，应考察流动相的组成、流速、pH值变化和色谱柱类型、牌号、批号或使用寿命等因素的变化对系统适用性试验及测定结果的影响。采用分光光度法测定时，测定波长的变动范围为±2nm。

在溶出度测定法的耐用性研究中，非常重要但容易被忽略的就是开展不同品牌溶出装置以及同品牌不同型号仪器装置对制剂溶出特性的影响研究。当研究表明溶出装置对制剂溶出特性有显著影响时，应当在质量标准项下注明适用的溶出装置或配件。

5. 对照品和供试品溶液的稳定性　一般应用新制对照品溶液，如果想长时间内使用同一份对照品溶液，应将对照品溶液储存在适当的条件下，定期考察对照品溶液的稳定性。每次考察均制备新的对照品溶液进行量值比较，以确认在规定的储存条件、时间内对照品溶液是稳定的。

供试品溶液的稳定性考察与对照品相同，可采用对照品外标法定期考察供试品溶液的稳定性，并与初始的供试品溶液的含量进行比较。98% ～ 102%时可认为供试品溶液是稳定的。如果供试品溶液不稳定，应采用低温（如冰箱内保存）、避光并在取样后立即测定等措施，确保测定数据的可靠性。

6. 其他注意事项　进行溶出检测时既可采用手动取样，也可采用自动取样。除另有规定或仪器必须采用自动取样装置外，药品标准中的篮法、桨法等溶出测定法，都是采用手动取样。当采用自动取样等自动化策略时，要进行方法验证，证明自动化方法与手动方法的测定结果一致。

当然，目前几乎所有的溶出装置都配置了自动取样装置，药品研发、生产的实验室也多在研发和质控阶段就采用自动取样装置。因此，随着技术的进步，未来自动取样可能会成为标准取样方法，在方法验证中如果采用手动取样就需要证明与自动取样一致。与自动取样相比，通常手动取样的可靠性和一致性要低于自动取样。

同样的，验证时也应考虑离线检测和在线检测（包括光纤检测装置）的等效性，为方法转移和方法确认工作提供支持性数据。

在制定质量标准或操作规程时，应将过滤器型号、滤材性质等信息列入标准或文件，提高测定法的可操作性、耐用性和可靠性。

第三节　应用示例

示例　多种维生素片中γ-谷维素溶出度方法的建立

下面以多种维生素片中水不溶性药物γ-谷维素溶出度方法的建立研究，对前述有关溶出方法建立和应用的讨论做具体的说明。

多种维生素片每片含盐酸呋喃硫胺（$C_{17}H_{26}N_4O_3S_2 \cdot HCl$）应为32.75 ～ 40.03mg，含维生素 B_6（$C_8H_{11}NO_3 \cdot HCl$）应为30.00 ～ 36.66mg，含维生素 B_{12}（$C_{63}H_{88}CoN_{14}O_{14}P$）应为0.45 ～ 0.60mg，含维生素E琥珀酸酯钙（$C_{66}H_{106}CaO_{10}$）应为31.08 ～ 37.98mg，含谷维素（$C_{40}H_{58}O_4$）应为3.00 ～ 3.66mg，含泛酸钙（$C_{18}H_{32}CaN_2O_{10}$）应为9.00 ～ 11.00mg。本品为复方制剂，经对6个主要成分的水溶解性分析，选择水难溶性的维生素E琥珀酸酯钙和γ-谷维素为溶出度质量控制的指示性成分，接下来以γ-谷维素为例介绍溶出度方法的建立和验证过程。

（一）建立的溶出度测定方法

取多种维生素片，按照溶出度与释放度测定法（《中国药典》2020年版四部通则0931），采用桨法的装置，以Triton™ X-100溶液900ml为溶出介质，转速为100r/min，依法操作，在90分钟时取溶液滤过，精密量取续滤液2ml，置

5ml量瓶中，用异丙醇稀释至刻度，摇匀，作为供试品溶液。按照高效液相色谱法（《中国药典》2020年版四部通则0512）试验，用氨丙基键合硅胶为填充剂（phenomenex Luna® NH$_2$，4.6mm×250mm，5μm，100Å）；以正己烷-异丙醇-冰醋酸（65:35:0.3）为流动相；检测波长为320nm。精密量取供试品溶液20μl，注入液相色谱仪，记录色谱图。另取γ-谷维素对照品约15mg，精密称定，置100ml量瓶中，用乙酸乙酯溶解并稀释至刻度，精密量取1ml，置100ml量瓶中，用异丙醇稀释至刻度，摇匀，作为对照品溶液，同法测定。按外标法以峰面积计算每片的溶出量。限度为标示量的75%。

（二）溶出度方法验证

γ-谷维素为脂溶性化合物。经查询，目前国内外药典均未收载谷维素片，国内外文献中未见有关谷维素溶出度方面的报道。研究中，对γ-谷维素溶出量测定的溶出方法和溶出量测定方法进行了较为系统的考察，建立了具有区分力且耐用性较好的溶出度测定方法，并对企业提供的3批样品进行了测定。

在γ-谷维素溶出条件的研究中，比较了以十二烷基硫酸钠、十六烷基三甲基溴化铵和Triton™ X-100等为表面活性剂添加到溶出介质中的条件，结果发现采用Triton™ X-100水溶液作为溶出介质中，在较低浓度（0.25%～2.0%）即能达到漏槽条件。选择Triton™ X-100水溶液作为溶出介质，经对Triton™ X-100的添加浓度、转速和pH值等参数的比较研究，建立了具有区分力的溶出条件。

1. 溶解度考察结果　分别取5份γ-谷维素原料（批号：OK 1）10mg，精密称定，置200ml量瓶中，分别加入水以及0.25%、0.5%、1.0%、2.0%Triton™ X-100水溶液100ml，振摇24小时，取上清液滤过，精密量取5ml，置25ml量瓶中，用乙酸乙酯-异丙醇（1:1）稀释至刻度，作为供试品溶液。按照前述的高效液相色谱条件进样分析，结果如表1-6所示。按900ml介质量计算，1片样品γ-谷维素（标示量3.33mg）完全溶解的浓度约为3.7μg/ml，0.25%、0.5%、1.0%、2.0%Triton™ X-100水溶液均能达到漏槽条件。

表1-6　γ-谷维素溶解度考察结果

介质	γ-谷维素溶解度/μg·ml^{-1}
水	0.00
0.25%Triton™ X-100	32.04
0.5%Triton™ X-100	43.49
1.0%Triton™ X-100	53.40
2.0%Triton™ X-100	61.76

2. 样品中γ-谷维素溶出条件的建立

（1）溶出介质的考察：采用桨法的装置，分别以0.25%、0.5%、1.0%、2%Triton^TM X-100溶液900ml为溶出介质，转速为50r/min，依法操作，在30、45、60、90、120、180、240分钟时取溶液10ml并滤过，精密量取续滤液2ml，置5ml量瓶中，用异丙醇稀释至刻度，摇匀，作为供试品溶液。并即时补液10ml。按照前述方法测定，计算出每片中γ-谷维素的溶出量。以每片的溶出量为纵坐标，相应的时间为横坐标，绘制溶出曲线。

不同浓度Triton^TM X-100条件下批号为F1的样品的溶出曲线结果见图1-8。选择2% Triton^TM X-100溶液900ml为溶出介质，转速为50r/min。

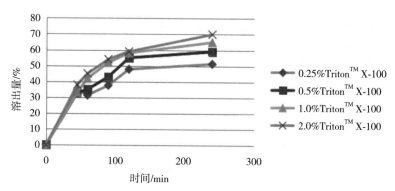

图1-8 不同浓度Triton^TM X-100条件下（50r/min，900ml）批号为F1批样品中γ-谷维素的溶出行为

（2）转速的考察：以桨法为装置，以2%Triton^TM X-100溶液900ml为溶出介质，转速分别为75r/min和100r/min，依法操作，在30、45、60、90、120、180、240分钟时取溶液10ml并滤过，精密量取续滤液2ml，置5ml量瓶中，用异丙醇稀释至刻度，摇匀，作为供试品溶液。并即时补液10ml。按照前述方法测定，计算出每片中γ-谷维素的溶出量。以每片的溶出量为纵坐标，相应的时间为横坐标，绘制溶出曲线。

不同转速条件下批号为F2、F3两批样品中γ-谷维素的溶出曲线结果见图1-9。为实现γ-谷维素的完全溶出，选择转速为100r/min的条件。

（3）不同介质pH值下样品中γ-谷维素的溶出行为：以桨法为装置，分别以2%Triton^TM X-100的pH1.2盐酸溶液、pH4.0醋酸盐缓冲盐溶液、pH6.8磷酸盐缓冲溶液和水溶液900ml为溶出介质，转速为100r/min，依法操作，在30、45、60、90、120、180、240分钟时取溶液100ml并滤过，精密量取续滤液2ml，置5ml量

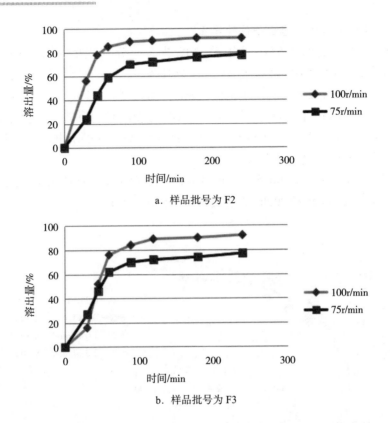

a. 样品批号为F2

b. 样品批号为F3

图1-9 不同转速条件下（2%Triton™ X-100，900ml）批号为F2和批号为F3两批样品中γ-谷维素的溶出行为

瓶中，用异丙醇稀释至刻度，摇匀，作为供试品溶液。并即时补液10ml。照前述方法测定，计算出每片中γ-谷维素的溶出量。以每片的溶出量为纵坐标，相应的时间为横坐标，绘制溶出曲线。

不同pH值条件下批号为F2、F1两批样品的溶出曲线如图1-10所示。选择2%Triton™ X-100水溶液作为溶出介质。

（4）根据上述考察结果，确定溶出曲线考察的溶出条件：采用桨法的装置，以2%Triton™ X-100水溶液900ml为溶出介质，转速分别为100r/min，依法操作，在30、45、60、90、120、180、240分钟时取溶液10ml并滤过，精密量取续滤液2ml，置5ml量瓶中，用异丙醇稀释至刻度，摇匀，作为供试品溶液。并即时补液10ml。以每片的溶出量为纵坐标，相应的时间为横坐标，绘制溶出曲线。

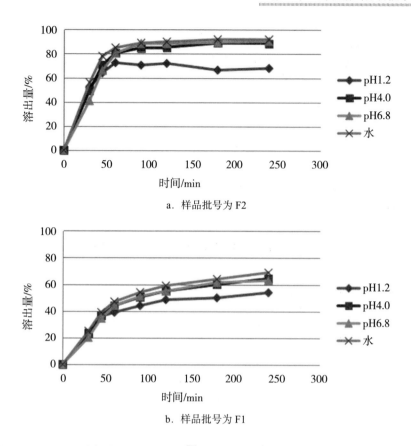

a. 样品批号为F2

b. 样品批号为F1

图1-10　不同pH值条件下（2%Triton™ X-100，900ml，100r/min）批号为F2和批号为F1两批样品中γ-谷维素的溶出行为

（三）样品溶出结果及限度的确定

取3批样品（批号：F1、F2、F3）在照上述溶出条件下进行试验，结果见图1-11及表1-7～表1-9。批号为F1样品中γ-谷维素至240分钟时仍不能完全溶出，其余两批样品中γ-谷维素的溶出量90分钟即达80%以上。经分析，批号为F1样品与其他两批样品所采用的γ-谷维素原料来源不一致。为有效控制产品质量，设定溶出量限度为90分钟时75%。

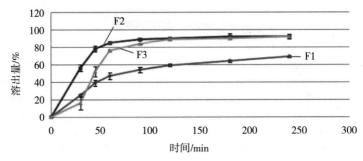

图1-11　新建溶出条件下（2%Triton™ X-100，900ml，100r/min）3批样品中γ-谷维素的溶出曲线

表1-7　批号为F1的6个样品在新建溶出条件下γ-谷维素溶出量

时间/min	样品编号						平均溶出量/%	SD/%
	1	2	3	4	5	6		
30	28	23	31	23	26	21	25	3.7
45	39	36	43	36	44	38	39	3.4
60	48	45	49	47	47	47	47	1.3
90	53	57	54	54	54	53	54	1.5
120	56	57	60	60	59	59	59	1.6
180	58	63	65	68	66	64	64	3.4
240	66	68	69	70	74	68	69	2.7

表1-8　批号为F2的6个样品在新建溶出条件下γ-谷维素溶出量

时间/min	样品编号						平均溶出量/%	SD/%
	1	2	3	4	5	6		
30	57	54	67	44	57	54	56	7.4
45	78	80	84	68	82	78	78	5.6
60	86	83	86	84	86	86	85	1.3
90	90	88	88	88	89	90	89	1.0
120	92	88	90	90	91	90	90	1.3
180	92	91	92	90	92	92	92	0.8
240	93	93	92	92	91	92	92	0.8

表1-9　批号为F3的6个样品在新建溶出条件下γ-谷维素溶出量

时间/min	样品编号						平均溶出量/%	SD/%
	1	2	3	4	5	6		
30	18	15	16	15	18	17	16	1.4
45	57	50	51	47	52	54	52	3.4
60	79	76	77	68	76	77	76	3.8
90	85	87	83	79	83	86	84	2.9
120	89	92	89	87	89	89	89	1.6
180	90	91	90	88	90	93	90	1.6
240	91	93	92	90	92	92	92	1.0

思考题

1．《中国药典》自哪一版开始收载溶出度测定法？《中国药典》2020年版收载了哪几种溶出度测定方法？

2．影响药物溶出分析试验结果的因素有哪些？

3．建立溶出试验方法的方法学验证的内容有哪些？

（庾莉菊　宁保明）

参 考 文 献

［1］国家药典委员会. 中华人民共和国药典［M］. 2020年版四部. 北京：中国医药科技出版社，2020：132-137.

［2］国家药典委员会. 中华人民共和国药典［M］. 2015年版四部. 北京：中国医药科技出版社，2015：121-124.

［3］国家药典委员会. 中华人民共和国药典［M］. 2010年版二部. 北京：中国医药科技出版社，2010：附录Ⅹ C.

［4］国家药典委员会. 中华人民共和国药典［M］. 2005年版二部. 北京：化学工业出版社，2005：附录Ⅹ C.

［5］国家药典委员会. 中华人民共和国药典［M］. 2000年版二部. 北京：化学工业出版社，2000：附录Ⅹ C- Ⅹ E.

［6］中华人民共和国卫生部药典委员会. 中华人民共和国药典［M］. 1995年版二部. 北京：化学工业出版社广东科技出版社，人民卫生出版社，1995：附录Ⅹ C.

［7］中华人民共和国卫生部药典委员会. 中华人民共和国药典［M］. 1990年版二部. 北京：

化学工业出版社广东科技出版社，人民卫生出版社，1990：附录60-61.

［8］中华人民共和国卫生部药典委员会. 中华人民共和国药典［M］. 1985年版二部. 北京：化学工业出版社广东科技出版社，人民卫生出版社，1985：附录60-61.

［9］The United States Pharmacopeial Convention. The United States Pharmacopeia 2016［M］. Balitmore，The United States：United Book Press，2016：540-551.

［10］The United States Pharmacopeial Convention. The United States Pharmacopeia 2020［M］，Balitmore，The United States：United Book Press，2020：540-551.

［11］Pharmaceutical and Medical Device Regulatory Science of Japan. The Japanese Pharmacopeia 2011［M］. Tokyo：Japan Ministry of Health and Welfare Press，2011：137-141.

［12］Pharmaceutical and Medical Device Regulatory Science of Japan. The Japanese Pharmacopeia 2016［M］. Tokyo：Japan Ministry of Health and Welfare Press，2016：157-161.

［13］European Directorate for the Quality of Medicines and HealthCare. European Pharmacopoeia 8.0［M］. Strasbourg Cedex：Directorate for the Quality of Medicines & HealthCare of Europe（EDQM），2014：288-297.

［14］European Directorate for the Quality of Medicines and HealthCare. European Pharmacopoeia 10.0［M］. Strasbourg Cedex：Directorate for the Quality of Medicines & HealthCare of Europe（EDQM），2020：326-335.

［15］汉森，格雷. 溶出度试验技术［M］. 宁保明，张启明，译. 溶出度试验技术［M］. 北京：中国医药科技出版社，2007：1.

［16］Rajesh Krishna，Lawrence yu. 生物药剂学在药物研发中的应用［M］. 宁保明，杨永健，译. 北京：北京大学医学出版社，2012：1.

［17］Vinod P. Shah. FIP/WHO/CHINA Bioequivalence and Hands-on-Dissolution Workshop Report Beijing，China，April 12-13，2004 Shanghai，China，April 15-16，2004.［J］. Dissolution Technologies，2004.11：27-29.

［18］XUJIN LU，VIVIAN A. GRAY，NIKOLETTA FOTAKI，et al. Meeting report：AAPS-NIFDC joint workshop on dissolution testing，biowaiver，and bioequivalence［J］. Dissolution Technologies，2016.11：46-55.

［19］XUJIN LU，BAOMING NING，NIKOLETTA FOTAKI，et al. American association of pharmaceutical scientists（AAPS）and Chinese national institutes for food and drug control（NIFDC）joint workshop on dissolution，bioequivalence，product performance，and quality［J］. Dissolution Technologies，2020，05：42-50.

第二章

动态蒸气吸附分析技术与应用

　　药物原料和制剂在结晶、冻干、湿法制粒或喷雾干燥的加工、贮藏等过程中常与溶剂或水有接触，可能形成溶剂合物或水合物，使得原料和制剂的某些性质发生改变，比如化学降解速率、晶体生长、溶出度、分散性、润湿性、粉末流动性、润滑性、压实性、片剂硬度和微生物污染等，或者会影响药物的稳定性。因此，在药品监管过程中应对药物和辅料的物理形态进行充分的表征和控制。

第一节　动态蒸气吸附分析技术特点和发展趋势

　　水和溶剂对药物的影响推动了动态蒸气吸附分析技术的产生，动态蒸气吸附分析仪（dynamic vapor sorption，DVS）是以蒸气吸附为基础的自动化仪器，可用于研究水合物和溶剂合物，通过测定吸附 - 解吸附等温线或吸附动力学曲线等方式来评价样品吸附或吸收水或有机溶剂蒸气的趋势和程度，研究样品的引湿特性。

一、动态蒸气吸附分析技术的特点

　　吸附和吸收是药物和蒸气进行相互作用的两种方式，以水为例，吸附（adsorption）指药物表面和水发生相互作用，吸收（absorption）指水可以渗透到药物的结构中。当同时发生吸附和吸收的时候，通常使用英文术语sorption表示（图2-1）。当药物的比表面积较大时，吸附可能会对药物的性质产生显著的影响。这种现象很常见，粒度小、粒内孔隙度高的药物，都具有较大的比表面积。吸收的特征是每克药物结合水的程度远大于在可用表面上形成单分子层的结合程度，且吸收量与比表面积无关。

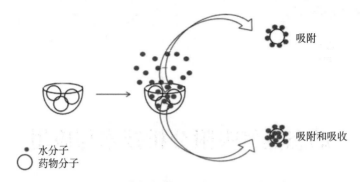

水分子
药物分子

图2-1　水蒸气在药物中的吸附和吸收现象

（引自：*Journal of pharmaceutical sciences*，2014，103.）

药物暴露在含有水蒸气的空气中，或者同一制剂中有含游离水的辅料等情况时，可能会形成水合物。水合物是药物的一种重要存在形式，广义指的是含有水的化合物，狭义是指水吸收进入药物的晶格结构中，通常具有一定的化学计量比。据估计大约1/3的药物都能够形成水合物，《中国药典》2020年版二部正文中就有187个品种为水合物（表2-1），水合的比例0.5 ～ 7倍不等，还有的品种形态不定，比如盐酸罗哌卡因就有一水合物和无水物两种。因此在药物研发中，应尽可能多地了解水对药物的影响。不仅要知道药物中的水分总量，还需要了解药物吸附或吸收水分的程度、吸湿动力学、温度和相对湿度的影响等，动态蒸气吸附分析技术在这些方面能够提供一个有力的技术支持。

溶剂合物是指化合物分子与一种或多种溶剂分子以一定的结合形式共同形成的晶体物质，溶剂分子为水时，形成的即为水合物，它是化合物的一种比较普遍的存在形式。剑桥结构数据库报道，约有33%的有机化合物在结晶过程中能够形成水合物，10%的化合物在结晶过程中能够形成非水溶剂合物。一般只有在无法找到适合开发的水合物或无水物时，才会谨慎地选择非水溶剂合物进行开发。目前已有几种非水溶剂合物上市。

（1）曲美替尼片：是曲美替尼和二甲基亚砜形成的溶剂合物，结构式如图2-2所示。该药是葛兰素史克（GSK）公司开发的MEK抑制剂，商品名为Mekinist，可用于治疗伴有BRAF（鼠类肉瘤滤过性毒菌致癌同源体B1基因）V600E或V600K突变的不可切除或转移性黑色素瘤，2013年5月29日由美国FDA批准上市。

表2-1 《中国药典》2020年版二部中收载的187个水合物

水合比例	品种个数	品种名称	药典页码
半水合物	11	干燥硫酸钙，左氧氟沙星，依诺沙星，盐酸丙卡特罗，盐酸多西环素，盐酸齐拉西酮，盐酸阿扑吗啡，盐酸阿扑吗啡注射液，盐酸帕罗西汀，盐酸赛庚锭，塞克硝唑	42，183，823，1068，1145，1151，1180，1180，1216，1329，1769
一水合物	78	门冬酰胺，甘氨酰谷氨酰胺，头孢丙烯，头孢克洛，头孢氨苄，头孢羟氨苄，西吡氯铵，异烟腙，异烟腙片，环磷酰胺，环磷酰胺片，注射用环磷酰胺，苯唑西林钠，咖啡因，乳酸依沙吖啶，泮托拉唑钠，茶碱，枸橼酸钾，枸橼酸钾颗粒，哌拉西林，氟氯西林钠，氢溴酸右美沙芬，氢溴酸右美沙芬口服液，氢溴酸右美沙芬片，氢溴酸右美沙芬胶囊，氢溴酸右美沙芬缓释片，氢溴酸右美沙芬颗粒，注射用氢溴酸右美沙芬，重酒石酸去甲肾上腺素，重酒石酸去甲肾上腺素注射液，度米芬，度米芬滴丸，盐酸左布比卡因，盐酸左氧氟沙星，盐酸布比卡因，盐酸半胱氨酸，盐酸曲普利啶，盐酸多沙普仑，盐酸多沙普仑注射液，盐酸吡硫醇，盐酸吡硫醇片，盐酸吡硫醇胶囊，盐酸利多卡因，盐酸纳美芬，盐酸环丙沙星，盐酸组氨酸，萘磺酸右丙氧芬，羟苯磺酸钙，羟苯磺酸钙胶囊，葡萄糖，葡萄糖注射液，葡萄糖氯化钠注射液，葡萄糖酸钙，葡萄糖酸钙口服溶液，葡萄糖酸钙片，葡萄糖酸钙含片，葡萄糖酸钙注射液，葡萄糖酸钙氯化钠注射液，葡萄糖酸钙颗粒，硫酸阿托品，硫酸阿托品片，硫酸阿托品注射液，硫酸阿托品眼膏，奥美拉唑钠，普鲁卡因青霉素，巯嘌呤，巯嘌呤片，福尔可定，福尔可定片，磺胺醋酰钠，磺胺醋酰钠滴眼液，磷酸二氢钠，磷酸川芎嗪，磷酸川芎嗪片，磷酸川芎嗪胶囊，磷酸哌嗪，磷酸哌嗪片，磷霉素钙	49，138，286，313，347，350，423，512，512，721，722，722，755，797，831，859，874，889，889，904，929，939，941，942，942，943，944，944，954，955，1011，1011，1072，1074，1080，1093，1130，1147，1148，1173，1174，1174，1175，1187，1193，1230，1449，1467，1468，1514，1516，1516，1519，1520，1520，1520，1520，1521，1521，1589，1590，1590，1591，1679，1700，1716，1717，1773，1773，1843，1844，1846，1847，1848，1848，1861，1861，1873
倍半水合物	5	氯芬待因片，磷酸可待因，磷酸可待因片，磷酸可待因糖浆，磷酸可待因注射液	1637，1849，1849，1850，1850

续　表

水合比例	品种个数	品种名称	药典页码
二水合物	42	巴柳氮钠，甲磺酸培氟沙星，对氨基水杨酸钠，对氨基水杨酸钠肠溶片，注射用对氨基水杨酸钠，泛影酸，阿魏酸钠，阿魏酸钠片，注射用阿魏酸钠，非诺洛芬钙，枸橼酸钠，抗凝血用枸橼酸钠溶液，输血用枸橼酸钠注射液，盐酸小檗碱，盐酸小檗碱片，盐酸小檗碱胶囊，盐酸川芎嗪，盐酸川芎嗪注射液，盐酸阿米洛利，盐酸纳洛酮，盐酸昂丹司琼，盐酸特拉唑嗪，核黄素磷酸钠，氨茶碱，维生素C钙，葡萄糖酸亚铁，葡萄糖酸亚铁片，葡萄糖酸亚铁胶囊，葡萄糖酸亚铁糖浆，硝普钠，注射用硝普钠，硫酸奎尼丁，硫酸奎尼丁片，硫酸普拉睾酮钠，氯化琥珀胆碱，氯化琥珀胆碱注射液，富马酸福莫特罗，富马酸福莫特罗片，赖诺普利，磺胺嘧啶锌，磺胺嘧啶锌软膏，糖精钠	101，269，391，392，393，649，712，713，713，791，886，887，887，1053，1054，1054，1055，1056，1181，1189，1209，1274，1348，1375，1483，1517，1518，1518，1518，1536，1537，1606，1606，1619，1635，1635，1714，1716，1726，1842，1843，1846
二倍半水合物	1	法罗培南钠	851
三水合物	19	二巯丁二钠，三磷酸腺苷二钠，甘氨双唑钠，头孢克肟，亚甲蓝，亚甲蓝注射液，吡哌酸，吡哌酸片，吡哌酸胶囊，阿托伐他汀钙，阿莫西林，氢溴酸东莨菪碱，氢溴酸东莨菪碱片，氢溴酸东莨菪碱注射液，美罗培南，盐酸吗啡，盐酸吗啡片，盐酸吗啡注射液，盐酸吗啡缓释片	30，41，136，310，418，418，583，584，584，670，699，945，946，946，1013，1131，1132，1133，1134
三倍半水合物	1	头孢曲松钠	305
四水合物	9	水杨酸镁，苄星青霉素，枸橼酸钙，枸橼酸钙片，铝碳酸镁，铝碳酸镁咀嚼片，氯膦酸二钠，磷酸肌酸钠，磷酸哌喹	124，533，888，888，1460，1461，1665，1852，1859
五水合物	14	头孢他啶，头孢唑林钠，亚叶酸钙，帕米膦酸二钠，乳酸钙，乳酸钙片，枸橼酸哌嗪，枸橼酸哌嗪片，枸橼酸哌嗪糖浆，盐酸大观霉素，硫酸吗啡，硫酸吗啡缓释片，氯化筒箭毒碱，氯化筒箭毒碱注射液	291，344，415，792，833，834，885，886，886，1050，1573，1574，1636，1637
六水合物	1	依地酸钙钠	811
七水合物	3	头孢米诺钠，盐酸依米丁，盐酸依米丁注射液	307，1218，1218

水合比例	品种个数	品种名称	药典页码
比例不定	3	三硅酸镁：$Mg_2Si_3O_8 \cdot nH_2O$	40
		左甲状腺素钠：$C_{15}H_{10}I_4NNaO_4 \cdot nH_2O$	178
		盐酸罗哌卡因：一水合物或无水物	1212

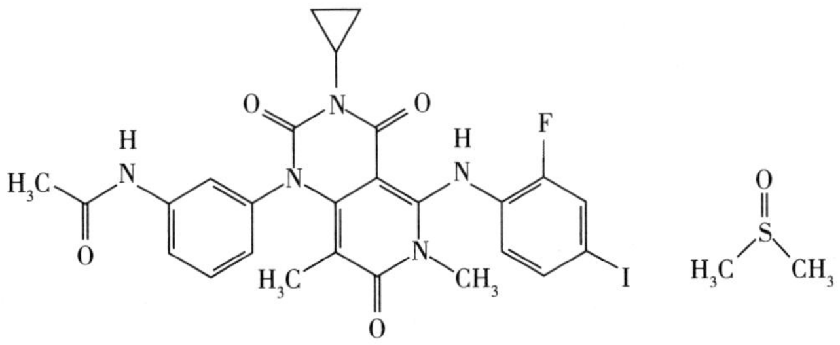

图2-2　曲美替尼二甲基亚砜溶剂合物的结构式

（2）卡巴他赛注射剂：是卡巴他赛和丙酮形成的溶剂合物，结构式如图2-3所示。该药是由赛诺菲-安万特（Sanofi-aventis）公司研发的治疗前列腺癌的二线药物，是一种化学半合成紫杉烷类小分子化合物，商品名为Jevtana，2010年6月17日由美国FDA批准上市。

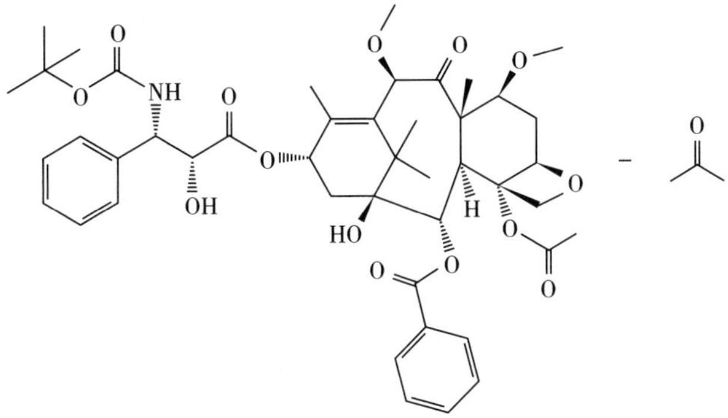

图2-3　卡巴他赛丙酮溶剂合物的结构式

（3）达格列净片：是中国上市的首个钠-葡萄糖协同转运蛋白2抑制剂，用于2型糖尿病的治疗，以丙二醇一水合物形式上市，结构式如图2-4所示。该药由百时美施贵宝（Bristol-MyersSquibb）公司和阿斯利康（AstraZeneca）公司共同研发，商品名为Forxiga/安达唐，2012年11月12日获欧洲EMA首次批准，2014年1月8日获美国FDA批准，2014年3月24日获日本批准上市，2017年3月13日在中国上市。

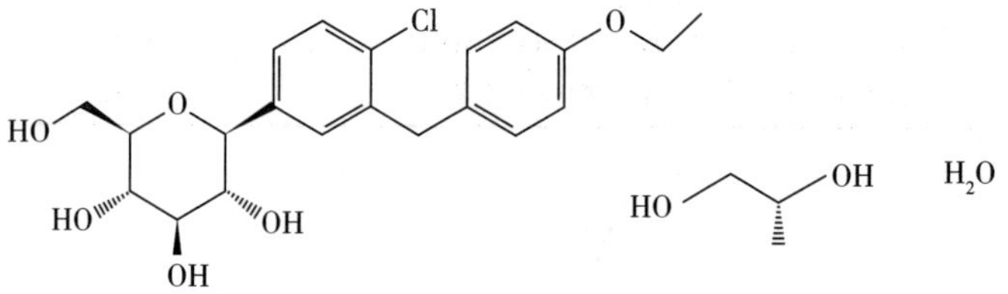

图2-4　达格列净丙二醇一水合物的结构式

溶剂合物可以改变药物的理化性质，将药物转变为亲水性的溶剂合物，有助于提高药物的水溶性和生物利用度，也可以提高药物的稳定性，便于药物的贮存。溶剂与化合物晶体之间大致有表面吸附、缺陷吸附、溶剂包含和进入晶格4种结合方式，如图2-5所示。而溶剂合物主要包括溶剂包含和进入晶格这两种形式，溶剂与化合物分子之间主要通过氢键和范德华力两种作用力相结合。动态蒸气吸附分析技术除水蒸气吸附外，还可以进行有机蒸气吸附，可应用于溶剂合物的研究。

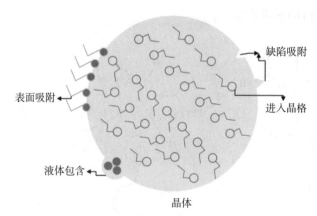

图2-5　溶剂与化合物晶体之间的不同结合方式

［引自《中国抗生素杂志》，2016，41（3）.］

二、动态蒸气吸附分析技术的发展趋势

1962年德国科学家G.Sandstede和E.Robens发明了世界上第一台自动化的重

量法蒸气吸附分析仪，型号为Gravimat（图2-6），用于研究水蒸气吸附。随后1972年，Sandoz AG制药公司的R.Best博士和E.Spingler博士为了提高检测效率，发明了第一台高通量的全自动蒸气吸附分析仪，可测定10个样品，电子天平轮流称量10个样品的重量，并配备了湿度编程装置（图2-7）。发展到21世纪，商业化的DVS品牌主要有英国SMS、德国Proumid、美国Quantachrome、美国TA和英国Hiden等（图2-8）。截至2020年，我国已有许多机构购置了DVS仪器，经调研统计约145台（表2-2）。

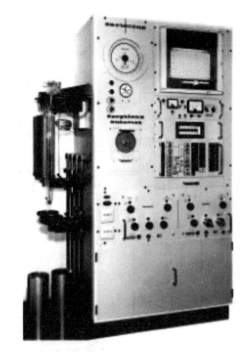

图2-6　第一台自动化的重量法蒸气吸附分析仪
［引自：*Journal of Thermal Analysis and Colorimecry*，2008，94（3）］

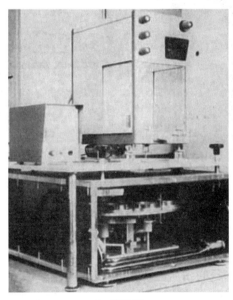

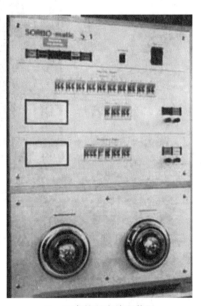

A．实物图　　　　　　　　　B．配套的湿度编程装置

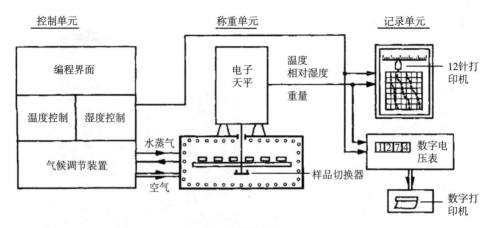

控制单元　　　　　　　　　称重单元　　　　　　　记录单元

C. 仪器设计图

图2-7　第一台高通量的全自动蒸气吸附分析仪

［引自: *Chemie Ingenieur Technik*，1972，44（21）.］

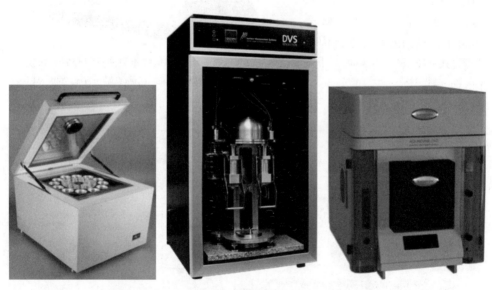

图2-8　21世纪的动态蒸气吸附分析仪（部分品牌）

　　仪器的基本原理大致相同，都是在一个可控温湿度的系统内实时在线称重样品，属于重量法。通过计算单位时间引湿量或引湿增重百分率，评价恒温条件下在设定的不同相对湿度条件下样品与水分的相互作用，该系统可以监测变换湿度条件时样品的动态响应，处理毫克级样品，相比传统重量法，在不同湿度条件下可以更快达到平衡，显著缩短实验时间，并且节省了样品量和人力。这在药物研

表2-2 调研统计我国现有动态蒸气吸附分析仪的数量

类型	仪器台数	占比
制药企业	76	52%
药检机构	12	8%
科研院校	30	21%
其他机构	27	19%
合计	145	100%

发中，特别是药物活性成分筛选和配方前阶段是一个优势。不同品牌型号的仪器各有特点，进样装置有的是单样品检测，有的是双样品或多样品检测，最多的可以同时检测23个样品。

21世纪，动态蒸气吸附分析仪的装置如图2-9所示，主要部分放置在一个恒温箱（B）中，核心控件为超微量电子天平（C）和气体流量控制器（H）；湿度调节模块（D）在一个单独的隔温区；在样品区（F）和参比区（E）各有一个温湿度复合探头。工作原理是将待测样品平摊于样品盘上，样品盘的材质分为不锈钢材质和石英材质等，以应对不同性质的样品。流量控制器控制干燥载气（I）和水蒸气饱和载气（G）的流量，并根据计算机指令将二者按比例混合（A），同时

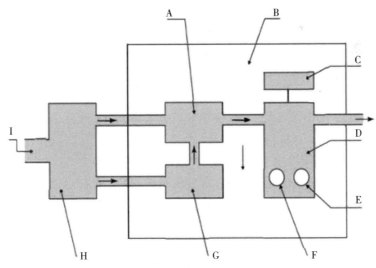

A. 湿度控制器；B. 温度控制舱；C. 天平模块；D. 湿度调节模块；
E. 参比；F. 样品；G. 湿度发生器；H. 流量控制模块；I. 干燥气体。

图2-9 动态蒸气吸附分析仪原理示例（可能有其他设计）

（引自：《化学药品对照品图谱集——动态水分吸附》Ⅶ）

持续通过样品区和参比区，使样品周围形成相对湿度稳定的区域，水蒸气全面接触待测样品，计算机通过超微量电子天平（C）实时记录样品在不同湿度、不同时间的质量变化。

仪器装置的核心是温度、湿度和重量3个参数。第一，温度稳定性是研究吸附-解吸附过程中非常重要的因素，仪器利用恒温箱使样品室、天平室和水蒸气发生器的温度始终保持一致，防止出现多个温度区而引起冷凝现象。温度的校准通常采用外部温度探测器配合软件进行。第二，湿度的校准验证一般使用饱和盐溶液进行，这是一种准确且可靠的方式。因为在特定温度下，当与周围环境平衡时，饱和盐溶液上方的水蒸气压是一个常数，测量值可直接和标准值做对比。制备饱和盐溶液的盐通常在LiCl、$MgCl_2$、K_2CO_3、Mg（NO_3）$_2$、NaBr、NaCl、KCl和K_2SO_4中选择，以25℃为例，饱和盐溶液的平衡相对湿度值见表2-3。也可使用参考样品对整个湿度范围进行验证，样品应满足稳定且重复性好的要求，比如微晶纤维素就是一个常用的参考样品。第三，仪器一般配有精密度为百万分之一的电子天平，灵敏度高，允许称量毫克级的少量样品，日常使用标准砝码进行校准。

表2-3　25℃时饱和盐溶液的平衡相对湿度值

	饱和盐溶液							
	LiCl	$MgCl_2$	K_2CO_3	Mg（NO_3）$_2$	NaBr	NaCl	KCl	K_2SO_4
相对湿度/%	11.30± 0.27	32.78± 0.16	43.16± 0.39	52.89± 0.22	57.57± 0.40	75.29± 0.12	84.34± 0.26	97.30± 0.45

在过去的几十年中，动态蒸气吸附分析技术不断进步发展，从制药工业领域逐渐拓展至食品、生物材料、催化剂、个人护理产品以及建筑材料等多个领域，正在从特定需求的测定方法转变成为一种通用分析技术手段。

动态蒸气吸附分析技术由于对温湿度的精确控制、高精度的称量、较小的样品需求量、全自动化检测模式以及高效的检测效率，相较传统的静态饱和盐溶液测定法具有明显的优势，能在短时间内获得样品的许多关键理化参数。

随着科学技术的融合创新，动态蒸气吸附分析技术已经实现与拉曼、近红外等分析技术的联用，未来还可以探索与更多其他技术的联用。除了水蒸气之外，有机溶剂蒸气作为探针分子的应用也越来越广泛，将来还可探索研究其他气体吸附以及水蒸气和气体混合吸附的可行性。

中国国家药典委员会正在开展动态蒸气吸附分析技术研究，未来可能作为一种法定的理化测定方法进行收载，国内相关单位也正在合作研制国产动态蒸气吸附分析仪，随着中国药典的收载及仪器的国产化，动态蒸气吸附分析技术将在医药及相关领域得到更广泛和深入的应用。

第二节　动态蒸气吸附分析技术在药物分析中的应用

目前，DVS已应用于制药、食品、烟草及建筑材料等许多领域。在制药领域，《美国药典》《欧洲药典》《日本药典》分别于1990年、2014年和2016年首次收载DVS相关章节，ICH于2009年形成了协调文本，我国国家药典委员会于2019年对"药物体系中水－固体相互作用测定技术的研究"课题立项，由中国食品药品检定研究院牵头承担，已经完成阶段性研究任务，为《中国药典》通则收载相关内容提供了基础研究数据。

《中国药典》2015年版和2020年版四部通则9103收载了"药物引湿性试验指导原则"，2015年版和2020年版二部分别有178个和140个正文品种描述引湿性特征，分别有293个和370个正文品种按照通则0832水分测定法第一法（费休氏法）测定水分含量（表2-4）。

表2-4　《中国药典》四部通则0832水分测定法第一法测定的品种数量

《中国药典》版本	水分测定法第一法（费休氏法）	第一法1（容量滴定法）	第一法2（库仑滴定法）	未指明具体方法
2015年版	293	262	10	21
2020年版	370	340	12	18

DVS在药物分析中可应用于研究样品与水分的相互作用，确定样品的引湿性，测定吸附－解吸附等温线；研究无定形含量和蒸气诱导相转变等，并能与近红外、拉曼等光谱技术联用确定样品的结晶性和稳定性；通过对样品的测定，可以确定合适的贮藏条件，预估产品的货架周期和批次稳定性，确定药物的分包装条件及使用方式；通过对不同种类制剂辅料的考察，可以减少制剂处方中易引湿辅料的应用；通过选择不同配比的主药和辅料试验，可确定制剂的投料组成，从而推动企业优化制剂处方或工艺；另外也作为药物多晶型研究的有效手段，用于直观表征药物的晶型类别。

一、在药物引湿性研究中的应用

药物的引湿性是指在一定温度及湿度条件下该物质吸收水分能力或程度的特性，是药物研发中的常规测定项目，可评估水分对候选药物理化性质的潜在影响，也是药物晶型开发的重要标准之一。《中国药典》2020年版四部通则9103中，按照引湿性特征描述与增重界定进行了分类，见表2-5。

表2-5 《中国药典》2020年版引湿性分类

引湿性特征描述	增重界定
潮解	吸收足量水分形成液体
极具引湿性	引湿增重不小于15%
有引湿性	引湿增重小于15%但不小于2%
略有引湿性	引湿增重小于2%但不小于0.2%
无或几乎无引湿性	引湿增重小于0.2%

二、在吸附－解吸附等温线测定中的应用

吸附－解吸附等温线是指在恒定温度和压力下气体溶质分子（比如水分子）在固体药物表面进行吸附和解吸附的过程，达到平衡时吸附或解吸附的蒸气量和存在的蒸气浓度之间的函数关系。使用的蒸气通常是水蒸气，也可以使用乙醇、丙酮等任何挥发性溶剂。过程与时间无关，须达到平衡。测定方法有容量法和重量法两种，DVS是基于重量法的原理。吸附最好采用干燥样品在一系列已知相对湿度情况下测定。解吸附则是从已经含有吸附水的样品开始，降低相对湿度测定。顾名思义，吸附－解吸附等温线只有在恒定温度条件下适用，因此每个温度都有各自不同的等温线。通常吸附或解吸附在同一个相对湿度条件下达到平衡后的水分含量应是相同的，但吸附－解吸附滞后现象也是很普遍的，与样品的孔隙度、结块状态、毛细管冷凝、水合物的形成以及多晶型等有关。

最早的吸附等温线是1881年由Chappuis和Kayser测定并绘制的，图2-10展示的是如今采用动态蒸气吸附分析仪测定淀粉的典型的吸附－解吸附等温线（a）和水分吸附动力学曲线（b）。采用静态饱和盐溶液方法测定等温线是一个缓慢的过程，往往需要几周甚至几个月的时间，而DVS达到平衡的速度更快，且平衡后可自动进入下一个湿度条件测定，因此仅需要几小时或者几天就可以测定得到一条完整的吸附－解吸附等温线，相比静态饱和盐溶液方法具有显著的优势。

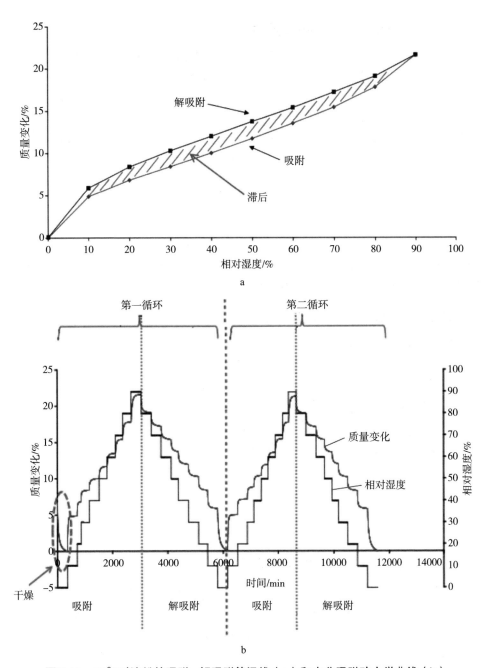

图2-10　25℃时淀粉的吸附－解吸附等温线（a）和水分吸附动力学曲线（b）

三、在表征水合物中的应用

DVS可用于检测和表征水合物的形成。有的药物在DVS不同相对湿度程序变化的实验环境中，可形成一定化学计量比的水合物，通过DVS测定的吸附－解吸附等温线和达到吸附平衡时的数据，可以计算出水合物的化学计量比。为了更好地说明，假定一种分子量为MW的无水物样品，在特定相对湿度下形成了具有一定化学计量比的水合物，对应湿度的质量增加百分比为WG，水的相对分子质量为18.01，可以参考下列公式（1）计算出水合物的化学计量比S：

$$S = \frac{WG}{100\%} \times \frac{MV}{18.01} \qquad (1)$$

DVS还可以与拉曼光谱联用，原位表征药物水合物或溶剂合物的形成。因为药物吸附水分后，分子间作用力发生变化，从而改变了药物分子的振动特性，这种振动信号的变化可以被拉曼光谱探测到。

四、在表征溶剂合物中的应用

DVS也是表征溶剂合物的有力工具，部分品牌的DVS仪器除水蒸气吸附外，还同时具备有机蒸气吸附的功能，可选的溶剂种类有十余种，如乙醇、丙酮、氯仿、环己烷等。公式1的分析方法也可应用于具有一定化学计量比的溶剂合物，将水分子的分子量18.01更换为所使用溶剂的分子量即可。具体而言，假定一种分子量为MW的干燥样品，在特定相对湿度下和分子量为MW_s的溶剂形成了具有一定化学计量比的溶剂合物，对应溶剂化分压的质量增加百分比为WG，可以参考下列公式（2）计算出溶剂合物的化学计量比S：

$$S = \frac{WG}{100\%} \times \frac{MW}{MW_s} \qquad (2)$$

五、在测定无定型含量中的应用

化学固体物质可分为3种状态：晶态、无定型态以及二者同时存在。晶态是离子、原子或分子按照一种确定的方式在三维空间做严格周期性排列，并具有间隔一定距离周期重复出现规律。无定型（通常也称无定形，本章节参考《中国药典》2020年版四部通则9015统一写作无定型）不具有周期性排列规律，离子、原子或分子在固体物质内部呈现杂乱无章的分布状态。无定型态通常热力学不稳定，在加工和贮藏过程中易转变为稳定的晶态。但与晶态物质相比，无定型态的溶解度或溶出速率更高，压缩性更好。药物的微粉化、冷冻干燥、喷雾干燥或制粒等加工过程会在晶格中引入不同程度的机械应力或热应力，以致产生少量的无定型态，主要存在于颗粒的表面，影响药物的引湿性、润湿性、溶解性和流动性等。这种少量的无定型态作为晶态物质表面的"反应点"，会对加工和贮藏过程带来诸多挑战，因此测定晶型药物中少量无定型态的含量是至关重要的。

DVS可用于测定无定型态的含量，也可对晶态物质中极少量的无定型态进行定量，定量下限可低至0.05%。这一测定是基于同一种化合物的无定型态和晶态与水或有机蒸气的相互作用不同，无定型态会同时吸附和吸收水分或有机蒸气，吸水量相比晶态较大。DVS可以通过计算样品最大吸附量或样品中存在的无定型态所吸收的水或有机蒸气的量来测定无定型含量，具体方法有平衡吸湿法、吸湿增重法和残重法3种，选择方法的决策树如图2-11所示。

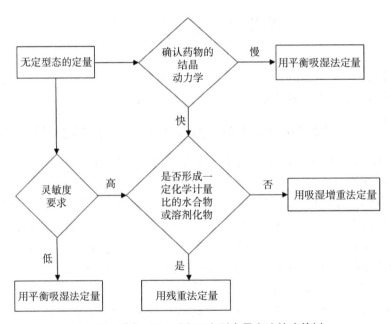

图2-11　选择DVS测定无定型含量方法的决策树

（引自：*Journal of pharmaceutical sciences*，2014，103．）

六、在观测样品形貌特征中的应用

部分DVS型号可配备高清摄像头或和视频显微镜联用，采集图像观测样品的形貌特征。如图2-12所示，摄像头记录了麦芽糊精在RH95%环境中放置0、30和50分钟的形态变化，可以直接观察到水分对样品的影响。

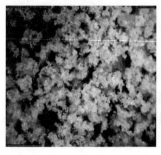 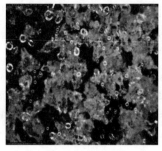 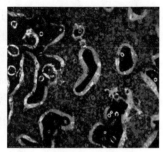

a. 0min时的形态   b. 30min时的形态   c. 50min时的形态

图2-12   麦芽糊精在RH95%条件放置不同时间的形态变化

第三节   应 用 示 例

本节通过具体示例介绍DVS技术在表征药物和标准物质的引湿性等理化特性、多晶型、无定型含量等方面的应用。

示例一   500余种化学药品的引湿性与水溶解性相关性分析

药物的引湿性是影响药物稳定性、有效性和安全性的一项重要特性，DVS技术已成熟应用于药物引湿性的研究中。

引湿性、水溶解性都与分子间作用力、温度、气压有关，那么引湿性和水溶解性二者之间是否存在某种内在的关联呢？熊婧等人以515种化学药品为模型，采用Kruskal-Wallis和Wilcoxon秩和检验分析了药物的引湿性与水溶解性之间的关系，从物理性质角度解释了药物引湿的原因。采用DVS测定了25℃时515种化学药品的水分吸附动力学曲线，从而计算样品达到吸附平衡的吸湿百分率表征样品的引湿性，又采用溶解度试验法或查询相关品种的质量标准，得到了模型药物的近似溶解度，并按水溶解性的不同划分为四水平（表2-6），统计分析结果表明化学药品的引湿性与其在水中的溶解性呈正相关，这项研究为深入分析药物引湿机制奠定了实验基础。

泰瑞米特钠是一种新型免疫抑制剂，抗类风湿关节炎的慢作用药，其结构中含一个结晶水，加速实验表明泰瑞米特钠在高湿情况下不稳定，因此水分和引湿性的研究就显得尤其重要。黄海伟等人对泰瑞米特钠的水分测定方法进行研究，采用DVS考察发现样品在相对湿度60%～90%的条件下质量迅速增加（图2-13），极具引湿性。在整个实验过程中，通过摄像头拍摄的照片观察到样品外观性状未

表2-6　515种化学药品按水溶解性分类表

水平	样品在水中的溶解性/mg·L^{-1}	样品个数	百分比/%
1	S≤10	291	56
2	10＜S≤33	49	10
3	33＜S≤1 000	142	28
4	S＞1 000	33	6

引自:《中国药学杂志》，2016，51（20）。

发生明显变化，这项研究为泰瑞米特钠的包装、贮藏、后续的稳定性实验方案以及制剂工艺的研究提供了依据。

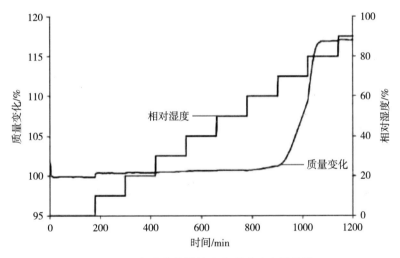

图2-13　泰瑞米特钠的水分吸附动力学曲线

[引自:《化学教育》，2016，37（8）.]

示例二　化学对照品的水分吸附特性分析

药品标准物质是执行国家药品标准的实物对照，是量值传递的安全载体。中国食品药品检定研究院负责对标定的药品标准物质从原材料选择、制备、标定、稳定性、分装与包装等多个环节进行全面技术审核。水分是标准物质标定的核心问题之一，多数情况下水分直接影响到标准物质量值的准确。标定时准确测定水分值，分装时合理控制环境湿度，选择适宜的包装用瓶，确定储存及使用条件，每一个环节都必须经过充分的研究后做出决策，DVS在标准物质的整个标定过程中起到了重要的支持作用。

化学对照品是国家药品标准物质的一种，熊婧等人运用DVS对5种不同引湿性类型的化学对照品原料的水分吸附特性进行研究分析，根据水分吸附动力学曲线或吸附－解吸附等温线来评价化学对照品在不同湿度条件下吸收水分的趋势和程度，为分包装条件及标准物质使用方式提供参考。以依替膦酸二钠为例，该药物为第一代双膦酸盐类药物，DVS图谱如图2-14所示，依替膦酸二钠在第一循环吸水过程相对湿度70% ～ 80%阶段形成稳定的结晶态，最大吸附量约25%，属于极具引湿性，提示应在50%以下的相对湿度条件分装，把水分吸附量控制在0.4%

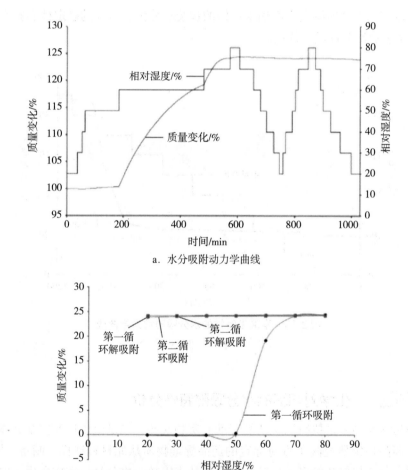

a. 水分吸附动力学曲线

b. 吸附－解吸附等温线

图2-14　25℃时依替膦酸二钠的水分吸附动力学曲线和吸附－解吸附等温线

［引自《中国药学杂志》，2015，50（6）.］

以下。另外4个品种是盐酸伐昔洛韦、对氨基水杨酸钠、阿司匹林和波生坦，通过这项研究确定了这5种化学对照品适宜的分装环境、包装用瓶和使用方式，表明DVS是化学对照品标定工作中重要的分析方法，能够实时记录水分吸附数据，直观观察到化学对照品在不同环境湿度条件下与水分相互作用的程度，从而判断化学对照品的引湿性。

石杉碱甲又名福定碱，是从石杉科石杉属植物千层塔中分离得到的新生物碱，是一种强效可逆的乙酰胆碱酯酶抑制剂，目前主要用于治疗重症肌无力、良性衰老性遗忘症和阿尔茨海默病。石杉碱甲及其制剂收载于《中国药典》2020年版二部，标准中采用80℃减压干燥的方法测定干燥失重，而DVS测定结果显示本品干燥前后均有引湿性，相对湿度20%时即迅速引湿，1小时引湿增重5.2%，如图2-15所示。称样过程石杉碱甲暴露在空气中引湿增重，会对干燥失重值和含量测定引入明显的误差，导致化学对照品赋值的偏差以及瓶间水分不均一等问题。因此准确测定含量的前提是使样品水分达到平衡，不再引湿。周颖等人使用DVS对石杉碱甲对照品的引湿性进行研究，发现石杉碱甲引湿至7%左右可达到平衡，因此将石杉碱甲对照品置于相对湿度75%，温度15℃的恒温恒湿箱中引湿5天，使对照品内部水分达到饱和后，再次测定DVS，结果几乎无引湿性，如图2-16所示，且水分均一，瓶间水分差异较小，HPLC结果表明杂质含量未增加，这项研究保证了石杉碱甲对照品赋值的准确性。

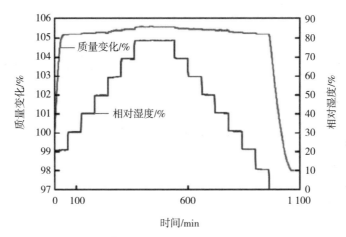

图2-15　25℃时石杉碱甲的水分吸附动力学曲线

［引自：《化学教育》，2018，39（2）.］

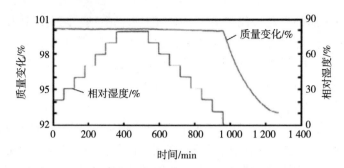

图2-16　25℃时石杉碱甲引湿5天后的水分吸附动力学曲线

［引自：《化学教育》，2018，39（2）.］

　　甲钴胺又称甲基维生素B₁₂，是维生素B₁₂在体内的活性代谢产物，是一种糖酶型维生素，其对神经组织具有良好的传递性，可促进核酸-蛋白-脂肪的代谢，临床上主要用于治疗周围神经疾病及缺乏维生素B₁₂引起的巨幼细胞贫血。由于钴胺素类化合物大多具有一定的引湿性，会影响药物的稳定性，张娜等人以甲钴胺为例对此类化合物的引湿性进行了探讨。课题组采用DVS研究甲钴胺在不同湿度下吸附水分的动力学变化，发现甲钴胺有引湿性，随着相对湿度的变化样品与水分一直在发生相互作用（图2-17）。将样品在一定湿度条件下放置24小时后继续采用DVS测定其引湿性，结果表明甲钴胺样品在不同湿度条件下引湿后，仍然具有较强的引湿性，无法达到引湿后的饱和。甲钴胺是一个大环金属络合物，中

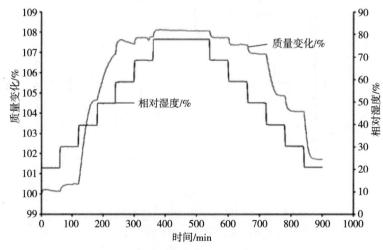

图2-17　25℃时甲钴胺的水分吸附动力学曲线

［引自：《中国药事》，2017，31（10）.］

心离子——钴离子与4个吡咯环上的4个氮原子相连组成一个平面，甲钴胺的结构中含有一定数量的羧基、氨基等亲水性基团，使其更容易与水结合，这可能是其引湿性强的一个原因。这项研究对确定甲钴胺的分装条件、包装用瓶以及使用方式起到了重要的指导作用。

示例三　维生素B$_2$和普伐他汀钠多晶型的表征

对于药物的晶型表征，常规的技术手段有粉末X射线衍射分析、差示扫描量热分析和红外光谱法等，宁保明等人采用DVS作为药物多晶型表征的有效手段，对维生素B$_2$两种晶型的水分吸附特性进行了系统分析（图2-18和图2-19），发现维生素B$_2$一水合物较不稳定，吸附水分会转变成二水合物，解吸附水分会转变成无水物Ⅱ型，三者之间的平衡依赖于相对湿度，提示在制备、运输和储存维生素B$_2$一水合物时，需控制合适的湿度条件以避免结晶水数量发生变化。与一水合物相比，无水物Ⅰ型结晶程度更高，相对更稳定。

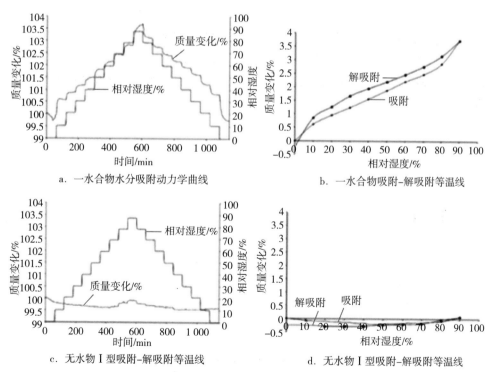

a. 一水合物水分吸附动力学曲线

b. 一水合物吸附-解吸附等温线

c. 无水物Ⅰ型吸附-解吸附等温线

d. 无水物Ⅰ型吸附-解吸附等温线

图2-18　25℃时维生素B$_2$两种晶型样品的水分吸附动力学曲线和吸附-解吸附等温线

［引自:《中国药学杂志》，2016，50（16）.］

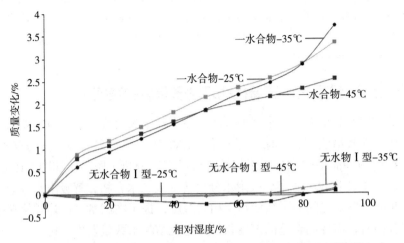

图2-19 不同温度下维生素B$_2$两种晶型样品的水分吸附等温线

［引自:《中国药学杂志》, 2016, 50（16）.］

张娜等人采用DVS考察比较了普伐他汀钠晶A型和晶F型的引湿性, 发现在相对湿度70%以下时, 晶A型引湿较为缓慢, 而晶F型迅速引湿（图2-20）。以上研究表明DVS可与其他常规技术手段互相佐证, 能够作为药物多晶型研究的一种有效手段。

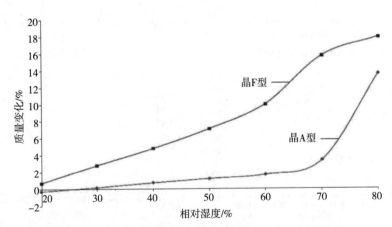

图2-20 25℃时普伐他汀钠两种晶型样品的吸附等温线

［引自:《药物分析杂志》, 2016, 36（12）.］

示例四　乳糖和蔗糖的无定型含量分析

　　Paul M.Young等人采用有机动态蒸气吸附（Organic-DVS）表征了已知的乳糖和硫酸沙丁胺醇无定型-晶态混合物中的无定型含量。选择正辛烷作为非极性探针，通过将每个样品的混合物暴露在0%～90% p/p_0的分压下进行测定。乳糖和硫酸沙丁胺醇无定型含量均与正辛烷分压呈线性关系，R^2分别为0.992和0.999（图2-21）。此外，还研究了球磨机连续机械加工对结晶乳糖中无定型含量的影响。累计球磨时间导致无定型含量呈指数增加（采用乳糖的线性关系），球磨60分钟后诱导出最大无定型含量为14%，不同的是，暴露在RH85%之后再球磨60分钟的无定型含量为0.00%。

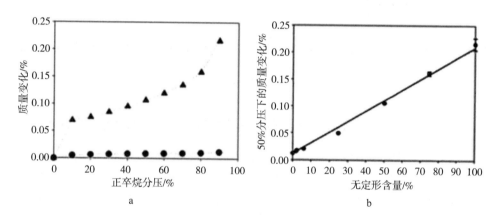

　　图2-21　100%晶态和100%无定型态乳糖样品的吸附/解吸附等温线（a）和100%无定型态乳糖和晶态乳糖混合物吸湿的校准曲线（b）

（引自：*Drug Devebpment and Industrial Pharmacy*. 2007，33.）

　　Azita Saleki-Gerhardt等人以蔗糖为模型药物，制备高度无水的结晶态和无定型态，通过可控方式进行各种程度的研磨加工，测量不同比例无定型态与结晶态混合物的吸附行为以获得校准曲线，将不同湿度下的平衡吸湿量与混合物的无定型含量关联起来。图2-22展示了在7.6%、11.3%、21.5%、32.4%的相对湿度下，水蒸气吸附量与无定型含量具有良好的线性关系。

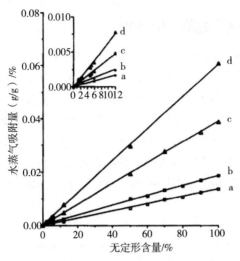

a. 相对湿度 7.6%；
b. 相对湿度 11.3%；
c. 相对湿度 21.5%；
d. 相对湿度 32.4%。

图2-22　无定型/晶态蔗糖混合物在30℃、不同相对湿度下的水蒸气吸附量与无定型含量关系

注：小图是无定型含量为 0 ～ 12% 的放大图。

（引自：*Int J. Pharmaceut.* 1994，101.）

示例五　索拉非尼–高分子固体分散制剂的水分吸附特性分析

　　钱锋等人采用DVS检测无定型固体分散体中药物和高分子之间的相互作用，测定了两种抗癌药物–高分子固体分散制剂在不同湿度环境下的水蒸气等温吸附行为。图2-23展示了其中一种药物索拉非尼–高分子固体分散制剂的吸附–解吸附等温线。研究表明暴露于水分环境中可能导致无定型固体分散体表面上的药物聚集，而在水分环境中持续存在的药物–聚合物相互作用的能力有助于这种表面成分的富集。

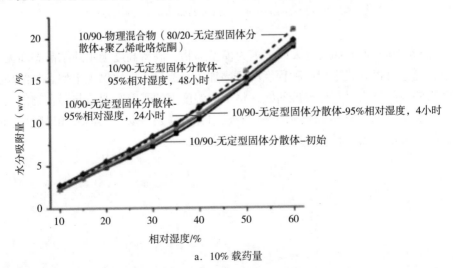

a. 10% 载药量

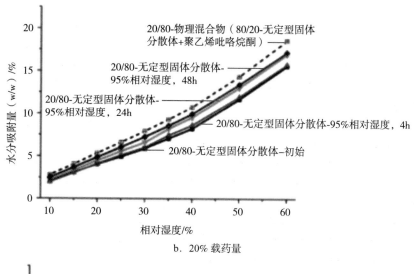

b. 20% 载药量

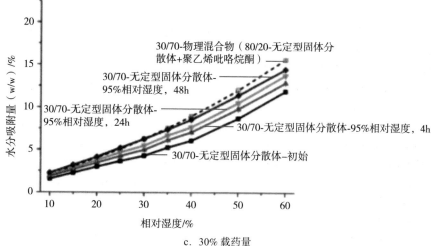

c. 30% 载药量

图2-23　索拉非尼－高分子固体分散制剂的吸附－解吸附等温线

（引自：*Pharm res*，2019，36：105.）

思考题

1．请论述药物和蒸气相互作用的方式。

2．请论述动态蒸气吸附分析技术的基本原理。

3．请论述吸附－解吸附等温线的定义及测定方法。

（熊　婧　宁保明）

参 考 文 献

［1］美国药典委员会. 美国药典：42版［M］. 巴尔的摩：联合出版社. 2019：8226-8230.

［2］国家药典委员会. 中华人民共和国药典. 2020年版四部［M］. 北京：中国医药科技出版社，2020：30-1873.

［3］BECHTLOFF B，NORDHOFF S，ULRICH J. Pseudopolymorphs in industrial use［J］. Cryst res technol，2001，36（12）：1315-1328.

［4］BHATTACHARYA S，SAMEENA J，SAHA K B. Solvates of ajmaline and two-dimensional isostructurality between methanol and ethanol solvates［J］. Cryst growth Des，2011，11（4）：905-909.

［5］DIDIER ERIC，PERRIN MARC-ANTOINE. Solvat acetonique du dimethoxy docetaxel et son procede de preparation：FR，WO 2005/028462 A1［P］. 2005-03-31.

［6］HILFIKER R. Polymorphism：in the pharmaceutical industry［M］. John Wiley Sons，2006：211-227.

［7］刘玉敏，杜世超，王海生，等. 头孢菌素类抗生素溶剂化物研究进展［J］. 中国抗生素杂志，2016，41（3）：161-165.

［8］G.SANDSTEDE，E.ROBENS. Automatisierte apparatur zur gravimetrischen messung der gassorption，insbesondere für die bestimmung der spezifischen oberfläche und der PorengrÖße. Chem. -Ing. -Tech.，1962，34（10）：708-713.

［9］R.BEST，E.SPINGLER. Messung von adsorptions-und desorptions isothermen mit einer vol-lautomatischen apparatur［J］. Chem. -ing. -tech.，1972，44（21）：1222-1226.

［10］LEWIS GREENSPAN. Humidity fixed points of binary saturated aqueous solutions［J］. Journal of Research of the National Bureau of Standards，1977，81A（1）：89-96.

［11］欧洲药品质量管理局. 欧洲药典：9.7版［M］. 诺林根：CH. Beck出版社，2019：6331-6334.

［12］日本药典编辑委员会. 日本药典：17版［M］. 东京：日本厚生省出版社，2016：108-110.

［13］国家药典委员会. 中华人民共和国药典. 2015年版四部［M］. 北京：中国医药科技出版社，2015：378-379.

［14］国家药典委员会. 中华人民共和国药典. 2020年版四部［M］. 北京：中国医药科技出版社，2020：485-486.

［15］国家药典委员会. 中华人民共和国药典. 2015年版二部［M］. 北京：中国医药科技出版社，2015：6-1599.

［16］杨化新，熊婧. 化学药品对照品图谱集——动态水分吸附［M］. 北京：中国医药科技出版社，2014：Ⅲ.

［17］P.CHAPPUIS. Ueber die absorption der kohlensäure durch Holzkohle und deren abhängigkeit von druck und temperatur［J］. Ann. Phys. Chem，1881，ⅩⅡ（2）：161-180.

［18］H.KAYSER. Ueber die verdichtung von gasen an oberflächen in ihrer abhängigkeit von druck und tmperatur［J］. Ann. Phys. Chem, 1881, 450-468, 526-537.

［19］吕扬，杜冠华. 晶型药物［M］. 北京：人民卫生出版社，2009：12.

［20］SNEHA SHEOKAND, SAMEER R.MODI, ARVIND K.Bansal. Dynamic vapor sorption as a tool for characterization and quantification of amorphous content in predominantly crystalline materials［J］. J Pharm Sci, 2014, 103: 3364-3376.

［21］熊婧，石岩，吴建敏，等. 基于非参数检验分析化学药品引湿性与水溶解性的关系［J］. 中国药学杂志，2016，51（20）：1786-1789.

［22］黄海伟，李婕，张启明，等. 化学药品中水分测定方法的探讨［J］. 化学教育，2016，37（8）：45-47.

［23］熊婧，杨化新，吴建敏，等. 基于动态水分吸附分析技术的化学对照品水分吸附特性研究［J］. 中国药学杂志，2015，50（6）：532-535.

［24］周颖，魏宁漪，熊婧，等. 石杉碱甲引湿性的研究［J］. 化学教育，2018，39（2）：39-42.

［25］张娜，黄海伟，熊婧，等. 甲钴胺的引湿性探讨［J］. 中国药事，2017，31（10）：1181-1185.

［26］熊婧，宁保明，吴建敏，等. 维生素B_2的晶型表征及其水分吸附特性研究［J］. 中国药学杂志，2016，50（16）：1436-1440.

［27］张娜，赵赢，杨世颖，等. 不同来源普伐他汀钠原料药的晶型研究［J］. 药物分析杂志，2016，36（12）：2139-2147.

［28］PAUL M. YOUNG, HERBERT CHIOU, TERRANCE TEE, et al. The use of organic vapor sorption to determine low levels of amorphous content in processed pharmaceutical powders［J］. Drug Dev Ind Pharm, 2007, 33: 91-97.

［29］AZITA SALEKI-GERHARDT, CLAES AHLNECK, GEORGE ZOGRAFI. Assessment of disorder in crystalline solids［J］. Int j Pharmaceut, 1994, 101: 237-247.

［30］YUEJIE CHEN, HUIJUN CHEN, SHAN WANG, et al. A single hydrogen to fluorine substitution reverses the trend of surface composition enrichment of sorafenib amorphous solid dispersion upon moisture exposure. Pharm Res, 2019, 36: 105.

第三章

热分析及熔点测定技术与应用

热分析是在程序控温和一定气氛下，准确记录物质的理化性质随温度（或时间）变化的关系，用以研究物质受热过程所发生的晶型转变、熔融、蒸发、脱水等物理变化或者热分解、氧化等化学变化以及伴随发生的温度、能量或重量改变。热分析方法是一种仪器分析方法，与红外光谱法、核磁共振波谱法、质谱分析法、扫描电子显微镜法和色谱分析法等相互并列、互相印证。热分析法的发展概括见表3-1。

表3-1　热分析法的发展概括

时间/年	国家	研究单位或个人	事件
1780	英国	Higgins	首次用天平测量了石灰在加热过程中的重量变化
1786	英国	Wedgwood	第一次记录了瓷土热重曲线
1887	法国	Le Chatelier	第一次发表了黏土的差热曲线
1915	日本	光多太郎	发明第一台热天平
1925	日本	Kujirai 和 Akahira	第一次用热重分析数据进行动力学方面的研究
1964	美国	Watson 和 O' neill	提出差示扫描量热法理论和仪器设计
1965	国际	—	首届国际热分析会议在苏格兰阿伯丁召开
1967	中国	上海天平仪器厂	中国开始生产自动记录的热天平
1968	国际	热分析协会	成立
1969	中国	北京光学仪器厂	生产国内第一台热天平
1969	国际	《热分析杂志》（*Journal of Thermal Analysis*）	创刊
1979	国际	热分析专业委员会	成立

时间/年	国家	研究单位或个人	事件
1979	英国	聚合物实验室公司	首次生产TG-DSC联用仪
1979	中国	中国化学会化学热力学和热分析专业委员会	成立
1992	国际	热分析专业委员会	更名为国际热分析与量热学学会（International Confederation for Thermal Analysis and Calorimetry, ICTAC）

ICTA将热分析技术分为九大类，共17种方法。而今在药学领域中最常用的是热重分析法（thermogravimetric analysis，TGA）和差示扫描量热法（differential scanning calorimetry，DSC），二者经常联合应用使得到的样品热特征信息可互为补充。常用热分析方法的分类及应用见表3-2。

表3-2　常用热分析方法的分类及应用

测定的物理量	方法名称	英文，缩略语	应用举例
质量	热重分析法	thermogravimetric analysis，TGA	王不留行
	等压质量变化测定	isobaric mass-change determination	磷石膏
	逸出气检测	evolved gas detection，EGD	黄铁矿
	逸出气分析	evolved gas analysis，EGA	铌酸铵草酸盐水合物
	放射热分析	emanation thermal analysis，ETA	富烧绿石
	热微粒分析	thermoparticulate analysis	纳米碳酸钙
温度	升温曲线测定	heating curve determination，HCD	陶瓷
	差热分析	differential Thermal Analysis，DTA	乳香
热量	差示扫描量热法	differential scanning calorimetry，DSC	对乙酰氨基酚
尺寸	热膨胀法	thermodilatometry，TD	广西古陶瓷
力学量	热机械分析	thermomechanical analysis，TMA	聚丙烯1040TE
	动态热机械分析	dynamic thermomechanical analysis，DMA	
声学量	热发声法	thermosonimetry，TS	碳纳米薄膜
	热传声法	thermoacoustimetry，TA	
光学量	热光学法	thermophotometry	KDP晶体
电学量	热电学法	thermoelectrometry	一维碲化银纳米材料
磁学量	热磁学法	thermomagnetometry	纳米YIG粉体

TGA是测量试样的质量与温度或时间关系的技术。它测量样品在加热条件下质量的变化，适用于检查样品中溶剂的丧失或样品升华分解的过程，可以得到物质的组成、热稳定性、热分解及生成的产物等与质量相关的信息，也可得到物质的分解温度和热稳定的温度范围等信息。目前最常用的热分析技术为DSC，它测量流入和流出试样的热流，通过热流的变化表征样品在发生物理变化和化学变化时的熔变与温度或时间的关系。这些信息可用于分析样品的热性能和组成，也能测量诸如热容、玻璃化转变温度、熔融温度和结晶度等参数，熔点测定即DSC在药物分析领域中的实际应用。

熔点测定不仅是鉴别药物的一种手段，也是判断药物纯度的重要依据。1916年《美国药典》首次收载了熔点测定法。药物的熔点是指在该药典规定的测定条件下，药物由固相转变为液相时的温度，或在熔化时初熔至全熔的温度范围。1930年《中华药典》收载药物熔点测定法（融熔点测定法），新中国也于1953年在《中华人民共和国药典》正式收录熔点测定法。

有些药物有多种晶型，不同的晶型有不同的熔点，当规定某种晶型为药用晶型时，可以通过测定熔点确定药物的晶型是否符合规定。熔点测定法已经成为药品质量控制的一项重要检测方法。

第一节　热分析及熔点测定技术特点和发展趋势

自1887年热分析概念被提出至今，热分析法已逐步发展成为重要的分析方法之一。该方法具有所需用量少、灵敏、快速、同时获得多种信息等优点。热分析法的特性使其应用领域非常广泛，19世纪末到20世纪初，差热分析法主要用来研究黏土和矿物等方面。20世纪中期，热分析技术才逐渐扩展到化学领域之中，已经成为高分子结构与性能关系研究中一个重要工具。20世纪70年代开始，研究领域进入食品工业方面和生物大分子等。现在，热分析技术已经广泛渗入物理、化学、化工、地质、橡胶、有机、无机、低分子、高分子、地球化学、生物化学等各个领域，几乎所有行业都用得上。任何物质从超低温到超高温的程序控温下，热效应总是客观存在，已经成为表征物质变化过程的特征。

热分析作为法定方法在《中国药典》《美国药典》《英国药典》《欧洲药典》和《日本药局方》等均有收载，各国在具体应用方面有所不同。《中国药典》指出DSC（图3-1）和TGA可用于提供多晶型、熔点、升华、玻璃体样转化和脱水、热解等多种信息，《美国药典》详细介绍了最常用的转换温度、热重分析和低共

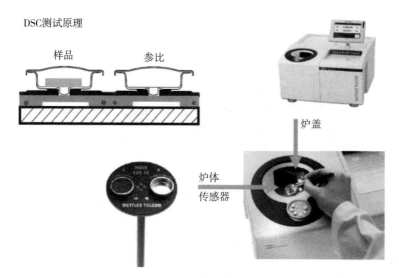

图3-1　DSC仪器结构示意

熔混合物杂质分析测定方法，并在药典各论的品种项下有具体应用，如硫酸长春碱（Vinblastine Sulfate）有关水分的测定，明确规定了程序升温速率及温控范围。《中国药典》于2000年初收录热分析方法，较美国晚了20年，且一直仅限于附录部分做概况性的介绍，至今未有具体应用，有待扩大热分析法在药品标准制定和质量研究方面的应用。

目前，热分析法正飞快发展着，可与红外、质谱、气相色谱等多种仪器联用。将热分析得到的数据同时与其他仪器分析一起综合分析、相互印证已经成为发展趋势，发达国家已把热分析方法作为控制药品质量、从事新药研究及新剂型开发的主要检测手段之一，国内外将热分析技术应用于药物分析领域越来越广泛。

材料、化工等众多行业应用DSC热分析技术进行熔点测定非常普遍，而药物分析特别是药品质量控制领域，目前常见的主要熔点测量方法是毛细管法、数字显微熔点仪测定法和自动熔点仪法。

图3-2详细描述了晶体样品熔化过程中的5种不同状态：崩塌点A时样品大部分为固态，但已出现较明显液化；月牙点B时样品已经大部分熔化并形成月牙面，只有少部分颗粒存在；澄清点C时样品刚好完全熔化。A和C之间的温度会有明显升高。

有别于热分析DSC熔点测定法，基于传统毛细管法发展起来的数字显微熔点仪测定法和自动熔点仪法是近几十年陆续发展起来的仪器方法。《中国药典》在2015年版中增加了电热块空气加热法（即自动熔点仪法），一般通过评估样品透

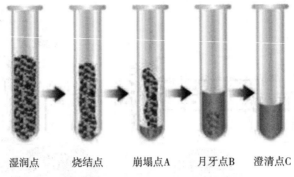

湿润点　烧结点　崩塌点A　月牙点B　澄清点C

图3-2　晶体熔化状态

射光或反射光的变化来确定熔点。其光学性质上的测量原理是，粉末状晶体样品在晶体状态下是不透明的，而在液体状态下是透明的。自动熔点仪以红色LED光源作为透射光源来透过炉体中毛细管内样品，然后使用视频摄像机记录透射光强度的变化。自动熔点仪通常可以实现多个样品同时测量，比如同时放置4～6根毛细管。以透光率为评估方法的熔点仪测量原理示意如图3-3。

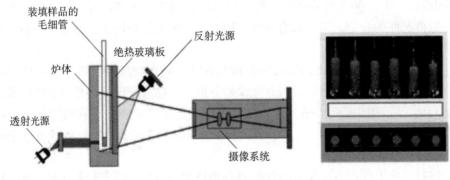

图3-3　自动熔点仪测量原理示意

第二节　热分析及熔点测定技术在药物分析中的应用

熔点测定前，可根据药物的熔点选择适当的熔点对照品对熔点仪进行校准，目前用于熔点仪校准的熔点对照品见表3-3。

表3-3 用于熔点仪校准的熔点对照品

熔点对照品称	熔点/℃
偶氮苯	69
香草醛	83
偶苯酰	96
乙酰苯胺	116
非那西丁	136
苯甲酰苯胺	165
磺胺	166
茴香酸	185
磺胺吡啶	193
磺胺二甲嘧啶	200
双氰胺	210
糖精	229
咖啡因	237
酚酞	263

　　《中国药典》对于易粉碎的固体药品的熔点测定方法，收录了传温液加热法和电热块空气加热法（即自动熔点仪法）。传温液加热法作为传统方法，较早被收录在《中国药典》中，传温液加热法经济便利，电热块空气加热法精确高效且数字化，二者各有优点。传温液加热法是熔点测定的法定仲裁方法，倘若对电热块空气加热法测定结果持有异议，应以前者测定结果为准。

　　随着科学技术的发展，自动熔点仪结合了高精度的控温技术和高清视频摄像技术，陆续被国内外药典收录，使用越来越普遍。不仅为熔点测定提供了准确、稳定、可靠的试验结果，也带来了高效便捷的测试感受。各国药典对全自动熔点仪的要求如表3-4。

　　不同于药学领域传统毛细管法逐渐发展起来的自动熔点仪法，在材料、化工等行业热分析DSC熔点测定法的应用更为普遍。热分析仪器出厂前都经过严格的温度核验和校正，使用中热电偶或者其他变化可能时常引起热分析仪器温度发生偏差，按时选用合适的标准物质进行仪器校正非常必要。部分材料因熔融、脱水、结构转变或者分解有明显而稳定的热效应可作标准物质，但有的物质可能玷污热电偶生成合金，或者易于氧化等原因不宜作为标准物质。必须考虑，标准物质的化学惰性保证自身日常足够稳定，且校准过程中不与坩埚等试验仪器材料发

表3-4　各国药典中自动熔点仪检测法概括

药典名称	方法号	结构要求	加热速率/℃·min⁻¹
《中国药典》ChP 2020 四部	0612 第一法B法	自动熔点仪有两种测光方式：透射光方式，反射光方式。某些仪器兼具两种测光方式，当透射和反射测光方式受干扰明显时，通过摄像系统记录熔化过程并进行追溯评估	1.0～1.5 2.5～3.0 （熔融同时分解）
《美国药典》USP 43-NF38	741 Apparatus Ⅱ	在控制的速率下加热金属块并利用传感器检测温度；熔化过程通过一束光和检测器检测，并利用微机自动判定或者采用目测评估，光强度刚离开初始值为初熔，达到最大值为终熔	1
《欧洲药典》EP 10.2	2.2.60	毛细管放置在金属块的孔中，温度传感器放置在另一个孔中。熔化过程通过检测器检测光束信号自动判定，也可目测判定，光强度刚离开初始值为初熔，达到最大值为终熔	1
《英国药典》BP 2020	附录ⅤA方法Ⅵ	毛细管放置在金属块的孔中，温度传感器放置在另一个孔中。熔化过程通过检测器检测光束信号自动判定也可目测判定，光强度刚离开初始值为初熔，达到最大值为终熔	1

生反应，其特征转变温度清晰而重复性良好。这里推荐部分商品化而易于获得的高纯金属（表3-5）作为校准用标准物质。

表3-5　高纯金属的熔化温度及其焓变值

高纯金属	熔化温度/℃	标准焓变值/mJ·mg⁻¹
铟（In）	156.6	28.59
锡（Sn）	231.9	60.62
铅（Pb）	327.3	23.22
锌（Zn）	419.5	111.4
铝（Al）	660.4	397.0
银（Ag）	961.93	102.8
金（Au）	1064.43	64.8

　　不仅仅是熔点测定，在药物分析中，热分析法还广泛应用于物质的纯度、多晶型、中药鉴别、水分及热解产物的测定，在物质的相容性、稳定性、反应动力学等研究方面亦有应用。

一、在熔点测定中的应用

药物的熔点是衡量其质量优劣的重要指标，与物质的纯度、晶型等都密切相关。经典的毛细管法尽管设备简单，但加热速度不易精确掌握，人为视觉判断缺乏客观记录，对于熔融分解、熔距较长的样品测定进行准确判断尤为困难；应用DSC并结合TGA测定的结果，可了解被测样品熔融全过程，有助于提高熔点测定的准确性，取得较理想结果。对某些品种的样品，可采纳热分析的方法用于质量标准的鉴别项，具有较高的专属性。在药品质量标准中引入DSC等技术作为药品的鉴别是非常有意义的。

化学药品标准物质的标化起始阶段可能先要筛选多种来源的原料，此时可用熔点数据进行粗筛；对首批化学药品标准物质标化时对其进行热特征的描述，有利于换批时进行评价，以保证化学药品标准物质质量的可传递性；换批的化学药品标准物质和原批号进行各项对比时，也需要比较其热特征。

与传统毛细管法相比，DSC熔点检测法操作简便，结果准确，误差较小。王娟等采用DSC法准确检测了衣康酸熔点。熊婧等人利用DSC法验证评价药物熔点检测传温液加热法和电热块空气加热法的等效性。Knothe G等人采用DSC法检测了不同结构脂肪酸的熔点，详细介绍了化合物结构对熔点的影响。黄朝瑜等对2015版《中国药典》收载的3种熔点检测方法适用范围进行了分析，DSC熔点检测法不仅可以准确分析一般物质，对于传统方法不能准确测定的样品，如物质熔融过程中难以直接目视判断终点的或具多种晶型的品种同样适用。刘毅等采用TGA与同步差热分析（simultaneous differential thermal analysis，SDTA）结合高效液相色谱法对熔点标准物质双氰胺进行了分析，成功找出我国双氰胺与国外发放的标准物质熔点具有差异的原因。

DSC熔点测定法与毛细管法的关联性研究：两种熔点测定方法均采用1.0℃/min的升温速率，对世界卫生组织（样本代码WHO）、美国药典会（样本代码USP）和中国食品药品检定研究院（样本代码ChP）发放的5种共计13个法定熔点标准物质进行熔点检测分析试验。结果分析如图3-4所示。

对比两种方法采用不同升温速率测定由中国食品药品检定研究院发放的5种熔点标准物质时，毛细管法升温速率为1.5℃/min时显著高于升温速率为1.0℃/min所得熔点值，结果受升温速率的影响较大（图3-5）。DSC熔点测定法升温速率为10℃/min与升温速率为1.0℃/min熔点差值在0.2℃以内，所得熔点值较传统毛细管法的结果仍提前1～2℃。研究表明，两种熔点测定方法的重复性与精密度良好，比较而言DSC熔点测定法更优，而且能够更客观地记录结果；毛细管法的熔点测定数据较DSC熔点测定法均延后了1～2℃，因为毛细管法中玻璃管内样品温度稍微滞后于测得的媒介氛围温度，而DSC熔点测定法通过参比温度的矫正，分析获得的即时样品温度也更接近熔融行为的温度，更接近物质的真实熔点；升温速率对毛细管法影响更为显著，为物质赋熔点值时注明为佳。

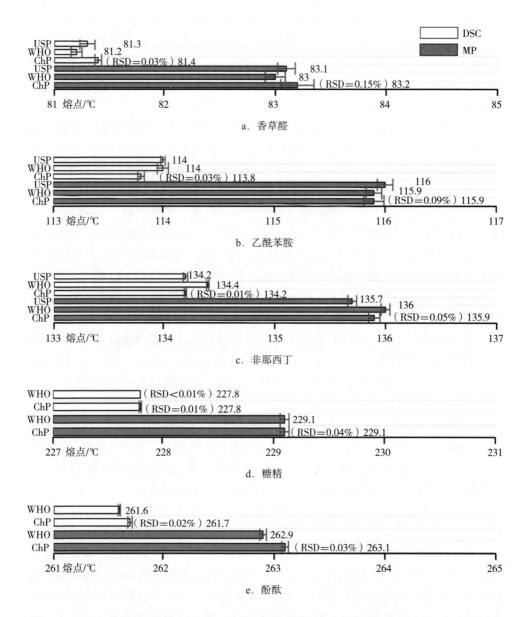

图3-4 差示扫描量热熔点分析法（DSC）与毛细管法（MP）关联度分析（$n = 10$，$\bar{x} \pm s$）

[引自：《化学试剂》，2020，42（3）.]

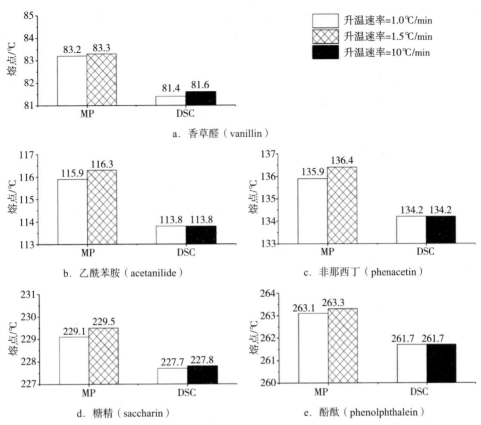

图3-5　差示扫描量热熔点分析法（DSC）与毛细管法（MP）中升温速率的影响分析（$n = 10$）

［引自：《化学试剂》，2020，42（3）.］

二、在药物纯度分析中的应用

关于药品标准物质有关杂质检查即纯度检测，单靠一种实验方法常不够，采用色谱法、热分析等多种分析方法相互补充、互相印证十分必要。热分析法测定药品纯度的理论依据是范德霍夫方程，即药品熔点的下降与杂质存在的摩尔分数成正比，熔点越低、熔程越长表明纯度越差，DSC纯度分析的方法就是利用物质的熔融曲线来算出物质的杂质含量。简化方程如下：

$$x_2 = \frac{QMF\Delta T}{mRT_0^2}$$

式中m为质量，R为大气常数，T_0为初始熔点，ΔT为熔点差值，Q为热熔值，

F 为系统修正值，M 为物质摩尔质量，均为已知固定值；输入物质的摩尔质量，即可计算纯度。

公式的成立有如下基本假定：杂质不与主成分反应，不与主成分形成共晶或固溶体；样品的组分间要形成低共熔混合物；杂质溶于主成分的熔化物且形成理想溶液；溶液为稀溶液；熔融过程保持平衡态；杂质的摩尔比例在熔融中恒定；样品在升温过程中不分解，也无晶型转变，且体系处于恒压下，无挥发、升华等转变；熔化焓与熔化温度无关等。这限制了该方法仅适用于低共熔体系的低共熔杂质分析。

对于含有少量杂质而发生熔点降低的低共熔体系，采用DSC进行纯度分析是非常方便而可靠的，该分析试样用量少且不需要标样，尤其适合化学药品标准物质的纯度测定。一般来说，样品纯度越高峰形越敏锐。

已有相关文献报道使用热分析方法准确分析许多药品纯度，与质量平衡法分析结果无显著性差异。Ali K.Attia等采用热分析法对甲磺酸多沙唑嗪为原料的片剂热行为进行研究，并采用DSC法分析了纯度，结果显示和《英国药典》规定的高效液相色谱法分析一致。国振等利用DSC法和高效液相色谱法相互佐证完成了双氰胺标准物质的研制。Xu等人采用气相色谱法和DSC法对丙烯腈的纯度进行了研究并对两种方法的不确定度进行了评定。

三、在晶型鉴别中的应用

药物的多晶型现象相当普遍，因同质异晶造成同一药物熔点、硬度、溶解、溶出等物性差异，进而影响药物稳定性、生物利用度及疗效的发挥。药物多晶型现象的研究已经成为日常控制药品生产及新药剂型确定前设计所不可缺少的重要组成部分。中国《药品红外光谱集》采用溶剂法转晶进行鉴别，从同一药物得到彼此完全不同的红外图谱，几乎肯定存在不同晶型，但诸如咖啡因、硫酸氢氯吡格雷等样品一些晶型的差异并不能完全从红外图谱上反映出来，更为灵敏、更为直观的DSC分析则有助于药品多晶型的判断。与红外吸收光谱（IR）相比，DSC热分析技术更具有晶型鉴别能力。DSC是测量输入给样品和参比物的热量差，不同晶型升温或冷却过程中的吸、放热峰差异形成的不同曲线是用以判定的重要依据。这是非常简便、快捷的方法，准确性高，不但可测定药品多晶型，还能判断晶型为可塑型或单向转变型。张译文等人采用DSC法对银杏内酯9种晶型进行表征，九种晶型的峰形与峰值均存在显著差异，可简便快速地区分几种不同的晶型。有研究人员建立了DSC法准确地进行了对乙酰氨基酚的结晶动力学研究。王震红等人开发了DSC法对联苯双酯的晶型进行了表征，评价了国内不同企业生产的联苯双酯原料存在3种晶型，方法简便、快捷。

四、在玻璃化转变温度分析中的应用

玻璃化转变是指聚合物从高弹性的橡胶状态向高脆度的玻璃态转变的一种可逆变化，是高分子材料重要的物理性质。早在20世纪既有相关研究人员通过DSC法研究了易碎玻璃形成间甲苯胺的结构转变过程，并对玻璃化转变过程进行了动力学研究。徐颖等介绍了几种可测量玻璃化转变温度的热分析技术，并对DSC、MDSC、SDTA等几种检测玻璃化转变温度方法的影响因素和特点进行了总结。

五、在水分含量测定中的应用

化学药品在生产过程中，由于环境或样品的本身性质，可能会引入水分。水分的含量将直接影响化学药品的贮存条件、稳定性、理化性质和有效成分等对样品的质量控制造成不同程度的影响。热分析技术可测定药物的吸附水、结合水和结晶水，特别是TGA可定量测定水分或其他挥发物质，考察样品的均匀分散性，对于引湿性强、见光分解的疑难品种大有用武之地。TGA取少量药品即能够快速简单地获得多种热特征信息，与DSC联用可准确分辨样品中所含水分的构成，同时准确定量挥发组分。与传统干燥失重法相较，热分析法适用于所有品种，对于某些具有引湿性或干燥后引湿性发生改变的品种，也能够准确将这些特殊品种的挥发组分进行定量。毕成良等人采用TGA对浓硫酸中的灰分含量和水分进行了快速检测，方法简便、安全环保、无须其他指示剂或添加剂，准确度高，重现性好。熊婧等人利用DSC、红外仪并结合动态吸附水曲线对不同晶型的维生素 B_2 吸附水进行了表征。展海军等人采用差热分析技术准确测定了小麦的水分含量。

六、在药物辅料的相容性研究中的应用

对于制剂十分丰富的化学药品、药物与辅料的相容性研究领域等，热分析技术也引起了日益广泛的关注与应用。在药物制备过程中，经常会采用辅料来保证药物的有效性和提升患者的顺应性。辅料需要选择无活性、无毒无害的物质，通过和药物有效成分发生物理、化学反应，良好地改善药物外观以及顺应性。药物辅料的恰当选择，将直接影响药物的稳定性和生物利用度，若使用不当很有可能产生主成分子异构化、晶型转化等副作用，甚至影响药物安全性和稳定性。可采取热分析法来考察制剂辅料的相容性，方法具有操作简便、试样量少、结果准确、无须特殊处理、曲线易于解析等优点。主要是通过比较多元混合物和单一物质的热曲线的差异进行具体分析：一般情况下，原辅料若出现新的熔融吸热峰或

峰面积变小,说明配伍后药物的稳定性下降,主药在一定程度上受到了辅料的影响。已有研究人员采用热分析法快速准确地研究了药物与辅料之间的相容性和相互作用。例如,朱海虹等人应用热分析技术中差示扫描量热法研究了地红霉素肠溶微丸中药物与辅料的相容性,为进一步的处方筛选提供了实验基础。林锦明等人采用差热分析法对法莫替丁与其所用的4种辅料及各辅料间的相容性都进行了考察,证实该辅料对主成分无不利影响。

七、在中药鉴定及制剂中的应用

中药来源丰富,具有多种科属,分类复杂,许多中药外观相似,难以鉴别,容易误收、误用。热分析法根据DSC熔融曲线上不同的表征,可快速、准确、可靠地鉴别中药,良好地保障了中药药效。采取少量样品即可根据峰特征温度和峰数目鉴别复杂的中药配方颗粒,方法简便迅速、图谱易懂、重现性好。张妮等人通过考察应用DSC法的升温速率、升温范围,确定了最佳实验条件,仅使用少量样品并依据峰特征温度和峰数目成功鉴别了三七、西洋参、人参、红参4种配方颗粒,方法简便迅速、图谱易懂、重现性好。顾家毓等人详细介绍了DSC法在中药脂质体制备、结构表征等研究中的应用。

八、在热稳定性研究中的应用

TGA可测量样品在加热条件下质量的变化,可用于检查晶体中溶剂的丧失或样品升华、分解的过程。可以通过热分析动力学研究药物贮存、运输条件所需的重要信息,为药品效期等提供参考依据。吕鑫科采用DSC法测定无定型硝苯地平相变温度,并考察了湿度和温度对其相变过程的影响,得出在其玻璃化温度以下相较稳定,在湿度较高的情况下能够更好地结晶。王鑫使用DSC法有效地检测出丙烯腈-苯乙烯-丁二烯共聚物的氧化诱导温度,并进一步得利用该方法对其热氧化稳定性进行了衡量与判定。谭小钉等采用DSC法评定了抗偶联药物的热稳定性,考察了该药物在不同溶液条件下和偶联前后的热稳定性差异,为偶联药物制剂处方的筛选提供了颇有价值的参考。赵欣欣等对DSC技术用于研究甘油二酯的热力学性质进行了详细介绍。

九、相关联用技术的应用

热分析技术正飞快发展着,越来越多地与热分析联用仪器不断出现,能够满足更高的分析需求。DSC与红外或X-衍射仪器联用可简便、准确鉴别物质的晶型;TGA与气相仪器可对溢出气体含量组分进行分析;还可与质谱等其他仪器联用,对药物进行定性和定量分析。应用过程中可充分发挥热分析方法的优势,联合其他分析手段，使药品质量控制更加可靠、科学。

第 三 节　应 用 示 例

示例一　通例：差示扫描量热分析

　　DSC采用线性温度程序，样品和参比物（或只是空坩埚）以恒定速率升温或降温，也可进行等温测试。多个程序或程序段连接在一起可形成一个完整的程序。图3-6为DSC曲线的示意。

　　测试开始时曲线的变化是初始的"启动偏移"所致1。在该瞬变区域，仪器状态突然从等温模式变为线性升温模式。启动偏移后样品以设定的速率升温。启动偏移的大小取决于样品的热容和设定的升温速率。在玻璃化转变区，样品的热容增加，可观察到一个吸热台阶2。结晶过程3产生放热峰，峰面积等于结晶焓。微晶的熔融产生吸热峰4。当样品中含有溶剂等挥发性物质时，会观察到由于挥发产生的吸热峰5，最后，在较高的温度分解开始6。

　　值得注意的是，实验中使用的吹扫气体种类经常对涉及的反应有重要影响。可在样品冷却后通过再次测试同一样品来区分转变和反应；化学反应是不可逆的，而熔融的结晶材料当冷却或二次升温时会重新结晶。

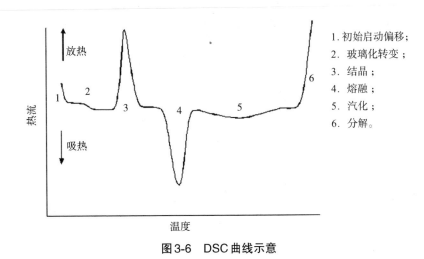

1. 初始启动偏移；
2. 玻璃化转变；
3. 结晶；
4. 熔融；
5. 汽化；
6. 分解。

图3-6　DSC曲线示意

示例二　金诺芬差示扫描量热法纯度分析

热分析法特别适合样品珍稀、高纯度的化学药品标准物质的量值分析，目前也已经在这个研发领域中广泛应用。首批化学标准物质金诺芬的DSC纯度分析具有代表性。

金诺芬尚未被国内外药典收载，查阅相关标准和参考资料也未获得其熔点和热降解温度等热特征信息，借助TGA/SDTA（simultaneous differential thermal analysis，同步差热分析）进行了相关研究，见图3-7A。从室温开始，以20℃/min升温速率扫描分析，直至240℃明显失重（热降解）结束。图3-7A上方的TGA图谱显示约240℃附近样品重量迅速下降，下方的SDTA图谱反映该温度附近样品正呈现放热，据此获得本品热降解温度即240℃左右。SDTA曲线还显示120～140℃有明显的吸热峰，同温度段未见TGA的失重台阶，基本确定金诺芬的熔融发生在120～140℃。

确定了本样品大致熔融、热降解数据信息，接下来采用更为灵敏精确的DSC分析确认本品的熔融等热力学行为。以10℃/min的升温速率从室温开始宽温度段的扫描分析至190℃，结果显示本品在120℃左右呈现独立单一的熔融吸热峰，未观察到多晶、转晶或者熔融分解等可能干扰进一步纯度研究的热力学行为，本品非常适合DSC纯度分析。

最后以0.5℃/min的升温速率，针对性地精细分析92～118℃的熔融吸热峰，如图3-7B所示。打开数据处理软件，选中熔融吸热峰，对阴影面积进行积分，输入金诺芬的摩尔质量，系统根据范德霍夫方程自动计算得纯度为99.4%。

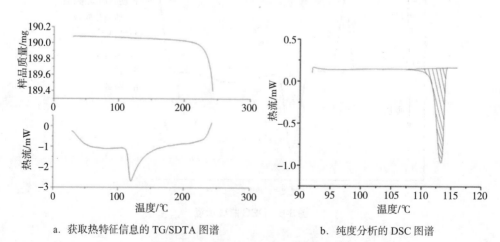

a. 获取热特征信息的TG/SDTA图谱　　b. 纯度分析的DSC图谱

图3-7　金诺芬的热分析纯度研究图谱

［引自:《中国药事》，2020，34（3）.］

示例三　通例：热重分析

　　TGA是一种测量样品在升温、降温或等温过程中质量变化的技术。通常，当样品升温时，样品的挥发或形成气体产物并逸出使得样品失重。若吹扫气氛不是惰性的，样品还可能与气体反应。在某些情况下，比如在氧化反应中形成的产物是固体时，样品质量也可能增加。

　　TGA可以提供关于样品的性质及其组分的信息。如果样品由于化学反应而分解，样品的质量通常呈台阶状变化。台阶出现时的温度可表征该样品在特定气氛中的稳定性。图3-8所示为典型的TGA曲线。

　　水、残留溶剂或添加剂这样的挥发性化合物在相对低的温度逸出。这些可挥发物的逸出取决于气体的压力，在低压（真空）下，相应的失重台阶移到更低温度，也就是说加速了上述物质的挥发（图3-8中1）。通过惰性气氛中的热解反应，能确定样品的含量（台阶高度），甚至可确定材料的种类（图3-8中2）。样品的炭黑含量可从切换到氧气气氛后的燃烧台阶的高度确定（图3-8中3）。由残留物测定残留填料、玻璃纤维或灰分。测试曲线因浮力效应和气流速率而产生的微小变化，可通过扣除空白曲线得到校正（图3-8中4）。需注意：气体产物扩散出样品的容易程度，在一定程度上将影响分解台阶的温度范围。当使用反应性气体时，样品表面气体的交换效率是关键。可以使用合适的坩埚（例如浅皿的30μl氧化铝坩埚）和合适的样品几何形状（几个小颗粒或粉末）来降低测试时的扩散效应。

　　TGA实验十分精确地测量样品质量的变化，但该技术无法提供关于逸出的气体分解产物的性质的任何信息。将TGA与合适的气体分析仪联用可以进行样品和逸出气体分析（EGA）。

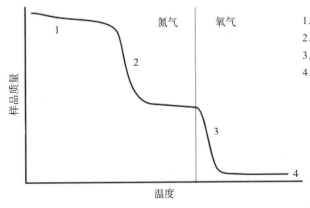

1. 由于挥发性成分蒸发导致的失重；
2. 在惰性气氛中的热解；
3. 当切换到氧化气氛后碳的燃烧；
4. 残留物。

图3-8　热重分析法曲线示意

示例四　磺胺吡啶多晶态转变分析

　　DSC-显微镜系统是对药物和有机材料的各种热转变进行图像和热分析同步表征的强大工具。将DSC与装配了视频和数字图像采集技术的显微镜相结合，不但能观察样品在DSC中被冷却或加热时的形貌如晶体的形状、结构、颜色的变化及其大小、数量的变化等，表征相转变的同时提供有关收缩和膨胀行为等更全面的样品信息，还可以观察到焓变很小甚至没有焓变的反应过程，可以帮助解释DSC曲线上记录的复杂热效应。

　　DSC-显微镜系统具有许多独特的优点，其成像系统可直观研究药物的多晶态转变；封闭的炉体设计保证了精确的温度控制；高灵敏度不受加热或冷却速率的影响；使用者可以任意控制温度程序；同步显微镜成像和DSC测量提供了样品完整的热分析信息和图像信息。

　　许多医药活性物质存在于不同的结晶形态中，这些不同的结晶形态表现出了不同的溶解性、稳定性以及生物药效行为。以磺胺药物类之一的磺胺吡啶的多晶态转变为例，如图3-9所示，采用DSC-显微镜系统，不仅有熔融行为在曲线上的

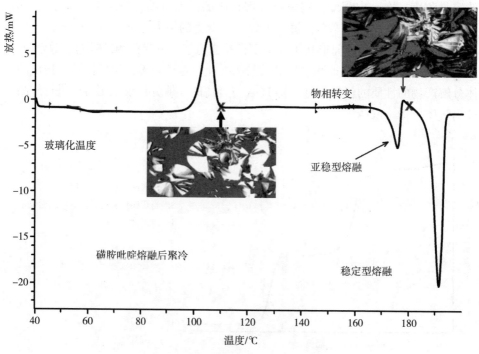

图3-9　磺胺吡啶熔融形成不同结晶形态

不同体现，还可明显观察到磺胺吡啶在120℃与180℃时两种不同的结晶形态，提供更完全的样品信息。

DSC-显微镜系统独特的优势使其不仅在药物研究领域中应用广泛，在其他应用领域同样大有用武之地。在塑料领域中，DSC-显微镜系统可用来研究弹性体、热固性塑料、热塑性塑料的成核与结晶；在电子工业中，可研究液晶体的相转变；在薄膜包装应用中，研究其多层的熔融状态；在化学领域中，可以用来研究有机和无机材料、金属材料、医药产品的多晶型及熔融信息；在食品领域，可研究淀粉或脂肪的熔融与结晶；在石化方面，可研究蜡状物的出现温度，在众多领域中均有非常广泛的应用。

示例五　一水草酸钙热分解产物分析

热分析联用可以是一种热分析技术（如TG）与另一种热分析技术（如DTA）的同时联用，即采用同一个试样在加热过程中同时发出多个热分析信号，如TGA-SDTA、TMA-DMA-DTA等，也被部分厂商称为综合热分析技术。前述金诺芬的DSC纯度研究就是TGA-SDTA联用技术应用的典型例子。

热分析联用也可以是一种热分析技术与另外一种分析技术（如IR、MS）的串级联用，即试样加热过程中，除了产生热分析信号外，还对释放的气体进行分析，如DSC-FTIR、TGA-MS等。

以热重法与质谱分析（TGA-MS）为例，热天平和质谱仪的接口需要设计，保证释放的气体有足够量转移到质谱仪，同时质谱仪也需要保证能够快速扫描并较长周期稳定操作。在TGA-MS连接中，可以用熔融石英毛细管连接TGA和MS，测量时将毛细管加热至200℃左右防止气体凝结。TGA中样品逸出的气体中一小部分吸进MS。因为MS灵敏度较高，只需要约1%的逸出气体就可以完成检测。吹扫气体常选择惰性的氩气或者氮气。一水草酸钙分解的TGA-MS分析是典型案例。如图3-10，一水草酸钙以3个不同的台阶分解：H_2O（$m/z\ 18$）、CO（$m/z\ 28$）和CO_2（$m/z\ 44$）的MS碎片离子曲线的峰与TGA曲线上的各个台阶一一对应。第一个失重台阶为结晶水失去；第二个台阶为无水草酸钙分解生成CO；第三个台阶为碳酸钙分解成氧化钙和CO_2。MS曲线显示，在第二个台阶（约550℃）除了CO也有CO_2生成，这是由于CO生成CO_2和碳的反应发生歧化。

综上，热分析法与传统的定性和定量分析方法相比具有所需用量少、方法迅速、图谱简单、操作简便、同时获得多种信息等优点。在医药领域中广泛应用于熔点检测、纯度分析、含水量分析、晶型鉴别、中药鉴别、热稳定性分析等。化学药品的质量研究中，多种仪器联合使用、相互佐证已成为必然的发展趋势，将

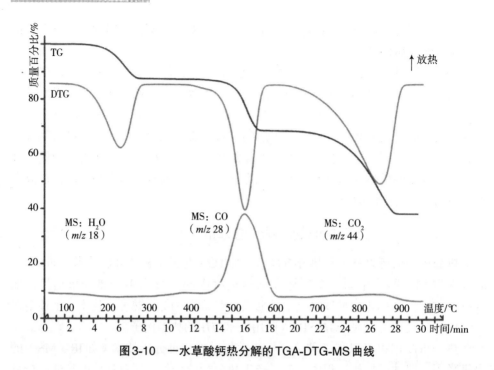

图3-10　一水草酸钙热分解的TGA-DTG-MS曲线

使药品的质量控制更加具有科学性和准确性。

感谢METTLER TOLEDO为本章节提供图。

思考题

1. 熔点测定技术中的热分析DSC法与传统毛细管法各有何特点？
2. 热分析法在药物分析中的应用主要反映在哪些具体参数方面？
3. 请思考DSC纯度分析的适用范围并总结概括其实际应用的步骤。

（刘　毅　宁保明）

参 考 文 献

［1］中华人民共和国国家质量监督检验检疫总局和中国国家标准化管理委员会. 中华人民共和国国家标准GB/T 6425-2008 热分析术语［S］.
［2］刘振海. 热分析技术与应用的某些进展［J］. 绝缘材料通讯，1986（2）：33-36.
［3］H Le Chatelier，J Phys Chem，1（1887），396.
［4］陈文燕. 试述热分析技术在煤质分析中的应用进展［J］. 现代科学仪器，2002（6）：52-54.

［5］ES WATSON, MJ O'NEILL, J JUSTIN, et al. A differential scanning calorimeter for quantitative differential thermal analysis［J］. Analytical Chemistry, 1964, 36（7）: 1233.

［6］高家敏. 差示扫描量热法测定化学对照品纯度的应用研究［D］. 北京: 中国药品生物制品检定所, 2010: 1.

［7］刘振海. 关于热分析术语及其科学定义［J］. 化学通报, 1981,（4）: 43-45.

［8］李建涛, 张倩, 李允兴, 等. 利用热重/差热分析法鉴别王不留行和芸薹子［J］. 浙江农业科学, 2020, 61（1）: 43-45.

［9］郑大龙. Fe基添加剂辅助下磷石膏气氛循环控制分解过程研究［D］. 昆明: 昆明理工大学, 2018: 1.

［10］蔡根才. 黄铁矿、菱铁矿、白云石在不同气氛下热行为的研究——QDTA/T/EGD/GC在线联用技术（Ⅶ）［J］. 矿物学报, 1989（4）: 330-337.

［11］章斐, 赵博涵. 热重联用技术探析铌酸铵草酸盐水合物分解逸出气二次反应［J］. 分析仪器, 2018（4）: 154-158.

［12］杨建文. 富烧绿石人造岩石和锆英石固化模拟锕系废物研究［D］. 北京: 中国原子能科学研究院, 2000.

［13］肖立柏. 粒径对纳米粒子热分解动力学的影响［D］. 太原: 太原理工大学, 2009.

［14］周海球. 热分析技术在陶瓷材料烧结过程中的应用研究［D］. 长沙: 湖南大学, 2012.

［15］魏永恒. TG-DTA热分析技术及红外光谱技术在乳香质量评价中的应用研究［D］. 北京: 北京中医药大学, 2017.

［16］常伟伟, 彭辉. 差示扫描量热法测定对乙酰氨基酚原料药纯度［J］. 化学分析计量, 2020, 29（2）: 36-39.

［17］童永东. 热膨胀法陶瓷测温多因素分析及在广西古陶瓷中的应用研究［D］. 南宁: 广西民族大学, 2018.

［18］胡琳, 王林, 袁炜, 等. 薄壁注塑专用煤基聚丙烯1040TE的结构与性能［J］. 合成树脂及塑料, 2019, 36（6）: 71-74.

［19］林晓阳. 宏观尺寸碳纳米薄膜的构筑、物性及应用［D］. 北京: 清华大学, 2015.

［20］司玉玺, 李刚, 周广刚, 等. 有机物掺杂下KDP晶体的光学与热学性质研究［J］. 人工晶体学报, 2019, 48（11）: 2014-2017.

［21］李宁. 一维碲化银纳米材料的制备及电学性质研究［D］. 郑州: 河南大学, 2012.

［22］姜林文. 溶胶凝胶法制备纳米YIG（$Y_3Fe_5O_{12}$）粉体及其磁学性能研究［D］. 景德镇: 景德镇陶瓷学院, 2012.

［23］刘振海, 徐国华, 张洪林. 热分析仪器［M］. 北京: 化学工业出版社, 2006: 1.

［24］产文涛, 曲希明, 俞昊, 等. 尼龙612/6共聚物热降解动力学的研究［J］. 塑料科技, 2019, 47,（10）: 6-11.

［25］许鸣镝. 热分析法在化学药对照品中的应用［J］. 药物分析杂志, 2003, 23（增刊）: 166-173.

［26］刘振海, 畠山立子. 分析化学手册（第八分册）［M］. 北京: 化学工业出版社, 2000（第

二版）：1.

［27］PLANTE A F，JOSÉ M. FERNÁNDEZ，LEIFELD J. Application of thermal analysis techniques in soil science［J］. Geoderma，2009，153（1-2）：1-10.

［28］NIKOLAKAKIS I，KACHRIMANIS K. Crystallization kinetics of orthorhombic paracetamol from supercooled melts studied by non-isothermal DSC［J］. Drug Development Communications，2017，43（2）：257-263.

［29］KNOTHE G，DUNN R O. A comprehensive evaluation of the melting points of fatty acids and esters determined by differential scanning calorimetry［J］. Journal of the American Oil Chemists Society，2009，86（9）：843-856.

［30］VALÉRIE LEGRAND，DESCAMPS M，ALBA-SIMIONESCO C. Glass-forming meta-toluidine：a thermal and structural analysis of its crystalline polymorphism and devitrification［J］. Thermochimica Acta.，1997，307（1）：77-83.

［31］王震红，杨永刚. 热分析法对联苯双酯晶型的研究［J］. 药物分析杂志，2010，30（11）：2101-2103.

［32］中国大百科全书总编委会. 中国大百科全书（第二版）［M］. 北京：中国大百科全书出版社，2009：1.

［33］李琪，吕珍珍，张娴. 差示扫描量热法在食品中的应用［J］. 食品安全导刊，2019，237（12）：35.

［34］曲晓龙，于海斌，臧甲忠，等. 改性氧化钙脱硫剂制备及性能研究［J］. 无机盐工业，2018，50，360（11）：31-33.

［35］林兰，宁保明，杨腊虎，等. 热分析技术在药品检验中的应用［J］. 中国新药杂志，2014，23（15）：1734-1737.

［36］国家药典委员会. 中华人民共和国药典. 2015年版（四部）［M］. 北京：中国医药科技出版社，2015：82-84.

［37］贝琦华，陈英. 药品熔点检测中的影响因素分析［J］. 今日药学，2009，19（9）：7-8.

［38］王杰晶，李银峰，李佩，等. 差示扫描量热法在药物定性分析中的应用［J］. 现代药物与临床，2013，28（5）：815-818.

［39］王昉. 药物熔点检测中的DSC实验影响因素研究［J］. 南京师范大学学报（工程技术版），2004，（4）：58-60.

［40］TODA A. Heating rate dependence of melting peak temperature examined by DSC of heat flux type［J］. Journal of Thermal Analysis & Calorimetry，2015，123（3）：1-14.

［41］PLUMMER C J G，KANSCH H H. The effect of melting point distributions on DSC melting peaks［J］. Polymer Bulletin，1996，36（3）：355-360.

［42］王娟，张顺，林萍，等. 差示扫描量热法测定衣康酸纯度和熔点［J］. 高科技纤维与应用，2018，43（4）：23-26，33.

［43］熊婧，吴建敏，王嗣岑，等. 药物熔点检测方法的等效性研究［J］. 中国药学杂志，2018，53（21）：1861-1868.

［44］黄朝瑜，陈民辉，蔡美明，等.《中华人民共和国药典》2015年版收载的三种熔点测定

方法的对比［J］. 中国药品标准，2015，16（6）：412-416.

［45］刘毅，吴建敏，黄海伟，等. 双氰胺熔点标准物质熔点差异分析［J］. 药物分析杂志，2015，35（1）：151-153.

［46］EE MARTI. Purity determination by differential scanning calorimetry［J］. Thermochimica Acta，1972，5（2）：173-220.

［47］RENATE REUBKE，A JOSEPH，JR MOLLICA. Applications of differential scanning calorimetry in pharmaceutical analysis［J］. Journal of Pharmaceutical Sciences，1967，56（7）：822.

［48］N J DEANGELIS，GJ PAPARIELLO. Differential scanning calorimetry advantages and limitations for absolute purity determinations［J］. Journal of Pharmaceutical Sciences，1968，11：1868-1873.

［49］A A VAN DOOREN，B W MULLER. Purity determinations of drugs with differential scanning calorimetry（DSC）-a critical review［J］. International Journal of Pharmaceutics，1984，20（3）：217-233.

［50］G WIDMANN，O SCHERRER. A new program for DSC purity analysis［J］. Journal of Thermal Analysis，1991，37：1957-1964.

［51］ARNOLD RAMSLAND. Absolute purity determination of thermally unstable compounds by differential scanning calorimetry［J］. American Chemical Society，1988，60（8）：747-750.

［52］王路，张乐，杨佳颖，等. 熊果苷对照品的定值研究［J］. 药物分析杂志，2019，39（1）：171-177.

［53］周瑾艳，黄彦捷，白英臣，等. 差示扫描量热法和质量平衡法测定林丹的纯度［J］. 食品安全质量检测学报，2018，9（15）：3932-3937.

［54］MATHKAR S，KUMAR S，BYSTOL A，et al. The use of differential scanning calorimetry for the purity verification of pharmaceutical reference standards［J］. Journal of Pharmaceutical & Biomedical Analysis，2009，49（3）：627-631.

［55］王巧云，申玉星，姜峰，等. 丙体六六六纯度标准物质的研制与定值分析［J］. 化学试剂，2016，38（9）：881-886.

［56］邵妃. 差示扫描量热法测定新戊二醇纯度［J］. 涂料工业，2015，45（12）：59-62.

［57］ATTIA AK，ABDEL-MOETY MM，ABDEL-HAMID SG，et al. Thermal analysis study of antihypertensive drug doxazosin mesilate［J］. Arabian Journal of Chemistry，2017，10（S1）：S334-S338.

［58］国振，张庆合，赵博，等. 双氰胺纯度标准物质的研制［J］. 食品安全质量检测学报，2018，9（15）：3905-3912.

［59］XU S，GUO B，SUI F，et al. Purity determination and uncertainty evaluation of acrylonitrile by gas chromatography and differential scanning calorimetry［J］. Mapan，2018，33（3）：253-260.

［60］熊婧，宁保明，吴建敏，等. 维生素B_2的晶型表征及其水分吸附特性研究［J］. 中国药

学杂志，2015，50（16）：1436-1440.

［61］焦凌泰. 尼莫地平两种晶型的多种方法表征［A］. 中国晶体学会. 中国晶体学会第六届学术年会暨会员代表大会（第六届全国晶型药物研发技术学术研讨会）论文摘要集［C］. 中国晶体学会：中国晶体学会，2016.1.

［62］张译文，张国顺，萧伟，等. 银杏内酯K晶型物质的制备与表征［J］. 药物分析杂志，2016，36（4）：579-586.

［63］王震红，杨永刚. 热分析法对联苯双酯晶型的研究［J］. 药物分析杂志，2010，30（11）：2101-2103.

［64］徐颖，张勇. 测量玻璃化转变温度的几种热分析技术［J］. 分析仪器，2010（3）：57-60.

［65］HANARI N，IWASAWA R，OTSUKA S，et al. Water content variation ofp-n-heptyl-phenol reference material［J］. Accreditation & Quality Assurance，2010，15（12）：673-679.

［66］薛晶，朱克旭，崇小萌，等. 水分对阿莫西林克拉维酸钾颗粒稳定性的影响［J］. 中国药学杂志，2016，51（3）：224-229.

［67］赵扬，李玮，阚家义，等. 水分对地红霉素肠溶片中主药含量的影响［J］. 安徽医药，2015，19（9）：1679-1681.

［68］毕成良，刘然，赵春光，等. 浓硫酸中水分及灰分含量的快速检测方法［P］. 天津：CN107478540A，2017-12-15.

［69］展海军，白静，曾德健，等. 用差热分析法测定小麦的水分含量［J］. 河南工业大学学报（自然科学版），2011，32（6）：28-31.

［70］陈镜鸿，李传儒. 热分析及其应用［M］. 北京：科学出版社，1985：1.

［71］王弘，王东晓，王波. 固体稳定性和辅料相容性的研究进展［J］. 中国新药杂志，2016，15（16）：1337-1341.

［72］仇紫璇. 热分析技术在药品检验中的应用［J］. 中西医结合心血管病电子杂志，2018，6（23）：40-41.

［73］张卉. 药物与辅料相容性研究进展［J］. 生物化工，2018，4（1）：111-112，115.

［74］MONAJJEMZADEH F，HASSANZADEH D，Valizadeh H，et al. Compatibility studies of acyclovir and lactose in physical mixtures and commercial tablets［J］. European Journal of Pharmaceutics & Biopharmaceutics，2009，73（3）：0-413.

［75］THOMAS V H，NAATH M. Design and utilization of the drug-excipient chemical compatibility automated system［J］. International Journal of Pharmaceutics，2008，359（1-2）：150-157.

［76］朱海虹，孙镜沂，陈东，等. 应用热分析技术考察地红霉素肠溶微丸中药物与辅料的相容性［J］. 中国药剂学杂志（网络版），2007，5（3）：107-110.

［77］林锦明，张建春，张东春，等. 差热分析法考察辅料对法莫替丁的影响［J］. 中国医院药学杂志，2001（10）：33-34.

［78］张妮，苏玉纯，沈紧治. 应用差示扫描量热法快速鉴别4种中药配方颗粒［J］. 海峡药

学，2019，31（7）：43-45.

［79］顾家毓，邬瑞光．差示扫描量热技术在中药脂质体研究中的应用［J］．中医药导报，2018，24（11）：63-65，69.

［80］吕鑫科．差示扫描量热法研究无定形硝苯地平的稳定性［J］．西北药学杂志，2018，33（5）：600-604.

［81］王鑫．差示扫描量热法测定ABS氧化诱导温度及其热氧化稳定性评价［J］．科技创新导报，2018，15（24）：71-72.

［82］谭小钉，章燕珍，杜翊．差示扫描量热法在抗体偶联药物稳定性研究中的应用［J］．中国生物制品学杂志，2018，31（3）：299-302，306.

［83］赵欣欣，杜洪振，李龙祥，等．差示扫描量热技术研究甘油二酯的热力学性质［J］．食品研究与开发，2018，39（6）：204-208.

［84］王蕾，倪捷儿，张新波，等．差示扫描量热法测定7种药物纯度［J］．江苏药学与临床研究，2005，13（5）：30-32.

［85］刘毅，刘朝霞，吴锐，等．热分析技术研究物质纯度的探讨［J］．中国药事，2020，34（3）：330-334.

［86］傅树人．DSC曲线解析［J］．广州化学，1991，3：75-87.

［87］蔡正千．热分析［M］．北京：高等教育出版社，1990：1.

［88］吴锐，严菁，刘万卉，等．差示扫描量热熔点分析法的应用性分析［J］．化学试剂，2020，42（3）：285-290.

第四章

红外光谱技术和拉曼光谱技术及其应用

红外光谱技术是以连续波长的红外光作为辐射源照射样品，引起分子振动能级之间跃迁，产生红外吸收光谱，根据化合物的红外吸收光谱进行定性、定量及结构分析的技术。红外光区的波长范围为 $0.76 \sim 1000\mu m$，通常可划分为近红外区（波长 $0.76 \sim 2.5\mu m$，波数 $13158 \sim 4000cm^{-1}$）、中红外光区（波长 $2.5 \sim 25\mu m$，波数 $4000 \sim 400cm^{-1}$）、远红外光区（波长 $25 \sim 1000\mu m$，波数 $400 \sim 10cm^{-1}$）。其中，大多数有机物在中红外光区有大量的基频峰，吸收带多、窄、重叠少、吸收强度大，即信息量大、品质好；近红外光区主要是含氢分子的倍频和合频吸收峰，峰较弱，且谱带复杂、重叠多；远红外光区主要是分子转动、晶格振动产生的吸收峰。因此，中红外光区研究最多，应用最广。但是，随着计算机科学的发展，化学计量学的出现，克服了近红外光谱的弱点，使其得到了很好的发展。

1928年印度物理学家拉曼发现了光的非弹性散射效应，拉曼光谱由此发展而来。拉曼光谱是一种散射光谱，属于分子振动和转动光谱范畴，其波数区间为 $50 \sim 4000cm^{-1}$。

当光束照射透明样品时，大部分光完全透过，只有小部分光（0.1%）与样品分子作用发生散射。在散射光中，有与入射光频率相同的谱线，还有与入射光频率不同（频率增加和减少）且强度极弱的谱线。前者是已知的瑞利散射，后者为拉曼散射。瑞利散射发生弹性碰撞，光子与分子之间不发生能量交换，光子仅仅改变其运动方向，而不改变其频率（ν）。拉曼散射发生非弹性碰撞，光子与分子之间发生能量交换，光子不仅改变其运动方向，光子可能会得到分子的振动或转动能的一部分能量，其散射光的频率增加，称为反斯托克斯线；光子也可能失去一部分能量，化为分子的振动或转动能，则其散射光的频率减小，称为斯托克斯线。

由于分子振动激发态与振动基态的能级差：E1-E0，拉曼散射中散射光频率与入射光频率有一个频率差 $\Delta\nu$，即为拉曼位移频率。在拉曼光谱图中，瑞利线的位置为零点，位移为正的是斯托克斯线，位移为负的是反斯托克斯线。斯托克斯线与反斯托克斯线是完全对称地分布在瑞利线的两侧，所以一般拉曼光谱只取强度较大的斯托克斯线。由于红外光谱和拉曼光谱都属于分子振动光谱，基团的谱带由光谱频率决定出现拉曼光谱或红外光谱，分子偶极矩改变产生红外光谱，分子极化度改变产生拉曼光谱。拉曼光谱的强度也是由分子振动过程中分子的极化度改变决定的。

第一节　红外光谱技术和拉曼光谱技术特点和发展趋势

鉴于红外和拉曼光谱各自的技术有所不同，本节分别介绍红外光谱和拉曼光谱的技术与发展趋势。

一、红外光谱技术的特点和发展趋势

红外光谱仪的发展可以分为3个阶段，主要区别在于单色器的变化。第一代红外光谱仪的色散元件为岩盐棱镜，因其具有易吸潮损坏、分辨率低等缺点，目前已被淘汰。第二代红外光谱仪的色散元件为光栅，其优点为分辨率相对于棱镜高、价格便宜、对外周环境要求低，缺点为扫描速度仍旧较慢、灵敏度低、无法与色谱联用等。第三代是使用干涉仪为单色器的傅里叶变换红外光谱仪（fourier transform infrared spectrometer，FTIR），具有分辨率高、扫描速度快、结构简单等优点，应用广泛。

（一）红外光谱技术的特点

红外光谱技术特征性强，适用于定性和结构分析，测定速度快，不破坏试样，试样用量少，操作简便，能分析各种状态的样品，但分析灵敏度低，定量分析误差较大。

1. 红外光谱仪器构造　红外光谱仪一般由光源、分光系统、吸收池、检测器和信号处理系统组成，如图4-1所示。光源：能够发射连续波长的红外线，且发散度小、寿命长的物体。常用的有硅碳棒和能斯特灯。分光系统：将复合光分解成单色光或有一定宽度的谱带，可分为单色器和滤光片。单色器由狭缝、准直和色散元件组成，色散元件有棱镜或光栅。傅里叶变换红外光谱仪的单色器为迈克尔逊干涉仪。吸收池：为样品容器，红外光区可根据不同的波长范围选用不同材料制成吸收池窗口。检测器：常用的检测器为真空热电偶或Golay池等。信号处理系统：负责处理红外响应信号，转化为可读的红外图谱和数据。

2. 红外光谱检测技术　红外光谱常用的检测技术为透射，除此之外还有漫

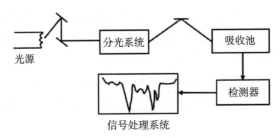

图4-1　红外光谱仪示意

反射、衰减全反射、光声及红外发射等。这些技术也可用于其他光谱仪器，例如紫外光谱仪、拉曼光谱仪等。

（1）透射：当光入射到透明或半透明表面时，一部分被反射，一部分被吸收，还有一部分可以穿透过去，这种现象称为光的透射（trans mission）。样品被红外照射时，分子吸收某些频率的辐射，产生分子振动和转动能级的跃迁，使相应于这些区域的透射光强度减弱，通过测定记录透过样品前后的红外光强度变化与波长关系曲线，得到红外光谱。

（2）漫反射技术：当光照射在样品表面时会产生镜面反射和散射，镜面反射是部分光只在样品表面进行的反射，不携带任何样品信息。另一部分光线通过折射进入样品，当它与样品内分子相互作用时，就会发生反射、折射、散射和吸收现象，最后，光从样品表面辐射到空间的各个方向，这部分光就是漫反射光。漫反射光是光与样品内分子相互作用后的光，负载了样品的结构和组成信息，可以用于光谱分析。漫反射光谱测量的是样品的相对漫反射率，主要用于测量细微粒和粉末状样品，也可用于测定液体和固体样品。固体样品也可溶解于试剂中，像液体样品一样滴在样品杯中进行测试。

（3）衰减全反射技术：当光束由光密介质射入光疏介质，且入射角大于临界角时，就会发生全反射。衰减全反射技术采用折射率较大的形状特殊的晶体为棱镜（光密介质），样品的折射率普遍较小（光疏介质），此时红外光入射棱镜时会发生全反射，但是由于样品会吸收部分波长的红外光，反射出来的红外光便会衰减，由此产生红外光谱。经过多次反射和吸收，所产生的光信号会增强，光谱更加清晰。该技术可用于样品直接检测，包括表面涂层的样品和生物样品等，具有对样品无损的特点。

（4）光声技术：光声光谱是将样品置于密闭的充满不吸收红外光的气体（惰性气体，通常为氦气）的光声池中，在红外光的作用下，样品选择性吸收红外光的能量，样品分子被激发到高能级上转为激发态分子，后通过相互碰撞释放热量，回到基态，所释放的热量传到气体中，导致光声池内气体压力产生变化，由此产生声音，经微音器检测，转化为电信号。将电信号放大后输入FTIR光谱仪，经傅里叶变换得到红外吸收光谱图。光声光谱可用于文物、生物样品、高分散样品等。具有无损检测，无须制样，适合于对红外光具有高度吸收或红外光不透过样品的检测等优点。若所使用的傅里叶红外光谱仪具有步进扫描功能，还可用于检测样品中不同深度的成分。

（5）红外发射技术：当样品被加热时，会产生热辐射，辐射特征与样品的组分频率或波长和波数有关，依此可以根据样品的发射率与波数的关系对样品进行定性或定量分析。它可用于不宜作透射光谱体系的材料表面、腐蚀性极强及不透明物体、远距离加热或燃烧样品的分析。

（二）近红外光谱技术的特点

近红外区的波长为$0.76 \sim 2.5\mu m$，该区间内化合物的谱带复杂，峰弱，难以运用。后来，采用化学计量学方法进行数据处理与分析，使得近红外光谱克服这一弱点，逐渐发展起来。目前，在近红外光谱分析中，多元线性回归（SMLR）、主成分回归（PCR）、偏最小二乘法（PLS），以及用于定性的马氏距离、软独立建模聚类分析（SIMCA）等，已成为经典的方法。近年来，随着人工智能的发展，更多的深度学习算法，例如弹性网络、卷积神经网络（CNN）等已用于近红外光谱数据的处理。

近红外光谱仪的分光系统有四种类型：滤光片、光栅、干涉仪、声光调制滤光器（acousto-optic tunable filter，AOTF）。滤光片式光谱仪适于在固定波长下测量，灵活性差，色散型近红外光谱仪不宜作为过程分析仪器使用。AOFF是一种利用超声波和特定晶体产生光分裂的光电器件。它利用声光调制产生单色光，即通过超声射频的变化来实现光谱扫描。该光学系统无须移动部件，波长切换快，重现性好，程序化的波长控制使这类仪器的应用具有更大的灵活性。

近红外光谱技术的特点：分析过程简单，适用于漫反射技术，不破坏样品，不用试剂，故不污染环境，测定速度极快，能对多种成分同时测定。近红外光可以在玻璃或石英介质中穿透，有时可以直接在玻璃容器中进行测定，而无须打开密封的容器，避免样品的转移操作及过程的污染。但近红外光谱技术不适合痕量分析及分散性样品的分析，如果样品仅有几毫克或要分析的组分在样品中的含量仅有1×10^{-6}，难以进行近红外光谱分析。

（三）远红外光谱技术的特点

远红外光谱含有大量的化学结构信息，但在傅里叶变换红外光谱仪出现之前，远红外光谱的测量十分困难，因此远红外光谱的研究较少。远红外光谱的范围是$10 \sim 400cm^{-1}$，在此波段中主要是分子内部和分子之间的振动，包括重原子之间的伸缩和弯曲振动（例如配位化合物中金属原子与其他原子之间的伸缩和弯曲振动）、液体或气体分子的扭曲振动、环状分子的环折叠振动、分子间的相互作用（例如氢键）、晶格振动，除此之外还有气体分子的纯转动，在这些振动模式中表现出较高的专属性，特别适合于不同类型或相似结构分子的定性鉴别。饱和碳氢化合物、芳香族化合物的各种异构体在中红外区谱带差异很小，难以鉴定，但这些化合物在远红外区却有很大区别，便于区分。在检测分析时应注意去除水汽，水汽的转动光谱布满整个远红外区，并且有许多谱带强度较高，会严重干扰检测结果。

远红外光谱基于重原子成键的振动，常用于无机化合物和金属有机化合物的研究，有机硫化物和有机磷化物也有应用。研究生物大分子、络合物等化合物中的氢键振动模式也常用远红外光谱。另外，晶体的结构也可直接用远红外光谱检测。远红外光谱目前已用于农业、化工、生物医学、药物等领域，例如用远红外光谱对金属硫化物矿物进行表征、用远红外光谱对不同退火方式的尼龙1010结晶进行鉴别。

（四）太赫兹光谱技术的特点

太赫兹（Terahertz，THz）波是指位于微波和红外线之间频段（30μm ～ 3mm）的电磁辐射波。太赫兹频段与微毫米波和红外线有所重叠，且包含了大部分远红外波段，因而，太赫兹波段是电磁波段中由电子域向光子域过渡的特殊区域。近年来，在THz辐射光源、探测器和数据处理分析等方面取得的进步大大地促进了THz技术的应用研究。其中，THz时域光谱（terahertz time-domain spectroscopy，THz-TDS）和THz成像是该技术在实际运用中最重要的两个方法和手段。

THz-TDS技术是利用飞秒超快激光技术来激发出的太赫兹脉冲信号，使信号作用于样品，利用待测样品对THz不同频率的光产生的特征吸收光谱来分析样品。THz光谱技术主要有衰减全反射光谱、镜面反射光谱、漫反射光谱、透射技术等。

THz成像技术是利用THz射线照射待测样品，通过样品的透射或反射获得样品的光谱数据，进而转换为图像。THz-TDS光谱图像拥有大量的表面特征信息，如样本的形态、纹理特征等，而且利用所获得的THz电磁波强度和相位的二维信息，还可以对样品的内部结构、物质组成和空间分布进行探测，实现功能性成像。

太赫兹光谱和成像技术具有检测速度快、无损、衰减性小、无电离辐射伤害等技术特点。其在信息通信、化学、材料、环境检测、食品、药品和生物医学等各个领域都有很好的应用前景，在药物分析方面可用于药物和辅料的晶型表征、药物表面特征的表征等。

（五）红外光谱技术的发展趋势

傅立叶红外光谱仪是最具代表性的干涉型红外光谱仪，具有分辨率高，信噪比高等优点，是当前质量检测领域应用广泛的设备，但与色谱仪、显微镜、热重等联用，技术成熟度仍有待提高。主要发展方向是实现对复杂、微量试样的定性分析、稳定性分析等。随着计算机技术的发展以及与更多仪器的联合应用，分析能力必将得到进一步提升。

另外，与其他分析技术联用建立数学模型以及标准化可以提高FTIR的测量准确度。

1. 微型、便携式的红外光谱仪　是更新换代的主要方向之一，与人工智能相结合，更方便、更快速，具有广阔的应用前景，与智能手机相结合也运用到人们的日常生活之中。

2. 联用技术　红外光谱广泛用于化合物的结构鉴定，提供结构的官能团信息，准确度高，操作简便。液相色谱和气相色谱可用于复杂成分的分离，得到纯度较高的组分，红外光谱与二者联用可以解决纯度不高或多组分体系样品的结构鉴定难题，但是目前应用仍然较少。红外光谱除与液相、气相色谱联用以外，还可与超临界色谱和溶出仪联用。其中，超临界色谱与红外光谱联用的应用潜力值得关注，可用于分子质量大、极性大、受热易分解样品的结构鉴定等；与溶出仪的联用技术在制剂研究领域已经由研究开始转化为生产中的质量分析。

显微红外法也属于仪器联用分析技术，是傅里叶变换红外光谱仪和红外显微镜联用，能够对固体样品的特征进行微区分析，可用于分析微小药物颗粒的多晶型。

3. 在线监测　光纤技术运用到近红外光谱技术中，可以在制作或者生产过程中实现原位监测分析，不仅无须破坏样品及分离/处理样品，而且具有良好的化学选择性、信号质量好、检测灵敏度高、分析速度快等优点。因此，需要研发性能更好的高效专用测量附件、在线光纤附件，以期在线近红外技术进一步发展。目前，在线近红外技术作为过程分析技术之一，广泛应用于农业、食品、药品、养殖等各个领域。

4. 光谱成像技术　光谱成像技术是光学成像技术与光谱技术相结合。光谱成像作为一种新型的光谱分析方法，相比传统的光谱分析技术有其显著的优势，可同时获得被测样品的光谱信息以及不同成分的空间分布信息。

光谱成像分为拉曼、紫外、可视、红外及近红外光谱成像，又可根据分辨率的不同分为多光谱成像和高光谱成像。其中，近红外波段的光谱域较宽，测量方式简单，测量结果中包含的关于被测试样的信息量大，所以近红外光谱成像成为应用最广泛的光谱成像系统。目前，光谱成像技术已应用于包括环境监测、食品、药品的安全监管及药物质量控制等研究领域。除此之外，也应用于生物医学成像，它可以提供关于患者、组织样本或不同疾病状况的精确的空间光谱信息，既可以反映样本大小、形状、缺陷等外部品质特征，又可以反映其内部物理结构、化学成分的差异。

5. 激光红外成像系统 它使用量子级联激光器（QCL）技术，同时结合快速扫描光学元件，提供快速、清晰的高质量图像和光谱数据，可用于鉴定和区分固体制剂中的多晶型、检测和鉴定片剂中的盐交换、研究多层剂型的层间和层内相互作用、揭示片剂成分的分布、研究制剂组成和溶出度之间的关系，未来会成为快检和制剂研究开发的一种快速有效的工具。激光红外成像系统的主要优点：①快速分类和鉴别。②快速分析和成像。③出色的分辨率，分析结果更具有统计学准确性。④对药物活性成分（API）和赋形剂具有相同的灵敏度，不受荧光效应的影响，可对样品中的所有成分进行全面成像。⑤可实现相对定量分析。

6. 近红外光谱 相对于其他各类广泛应用的光谱、色谱和质谱等分析技术，近红外光谱技术尚处在应用初期，应用研究和市场推广前景广阔。微型便携式仪器在人们日常生活中的应用研究已初显端倪，各种先进微纳技术的发展势必会给微型近红外光谱仪的发展提供有力的技术支撑，而且随着对微型近红外光谱仪的二次开发和应用领域的拓宽，近红外光谱与人类生产生活的联系将会更加密切。在线近红外光谱技术在大型流程工业中的应用大幕刚刚拉开，随着大数据、物联网和云计算的发展，它将会为智能工厂提供更快、更准、更有用的化学感知信息，与过程控制技术结合，会给企业带来可观的经济和社会效益。为了近红外技术得到更好的发展，一是光谱硬件方面需要开发更高性能的迈克尔干涉仪以及适合微型号的专用仪器，研发属于自主的高性价比的仪器；二是在软件方面，研发更简便、通用性更强的模型传递算法和开发基于网络平台的建模工具以实现模型数据库的共享；三是在模型数据库方面，集中各行业的力量，根据各应用行业的特点，以市场需求为导向，建立各领域权威性的模型数据库，提高数据库的适用范围和利用效率。

7. THz光谱 近年来，THz光谱和THz成像技术在药物研究领域应用受到越来越多的关注，研究也在逐步深入。已从最初单一纯样品的光谱分析到混合物及药物成品的定量分析和光谱成像；从静态分析到动态的反应机制和动力学研究；从最初的探索性研究，到逐渐成为一种重要的药物分析检测手段和生产过程分析技术。但由于水会对THz辐射产生强烈吸收，THz光谱和THz成像技术在水溶液体系中的应用问题有待研究解决，除此之外，THz光谱解析和理论也处于探索阶段，各种理论模型、数据库的建立也需要进一步的发展。THz成像的分辨率等也需要提高，微型化仪器技术有待进一步的研究发展。目前THz技术虽然发展不成熟，但随着理论的不断完善，THz技术在药物领域的应用范围也将更加广阔。

二、拉曼光谱技术的特点与发展趋势

最早的拉曼光谱仪是以汞弧灯为光源，但是物质产生的拉曼散射谱线极其微弱，随着其他检测技术的发展，拉曼光谱的应用受到限制。直至20世纪60年代，激光光源的应用以及光电讯号转换器件的发展，为拉曼光谱的发展注入新的活力。到70年代中期，拉曼光谱和显微镜的联用，诞生出拉曼微区探针，使微区分析成为可能。80年代以来，全息陷式滤波器和电荷偶合探测系统器的出现，使拉曼光谱的发展更上一层楼。电荷偶合探测系统器是另一个重要的技术进步，它具有噪音低，敏感度高，操作简便、不需外部冷却，而且能二维成像等一系列优点，这些都促进了高效拉曼系统和新型成像功能的发展。

（一）拉曼光谱技术的特点

拉曼光谱扫描范围宽，可对大部分有机化合物进行定性和定量分析，所得谱图具有清晰尖锐的谱峰，比较适合通过差异分析来进行定性研究、定量研究以及数据库搜索。

1. 拉曼光谱仪器构造　拉曼光谱仪一般由光源、外光路系统、样品池、单色器、信号处理和输出系统组成，如图4-2所示。

光源：拉曼光谱仪的理想光源是激光。激光器有多种，大致可分为固体激光器、气体激光器、染料激光器和半导体激光器四大类。外光路系统：外光路系统在激光器和单色器之间，可以有效地利用光源强度，减少杂散光分离出所需要激光波长以及收集尽量多的拉曼散射光。样品池：拉曼散射光可以透过玻璃，因此，采用拉曼光谱的样品可以放在用玻璃制成的各种样品池中。此外，也可采用溴化钾基片作为载体。单色器：由于瑞利散射的频率十分接近拉曼光，且强度

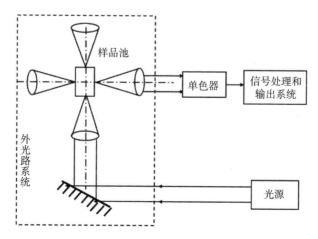

图4-2 激光拉曼光谱仪构造示意

大，而且还有其他的杂散光，十分干扰拉曼光谱法的检测。单色器的作用就是减弱杂散光以及把拉曼散射光分光。色散型拉曼光谱仪通常用光栅分光，傅立叶型拉曼光谱仪用干涉仪。信号处理和输出系统：光电倍增管是拉曼光谱仪常用的检测器。拉曼散射光经过光电倍增管处理后，光信号可变为电信号，由于此时的电信号较弱，还需要放大处理。信号处理有单通道信号处理系统和多通道信号处理系统，其中多通道技术检测时间更短，效率更高。

2. 拉曼光谱的技术特点

（1）无损测试样品，样品所需量小。拉曼光谱法不破坏样品，适合无法提取的样品检测，例如细胞，宝石等。由于激光照射，聚焦部位通常只有0.2～2 mm，所需样品体积小，且气态、固态、液态样品都适合分析。

（2）直接测量样品，操作简单。拉曼光谱技术无须制备样品，特别适用于难研磨、高硬度或挥发性物质的检测。该区域光波可通过光纤、玻璃、石英和塑料袋等，可以直接测量样品。

（3）水溶液几乎无或有微弱的拉曼散射特征，所以，拉曼光谱是一种用来研究水溶液中的化学物质和生物分子的理想工具。

（4）特征性强，由于拉曼光谱是基于分子键振动散射的特征光谱，具有高选择性，属于分子指纹图谱。

（5）灵敏度高，随着新技术的发展，共振和增强等技术大大降低了拉曼光谱对分析样品的检测限，灵敏度大大提高。

因具备以上优势，拉曼光谱得到广泛应用。但是，拉曼光谱具有荧光干扰和样品热效应的缺点，即使是少量的荧光杂质也能在拉曼光谱中产生很强的荧光，干扰拉曼信号。研究发现，短波长激发光激发荧光的概率远远大于长波长激发光激发荧光的概率，通过使用近红外激光可有效降低荧光的干扰。有色、吸收强或导热差的样品经激光照射后可能会发生热效应，这会导致样品熔化、晶型改变甚至是燃烧等，进而影响拉曼光谱测定结果。通常减小热效应方法有减小激光流量、移动样品或激光器，或通过液体浸泡来改善样品的传热等。

（二）拉曼光谱技术的发展趋势

传统拉曼光谱的信号弱，随着科学技术的发展，各种新型技术也运用到拉曼光谱之中，逐渐弥补这一缺点，促进了拉曼光谱的发展，扩大了拉曼光谱的应用范围。现主要介绍以下新技术的应用。

（1）表面增强拉曼光谱：在实际应用中，由于待测分子的散射截面较小，拉曼散射过程中非弹性散射光子的数量较少，拉曼信号较弱，因此有必要提高激光拉曼光谱的信号强度。表面增强拉曼散射（surface-enhanced Raman spectroscopy，SERS）是一种性能强大的振动光谱，其灵敏度远高于传统拉曼技术。该技术通过放大金属颗粒周围的局部电场来检测低浓度分析物，通过识别分子特有的"指纹"来反映特征结构。该技术不仅具有分辨率高、检测快速、样品制备简单、扫描范围宽等优点，还克服了拉曼光谱灵敏度低的缺点。表面增强拉曼散射技术的具体操作：将探针分子吸附在特殊制备的基底、溶胶或混合物表面。基底主要是金、银、铂、铑、铁、钴、镍、钌等金属，由此探针的拉曼信号大为增强。表面增强拉曼光谱的最大优点就是提高了拉曼光谱的灵敏度，能够进行痕量分析。因此拉曼光谱在医学领域、生物应用、药物分析领域有了更广泛的应用。

（2）针尖增强拉曼光谱：针尖增强拉曼光谱（tip-enhanced Raman spectroscopy，TERS）是将扫描探针显微镜（scanning probe microscope，SPM）与表面增强拉曼光谱技术相结合，实现样品表面纳米尺度的形貌表征和纳米局域拉曼光谱探测。TERS由SPM、显微光路和光谱仪组成，其中SPM主要有原子力显微镜（atomic force microscope，AFM）、扫描隧道显微镜（scanning tunneling microscope，STM）和剪切力显微镜（shear force microscope，SFM），可根据实验情况灵活选择。以往纳米研究通常使用电镜和扫描探针显微镜，二者虽然有很高的空间分辨率，但不能直接获得物质的成分和结构信息，而TERS可以克服此缺点。除此之外，TERS还具有高灵敏度、高空间分辨率，已应用于物理、化学、生物等领域。

（3）傅里叶变换拉曼技术：傅里叶变换拉曼光谱（Fourier transform Ramman spectroscopy，FT-Raman）采用傅里叶变换技术来采集信号，在色散仪扫描一个谱点所需的时间内，干涉仪扫描了所有谱点，因此信噪比较高，并采用1064mm的近红外激光照射样品，使得傅里叶变换拉曼技术大大减少了荧光背景，分辨率和光通量在全谱范围内不变，可以快速、简便地鉴定物质。同时，可对多组分样品进行分析。另外，谱带的强度和样品浓度的关系遵守比尔定律，可进行定量分析。这些优势使得傅里叶变换拉曼光谱有了更广阔的应用，在化学、生物学和生物医学样品的非破坏性结构分析方面前景看好。

（4）显微拉曼光谱：拉曼光谱与显微分析相结合的应用技术称为显微拉曼光谱（micro-Raman spectroscopy）。在拉曼光谱仪的外光路系统的样品池前端安装了光学显微镜，通过显微镜，激光能够聚焦于样品表面仅为$1\mu m^2$的面积上。因此在拉曼测试中便可通过显微镜选择所需测定的样品表面，把激光束定位于某一点，从而获得该点的拉曼光谱，或者可以在某一特定的频率下对样品表面进行扫描，以测出给定波长下拉曼散射的两维平面分布情况，这就是被称为拉曼微区探针的拉曼微测技术。微测技术是拉曼光谱的一项重要发展，它使得在拉曼分析过程中聚焦和收集透镜能最优化到很小的面积，这就意味着窗口、底物等的荧光及杂散光比普通拉曼光谱要少得多，大大提高了拉曼光谱仪的检测灵敏度。此外，拉曼显微分析技术为人们在微观尺度上研究分子光谱提供了一种精细的技术手段,样品量少到$10^{-12} \sim 10^{-15}$g,而且光源、样品和探测器的三点共轭聚焦能有效地消除来自焦平面以外其他层信号的干扰,消除样品离焦区的杂散光,使拉曼光谱信号增强$10^4 \sim 10^6$倍。由于具有灵敏度高、样品浓度低、信息量大的特点,其在药物分析、工业、生物分析、化学等方面显示出广阔的应用前景。

(5)共振拉曼光谱技术:基于共振原理的拉曼技术称作共振拉曼光谱(resonance Raman spectroscopy,RRS)。激光共振拉曼光谱产生的激光频率与待测分子的某个电子吸收峰接近或重合时,这一分子的某个或几个特征拉曼谱带强度可达到正常拉曼谱带的10^6倍,并观察到正常拉曼效应中难以出现的、其强度可与基频相比拟的组合振动光谱。因此,RRS检测技术以其较高的灵敏度和选择性在生物医学、药物分析、工业、化学等领域有着广泛的应用。

近年来,光谱技术的发展使得RRS检测技术得到创新与延伸,如液芯光纤共振拉曼光谱,该技术有效地提高拉曼光谱的强度,可以识别出痕量和超痕量物质;透射共振拉曼光谱等新技术,可提高信噪比和增强分析灵敏度;表面增强共振拉曼光谱的检测限可达10^{-15}mol/L;时间分辨共振拉曼光谱可以直接描述和量化三态激发的特性和基态的损失;基于超连续谱激光器和可调谐滤光片,有效杂散光过滤低达200cm^{-1},可用于在$400 \sim 1000$nm范围内的共振拉曼分布的测量。

(6)拉曼光谱成像技术:由于激光器、单色仪和微弱光信号检测技术的不断发展,拉曼光谱不仅可以根据微量混合物的特征拉曼频率来区分各种化学成分信息,还可以分析各种成分的空间分布信息。拉曼光谱成像是拉曼光谱与成像相结合的一种混合模式,它可以采集空间中每个像素的拉曼光谱信息,显示空间中的分子信息,并对物质分子进行定性、定量和局部分析。这种结合拉曼光谱和数字成像的技术,可用于医疗、生物、考古以及农业等多个领域。

(7)空间位移拉曼光谱:空间位移拉曼光谱(spatially offset Raman spectroscopy,SORS)技术可以检测处于不透明层或容器材料之后的内容物,无须烦琐的取样过程便可获得高质量拉曼光谱信号。空间位移光谱通过多次测量来测定容器内容物的光谱图。由于不同位移处的拉曼光谱的表面和次表面组分所测量不同,可用简单的数值方法来分离不同层之间的拉曼光谱,明确区分内容物和表面不透明层/容器,可获得便于鉴别的清晰容器和内容物谱图。容器类型包括透明塑料袋、不透明或有颜色的高密度聚乙烯塑料容器、纸质袋、玻璃容器、麻袋等。由于拉曼和荧光组分(同一层)具有相同的空间分布,因此空间位移拉曼光谱技术能够有效地消除来自表面层的荧光,真正实现原辅料快速检验,广泛用于包装安全性筛查、原料鉴定、爆炸物检测、假冒产品检验、航空安全以及毒品和危险物质检测等,应用前景广阔。

（8）固体光声拉曼光谱：光声拉曼技术（photoacoustic Raman spectroscopy, PARS）是一种非线性光谱技术，它可以通过光声方法直接探测相干拉曼过程中样品所存储的能量。光声拉曼信号与固体介质三阶拉曼极化率的虚部成正比，与非共振拉曼极化率无关，完全避免了非共振拉曼散射的影响，克服了传统光学方法的缺点，例如受到瑞利散射和布里渊散射的干扰。它具有灵敏度高、分辨率高、基本无光学背景等优点。可对气体和液体样品进行分析。与具有严格相位匹配角要求的相干斯托克斯拉曼过程不同，它也非常适用于研究固体介质的性质。

随着拉曼光谱检测技术的不断进步，其对痕量成分的检测已经成为可能，并具有广阔的应用前景。因此，消除高强度的背景信号，抑制荧光效应，并对微弱的特征信号进行提取，是拉曼光谱的重要研究方向。

近年来，最小二乘法是拉曼光谱与化学计量学相结合的最常用的研究方法，已经实现基于测量结果建立预测模型，用于产品质量分析、工艺检测等。拉曼光谱可以与人工神经网络、支持向量机等其他算法构建化学计量模型，从而实现提高信噪比，恢复失真信号等，是拉曼光谱与化学计量学相结合建模进一步发展的趋势。

拉曼光谱数据库需要更加完善。随着拉曼光谱技术的不断发展，其在各个领域的应用也越来越广泛，然而比较全面的拉曼光谱标准谱图已不能跟上拉曼光谱的发展速度，使其应用受到了一定的限制。在生产和研发方面，建立更加完善的拉曼光谱数据库是未来拓展应用领域的重要研究内容。

拉曼光谱技术也可以与液相色谱、气相色谱、薄层色谱、光导纤维技术、显微分析技术等联用，弥补其分离性能的不足，适应更复杂的样品检测。拉曼光谱仪还具有同光纤及显微镜共同使用的灵活性，比如，最近许多关于拉曼光纤探测的新装置已经开始发展，它们为远距离测样和显微分析提供了可能，已体现商业价值。

为了实现更快速的拉曼光谱成像，相干拉曼散射成像应运而生。相干拉曼散射成像技术通过相干激励增强相干散射信号，缩短了数据采集时间，从而提高了成像速度。随着数据分析处理方法的不断发展，拉曼光谱图像的采集方法已由传统的分析特征峰或主成分分析方法逐渐转变为机器学习方法，甚至深度学习方法。针对拉曼光谱成像技术无法实时监测以及数据采集、处理速度慢的瓶颈，开展相关研究十分必要。另外，小型化、微型化仪器以及提高性价比也是拉曼光谱成像技术的发展方向。

共振拉曼、表面增强拉曼和非线性拉曼光谱以及它们的联用将成为生命科学前沿领域具有重要价值的研究方法。

思考题

1．红外光谱、拉曼光谱的技术特点是什么？并说明它们的优缺点。

2．为了扩大拉曼光谱的应用范围，有哪些新技术应用到拉曼光谱中？

第二节　红外光谱技术和拉曼光谱技术在药物分析中的应用

一、红外光谱技术在药物分析中的应用

红外光谱具有操作简单、样品无损、检测快速等优点，已被广泛用于药物结构分析、物质的定性鉴别和检查、药品质量控制、药物多晶型鉴别、溶出度的测定、中药品质鉴定及有效成分的分析，并且用于研究分子间和分子内部的相互作用。

1. 在药物结构解析中的应用　不同化合物中的化学键或官能团的原子在不断地振动，在红外光的照射下，化合物的分子可以吸收与之振动频率相当的红外光，引起分子振动能级的跃迁，从而产生红外吸收光谱。每一个化合物都有其独特的红外吸收光谱，因此，红外光谱具有特征性和指纹性。红外光谱的峰位、峰强、峰形可以判断化合物的类别，基团的种类、结构异构、氢键和取代类型等，故能够推断该化合物的结构。刘翠梅等建立了可用于甲基苯丙胺、氯胺酮、海洛因、可卡因快速定性鉴定分析的衰减全反射-傅里叶变换红外光谱（ATR-FTIR）方法，采用特征吸收峰作为定性判别依据，极大地提高了我国毒品样品定性检验的鉴定效率、降低检验鉴定成本。

2. 在中药材定性鉴别中的应用　红外光谱法具有快速、无损、简便、环保、经济等优势，广泛应用于中药材鉴定和真假药品判别等领域。通过大量的样品分析，积累数据，结合化学计量学建立中药材鉴定模型，尽管这是一项需要时间以及人员技术的研究工作，但是模型建立之后的应用十分高效与便捷，具有很高的实用价值。利用傅里叶变换红外光谱法联合二阶导数或化学计量学分析软件等方法通常可以对不同产地、不同厂家、不同批次的药材进行鉴别，解决中药材的产品品质与产地的归属问题。张建勋利用傅里叶变换红外光谱法联合二阶导数的方法对不同产地的党参药材10个批次进行鉴别，解决了中药材的产品品质与产地的归属问题，为控制党参的质量提供必要的参考依据。

3. 在药物多晶型检测中的应用　红外光谱属于振动光谱，不同晶型的药物分子振动、转动所吸收的光的能量不同，其红外光谱的峰位、峰强、峰形也不

相同，据此可初步鉴定不同的晶型。近年来，由于近红外光谱和漫反射红外傅里叶变换光谱技术的迅速发展，具有灵敏度高，样品浓度范围宽，且不经分离提取就可对样品进行测定的优势，扩大了红外光谱技术在药品多晶型研究中的应用。Hao 等使用 ATR-FTIR 光谱技术研究氨基苯甲酸（PABA）不同晶型之间的转化，经过不同温度下的转晶实验，结合聚焦光束反射测量和粒子影像测量等多种在线分析手段，确定了 2 种晶型在乙醇中的转变温度。鉴于红外光谱在多晶型化合物中有时变化不是十分明显，需结合其他分析技术作出综合评价。

4. 在药物定量分析中的应用　近红外光谱法适合于大批量样品的分析，可以通过化学计量学方法建立数学模型进行定量分析，对复杂样品的分析可以不经分离，直接由近红外光谱通过不同的数学模型，测定其中多种成分的含量。其中建立数学模型需要大量的具有代表性、含量或性质已知的标准样品，构建校正样品集，来建立稳定的数学模型。闫研等利用光纤探头采集样品的近红外光谱，通过一致性指数（CI）值和 CI 限度比较法建立一致性检验模型，通过在特征谱段选择合适的相关系数（r）值为阈值建立相关系数模型，再通过偏最小二乘法（PLS）建立测定舒胸片中三七指标成分含量的定量模型，快速鉴别并准确区分不同生产厂家的舒胸片。可用于企业、药品监管部门对产品进行快速的定性定量分析。

5. 在药物溶出度试验中的应用　药物溶出过程中的物理和化学变化十分重要，目前已采用多种方法，例如核磁共振成像、紫外成像和拉曼光谱等来监测药物的溶出过程。近红外成像作为药物分析的重要工具，同样在药物溶出度研究中发挥着重要作用。目前，研究者采用近红外成像对原位静态或流动条件下制剂中的药物溶出状态成像，建立溶出度模型，以深入了解该制剂的药物释放机制。由于药物成盐后的溶解性较好，高达 50% 的药物是以盐的形式生产的，但同样存在盐歧化的风险，利用近红外成像技术生成化合物溶出过程的剖面图，获得药物溶出的全貌图，直接可视化地显示成分转化过程，为溶出试验提供了良好的工具。Avalle 等用近红外光谱技术，将片剂固定在适当位置，使用原位静态溶出法研究了口服固体缓控释片剂的溶出度，绘制药物释放和透水率随时间和片剂位置变化的关系图，探索药物的释放机制。

6. 在工艺监测中的应用　在线红外技术的发展使药物生产过程中的实时监测成为可能。在药品生产过程中使用过程分析技术（process analysis technology，PAT），可以提高对于生产过程和产品的认知，加强对药品生产过程的控制。傅里叶近红外分析仪作为可以使用 PAT 的仪器，是一种通过测定关键性的质量指标来分析、控制药品生产的重要手段。利用近红外光谱仪可以监测制剂生产混匀过程的均匀度，水分、包衣效果和包衣厚度等。李沙沙等利用近红外光谱分析技术建立了在线监测硫酸羟氯喹原辅料混合均匀度的定量分析模型，能够准确、快速判断混合终点。王晴等采用在线近红外光谱（NIRS）技术，建立桂枝茯苓胶囊流化床干燥过程水分实时监测模型，可应用于生产规模桂枝茯苓胶囊流化床干燥过程水分含量在线监控且预测性能稳健、准确。

7. 在蛋白质二级结构分析中的应用　蛋白质的结构信息在生物组织研究中十分重要，蛋白质的二级结构变化又是其中重点。X 射线晶体衍射可以有效检测以晶体状态存在的蛋白质，但不适于结构复杂、柔性的生物大分子蛋白质。核磁共振技术能测出溶液状态下较小蛋白质的结构，但不适于分子量较大的蛋白质，其数据计算处理非常复杂。圆二色谱可以快速、简单、较准确的检测稀溶液中的蛋白质结构，但不适于针对其他形态的蛋白质。

由于氨基酸残基有红外活性，不同状态下不同浓度及不同环境中蛋白质和多肽可用红外光谱测定。对于蛋白质结构分析，红外光谱有着采样迅速，需要样品量少，简单易用等优点。酰胺 I 带（$1600 \sim 1700cm^{-1}$）是研究二级结构最有价值的红外区特征吸收带，在经过数据处理后，将各种构象对应的谱峰从重叠谱图中分出，获得峰面积，再利用红外光谱数据的分析结果对各种二级结构进行快速定性及半定量，可用于蛋白质的样品质控分析，同时结合圆二色谱的数据，进行定量。

衰减全反射（ATR）和透射液体池是红外光谱分析蛋白质二级结构常用的两种方式，ATR 可适用于固体和液体样品。透射液体池主要适用于液体蛋白质样品的相关分析。谢孟峡等利用傅里叶变换红外光谱仪对甲醇处理过的蛋白质进行测定，根据变性后蛋白质二级结构的变化结合酰胺 I 带的定量结果，归属酰胺 III 带各子峰与其对应的二级结构关系，对几种已知二级结构的蛋白质进行了定量分析，与 X 射线衍射的验证结果一致。

8. 在疾病诊断中的应用　疾病发生时，身体组织也会发生相应的变化，构成生物体最重要有机物包括碳水化合物、脂质、蛋白质和核酸，也会随着疾病的发展表现出浓度或是构型等的变化。红外光谱可以通过探测各种分子的振动光谱，初步反映组织内核酸、蛋白质、脂质等成分的构成比。疾病组织与正常组织之间红外光谱的不同，可为疾病诊断提供参考依据。赵远等利用关节滑液中各成分的浓度和类型在骨关节炎期间都会产生变化这一特点，采用傅里叶变换红外光谱对关节滑液的主成分变化进行分析，有望实现骨关节炎的早期诊断。另外，红外光谱在生物医学领域也展现出应用前景，例如可以用于检测细菌的分型。

二、拉曼光谱技术在药物分析中的应用

拉曼光谱在有机物结构鉴定、原辅料快速鉴别、药物定量分析、药物晶型和粒度大小、分子相互作用、原研药表征、中药鉴定、药物溶出分析及疾病诊断方

面有着广泛的应用。

1. 在药物结构鉴定、原辅料的快速鉴别中的应用　拉曼光谱对药物分子骨架结构和空间排列等变化非常敏锐，可以用于药物的成盐形式、水合物、晶型、光学异构体等方面的研究，而且相比红外光谱而言谱峰清晰尖锐，可应用于药物的结构鉴定。

因为拉曼光谱的检测具有指纹识别唯一性，以及可用水作溶剂，可直接检测玻璃瓶或毛细管中的样品以及固体样品等，已成为制药行业中原辅料定性鉴别的常用技术手段。Cebeci Maltaş 等基于液晶空间光调制器压缩检测技术的拉曼光谱，对以他达拉非为原料、乳糖、微晶纤维素、硬脂酸镁、氧化钛、滑石、十二烷基硫酸钠和羟丙基纤维素为辅料的模型药物进行原辅料鉴别，实现了原辅料的快速检测。Bloomfield 等利用空间位移拉曼光谱透过塑料瓶直接检测出内容物培哚普利，透过玻璃瓶检测出乙二醇，说明拉曼光谱非侵入性检测已取得实质性进展。

2. 在药物定量分析中的应用　拉曼光谱具有独特的检测特性，能对有机化合物结构上基团的振动和转动产生相应的信号，并可用于相应的定量分析。相比于传统的高效液相色谱定量分析方法，拉曼光谱具有误差范围小，准确度可靠等优点。此外，由于表面增强拉曼光谱技术的应用，其超高的灵敏度，极为适合于药物的痕量分析。包琳等利用表面增强拉曼光谱法对注射用盐酸四环素进行定量分析，建立了盐酸四环素SERS特征峰强度与浓度的函数关系，通过线性拟合，得到拟合方程，用于定量分析。

3. 在药物晶型鉴别及稳定性研究中的应用　药物的多晶型现象会导致药物的性质发生变化。药品中的晶型受外界环境的变化或者在制剂过程中外力作用下也会发生变化。晶型的变化会影响药物的溶出与吸收，以致临床疗效的改变。目前研究晶体形态及稳定性常用的方法有X射线衍射、红外光谱、热台显微方法和固态核磁共振等。X射线衍射通常需要大量样品，且不利于混合物成分的分析，操作复杂，仪器价格昂贵。红外光谱法需要制备样品，特别是在研磨过程中，可能会导致晶型的转变，光谱分辨率也低。热台显微方法和固体核磁共振的操作复杂、仪器价格昂贵、测定耗时。与这些方法相比，拉曼光谱仪是鉴别晶型及晶型稳定性研究的理想工具，具有多方面的优势，例如速度快、无须对样品进行前处理、对晶型变化敏感、可以透过玻璃瓶或者塑料包装进行测量、在拉曼测量得到晶型光谱的同时还可以获取药物的晶型相貌和化学结构等信息。

黄蓉等采用拉曼光谱法研究呋塞米晶型，采集了呋塞米3种晶型的拉曼对照光谱图谱，用TQ Analyst数据分析系统建立了呋塞米晶型的定量模型，经验证，得到的模型可应用于呋塞米晶型的判别及定量。

4. 在药物溶出度分析中的作用　在目前的药物质量标准中，尤其是那些难以溶出的药物，溶出度能否反映药物体内溶出与释放特征，是否与药物体内的生物利用度相关仍存在争议。例如，为了使药物完全溶出，使用过于剧烈的溶出条件并不符合胃肠道的生理环境，这可能导致不同企业同一药物临床疗效的差异。因此，建立既能反映药物内在质量又能反映药物生物活性的溶出方法，保证临床用药的有效性和安全性，具有十分重要的意义。拉曼光谱可以在水中测定，且具有无损和快捷的优点，使拉曼光谱在测定药物溶出度方面成为可能。《美国药典》就已采用拉曼光谱法测定林可霉素的溶出度。

目前制剂开发策略主要是基于试错、内部数据库、研究人员的经验等，缺乏将原辅料性质和制剂立体结构与药品质量和疗效之间建立直接联系，尤其是高端缓控释制剂的开发。拉曼光谱成像技术可同时获取被测试样的光谱信息及空间分布，与溶出（USPIV法）相结合，使溶出成像成为可能，它解决了：①利用空间分辨技术原位检测动态溶出。②拍摄溶出过程中固体或片剂表面或接近表面的溶出变化。③提供制剂理化性质以及药物释放机制的变化信息。Maike Windbergs 等利用相干反斯托克斯拉曼散射（CARS）显微镜将模型片剂药物在溶出过程中的固体性质可视化，实时监测药物溶出和释放度试验过程中的理化变化，扩展了对溶出机制的认识。

5. 在原研药表征中的应用　原研药（参比制剂）的剖析，化学方法众多，但原研制剂的反向工程分析仍然极具挑战，尤其是对于高端缓控释制剂。反向工程的最终目的不仅是确定原研制剂中所有可能的化学成分，还要深入揭示其制剂原理，是仿制药开发过程中的一个重要环节，在目前的仿制药一致性评价中发挥显著作用。采用拉曼光谱成像技术在药物反向分析工程中具有无可比拟的优势，包括API固体表征光谱成像技术、药物辅料成分定性及分布、制备工艺的识别等，帮助对原研药物进行深度剖析，提升仿制药与原研药的相似度，解决高端缓控释制剂无法达到与原研生物等效的瓶颈问题。陈辉等利用拉曼光谱结合随机森林法，成功区分了原研药与仿制药之间的差异。作者对卡托普利片的原研和仿制制剂的拉曼图谱进行分析，经过截取拉曼波长范围、光谱平滑、背景扣除、中心化等预处理，优化参数后，用随机森林法建立分析模型，验证结果表明所建立的模型可以区分卡托普利片的原研药与仿制药之间的差异性。为快速评价二者的一致性提供了可靠方法。

6. 在中药检测中的应用　由于中药成分的复杂性，中药的质量控制一直是一个难点。近年来，光谱分析方法（红外、拉曼和荧光光谱等）逐渐被运用到中药的检测当中。与传统的色谱分析方法相比，光谱检测分析更好的保证药材的完整性，同时具有快速、有效、无损等优点，为中药的研究提供了非常有益的分析手段。其中，拉曼光谱因不需要单独分离提取样本的化学成分，可直接检测，操作简便，在中药材的分类、鉴别、中药有效成分分析以及中成药质量控制等方面有着广阔的应用前景。梁鑫等利用TLC-SERS法检测了车前子中槲皮素的成分，得到的光谱结果与槲皮素对照品具有一致的拉曼光谱特征峰，表明拉曼光谱可用于车前子的鉴别。

7. 在工艺监测中的应用　基于质量源于设计（quality by design，QBD）的理念，药品生产更加注重生产过程的控制。因此，过程分析技术（process analytical technology，PAT）在制药行业中日益重要。光纤技术的发展，加上拉曼光谱无损分析、无须制样、检测灵敏度高的优势，使得在线拉曼光谱成为PAT的重要检测工具，可以实时提供检测数据。De Beer等利用拉曼光谱结合光纤探针技术，在线实时监测生产过程中粉末混合的均匀性，用近红外光谱同时监测作为验证，结果证明拉曼光谱可以用于粉末混合过程终点的控制。

8. 在疾病诊断中的应用　从医学的角度来说，人体内疾病的发生通常伴随着细胞内分子细微的变异，疾病早期几乎不表现出临床症状，常规的检测手段也无法检测出这些蛋白质、脂肪、糖类及核酸结构的变化。拉曼光谱是根据不同分子间的振动光谱来区分不同分子的技术，蛋白质、脂肪、糖类及核酸因为结构不同所表现出的拉曼光谱也不同。因此，当组织中各种生物分子的构型、构象及各成分的构成比例发生变化时，可以通过光谱表现出来，从而为疾病诊断提供依据。相对于其他检测技术来说，拉曼光谱技术的分辨率高、检测速度快、灵敏度高、对样品制备要求低，几乎不需要制备，而且对样品无损伤，也可以实现对样品的实时检测。另外，值得一提的是，拉曼光谱适合于研究水溶液体系，非常适合生物样品的分析，例如生物病原体的诊断、宫颈癌的分子诊断等。邵丽婷等用表面增强拉曼技术，通过比较正常人与慢性乙肝、肝硬化和肝癌患者血清之间的拉曼光谱差异，探索了基于表面增强拉曼散射的血清诊断新方法。结果表明血清SERS分类方法可作为肝病早期诊断分类的一种便捷辅助手段。

思考题

1. 非线性拉曼光谱技术在生命科学领域方面有哪些独特的优势？
2. 拉曼光谱的发展受益于哪些方面？未来发展趋势是什么？

第三节　应用示例

红外光谱广泛应用于物质的定性鉴别和定量测定、多晶型研究、中药品质鉴定及其有效成分的分析，这里引用列举3个应用示例，分别为"卡马西平多晶型的表征""近红外原位成像研究盐酸盐药物溶出过程""显微红外光谱法对生物制剂液体中悬浮异物的检出"。拉曼光谱在结构鉴定、原辅料快速鉴别、药物定量分析、药物晶型和粒度大小、分子相互作用、原研药表征、中药鉴定、药物溶出分析及疾病诊断方面有着广泛的应用。这里引用列举2个应用示例，分别为"利用表面增强拉曼光谱技术检测中药苍术中微量硫酸阿托品""利用拉曼光谱分析原研品中原料药（API）的晶型及粒度"。

示例一　卡马西平多晶型的表征

多晶型现象在自然界的物质中普遍存在，药物也不例外，存在多晶型的药物虽然其化学本质相同，但由于不同的晶型结构，其在理化性质上会有诸多不同。例如溶出度、溶解度、熔点、密度、光学性质等方面可能会有显著差异，进而导致药物的生物利用度、稳定性及有效性出现差别。药物的多晶型影响到药物的临床疗效，所以检测药物的多晶型尤为必要。

快速分析和高效成像技术对于多晶型的研究至关重要。因为晶型的转化在几分钟内即可发生，表征这些转化需要快速的成像方法。同时，还要有出色的分辨率。Agilent 8700 LDIR 激光红外成像系统在晶型鉴别方面具有成像速度快，分辨率高的特点，并且通过 Agilent Clarity 软件还可以确定多晶型主药和辅料的相对含量。

卡马西平（CBZ）是一种抗惊厥和稳定情绪的药物，具有四种无水晶型（Ⅰ，Ⅱ，Ⅲ，Ⅳ）。室温下的稳定性依次为Ⅲ＞Ⅰ＞Ⅳ＞Ⅱ，其无水物与水接触可逐渐转变为更难溶解的二水合物，同时结晶粒度增大，对药物释放造成困难。卡马西平属于低溶解性高渗透性的药物，因此药物的溶出速率是药物的吸收限制步骤，晶型的形态对最终的BA/BE会有较大影响。20世纪90年代，因临床问题，53批卡马西平片（200mg）被召回，将其中3批产品与1批原研产品进行生物等效性试验（24例），发现3批药品的生物利用度与原研有较大差异，且体外溶出行为也有较大差异，而晶型因素是主要原因之一。晶型Ⅰ虽然生物利用度高于晶型Ⅲ，但其稳定性却比晶型Ⅲ差，有吸湿性且不利于储存。此外，这几种晶型间的相互转化易受生产工艺（如溶剂、温度、研磨、结晶等）条件的影响，目前上市的药品采用的几乎都是晶型Ⅲ，疗效稳定。因此开发CBZ固体制剂时，检测和控制晶型Ⅰ的含量尤为重要。为建立控制方法，研究人员制作了两种含有不同配比的卡马西平晶型Ⅰ和晶型Ⅲ的模型药物。片剂1、片剂2以纤维素为赋形剂，片剂1的成分：5.2%晶型Ⅰ和15.4%晶型Ⅲ；片剂2的成分：15.3%晶型Ⅰ和5.5%晶型Ⅲ，以重量计，其余成分为纤维素。采用Agilent 8700 LDIR 激光红外成像系统鉴定和区分晶型Ⅰ和晶型Ⅲ。具体操作如下：

1. 利用激光红外成像对晶型Ⅰ和Ⅲ进行快速鉴别和成像 首先分别采集样品中的两种晶型和纤维素赋形剂的谱图，然后利用Agilent Clarity 软件为3种成分选择关键特征性波长来创建快速成像方法（图4-3）。

2. 片剂的成像 将此方法用于整个片剂的成像。27分钟内以10 μm像素分辨率获得了13 mm片剂的图像（图4-4）。图中显示了卡马西平晶型Ⅰ、晶型Ⅲ和纤维素的分布。分析结果显示片剂1的成分：4.33 %晶型Ⅰ和11.05 %晶型Ⅲ，片剂2的成分：14.36 %晶型Ⅰ和3.62 %晶型Ⅲ，所得数据为各成分所占面积比。可以看出，在不考虑不同晶型密度差异的情况下，测得的表面浓度与已知重量百分比呈现良好的一致性。图4-5为单独3种主要成分的化学分布。

示例使用Agilent 8700 LDIR激光红外成像系统，快速分析了卡马西平模型

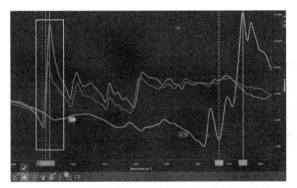
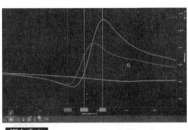

a. 自动选择每个成分的位置并成像　　　b. 放大图，显示晶型Ⅰ和Ⅲ分类所选择的波长

图4-3　CBZ晶型Ⅰ、晶型Ⅲ和纤维素的谱库反射图

（引自：https://www.agilent.com/.）

a. 片剂1　　　　　　　　b. 片剂2

图4-4　卡马西平13mm片剂的红外光谱成像

（引自：https://www.agilent.com/.）

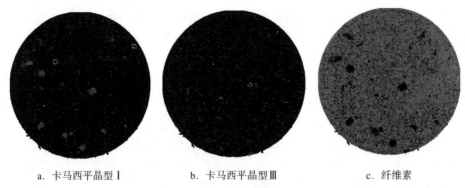

a. 卡马西平晶型Ⅰ   b. 卡马西平晶型Ⅲ   c. 纤维素

图4-5　卡马西平晶型Ⅰ、Ⅲ和纤维素的单独红外光谱成像图

（引自：https://www.agilent.com/.）

片中原料的2种晶型，并进行了相对定量，测得的表面浓度与已知重量百分比呈现良好的相关性。该法操作简单、扫描速度快、空间分辨率高，具有实现低至0.1μm的像素分辨率下测量百万像素衰减全反射（ATR）图像的独特能力，适用于药物研发和制药工业。

示例二　近红外原位成像研究盐酸盐药物溶出过程

溶出度试验是一种模拟固体口服制剂在胃肠道中崩解和溶出的理想体外试验，也是评价和控制药品固体口服制剂质量的重要指标，通常被作为一种体外替代方法为体内生物等效性研究和体内外相关性研究提供信息和指导。

随着口服固体制剂的增多，难溶性药物释放面临着巨大的挑战。传统溶出度测定方法不能在固体制剂溶出过程中观察难溶性药物沉淀情况，给难溶性药物的开发带来一定的限制。

目前，光谱成像和流通式溶出度测试相结合解决了这一难题。用近红外光谱成像法研究药物片剂的溶出度，能够直接监测片剂在溶出过程中的情况。片剂中的不同成分，如药物、基质和水，在溶出过程中可以很容易地通过近红外光谱成像直观表现出来，更容易观察难溶性药物的片剂溶出过程的微观行为。

示例所用为模型药物（BMS 823778），是以药物有效成分（API）的盐酸盐和微晶纤维素以50/50 *wt/wt%* 混合压制成的模型片剂。该片剂的直径为7mm，厚度为2.5mm，每个片剂的重量为100mg。该模型药物的pK_a值为3.98。利用其能表现出歧化过程来观察不同的溶解过程。第一个过程是盐酸盐的溶解，然后盐酸盐成为游离碱沉淀出来。第二个过程是水进入剩余的固体片剂基质而实现。这种方法用于区分溶解在不同介质中制剂的溶解性能（取决于是否看到药物歧化）。

整个片剂的NIR成像技术可以提供片剂溶解的概况。盐酸盐溶解的pH_{max}值约为1.2。游离碱的溶解度也已知明显低于盐酸盐的溶解度。因此，在较高的pH下，该化合物发生歧化的风险很高，不溶的游离碱很容易形成并沉淀出来。

为了研究药物的溶出行为，实验方法有必要研究片剂在高pH和低pH（相对于pH_{max}）下的溶出度，以确定在不同条件下是否发生盐转化。将模型片剂固定，放入流动溶出池中，溶出介质分别为去离子水和0.1mol/L盐酸，其余试验条件完全相同。溶出介质以 1ml/min的流速流动，新的溶出介质不断补充，溶出介质在流动过程中将从片剂中溶解的物质带走，介质的流速较低能够防止未溶解的物质被冲走。用Malvern近红外成像光谱仪分别对两种溶出介质介导的溶出过程进行监测，使用对应的波长1624nm（盐酸盐类）、1632nm（游离碱）、1898nm（结合水）来监测各成分的变化以及成分转化现象。

实验结果的所成图像中，红色表示目标成分在此区域为高浓度，蓝色表示目标成分在此区域为低浓度。图4-6和图4-7分别显示了在去离子水和0.1mol/L盐酸中，药片中盐酸盐、结合水、游离碱在近红外成像系统下的溶出情况。

图4-6显示以去离子水为溶出介质的溶出情况。图4-6a表明片剂中的盐酸盐随时间逐渐溶解，20分钟时的图像显示，片剂中心为高浓度区，片剂外部为低浓度区。在片剂的核心周围可以看到一个黄色和绿色的环状物，是药物溶解到介质中引起的浓度降低梯度。图4-6b显示了实验过程中水进入片剂的过程。片剂与溶解介质接触，结合水在药片周围形成一个环，并且向片剂的核心和边缘扩展。图4-6c显示了溶解过程中游离碱的形成。在干燥状态下，不存在游离碱。在与水接触时，水在片剂周围形成一个环，最后由于游离碱溶解度低，沉积在池中，而没有溶于介质流出溶出池。

图4-7显示了以0.1mol/L盐酸为溶出介质的溶出情况。图4-7a显示了盐酸盐在酸性介质中的溶出情况，与图4-6a类似，并没有因为介质的改变而影响溶出速率。图4-7b显示水进入片剂的速度与之前的图4-6b类似。然而，图4-7b显示在润湿物质环外的沉淀物质很少，表明溶出情况更好。图4-7c显示了药物在溶出过程游离碱的情况，从图像可以看出，在溶解过程中基本没有游离碱的存在。

这表明，药物在相对较高的pH介质中润湿后转化为游离碱，因此通过调节溶出介质的pH值可以防止这种转变。在该实验中，近红外成像提供了片剂溶出的全部状态，使用对应的波长来监测各成分的变化以及成分转化现象，增强对溶出过程中盐歧化的理解，为溶出试验提供了良好的工具，在流动条件下研究片剂整体溶出度方面具有很大的潜力。

近红外成像和溶出仪联用技术，可以生成化合物溶出过程的剖面图，提供全面溶出的全景图，直接可视化地显示成分转化过程，对于药物制剂处方筛选、药

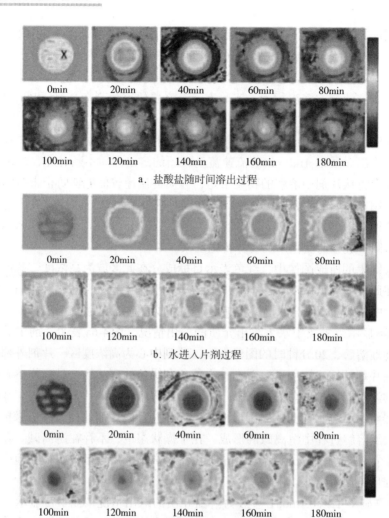

a．盐酸盐随时间溶出过程

b．水进入片剂过程

c．游离碱形成过程

图4-6　在水为溶出介质中片剂溶出近红外成像

［引自：*International journal of pharmaceutics*，2015，493（1-2）.］

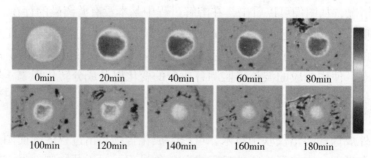

a．盐酸盐随时间溶出过程

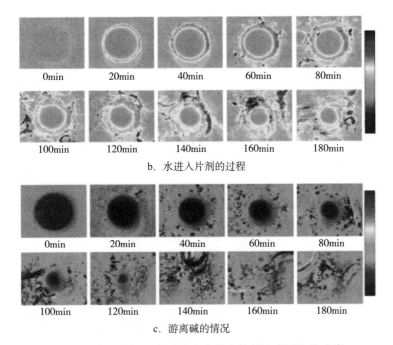

b. 水进入片剂的过程

c. 游离碱的情况

图4-7　在0.1mol/L盐酸溶出介质中片剂溶出近红外成像

〔引自：*International journal of pharmaceutics*，2015，493（1-2）.〕

品批内和批间质量一致性控制具有明显技术优势。

示例三　显微红外光谱法对生物制剂液体中悬浮异物的检出

生物制药行业通常采用测定浑浊度的方法作为产品质量控制方法之一，浊度是水体物理性状指标，它表征水中悬浮物质等阻碍光线透过的程度。这种物理表征的方法局限性非常大，会漏检一些微小轻薄悬浮异物；不能给出失效制剂异物的成分、来源等信息，不能对产品生产中出现的问题作出有效的指导。

显微红外光谱仪可以采集异物的光谱图，根据测试谱图检索数据库，解析出异物的成分，能够对药品生产过程中出现的问题给予有效的指导。

示例所用的样品为某生物制剂企业提供的失效生物制剂，采用Thermofifisher iN10MX显微红外光谱仪对生物制剂中的悬浮异物进行检测，对比红外参考图谱，分析异物成分，实验分析测试条件见表4-1。

实验扫描完成后，根据异物的不同显微形态，包括形状、厚薄，将异物分为三类。分析结果表明：第一类异物滤膜表面表现出不同的显微形态（1#、4#、8#），如图4-8，最大的一片大约为132μm×99μm。第一类异物的显微红外反射谱图见图4-9。

表4-1　分析测试条件

测试条件	内　容
检测器类型	MCT
检测方式	反射测试
分辨率	8cm^{-1}
样品扫描次数	16次
背景测试	以反射参考金镜位置为背景
光谱采集范围	4000 ～ 600cm^{-1}

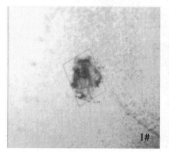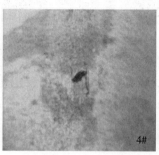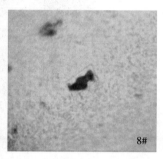

图4-8　显微镜下第一类异物的形态

（引自：https：//www.thermofisher.cn/）

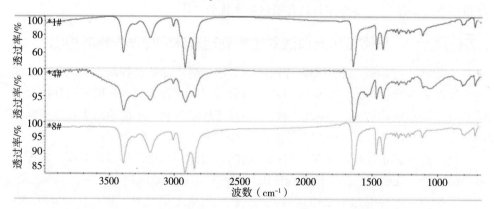

图4-9　第一类异物（1#、8#、9#）显微红外反射谱图

（引自：https：//www.thermofisher.cn/）

　　谱库检索第一类异物的主要成分是脂肪酸芥酸酰胺；显微反射谱图与红外参考图谱的吸收峰位置几乎完全相同（图4-10），没有明显的多峰少峰。芥酸酰胺常用于食品等各种聚乙烯，聚丙烯薄膜包装的开口剂，各种塑料制品润滑剂，脱模剂及食品级塑料PP生产的稳定剂。

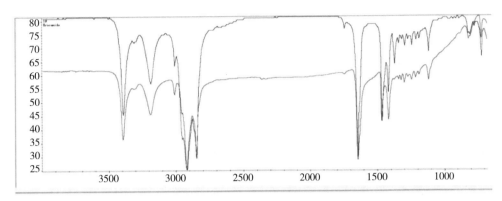

图4-10 第一类异物谱库检索图

（引自：https：//www.thermofisher.cn/）

第二类异物在滤膜膜表面也表现出不同形态，如图4-11所示，最大的一片大约为771µm呈丝状。

第二类异物的显微红外反射谱图如图4-12所示：

谱库检索发现，第二类异物的主要成分是纤维素（图4-13）；可能来源于棉质衣物，实验室脱脂棉，纸张碎屑等由植物纤维加工而成的物质。

第三类异物在滤膜表面表现出更加多的形状，如图4-14所示，形状，厚薄各不相同。

第三类异物的显微红外反射谱图如图4-15所示：

谱库检索发现，第三类异物的主要成分是类似于短杆菌肽（gramicidin）（图4-16），可能来源于液体制剂本身，为过滤的时候没有冲洗干净造成的蛋白固体残留。

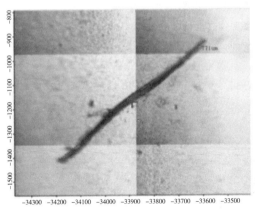
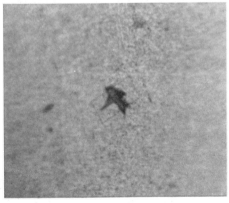

图4-11 显微镜下第二类异物的显微形态

（引自：https：//www.thermofisher.cn/）

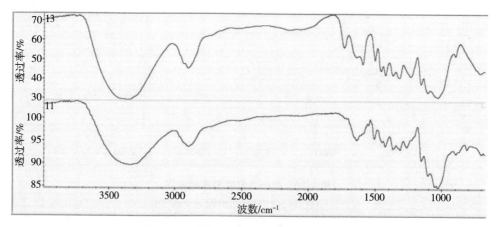

图4-12　第二类异物显微红外反射谱图

（引自：https://www.thermofisher.cn/）

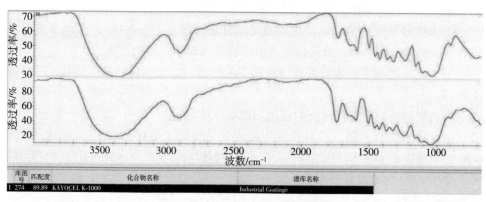

库图号	匹配度	化合物名称	谱库名称
1 274	89.89	KAYOCEL K-1000	Industrial Coatings

图4-13　第二类异物谱库检索图

（引自：https://www.thermofisher.cn/）

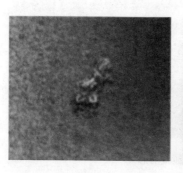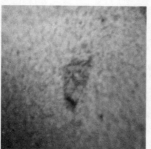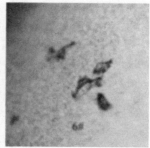

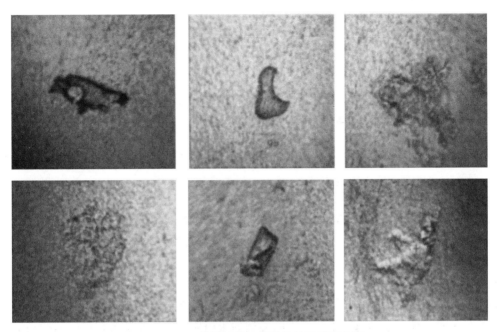

图4-14　显微镜下第三类异物的显微形态图

（引自：https：//www.thermofisher.cn/）

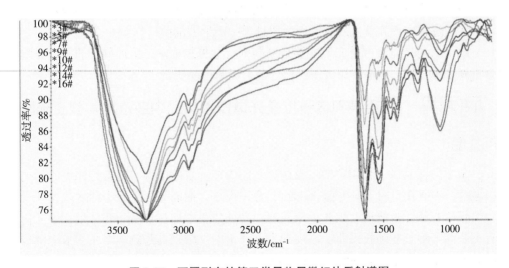

图4-15　不同形态的第三类异物显微红外反射谱图

注：*3#、*5#、*7#、*9#、*10#、*12#、*14#、*16#，为异物编号。

（引自：https：//www.thermofisher.cn/）

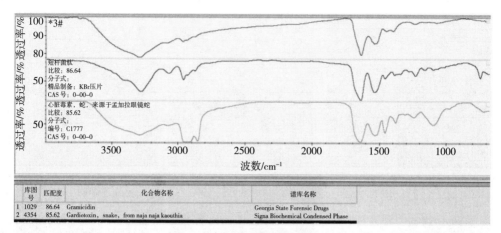

图4-16　第三类异物谱库检索图

（引自：https://www.thermofisher.cn/）

同一刻度显示第三类异物显微红外反射谱图存在微小差异，结合异物显微可见图像的差异，推测可能来源于不同类型的蛋白质需进一步结合扫描电镜的测试结果给出准确的判定。

根据以上实验结果，可以初步对生物制剂中异物来源作出判断，第一类异物可能由生产中某个环节引入，第二类异物可能由环境空气引入，第三类异物可能来自实验过程中滤膜清洗或者制剂存放过程中产生的细菌。

综上所述，显微红外光谱能够帮助制剂行业更加准确，更加科学的实现异物分析和来源识别，精准控制关键生产环节，保障产品质量。

示例四　利用表面增强拉曼光谱技术检测中药苍术中微量硫酸阿托品

硫酸阿托品是一种用于治疗胃肠道和胆绞痛、农药中毒、感染性休克等的抗胆碱药，但服用过量会导致颜面潮红、意识模糊、抽搐等阿托品中毒症状，甚者会出现休克和呼吸瘫痪。因此，硫酸阿托品被禁止添加在食品和药品中，但还会有不法商家将硫酸阿托品非法添加到中药苍术中以增强其药效。因此苍术中微量硫酸阿托品的快速、准确的检测非常重要。

目前，用于硫酸阿托品的检测方法有高效液相色谱法、质谱法、薄层色谱法和毛细管电泳法等，但这些方法操作较为烦琐，用时长，成本高。表面增强拉曼光谱法可无损检测样品，所需样品量小，检测时间短，可实现对样品快速、简单、可重复、无损伤的定性定量分析，且灵敏度高，适合于痕量分析，可用于掺杂硫酸阿托品的检测。

韩斯琴高娃和哈斯乌力吉等用 BWS415-785H 型便携式拉曼光谱仪对硫酸阿托品进行检测。样品制备如下：配制不同梯度浓度的硫酸阿托品水溶液作为对照溶液，取中药苍术粉末，添加硫酸阿托品，溶于水，离心取上清液，作为掺杂硫酸阿托品的苍术样品。中药苍术粉末，溶于水，离心取上清液作为待测样品。对比三个样品来判断选择的 1002cm^{-1} 处的指纹特征峰是否可以用于检测苍术中的硫酸阿托品。

硫酸阿托品水溶液的表面增强拉曼光谱和常规拉曼光谱见图4-17。由图可见，即使是 10^3μg/ml 浓度的硫酸阿托品水溶液，其常规拉曼光谱信号强度很弱，几乎无明显的拉曼峰，而 10μg/ml 浓度的表面增强光谱就可以看到清晰可辨的拉曼峰，并与固体粉末的拉曼峰基本吻合，表明表面增强光谱可以对硫酸阿托品水溶液进行检测。

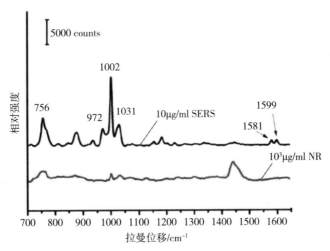

图4-17　硫酸阿托品水溶液常规拉曼光谱和SERS光谱图

[引自：《中国药师》，2017，200（12）.]

选择最佳试验条件，用表面增强拉曼光谱对不同浓度的硫酸阿托品水溶液进行测定，结果如图4-18a所示。将 1002cm^{-1} 处的指纹特征峰作为分析对象，将该峰附近的硫酸阿托品水溶液梯度浓度的光谱进行同比放大，以便进一步明确特征峰强度与浓度关系（图4-18b）。如图可知，检测限最低可至0.5 μg/ml。根据数据做出在 0.1 ~ 100.0 μg/ml 范围内拉曼特征峰强度与浓度的变化关系图，进一步拟合数据，得到的曲线方程为 $Y = 4699X + 1025$，线性相关系数 r 为0.9839。随后进行回收率和稳定性考察，必要的方法验证表明该方法可用于苍术中硫酸阿托品的检测。

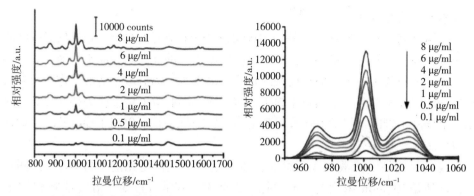

a. 硫酸阿托品水溶液浓度梯度拉曼光谱　　　　b. 1002cm⁻¹附近的局部浓度梯度变化曲线

图4-18　硫酸阿托品水溶液浓度梯度拉曼光谱图和1002cm⁻¹附近的局部浓度梯度变化曲线

[引自:《中国药师》, 2017, 200（12）.]

　　用该方法检测含有硫酸阿托品的中药苍术掺杂样品，结果如图4-19中b所示。40 μg/ml硫酸阿托品水溶液的表面增强光谱如图4-19中a所示，中药苍术水溶液的表面增强光谱如图4-19中c所示。实验结果表明，1002 cm⁻¹处的特征峰为硫酸阿托品，利用表面增强拉曼光谱可以对中药苍术中掺杂的硫酸阿托品进行鉴定。

　　基于SERS技术建立硫酸阿托品的检测方法，该方法不仅继承了常规拉曼光谱技术高特异性、快速、简便、不受水的干扰，支持多成分同时检测，对样品无

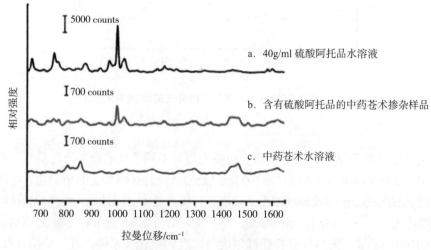

图4-19　SERS光谱图

[引自:《中国药师》, 2017, 200（12）.]

损毁等优点，而且克服了其灵敏度低的问题。

示例五　利用拉曼光谱分析原研品中原料药（API）的晶型及粒度

同一化合物的不同晶型，在外观、溶解度、熔点、溶出度、生物有效性等方面会有差异，不仅影响药物的理化性质、稳定性，还影响药物的生物利用度和疗效。同时，辅料的晶型也会影响API的溶出度和稳定性。所以在新药研发和药物一致性评价中，API的晶型鉴别和粒度评价是关键内容。

对于固体原料药和制剂中API的晶型分析，常用的方法为X射线粉末衍射法，但其对粉末API样品的颗粒度有一定的要求，通常需要研磨处理才能进行测定。另外，小规格的药品，由于API含量低，常常无法进行检测。另外，一些常用辅料如甘露醇、乳糖、蔗糖等也存在多个晶型，会存在一定干扰，增加了测试和分析的难度。

拉曼光谱技术对于低频振动的检测具有明显的优越性，甚至可检测到分子的晶格振动，其谱带强度与待测物浓度的关系遵守比尔定律，也可用于化合物定量分析。更重要的是，与X射线粉末衍射法相比，拉曼光谱法制样简单，非接触检测，避免了制样过程中对晶型的影响。

例如：某待测原研药片剂中的API含量较低且晶型未知。我们首先使用DXR2xi显微拉曼成像光谱仪，采集API 3种晶型纯品（某企业提供）的拉曼光谱，每张光谱采集时间10秒。如图4-20所示，3种晶型的拉曼光谱表现出明显的差异性。

为了确认原研品片剂中API的晶型及分布，将这3种晶型纯品的拉曼光谱作为标准光谱导入OMNIC谱库中。在除去片剂的包衣后，选择了400μm×400μm区域，利用显微拉曼成像光谱仪进行大面积区域的拉曼成像，然后分析API及辅料的成分和分布（图4-21）。在成像图中，亮点区域为API的分布，显示为颗粒尺寸大小不同的分布。最后从成像中提取出API的拉曼光谱，并与3种纯品的拉曼光谱进行比较，发现API的拉曼光谱与标记为3的晶型相同，可以确认原研片剂中API为晶型3（图4-22）。

为了了解待测片剂中API的粒度大小及分布，根据获得的成像数据，采用OMNIC软件的图像分析功能，针对API进行粒度统计。分别统计每个API微观特征分布区域在坐标上的长（图4-23）和宽（图4-24）。其中API特征分布区域的长度主要集中在2～7μm，较大尺寸主要集中在7～17μm，而少数大于23μm。相应地，微观特征分布区域的宽度，主要集中在2～8μm，较大尺寸在8～12μm。再结合拉曼成像中API的分布图，推测待测片剂中API的粒度主要集中在2～8μm，较大的粒子集中在8～17μm，少数分布＞23μm。

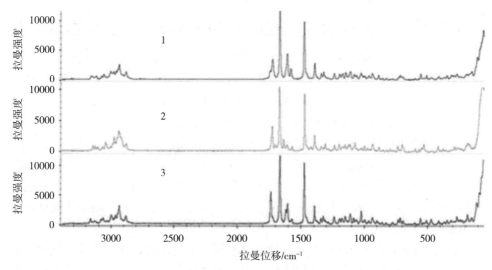

图4-20　API 3种晶型的拉曼光谱

（引自：https：//www.thermofisher.cn/）

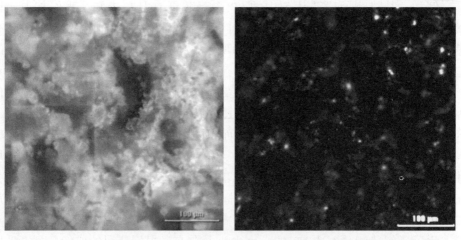

a. 为显为微镜观察到的图　　　　　b. 为拉曼成像的API分布图

图4-21　白光图像和拉曼成像（亮点为API）

（引自：https：//www.thermofisher.cn/）

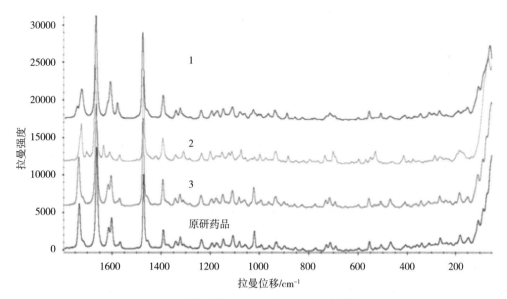

图4-22　3种晶型纯品和原研药品中API的拉曼光谱

（引自：https：//www.thermofisher.cn/）

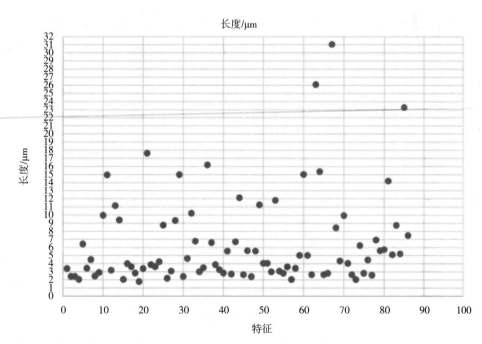

图4-23　每个API特征分布区域的长度统计结果

（引自：https：//www.thermofisher.cn/）

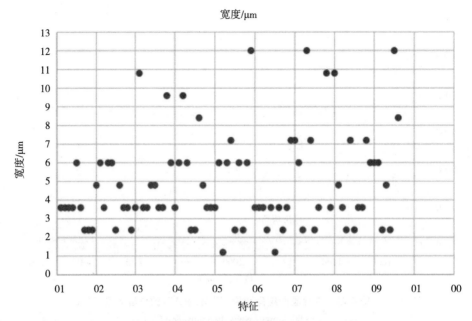

图4-24 每个API特征分布区域的宽度统计结果

　　该示例使用显微拉曼成像光谱，根据不同晶型的光谱差异性，快速确认了某原研药品片剂中API的晶型及其在片剂中的分布，通过OMNIC软件中图像分析功能初步进行了API颗粒统计。该法实现了片剂的原位分析，不但可以满足晶型的常规鉴别分析、混晶、共晶分析，也可快速实现粒度统计及分布分析。显微拉曼成像光谱技术为仿制药一致性评价和新药研发提供了一种快速、无损的评价和分析手段。在仿制药一致性评价中发挥重要作用。

思考题

1. 红外光谱技术在高端缓控释制剂开发、仿制药物一致性评价中发挥哪些作用？

2. 拉曼光谱技术在高端缓控释制剂开发、仿制药物一致性评价中发挥哪些作用？

（王冬梅）

参 考 文 献

［1］王圣，杨小震，沈德言. 尼龙1010的远红外光谱研究［J］. 光谱学与光谱分析，1993，13（04）：35-40.

［2］褚小立，史云颖，陈瀑，等. 近五年我国近红外光谱分析技术研究与应用进展［J］. 分析

测试学报，2019，38（05）：603-611.

［3］SEN AN，GOPINATH SP，ROBERTSON CS. Clinical application of near-infrared spectroscopy in patients with traumatic brain injury：a review of the progress of the field［J］. Neurophotonics，2016，3（03）：031409.

［4］WANG J，LIN K，ZHENG W，et al. Fiber-optic Raman spectroscopy for in vivo diagnosis of gastric dysplasia［J］. Faraday Discuss，2016，187（02）：377-392.

［5］刘翠梅，韩煜，闫顺耕. 甲基苯丙胺、氯胺酮、海洛因、可卡因红外光谱快速定性分析方法研究［J］. 光谱学与光谱分析，2019，39（07）：2136-2141.

［6］张建勋. 红外光谱法在不同产地中药党参鉴别中的应用［J］. 临床医药文献电子杂志，2019，6（34）：6-7.

［7］闫研，秦斌，殷果，等. 近红外光谱法在舒胸片快速定性定量分析中的应用［J］. 药学研究，2018，37（06）：327-331.

［8］HAO HX，BARRETT M，HU Y，et al. The use of in situ tools to monitor the enantiotropic transformation of p-aminobenzoic acid polymorphs［J］. Organic Process Research & Development，2012，16（01）：35-41.

［9］WRAY PS，SINCLAIR WE，JONES JW，et al. The use of in situ near infrared imaging and Raman mapping to study the disproportionation of a drug HCl salt during dissolution［J］. International Journal of Pharmaceutics，2015，493（1-2）：198-207.

［10］AVALLE P，PYGALL SR，GOWER N，et al. The use of in situ near infrared spectroscopy to provide mechanistic insights into gel layer development in HPMC hydrophilic matrices［J］. Eur j Pharm sci，2011，43（05）：400-408.

［11］李沙沙，赵云丽，陆峰，等. 近红外光谱分析技术用于硫酸羟氯喹原辅料混合均匀度在线定量监测［J］. 第二军医大学学报，2019，40（09）：995-1000.

［12］王晴，徐芳芳，张欣，等. 在线近红外光谱监测桂枝茯苓胶囊流化床干燥过程水分的方法研究［J］. 中草药，2019，50（22）：5429-5438.

［13］谢孟峡，刘媛. 红外光谱酰胺Ⅲ带用于蛋白质二级结构的测定研究［J］. 高等学校化学学报，2003，24（02）：226-231.

［14］赵远，翟明阳，尚林伟，等. 关节滑液的傅里叶变换红外光谱分析［J］. 光谱学与光谱分析，2018，38（10）：21-22.

［15］CEBECI MALTAŞ D，KWOK K，WANG P，et al. Rapid classification of pharmaceutical ingredients with Raman spectroscopy using compressive detection strategy with PLS-DA multivariate filters［J］. J Pharm Biomed Anal，2013，80（09）：63-68.

［16］BLOOMFIELD M，ANDREWS D，LOEFFEN P，et al. Non-invasive identification of incoming raw pharmaceutical materials using Spatially Offset Raman Spectroscopy［J］. J Pharm Biomed Anal，2013，76（05）：65-69.

［17］包琳，孙银凤，赵玉荣. 表面增强拉曼光谱法对盐酸四环素注射液的定量分析［J］. 海峡药学，2017，29（10）：50-53.

［18］黄蓉，叶晓霞，陆丹，等. 拉曼光谱法研究呋塞米晶型及其定量模型的建立［J］. 中国

药学杂志，2018，53（24）：2127-2131.

[19] WINDBERGS M，JURNA M，OFFERHAUS HL，et al. Chemical imaging of oral solid dosage forms and changes upon dissolution using coherent anti-Stokes Raman scattering microscopy［J］. Anal Chem，2009，81（06）：2085-2091.

[20] 陈辉，王晓钰，李丹，等. 拉曼光谱快速鉴别品牌药与仿制药的研究［J］. 计算机与应用化学，2015，32（04）：473-476.

[21] 梁鑫，李莉，徐涛，等. TLC-SERS法快速鉴别含槲皮素的中药材［J］. 临床医药文献电子杂志，2018，5（43）：168-169.

[22] DE BEER TR，BODSON C，DEJAEGHER B，et al. Raman spectroscopy as a process analytical technology（PAT）tool for the in-line monitoring and understanding of a powder blending process［J］. J Pharm Biomed Anal，2008，48（03）：772-779.

[23] 邵丽婷，肖瑞，王升启. 基于表面增强拉曼光谱的肝病血清检测技术研究［J］. 军事医学，2016，40（11）：888-891.

[24] NGUYEN MA，FLANAGAN T，BREWSTER M，et al. A survey on IVIVC/IVIVR development in the pharmaceutical industry-Past experience and current perspectives［J］. Eur j Pharm sci，2017，102（07）：1-13.

[25] https://www.agilent.com/cs/library/applications/5991-7512ZHCN_App_Brief_LDIR_Polymorph.pdf.

[26] 林华.Nicolet iN10显微红外光谱仪在生物制药的异物分析应用［EB/OL］［2019-11-06］https://www.thermofisher.cn/search/results?query = Nicolet%20iN10&persona= DocSupport&refinementAction = true&resultsPerPage = 30&filter-document.result_type_ s%3AProduct%20Literature.

[27] 韩斯琴高娃，沙轩宇，赵航，等. 利用表面增强拉曼光谱技术检测硫酸阿托品［J］. 中国药师，2017，20（12）：2277-2281.

[28] 马殊荣.拉曼光谱在药物API 晶型及粒度分析中的应用［EB/OL］.［2019-11-06］ https://www.thermofisher.cn/search/results?query=DXR2xi&persona-DocSupport&refinement Action-true.

[29] 王娜. 拉曼成像技术在仿制药研发中应用概述［EB/OL］.［2018-04-13］https://www. thermofisher.cn/document-connect/document-connect.html?url-https%3A%2F%2Fassets. thermofisher.cn%2FTFS-Assets%2FCAD%2FReference-Materials%2FAnalyzing-Pharmaceutical-Consituents-Imaging-Webinar.pdf&title = VmizdWFsaXppbmcsiENoYXJhY3Rl-cml6aW5nLCBhbmQgQW5hbH16aW5nIFBoYXJtYWNldXRpY2FsIENvbnN0aXR1ZW50 cyB3aXRolFJhbWFulElYWdpbmc =.

第五章

核磁共振技术与应用

核磁共振技术是利用具有自旋运动的原子核在外磁场作用下，吸收射频场能量而产生共振现象的谱学技术。核磁共振现象在20世纪40年代分别由美国物理学家Edward Mills Purcell和Felix Bloch首先发现，两位科学家因此在1952年共同获得诺贝尔物理学奖。广义的核磁共振技术包括核磁共振波谱（NMR）、核磁共振成像（MRI）和核磁共振探测（MRS）等，其中核磁共振波谱（NMR）是药物分析中常用的一种核磁共振分析技术。

核磁共振分析技术作为一种功能强大、非破坏性的结构分析方法，自诞生以来就成为十分重要的分析测试方法和科学研究工具，在化学、物理、生物、医学、材料、食品、地球科学等领域得到广泛的应用。核磁共振技术已发展成为药物分析中结构表征、定量分析、动态过程追踪、代谢组学研究等方面的有力的分析工具。

第一节 核磁共振技术特点与发展趋势

自20世纪40年代发现核磁共振现象以来先后共有19位科学家因推动核磁共振的发展和应用而荣获诺贝尔奖，反映了该技术的持续发展潜力。核磁共振技术具有薄层色谱法、高效液相法、气相色谱法等分析手段无法比拟的独特优势，在不破坏样品的情况下可对样品进行快速、准确的定性和定量分析，且定性、定量分析可同时进行。核磁共振技术不存在响应歧视性和选择性，因与结构直接相关而具有更强的专属性。目前 ^1H、^{13}C、^{15}N、^{19}F、^{31}P 谱等一维核磁共振实验技术，COSY、TOCSY、HMBC、HSQC谱等二维核磁共振实验技术，变温核磁技术等核磁共振分析技术已经广泛、深入地应用于药物分析。扩散排序谱（DOSY）、完整还原振幅频率表技术（CRAFT）、高分辨微量魔角探头技术、量子化学计算核磁共振参数技术、核磁共振各向异性参数技术、高分辨微量魔角探头技术、核磁共振代谢组学技术、液相-核磁共振联用技术等核磁共振新技术发展迅速。600～800 MHz高场核磁共振谱仪已经广泛普及，1.0 GHz（23.5 T）、1.1 GHz（25.9 T）和1.2 GHz（28.2 T）等超高场（UHF）核磁共振谱仪已研制成功并逐渐商业化。具有超高检测灵敏度和高性价比的液氮、液氦低温探头，越来越成为核磁共振谱仪的必选升级配置。未来，核磁共振波谱仪的技术进步和应用范围拓展会促进生命科学等研究领域的重大突破和新发现。

一、核磁共振技术的特点

在药物分析中利用核磁共振波谱（NMR）分析技术可以检测到的常见原子核有氢、碳、磷、氟、氮的同位素^{1}H、^{13}C、^{31}P、^{19}F、^{14}N，分别称为氢谱、碳谱、磷谱、氟谱和氮谱。核磁共振谱按照图谱的类型可分为核磁共振一维谱（如核磁共振氢谱、核磁共振碳谱）、核磁共振二维谱和核磁共振三维谱，不同的图谱提供不同的结构信息，可以互为补充进行结构表征。氢原子和碳原子普遍存在于有机化合物分子组成中，且占有最重要的位置，因此核磁共振氢谱（^{1}H NMR）、核磁共振碳谱（^{13}C NMR）及其二维相关谱在有机化合物结构鉴定中应用最广泛。氢谱能提供分子中氢原子相关信息，碳谱直接提供分子骨架信息，二维相关谱提供原子核之间连接信息。目前核磁共振技术已发展成为药物分析中最有力的分析工具之一。

（一）核磁共振波谱仪的组成和功能

核磁共振波谱仪主要由磁体、稳场匀场系统、射频源、探头、接收系统、信号记录和数据处理系统、变温单元和辅助气体系统等多个部件组成，见图5-1。其中磁体和稳场匀场系统产生均匀稳定的磁场，使分析对象的自旋核产生能级分

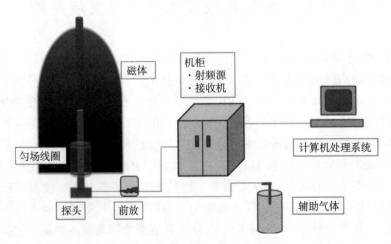

图5-1　核磁共振波谱仪基本组成

裂，在射频源产生的激发射频作用下，使自旋核发生能级跃迁，产生电磁感应信号。探头位于磁体的底部，发出射频源产生的激发射频信号并接收样品电磁感应信号。

磁场强度的提高可以同时提高仪器检测的灵敏度和分辨率，因此一直以来都是核磁共振波谱仪重点发展的硬件技术，至今经历了永久磁体、电磁体、超导磁体三个阶段。自1953年世界上第一台商品化的磁场强度为30 MHz的NMR谱仪（美国Varian公司，EM300型，0.7 T）研制成功以来，随着超导磁体核磁共振波谱仪的开发（1964年美国Varian公司，HR-200型，200 MHz，4.74 T）和脉冲傅里叶变换核磁共振仪（1971年日本JEOL公司，PS/PFT100型，100 MHz，2.35 T）的出现，NMR技术的灵敏度和分辨率有了很大提高，磁场强度1000 MHz（2009年德国Bruker公司，AVANCE 1000 MHz型，23.5 T）及以上超导磁体的NMR谱仪（2019年德国Bruker公司，Ascend 1.2 GHz型磁体，1200 MHz，28.2 T）已经被开发和应用于大分子蛋白的结构分析。绝大多数药物为小分子结构，因此在药物分析中通常使用的是磁场强度为400～800 MHz的核磁共振仪。

探头技术也是核磁共振谱仪重要技术，它既要保证各个射频通道的功率有效地作用于样品，也要同时高灵敏地检测出各种核磁共振谱信号，包括观测信号和锁信号。探头所用的材料及元器件应当无磁性，否则将破坏静磁场的均匀性，而且很难用匀场线圈来校正。探头的设计要保证样品在射频场区域的均匀分布，这除了对材料的要求之外，主要决定于样品线圈的几何形状，射频场的均匀性在多脉冲实验中尤为重要。目前，探头作为核磁波谱仪重要核心部件呈现出多样化的发展，已经发展出四核探头（可检测$^1H/^{13}C$，以及$^{19}F/^{31}P$）、自动宽带探头（可以同时检测$^1H/^{13}C/^{19}F/^{31}P$，也可以检测几十种原子核，例如B/N/O/Al/D/Na/Li/Si等同位素核）、低频与超低频探头（可以检测杂核到Ag等同位素核）、反相探头、增加灵敏度的低温探头、检测微量化合物的Nano探头等。其中，根据杂核线圈和氢核线圈在探头内的位置不同，分为正相探头（杂核检测线圈在内，碳谱灵敏度高）和反相探头（氢核检测线圈在内，氢谱灵敏度高，有利于氢检测的HSQC、HMBC等反相二维相关技术）。在此基础上进一步发展出液氮低温探头和液氦超低温探头，二者的检测灵敏度相较普通室温探头提高2～4倍，600 MHz核磁谱仪配备部分型号的液氦超低温探头后，其检测灵敏度已优于配备普通探头的800 MHz核磁波谱仪，因此低温探头日趋成为核磁共振波谱仪的主流配置。

近年来随着磁体磁场强度不断提高和探头等仪器硬件技术的不断发展进步，核磁共振波谱仪的检测灵敏度和分辨率显著提升，并且随着仪器分析新方法的开发和不断丰富，核磁共振技术已发展成为药物分析中结构表征、定量分析等方面独具优势的分析工具。

（二）核磁共振氢谱技术

一维核磁共振氢谱（^{1}H-NMR）由于其灵敏度较高，能够提供丰富的结构信息，并且相较于其他波谱积累的数据最多，已成为药物分析中分子结构表征与鉴定、定量分析、质量分析与控制方面最基本和应用最广泛的核磁共振分析技术。通常，一维核磁共振氢谱能够提供与待分析化合物结构相关的主要参数：化学位移、氢原子数目、信号峰的裂分方式及偶合常数，通过对氢谱上述主要参数的分析可以获得待分析化合物的氢原子数量、与氢原子所连接的原子或基团片段、氢原子的轨道的杂化类型、空间立体结构、含量等信息。

1. 化学位移　根据产生核磁共振信号的基本通用公式（1），不同类型原子核之间的共振频率是不同的，这与原子核的旋磁比 γ_N 这一基本属性有关。旋磁比是一固定值，原子核类型不同其旋磁比也不同，例如 ^{1}H 的旋磁比为 2.6752×10^8 rad/（s·T），^{13}C 的旋磁比为 0.6728×10^8 rad/（s·T），^{31}P 的旋磁比为 1.0839×10^8 rad/（s·T），^{14}N 的旋磁比为 0.1934×10^8 rad/（s·T）。对于分子中相同类型的原子核，如果感受到相同的外加磁场强度，根据公式（1）理论上所有的同类型核都会只有一个共振频率或共振信号。

$$v = \gamma_N B_N / 2\pi \qquad (1)$$

式中 v 为氢原子核或其他原子核产生共振现象的进动频率；γ_N 为氢原子或其他原子核的磁旋比；B_N 为氢原子核或其他原子核实际感受到的磁场强度。

然而，实际上每个磁性核的共振频率不仅由核磁谱仪本身的磁场强度和磁旋比来决定，而且还受到其所处的化学环境影响。分子中每个原子所处的化学环境不同，受到核外电子影响而产生电子屏蔽效应，导致在相同磁场环境下每个原子核实际感受到的磁场强度不尽相同，因此分子中相同原子核之间的共振频率会存在不同。根据公式（2），分子中每个原子核的屏蔽效应与屏蔽常数有关，屏蔽常数与反磁性屏蔽、顺磁去屏蔽、相邻基团磁各向异性和溶剂有关。其中反磁性屏蔽和顺磁屏蔽对原子核的屏蔽作用贡献最大。反磁性屏蔽是由核外电子在外加磁场作用下产生的一个与外加磁场方向相反的一个对抗磁场，从而使原子核实际感受磁场强度降低，其大小与核外电子云密度成正比，与核外电子云距核中心的距离成反比。s 轨道电子相比其他轨道电子具有更强的作用，因此在氢谱中只具有 s 电子质子的化学位移受反磁性屏蔽影响最大。原子核由于其化学键或邻近原子的影响，其核外电子运动受阻，电子云呈非球形分布，产生一个与抗磁效应相反的磁场，从而加强了外加磁场作用，称为顺磁屏蔽。通常具有 p 或 d 轨道电子的磁性核才有顺磁屏蔽作用，因此，除氢核外，通常其他类型原子核的顺磁去屏蔽作用比反磁性屏蔽作用大。

$$B_N = B_0 (1-\sigma) \qquad (2)$$

式中B_0为核磁共振谱仪提供的外加磁场强度，σ为屏蔽常数。

磁性核所处的化学环境不同其共振频率也不同，在实际工作中需要以某一参考物质为基准，以基准物质的共振频率信号峰作为谱图的坐标原点，分子中其他原子的共振信号峰在谱图中距原点的相对距离称为化学位移，用符号"δ"表示，见公式（3）。δ表示谱图中某原子的共振信号峰距原点的距离，是核磁共振波谱分析技术中的无量纲量，而标示化学位移的值可采用ppm（百万分之一）表示。δ是一个相对值，他与核磁共振波谱仪提供的磁场强度无关，虽然在不同磁场强度的仪器测定下分子中某原子的共振频率不同，但是他们的δ值是相同的。

$$\delta = \frac{\upsilon_s - \upsilon_r}{\upsilon_0} \times 10^6 \qquad (3)$$

式中υ_s为分子中某原子共振频率；υ_r为基准物质共振频率；υ_0为核磁共振谱仪激发原子核的基础共振频率。

目前，根据IUPAC规定，化学位移一律采用δ值，把三甲基硅烷（tetramethylsilane，TMS）等基准物质的共振峰位置规定为零，待测样品分子的信号峰按照"左正右负"的原则规定在它左侧出峰的化学位移值为正值，在它右侧出峰的化学位移值为负值。除TMS外，也常采用2,2,3,3-d_4-3-（三甲基硅基）丙酸钠盐［2,2,3,3-d_4-3-（trimethylsilyl）propionic acid sodium salt，TSP］和2,2-二甲基-2-硅烷-5-磺酸钠（sodium 2,2-dimethyl-2-silapentane-5-sulfonate，DSS）作为基准物质，其中TMS易溶于非极性有机溶剂，难溶于水，有较低的沸点（26.5℃），而TSP和DSS均为钠盐易溶于水和有机溶剂。这些基准物质的化学性质不活泼，不与待测样品发生缔合，其氢谱或碳谱图中只有一组信号峰，且由于甲基质子核外电子及甲基碳的核外电子屏蔽作用较强，其共振频率比大多数物质分子的共振频率小，信号峰在谱图中出现在最右侧，绝大多数药物分子的信号峰都出现其左侧。

2. 氢化学位移影响因素 化学位移是分子结构鉴定的重要信息，结构中某原子化学位移的变化与其化学键类型，邻近基团或原子以及空间结构等密切相关。氢谱中对化学位移产生影响的因素有取代基的诱导效应、共轭效应、所连接碳原子的s-p化学键杂化类型、磁各向异性效应以及氢键和范德华效应等。

诱导效应是电子效应的一种，是指在有机分子中由于受到电负性不同的取代基（原子或原子团）的影响，成键电子云密度向某一方向偏移，核外电子云密度发生变化，产生屏蔽或去屏蔽作用的效应。电负性强的原子如F和O等，或强吸电子基团如—C═O等表现出较强的吸电子能力，降低了其所连接原子核外围的电子云密度，屏蔽效应减弱，使该原子核感受到了较强的外部磁场强度，从而使其共振频率增强，化学位移增大，谱图表现为该原子的核磁共振信号向低场区位移。反之，被给电子基团取代后可增加原子核外围电子云密度，表现为化学位移变小，共振信号向高场区位移。取代基的诱导效应可沿碳链延伸，α位碳原子上的氢化学位移受到的影响明显，β位碳原子上的氢可受到一定影响，随着取代基与被测原子的间隔化学键数增加而这种效应迅速减弱。

共轭效应也是一种电子效应，是指共轭体系中原子间或共轭取代基之间的相互影响而使体系内的π电子或p电子分布发生改变，从而引起氢原子化学位移发生变化。有些取代基因p-π共轭作用而增加氢原子周围电子云密度，导致其在偏高场产生共振，化学位移变小，如甲氧基与苯环相连后形成p-π共轭，向苯环提供电子导致苯环总体电子云密度增加，苯环上各质子的化学位移向高场区位移，且使苯环的邻对位电子云密度大于间位，因此邻对位质子的化学位移受到屏蔽作用比间位质子要强，导致取代基邻对位质子化学位移小于间位。某些具有吸电子性质取代基因π-π共轭作用形成共轭体系后导致氢原子的电子云密度降低，使其在低场产生共振，化学位移增大。如羰基、醛基、硝基等取代基与苯环相连后，导致苯环电子云密度整体降低，苯环质子的化学位移增大，且取代基邻对位的电子云密度比间位更小，屏蔽作用也更小，因此邻对位化学位移也比间位更大。

所连接碳原子的s-p化学键杂化类型也是影响质子化学位移的重要因素。连接于碳碳单键（sp^3杂化轨道）的氢原子，其s轨道的电子占总电子的25%，而连接于碳碳双键（sp^2杂化轨道）的氢原子，其s轨道的电子约占总电子的33%。因此，碳碳单键中碳原子的s轨道的电子数占比相较于碳碳双键的占比要低，成键电子距离碳原子更远，而距离其所连接的质子较近，从而对质子产生更强的屏蔽作用，共振信号峰向高场区移动，化学位移变小。因此，芳烃质子、烯烃质子和炔烃质子的化学位移通常大于烷烃质子。

磁各向异性效应是价键电子云环流产生的感应磁场，作用于邻近质子，从而使处于不同空间的邻近质子的屏蔽作用发生变化，化学位移发生改变。例如烯烃质子、炔烃质子、芳烃质子等其共振峰出现在低场，表明除诱导和共轭效应外，还有价键电子云环流产生的磁各向异性效应。当苯环、烯烃和羰基的π电子云的平面垂直于磁场时，产生感应电流和感应磁场，使苯环平面或双键上下区域的空间为屏蔽区，在苯环平面或双键平面区的空间为去屏蔽区。处于屏蔽区的质子由于受到屏蔽作用，其共振信号向高产区移动，化学位移变小，而处于去屏蔽区的质子化学位移增大。炔烃三键电子云与烯烃双键电子云产生的电流运动不同，在外加磁场的作用下，炔烃π电子云围绕碳碳键轴运动，在平行于炔烃的键轴方向产生屏蔽作用，而在炔烃键轴上下方产生去屏蔽作用，因此虽然炔烃质子其连接的碳原子的sp杂化轨道中s电子占有的比例较高，但是受到炔烃磁各向异性效应的影响，其化学位移相比烯烃质子偏小。

另外，质子的化学位移对氢键非常敏感，如羟基和氨基的质子容易发生解离，称为活泼氢。活泼氢也容易形成分子内或分子间氢键而使其化学位移向低场移动，称为氢键效应。连接于O、N、S等杂原子的质子如醇、酚、胺、羧酸等基团常有这种氢键效应，与未形成氢键的质子相比，活泼氢形成氢键后受到杂原子未成对电子的磁各向异性作用，使其屏蔽效应变小，化学位移增大。同时，溶剂、pH值、温度、浓度等都会影响化合物的氢键效应。非质子性溶剂、酸性降低、温度升高、浓度降低等可使氢键效应减小，化学位移变小。一般，为了确定氢谱中活泼质子的信号通常采用在测试溶剂中滴加少量（1～2滴）重水进行充分震荡后再进行测试，由于活泼质子与重水发生氢-氘交换，活泼质子的信号峰在氢谱中会消失，从而识别出药物分子中的活泼质子信号，但有时样品吸水或氘代溶剂中本身含有大量水分，这会导致样品的活泼质子信号变小或消失，应注意。

同一药物分子在不同溶剂中进行氢核磁共振实验时，其化学位移可能不完全相同，甚至存在较大差异，这种溶剂不同导致化学位移发生变化的现象称为溶剂效应。引起溶剂效应的因素较多，如溶剂分子与样品分子形成分子间氢键，溶剂分子的磁各向异性对样品分子的屏蔽或去屏蔽作用，溶剂分子与样品分子形成复合物，溶剂本身的酸碱性对样品的影响等。在药物分析中常常通过与文献核磁数据进行比对来判断药物分子结构正确与否，由于溶剂效应、温度等影响因素的存在，在与文献数据进行比对时，应注意在同一测试条件下进行比对，溶剂、温度等条件不同时，可比性需要考量。

3. 氢原子数目与积分面积　在核磁共振氢谱中，各共振信号峰的峰面积与其对应的药物分子中的氢原子核数目成正比。例如，根据MestReNova（西班牙Mestrelab Research S.L.公司，14.1.1版本）软件模拟乙醇分子的核磁共振氢谱，如图5-2显示，—CH$_3$的共振信号峰（$\delta_H = 1.25$）与—CH$_2$的共振信号峰（$\delta_H = 3.71$）的峰面积之比为3∶2，这与两个基团氢原子核的数目之比相同。因此，在分析核磁共振氢谱时，比较共振信号峰之间的面积比就可以判断药物分子中的氢原子核的数目。通常在进行氢谱面积积分时要综合判断相同类型氢原子核比例是否一致，不同类型氢核之间的比例是否协调，非活泼质子之间的面积积分应取整数。

4. 偶合裂分　由于化学位移是与磁性核的化学环境相关的，即在外加磁场

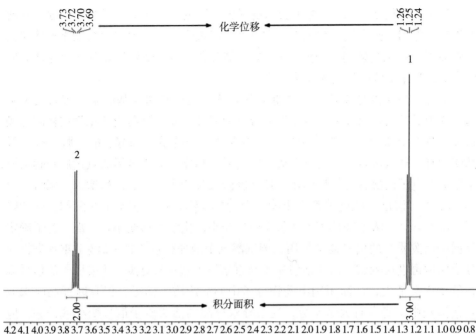

图5-2　乙醇的核磁共振模拟氢谱（500 MHz，CDCl₃）

的作用下受到原子核周围电子云密度和屏蔽作用的影响。除了前述几种影响因素外氢原子核还受到结构中邻近具有核磁矩的原子核两种自旋态的磁场作用，称为自旋－自旋偶合，这种导致共振信号峰产生分裂的现象称为偶合裂分。相互发生偶合作用的磁性核，如在氢谱中质子之间产生裂分的共振信号峰会呈现出中间高两边低的形似屋顶的形状，可用于初步推测在谱图中哪些氢质子存在空间上的关联性，有利于结构分析。

在磁场 B_0 中，对于 $I = 1/2$ 的原子核有两种自旋态，即与 B_0 方向相同的＋1/2和与 B_0 方向相反的－1/2，在外加磁场作用下处于两种自旋态核数目基本相同，由此产生 B_α 和 B_β 两种方向相反的自旋磁场使邻近氢原子感受到 $B_H + B_\alpha$ 和 $B_H + B_\beta$ 两个磁场强度，从而导致氢原子共振频率在原有共振频率的基础上分别在高场和低场产生共振信号，裂分成等强度（峰面积）的双峰。如果与氢原子相邻的是两个化学环境等同的 $I = 1/2$ 原子核，则该氢原子将会感受到 $B_H + B_{\alpha 1} + B_{\alpha 2}$、$B_H + B_{\alpha 1} + B_{\beta 2}$ 与 $B_H + B_{\beta 1} + B_{\alpha 2}$、$B_H + B_{\beta 1} + B_{\beta 2}$ 4种组合自旋磁场的作用，其中组合磁场 $B_H + B_{\alpha 1} + B_{\beta 2}$ 与组合磁场 $B_H + B_{\beta 1} + B_{\alpha 2}$ 由于 $B_{\alpha 1}$ 和 $B_{\beta 2}$ 及 $B_{\beta 1}$ 和 $B_{\alpha 2}$ 自旋磁场强度相同而方向相反，对邻近氢原子核的综合影响为0，因此由这两组相同组合磁场产生的效应分别是另外两组 $B_H + B_{\alpha 1} + B_{\alpha 2}$ 和 $B_H + B_{\beta 1} + B_{\beta 2}$ 不同组合磁场效应的 2 倍，故导致邻近氢原子共振频率分别在偏高场、原有共振频率和偏低场产生 3 组共振信号，裂分成强度（峰面积）比为 1:2:1 的三重峰。

自旋–自旋偶合导致核磁共振信号峰产生的偶合裂分遵循 $2nI + 1$ 规律，其中 I 为自旋量子数，对于 ^1H、^{13}C、^{19}F、^{17}O 因其 $I = 1/2$ 使该规律简化为 $n + 1$ 规律。例如在乙醇的例子中，—CH_3 的 3 个质子使—CH_2 的质子信号产生 $3 + 1 = 4$ 重峰的信号裂分。$I = 0$ 的原子核不会对相邻氢原子产生任何偶合作用。而 ^{13}C 和 ^{17}O 虽然是 $I = 1/2$ 原子核，理论上可以产生偶合作用，但是由于其自然丰度太小（^{13}C 为 1.1 %，^{17}O 为 0.04 %），影响甚微，偶尔以"卫星峰"的形式出现，可以忽略。对于 ^{35}Cl、^{79}Br、^{127}I 等 $I \neq 0$ 原子核，虽然理论上存在对相邻氢原子产生偶合作用，但是其电四极矩很大，会导致邻近质子的自旋去偶作用而看不到偶合裂分。

在核磁共振波谱学中凡是遵从 $2nI + 1$ 规律或 $n + 1$ 规律的偶合均称为一级偶合，通常由于一级偶合裂分规律性较强，可以作为初步判断相邻氢原子的数目的依据。对于一级偶合需要满足一定条件，产生相互偶合作用的自旋核间的化学位移之差 Δv 应远远大于其偶合常数 J，通常要求二者之比大于等于 10。如果与氢核相邻的多个原子核为化学等价原子核，且他们与该氢核的偶合常数相同，则该氢核的共振信号峰裂分符合 $2nI + 1$ 规律，各裂分信号峰的强度（峰面积）符合二项式 $(a + b)^n$ 展开后各项系数之比。而对于某一氢核相邻的多组氢核化学不等价，且他们与该氢核的偶合常数不同时，则该氢核的裂分信号峰数为各组氢核数 + 1 后的乘积。化学等价而磁不等价的偶合系统以及自旋核间的化学位移之差 Δv 小于其偶合常数 J（$\Delta v/J < 10$）的偶合系统称为高级偶合，此时共振信号峰的偶合裂分方式不再遵从 $2nI + 1$ 规律或 $n + 1$ 规律，裂分的强度也不再遵从二项式展开系数比。提高检测磁场的强度增加谱图的分辨率使 Δv 增大，能够使某些高级偶合系统简化为一级偶合方便谱图解析，但是化学等价而磁不等价的高级偶合不会因提高磁场强度而改变，需要一定的计算才能归属准确的化学位移和偶合常数等数据。

5. 偶合常数　结构中邻近磁性核之间的磁场作用，导致共振信号峰产生偶合裂分，裂分信号峰之间的距离称为偶合常数 J，以赫兹（Hz）表示。J 值的大小可以衡量原子核之间自旋干扰作用的强弱，反映出相互作用核之间的化学键数、核之间相互取向、官能团的类型等结构信息。对氢原子来说通常偶合类型可以分为同碳偶合（偕偶）、邻位偶合（邻偶）、远程偶合、芳环及杂环芳烃上氢原子之间偶合、氢原子与其他原子的偶合等。理论上偶合常数有正负之分，通常在进行化合物的偶合常数计算时，仅考虑其绝对值。由于偶合常数是以 Hz 表示，在实际谱图中偶合常数的计算通常是将产生偶合裂分信号峰的化学位移值（ppm）做差，取其绝对值，然后再乘以检测该谱图时的基础共振频率，例如对使用600 MHz核磁共振谱仪检测获得的氢谱以化学位移δ进行偶合常数计算时应乘以600。

（1）当两个氢原子核同处于一个碳原子上，即它们之间化学键的数目为2时（H—C—H），两者之间的偶合常数简称为同碳偶合常数，用$J_{同}$（J_{gem}）或^2J表示。^2J的变化范围较大，与结构密切相关：① 大多数sp^3杂化基团上的^2J为$-18 \sim -10$ Hz（绝对值为$10 \sim 18$ Hz）。② sp^2杂化的C＝CH_2型^2J为$-3 \sim +3$ Hz（绝对值为$0 \sim 3$ Hz）。③ 环丙烷型^2J为$-9 \sim -3$ Hz（绝对值为$0 \sim 9$ Hz）。

影响同碳偶合常数大小的因素，主要包括碳氢键夹角θ、相连基团的电负性和邻位π键等。

（2）相隔三个化学键的质子，其相互间的偶合常数称为邻位偶合常数，用$J_{邻}$（J_{vic}）或^3J表示。邻位偶合常数的变化范围也较大，当含氢官能团可自由旋转时，邻位偶合常数约为7 Hz；当化合物的构象固定时，邻位偶合常数因结构的不同，可在$0 \sim 18$ Hz范围变化。影响邻位偶合常数大小的主要因素是二面角ϕ，二面角ϕ是指两个氢原子核各自所处的H—C—C平面之间构成的二面角度；其他因素如取代基的电负性、键长、键角等影响较小。

邻位偶合常数与二面角的关系可用Karplus公式表示，见公式（4）：

$$J_{vic} = \begin{cases} J_0\cos^2\phi + C & (\phi = 0° \sim 90°) \\ J_{180}\cos^2\phi + C & (\phi = 90° \sim 180°) \end{cases} \tag{4}$$

式中J_0表示$\phi = 0°$时的J值，J_{180}表示$\phi = 180°$时的J值（在任何情况下，$J_{180} > J_0$），C为一常数。

邻位偶合常数在实际工作中经常碰到，利用它可解决许多结构问题，尤其是立体结构问题。① 邻位偶合常数可用于差向异构体的鉴别：在具有刚性构象的椅式环己烷衍生物中，邻位双直立氢原子为反式，其二面角$\phi_{aa} \approx 180°$，邻位双平展氢也为反式，二面角$\phi_{ee} \approx 60°$，邻位平展和直立氢为顺式，二面角$\phi_{ae} \approx 60°$。根据Karplus公式可知，$^3J_{aa} > {}^3J_{ae} > {}^3J_{ee}$，这3种偶合常数的大致范围为：$^3J_{aa} = 10 \sim 14$ Hz，$^3J_{ae} = 4 \sim 6$ Hz，$^3J_{ee} = 4 \sim 5$ Hz。② 邻位偶合常数可用于赤式和苏式构型的确定：在常温下赤式异构体的邻位偶合常数大于苏式异构体的邻位偶合常数。③ 邻位偶合常数用于双键几何构型的确定：烯烃上邻位氢原子的二面角ϕ只有0°（顺式）和180°（反式）两种，所以在烯烃类化合物中，$^3J_{顺} < {}^3J_{反}$，且大致范围为：$^3J_{顺} = 6 \sim 14$ Hz，$^3J_{反} = 11 \sim 18$ Hz。

（3）在多数情况下，间隔超过3个以上的化学键时，两个氢原子核间的偶合常数为零。但有些特殊结构，仍然可以观测到两个氢原子核间的自旋偶合，我们通常将这种相隔超过3个键的原子核间的偶合作用称作远程偶合。药物分析中，具有远程偶合作用的常见结构类型主要有以下3种：① 丙烯体系（H_a—C＝C—C—H_b），H_a和H_b的偶合常数范围为0～3 Hz。② 高丙烯体系（H_a—C—C＝C—C—H_b），H_a和H_b的偶合常数范围为0～4 Hz。③ 芳氢与侧链氢原子间的偶合。在芳香族化合物中，芳香环上甲基与其邻位芳氢有偶合作用，偶合常数约为0.6～0.9 Hz；与其对位芳氢也有偶合作用，偶合常数为0.5～0.6 Hz。此外，在杂环芳烃中，杂芳环上的甲基与其邻位芳氢也有偶合作用，偶合常数为0.5～1.3Hz。

（4）芳环及杂环芳烃上氢原子核的偶合，包括邻位偶合（^3J）、间位偶合（^4J）和对位偶合（^5J）。在苯环上，$^3J=6～9$ Hz，$^4J=1～3$ Hz，$^5J=0～1$ Hz；对于五元芳环而言，由于键角的改变，其^3J小于六元芳环的^3J，而间位氢原子核的偶合常数与芳环的大小关系不大。另外，对于杂环芳烃，^3J与所考察氢原子处于杂原子的相对位置有关，紧接杂原子的^1H，其^3J较小，远离杂原子的^1H，其^3J较大。

（5）在药物分析常见的核磁谱图中，除了常见的氢原子之间可以产生偶合外还有其他原子可以与氢原子产生偶合作用，如^2D、^{13}C、^{15}N、^{19}F、^{31}P。① ^1H-^2D偶合：偶合常数很小，仅为^1H-^1H偶合的1/6，通常遇到的机会很小，但是在氘代溶剂中可见。② ^1H-^{19}F偶合：^{19}F的$I=1/2$，^1H-^{19}F偶合的分裂规律与^1H-^1H偶合相同，为$n+1$规律，偶合常数可达90 Hz。③ ^1H-^{31}P偶合：^{31}P的$I=1/2$，^1H-^{31}P偶合的分裂规律与^1H-^1H偶合相同，为$n+1$规律，偶合常数可达200 Hz。④ ^1H-^{13}C偶合：^{13}C的$I=1/2$，^1H-^{13}C偶合的分裂规律与^1H-^1H偶合相同，为$n+1$规律，偶合常数可达200 Hz。但是，由于^{13}C的自然丰度仅为1.1%，通常情况下看不到这种偶合。

（三）核磁共振碳谱技术

多数药物分子都是由碳原子构成的骨架，核磁共振碳谱（^{13}C NMR）能够反映药物分子中碳原子所处化学环境，提供结构信息，与核磁共振氢谱互为补充，是鉴定有机化合物结构的重要手段。核磁共振碳谱的原理与核磁共振氢谱基本相同，但是碳谱的共振峰信号的化学位移范围（δ_C 0～240）远大于氢谱共振信号峰的范围（δ_H 0～15），相比氢谱容易出现共振信号峰重叠现象，碳谱的分辨率较高共振信号峰难以出现重叠。另外，碳谱还可以获得氢谱不能直接获得的季碳、羰基、氰基等结构信息，但是碳谱的检测灵敏度要远远小于氢谱，因此进行碳谱实验时往往需要比氢谱更多的采样时间。

某种特定原子核的核磁共振信号信噪比S/N正比于该原子核数量m（天然丰度）和旋磁比γ的立方，见公式（5）。在自然界中，虽然^{12}C的天然丰度最大（98.9%），但是其$I=0$，没有核磁矩，无法产生核磁共振信号，而^{13}C的天然丰度仅为1.08%，约为^1H的天然丰度（99.98%）的1/100，而^{13}C的旋磁比约为^1H的

1/4，根据公式（5）^{13}C的灵敏度只有^{1}H的1/6400，因此碳谱需要比氢谱更多的采样时间。

$$S/N \propto mr^3 \tag{5}$$

式中S为信号强度；N为噪音强度；m为原子核数量，即该原子的天然丰度；r为旋磁比。

^{1}H原子核对^{13}C原子核能够产生偶合作用，遵循$n+1$规律，且二者之间的一键偶合常数$^{1}J_{C-H}$通常较大，这种偶合裂分使碳的共振信号峰产生的裂分较为分散，信号峰强度变低，碳信号因偶合裂分而产生严重的交叉重叠或使其信号变弱消失，使谱图变得复杂而无法进行分析。实际上在进行碳谱检测时通常采用去偶技术以消除^{1}H对^{13}C的偶合作用，使碳谱变得简单易解析。

1. 碳化学位移影响因素　碳谱的化学位移规定与氢谱相似，采用TMS、TSP、DSS作为参考标准物质，规定基准物质的共振频率信号峰作为谱图的坐标原点，碳原子的共振信号峰与坐标原点之间的距离，以ppm表示量值。在碳谱中对化学位移产生影响的因素是碳原子的轨道杂化类型（sp、sp^2、sp^3）、碳原子核外电子云密度（共轭效应、诱导效应）、立体效应（γ效应），氢键和温度等。

碳原子杂化轨道类型对碳原子的化学位移影响较大。一般情况下化学位移值$sp^2 > sp > sp^3$杂化的碳原子。影响碳原子化学位移的主要因素是顺磁去屏蔽效应。顺磁去屏蔽效应是具有p或d轨道电子的磁性核在外加磁场作用下，基态和激发态价键电子混合产生顺磁性的电流所引起。基态和激发态的能级差越小，平均电子激发能就越小，其顺磁去屏蔽作用越强，化学位移增大。当碳原子核外电子云密度增大，电子间产生排斥，成键轨道发生扩张，顺磁去屏蔽效应减小，化学位移减小。

具有sp^3杂化的饱和烷烃碳原子在高场产生共振信号，在δ_C 0～45范围内，对于具有相同性质取代基的条件下，取代基越多的碳原子其化学位移越大，如：碳化学位移C＞C_H＞CH_2＞CH_3。具有sp^2杂化的烯烃碳原子在低场产生共振信号，在δ_C 100～170范围内，芳烃sp^2杂化碳原子的共振信号在δ_C 110～170范围内。具有sp杂化的炔烃碳原子在被烷烃取代基取代时在δ_C 65～90范围内产生共振信号，被极性取代基取代的炔烃碳原子在δ_C 20～95范围内产生共振信号。

电负性强的取代基可产生诱导效应，使直接相连接碳原子的$2p$轨道电子云密度减小，化学位移增大，这种效应随着相隔化学键数增多而减弱。但是对于核外电子比较多，原子半径较大的I、Br等原子在取代烷烃中随着该类原子的取代增多而产生屏蔽效应而抵消吸电诱导效应，可使碳原子化学位移变小，称为重原子效应。如溴甲烷 δ_C 9.6，二溴甲烷 δ_C 21.6，三溴甲烷 δ_C 12.3，四溴甲烷 δ_C -28.5。碘由于其原子半径比溴原子更大，其重原子效应可完全抵消了吸电诱导效应，如碘甲烷 δ_C -21.8，二碘甲烷 δ_C -55.1，三碘甲烷 δ_C -141.0，四碘甲烷 δ_C -292.5。

共轭效应对 π 体系中电子云分布有较大影响，可显著影响碳原子的化学位移。在取代苯环中吸电子基团如硝基等可使苯环整体电子云密度减小，而邻、对位碳原子电子云密度减小程度更大，屏蔽效应减弱，使其化学位移增大，但对间位碳原子影响较小。在取代苯环中给电子基团如甲氧基、氨基、羟基等可使苯环邻、对位碳原子电子云密度增加，屏蔽效应增强，化学位移减小。

取代基和其 γ 位碳原子的氢原子如空间上较为接近，则存在一定的范德华力，使 γ 位的 C-H 键的 σ 价电子移向碳原子，从而使该碳原子电子云密度增加，屏蔽效应增强，化学位移减小，称为 γ 效应。如图5-3A的环己烷 α 位处于直立键的甲基与 γ 位上氢原子存在空间范德华力的作用使得 γ 位碳原子化学位移减小，而图5-3B中环己烷 α 位的甲基处于平伏位与 γ 位上氢原子空间距离较远不存在范德华力作用，因此无 γ 效应。

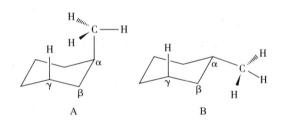

图5-3　环己烷 γ 效应

若分子内具有酸性或碱性的基团，在溶剂pH改变时可以导致酸性或碱性基团邻近碳的化学位移发生的变化，这是由该基团质子化后产生的局部电场作用导致，这种带电基团的局部电场作用称为电场效应。例如，处于氨基邻位的碳原子，在氨基质子化后受到质子化后的氨基形成的局部电场作用，引起邻位碳原子的C-H键的极化，致使邻位碳原子电子云密度增高，化学位移变小。

分子内氢键的形成可分散某些基团的电子云密度，从而使碳原子化学位移增大。如水杨醛等化合物可以形成较强的分子内氢键使醛基的化学位移增大。另外，溶剂分子与样品分子以及样品分子之间氢键的形成也可以影响碳的化学位移，这多与溶剂的选择、样品浓度和温度相关，因此在与文献中碳谱数据进行比较时应注意二者的溶剂等条件是否一致。

2. 碳谱中的偶合现象　与氢谱相同，碳原子核也受到结构中邻近具有核磁矩的原子核的磁场作用产生自旋-自旋偶合，导致其共振信号峰产生裂分，偶合裂分符合$2nI+1$规律。碳谱与其他磁性核之间的偶合作用是药物分子结构的重要信息之一，碳谱中可产生的自旋-自旋偶合现象的有^{13}C-^{13}C、^{13}C-^1H、^{13}C-^{19}F、^{13}C-^{31}P、^{13}C-^2H等，由于^{13}C的天然丰度非常小，导致化合物结构中两个^{13}C连接的概率极低约为万分之一，因此通常观测不到^{13}C-^{13}C间的偶合。在药物分子的碳谱中比较常见的是^{13}C-^{19}F、^{13}C-^{31}P的偶合，以及在一些未去偶的碳谱中可观察到^{13}C-^1H之间的偶合，另外，也可通过某些二维核磁共振谱获得^{13}C-^1H偶合。

^{13}C-^1H偶合常数与碳原子的杂化类型及C-H化学键的极化程度有关，一般一键的$^1J_{C-H}$值范围在$100 \sim 300$ Hz，两键的$^2J_{C-H}$值范围在$-10 \sim +10$ Hz，三键$^3J_{C-H}$值范围$4 \sim 15$ Hz，通常约为8 Hz，但要注意芳环中$^3J_{C-H}$绝对值大于$^2J_{C-H}$绝对值。^{13}C-^1H间最重要的$^1J_{C-H}$与碳原子杂化类型的关系大致符合公式（6）。如乙烷中$^1J_{C-H}$值为125 Hz，乙烯$^1J_{C-H}$值为157 Hz，苯的$^1J_{C-H}$值为160 Hz，乙炔$^1J_{C-H}$值为250 Hz。

$$^1J_{C-H} = 500 \times s\% \tag{6}$$

式中$s\%$为碳杂化轨道中s轨道电子比例，在sp、sp^2、sp^3杂化碳中s轨道电子比例分别为50 %、33 %和25 %。

另外，取代基的电负性增强和环张力的增大可使$^1J_{C-H}$偶合常数增大。如乙醇分子中与羟基相连的亚甲基$^1J_{C-H}$值为140.5，相比乙烷中的^{13}C-^1H偶合值要大。环己烷的环张力较小，其$^1J_{C-H}$值为125 Hz，环丁烷的环张力增大后，其$^1J_{C-H}$值为134 Hz，环丙烷的环张力较大，其$^1J_{C-H}$值为161 Hz。对于$^2J_{C-H}$和$^3J_{C-H}$偶合值除了受到碳原子杂化类型和电负性影响外，还受到键角或二面角的影响，如$^2J_{C-H}$偶合值随^{13}C-^1H两键间键角增大而增大。^{13}C-^1H之间$^1J_{C-H}$值较大，且存在$^2J_{C-H}$和$^3J_{C-H}$等远程偶合，使碳谱信号变得相互重叠复杂难以归属。因此，现在实际常规碳谱均由对^1H去偶的碳核磁共振实验获得，使得碳信号不再受到^1H的偶合裂分，谱图简化。

如药物分子中含有F、P等杂原子时，在对^1H去偶的碳谱中会看到相关杂原子如^{19}F、^{31}P对^{13}C的偶合作用，使相应的碳信号按照$2nI+1$规律产生偶合裂分。例如在常规碳谱中我们常常看到氘代甲醇溶剂（CD_3OD）的碳信号峰在49.5 ppm附近被偶合裂分为七重峰，这是由于与碳相连的氘原子有3个，且氘原子的$I=1$，氘代甲醇中的碳原子受到了氘原子的偶合作用而产生裂分，其他相应的氘代溶剂中的碳原子由于受到其所连接的氘原子的作用也会产生偶合裂分。^{19}F对^{13}C的偶合符合$n+1$规律，其一键偶合常数很大且为负值，$^1J_{C-F}$值范围在$-160 \sim 360$ Hz，二键偶合常数$^2J_{C-F}$值范围在$20 \sim 60$ Hz，三键偶合常数$^3J_{C-F}$值范围在$4 \sim 20$ Hz，四键偶合常数$^4J_{C-F}$值范围在$5 \sim 40$ Hz。^{31}P对^{13}C的偶合也符合$n+1$规律，其偶合常数与磷的价键数有关，一般五价磷与碳的一键偶合 $^1J_{C-P}$ 值范围在 50 ～ 180 Hz，$^2J_{C-P}$ 和 $^3J_{C-P}$ 值在 5 ～ 15 Hz 范围，而三价磷的一键偶合 $^1J_{C-P}$ 小于 50Hz，$^2J_{C-P}$ 和 $^3J_{C-P}$ 值在 3 ～ 20 Hz 范围。

在药物分子的碳谱中常可看到 ^{19}F 或 ^{31}P 对 ^{13}C 的偶合作用，如具有广谱抗菌活性，杀菌效果好的第三代喹诺酮类抗菌药物环丙沙星，使用 MestReNova 软件在其模拟碳谱图中可见一键 ^{19}F–^{13}C 偶合 $^1J_{C1-F} = 245.09$ Hz，以及远程偶合 $^2J_{C2-F} = 11.80$ Hz，$^2J_{C6-F} = 22.89$ Hz，$^3J_{C3-F} = 5.36$ Hz，$^3J_{C5-F} = 6.91$ Hz，$^4J_{C4-F} = 2.03$ Hz。见图5-4，F原子连接在苯环上，因此通过共轭体系可对碳原子形成远程偶合，这与文献报道基本一致。

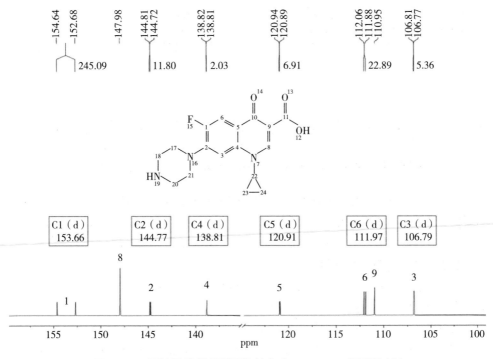

图5-4　环丙沙星模拟碳谱局部放大（125 MHz，通用溶剂）

磷原子也是药物分子中常见的杂原子。与 ^{19}F 相似，^{31}P 也可以跨越多个化学键或其他杂原子对 ^{13}C 产生偶合作用。如文献报道的瑞德西韦（Remdesivir）含有一个磷原子，具有抗冠状病毒 MERS-CoV、新型冠状病毒 2019-nCoV 和埃博拉病毒的作用。根据其结构显示该药物应有27个碳原子，但在其 ^{13}C NMR（150 MHz，DMSO-d_6）谱图中显示共有31个碳原子信号，见图5-5，这是因为 ^{31}P 对多个碳原

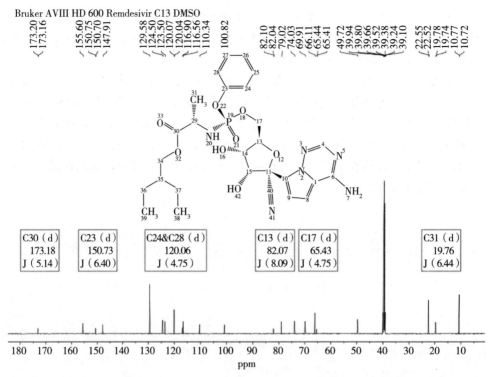

图5-5　瑞德西韦（remdesivir）核磁共振碳谱（150MHz，DMSO-d_6）

子产生了远程偶合作用导致碳原子信号峰产生裂分，从而使碳信号增多，其中二键偶合 $^2J_{C17-P} = 4.75$ Hz 和 $^2J_{C23-P} = 6.40$ Hz，三键偶合 $^3J_{C13-P} = 8.09$ Hz、$^3J_{C24-P} = ^3J_{C28-P} = 4.75$ Hz 和 $^3J_{C31-P} = 6.44$ Hz，以及四建偶合 $^4J_{C30-P} = 5.14$ Hz。

（四）核磁共振二维谱技术

核磁共振二维谱（two-dimensional NMR spectroscopy，2D-NMR）通常是指具有两个时间变量，通过对两个时域函数（t_1，t_2）的由感应衰减（free induction decay，FID）信号分别进行傅里叶变换得到的两个独立频率变量函数的谱图。核磁共振二维谱方法最早在1971年由比利时科学家Jean Louis Charles Jeener提出，后经瑞士科学家Richard Robert Ernst等首次完成了二维核磁共振实验，并将二维核磁共振理论公式化，才使得这种方法广为应用。

核磁共振二维谱在继承了一维谱的优点基础上克服了诸如谱图重叠，缺乏关联性等缺点，可以将化学位移、偶合常数等关键参数信息在二维平面上展开，实现原本重叠在一个频率轴的共振信号分散在两个频率轴展现，有利于谱图的分析和检测原子核之间的相互作用，从而提供更多的结构信息。迄今发展出了许多核磁共振二维谱方法，每年有大量针对不同研究目的而开发出的新的二维核磁共振脉冲序列，使之成为研究化合物结构的重要方法。

　　二维核磁共振实验可根据时间轴划分为4个过程：预备期、发展期、混合期和检测期，如图5-6所示。预备期：通常采用一个较长的时间延迟（5T1）使待测样品的核自旋系统恢复热平衡状态，为后续的实验做准备。发展期（t_1）：在初期施加一个或多个脉冲使自旋系统处于非平衡状态，然后t_1以固定的增量Δt增加使t_1成为时间变量之一，用来标记要间接检测的核或者相干。混合期（t_m）：施加一个或多个脉冲和延迟实现相干或极化的转移，建立起可观测的横向磁化。混合期根据具体实验不同可有可无。检测期（t_2）：与核磁共振一维实验采样相同，建立起t_2函数的各种横向磁化矢量FID信号的变化。在谱图中一般与横轴相对应的是t_2轴，即通常的频率轴，与纵轴相对应的与t_1有关，具体取决于在发展期采用何种过程。因此，不同的核磁共振二维实验得到的谱图不同，其坐标轴所代表的参数也不尽相同。

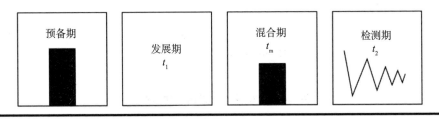

图5-6　二维核磁共振实验的时间分段

　　核磁共振二维谱图通常以等高线的形式表示，还可以堆积图、投影图和断面图的形式表示，如图5-7所示。堆积图类似液相色谱中以DAD检测的三维色谱图，以两个频率变量在XY平面上表示二维，强度信号在Z轴表示第三维。等高线图是二维核磁谱图表现的主要形式，该图类似于等高线地图，以圆圈表示相关信号，圆圈的中心表示共振峰的位置，圆圈的数目表示共振峰的强度。等高线图具有作图简单，容易识别相关峰的优点，是二维谱中最常见的作图方式。堆积图具有直观，立体感的优势，但是当共振信号峰复杂时难以辨认，尤其是弱的共振信号峰容易被强的信号峰淹没，通常谱图以这种图形表示的方式较少。断面图也称作截面图，是某一频率的堆积图的断面，可从该图中得到共振频率、偶合裂分、面积积分等数据信息，不常使用，通常进行定量或者观察某一共振信号峰的裂分时使用。

　　核磁共振二维谱一般分为两大类：二维J分辨谱和二维相关谱。二维J分辨谱，也称为J分解谱或J谱。通过在t_1期间利用自旋回波技术进行J调制，在t_2期

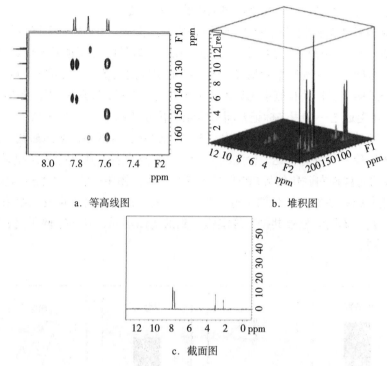

a. 等高线图　　　　　　　　　b. 堆积图

c. 截面图

图5-7　核磁共振二维谱表现形式

间获得某种原子核的FID，同时经过两次傅里叶变换所得的谱图，两个轴分别表示频率和偶合常数。J分辨谱将化学位移和自旋偶合作用联系起来，包括同核J谱和异核J谱。二维相关谱，简称为相关谱，是最常用且最为重要的一类二维谱，包括同核相关谱和异核相关谱。通过在发展期对某种原子核进行标记，在混合期中进行相干或极化传递（某种相互作用，如偶合作用等），在检测期进行检测所获得的一类谱图。具体的可细分为化学位移相关谱（包括同核化学位移相关谱和异核化学位移相关谱）、二维NOE谱、动态二维相关谱、接力二维相关谱、二维多量子谱和化学交换谱等。有人也将多量子谱归为核磁共振二维谱方法的第三大类。

常见的同核化学位移相关谱有氢-氢化学位移相关谱（^{1}H-^{1}H chemical shift correlation spectroscopy，^{1}H-^{1}H COSY谱）、二维NOE增强谱（nuclear overhauser enhancement spectroscopy，NOESY谱）和旋转坐标系二维NOE增强谱（otating frame overhauser effect spectroscopy，NOESY谱）。^{1}H-^{1}H COSY谱，主要应用于反映质子之间具有^3J偶合作用的关系，对确定质子之间的连接关系有重要作用。NOESY谱和ROESY谱，主要用来确定两种质子在分子立体空间结构中是否距离

相近，与质子之间是否有偶合作用无关。常见的异核化学位移相关谱有HMQC、HSQC和HMBC，应用于质子和碳之间的连接关系的确定。核磁共振二维谱与一维谱相比较减少了核磁谱图中谱线的拥挤和重叠，提供了原子核之间相互关系的众多信息，对解析化合物的结构非常重要。

1. 同核化学位移相关谱　同核化学位移相关谱是核磁共振二维相关谱方法的一种，是指同种原子核的化学位移相关谱，由于^{13}C的天然丰度很低，在药物分析的结构研究中通常以^{1}H原子核为研究对象。同核化学位移相关谱中的两个频率轴（F1、F2）均表示化学位移，谱图上有对角峰和交叉峰，对角峰是指处于F1和F2两轴对角线上的峰，对角峰在F1和F2轴的投影分别为常规的氢谱。交叉峰有两组，对称分布在对角线轴两侧，交叉峰表明分别投影到F1和F2轴的两个质子之间存在偶合作用。其原理是在混合期中进行相干或极化传递（某种相互作用，如偶合作用等），建立起同种原子核共振频率之间的关系。

在药物结构研究中常用到的同核化学位移相关谱的实验方法有很多，包括氢-氢化学位移相关谱（^{1}H-^{1}H COSY谱），是同一个偶合体系中质子之间的偶合相关谱，可以确定质子的化学位移值、质子之间的偶合关系和质子之间连接的顺序。解析方法：F1和F2轴的投影分别为氢谱，只需分析对角峰两侧中任意一侧的交叉峰即可，从交叉峰出发，其对应于F1和F2轴的两组峰质子之间的偶合作用，一般反映的是相隔二键（^2J）及三键（^3J）质子之间的连接关系。例如，在乙酸乙酯的^{1}H-^{1}H COSY谱（磁场强度400 MHz，溶剂CDCl$_3$）中乙基片段中的甲基质子和亚甲基质子的相关信号，见图5-8。远程偶合作用较弱没有交叉峰，但是当^3J较小时可能也无交叉峰（如当两个质子之间的二面角接近90°时）。

相敏化学位移相关谱（phase-sensitive chemical shift correlation spectroscopy，Phase-sensitive COSY谱），通过数据处理消除了在^{1}H-^{1}H COSY谱中可能含有的扭曲线型和色散成分信号，提高分辨率，能够明显的改善信号密集区交叉峰的分辨，可显现出交叉峰的精细结构，从而有利于读取化学位移值和偶合常数。双量子滤波化学位移相关谱（double quantum filtered chemical shift correlation spectroscopy，DQF-COSY谱），由于磁等价的核之间不能产生多量子跃迁，如水、甲氧基、叔丁基等官能团，在氢谱中显示为较强的单峰，在普通COSY谱中会弱化周围的其他信号，DQF-COSY实验可以滤掉这些磁等价的强信号，减少对其他信号的影响，同时交叉峰和对角线峰均为吸收峰型，从而极大地提高了对角线附近交叉峰的分辨，有利于谱图的分析。例如，天然药物化学中的三萜类成分、甾体类成分、多肽类成分结构较为复杂且含有甲基、甲氧基等磁等价基团，在氢谱中信号比较密集且信号强弱差异性较大，因此DQF-COSY实验较为适用这类成分

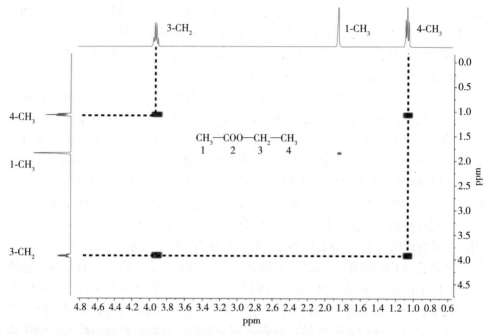

图5-8　乙酸乙酯的 ^1H-^1H COSY谱（400MHz，CDCl$_3$）

的结构分析。质子全相关（total correlation spectroscopy，TOCSY）谱，也称为同核HOHAHA谱，与 ^1H-^1H COSY谱只给出具有 ^2J 和 ^3J 偶合质子关系不同，TOCSY谱提供的是处于相同偶合体系中所有质子之间的关系，可以给出被杂原子或者季碳隔开片段上质子之间的交叉峰，这有利于诸如天然药物化学中多糖和多肽类成分的结构解析。NOESY谱，也称为二维NOE增强谱，以二维谱的形式建立起具有NOE效应的核与核之间的联系。NOESY谱反映的是空间上相近质子之间的关系（小于5Å），其强度可以用来表示核与核之间的距离。在NOESY谱中可能会出现相关峰强度为零的情况，这与样品分子量、核磁谱仪磁场强度、检测温度、溶剂等相关。如在检测温度25℃，磁场强度为14.1T的波谱仪检测时，分子量在800～900的样品分子其NOE相关峰强度接近于零。ROESY谱，是旋转坐标系的NOESY谱，与NOESY谱相同，也反映的是空间距离相近的质子之间关系。与NOESY谱不同的是ROESY谱不存在相关峰强度为零的情况。此外，NOESY谱和ROESY谱可用于药物相对构型的分析与判断。

2. 异核化学位移相关谱　异核化学位移相关谱是核磁共振二维相关谱中进行药物分子结构确证的最重要方法之一，包括 ^1H–^{13}C、^1H–^{15}N、^1H–^{31}P、^1H–^{19}F等相关谱。在药物分子结构确证中最常用的是 ^1H–^{13}C化学位移相关谱，谱图中的两个频率轴（F1、F2）均表示化学位移值，其中一个轴为一维氢谱，另一轴为全去偶的碳谱，且没有对角峰只有交叉峰，交叉峰将分别投影到F1和F2两轴上将相应的氢信号和碳信号联系起来。其原理是通过两种不同原子核在混合期的相干传递建立起二者化学位移之间的关联。

异核化学位移相关谱实验方法有很多，早期通过^{13}C检测的^{13}C-^{1}H异核相关谱（^{13}C-^{1}H heteronuclear chemical shift correlated spectroscopy，^{13}C-^{1}H COSY谱或HETCOR谱），它是通过检测碳信号获得与碳直接相连的氢原子的关系，反映的是碳氢一键偶合。由于^{13}C在自然界中的丰度很低不易检测，且质子之间的偶合作用使谱图中的交叉峰分辨率降低，HETCOR谱在天然药物化学结构解析的实际应用较少。远程偶合相关谱（correlated spectroscopy for long range coupling，COLOC谱）是由^{13}C检测的远程^{13}C-^{1}H化学位移相关谱，与HETCOR谱相似，也是通过检测碳信号获得碳-氢之间关系的方法。不同之处在于COLOC谱主要获得的是远程相关，即与碳原子相隔二键或三键的氢原子关系。同样，^{13}C在自然界中的丰度很低不易检测，因此COLOC谱在天然药物化学结构解析的实际应用较少。COLOC谱中除了出现$^2J_{C-H}$、$^3J_{C-H}$的远程相关以外，也会出现强的$^1J_{C-H}$相关信号，因此在天然药物化学结构解析过程中往往需要结合HETCOR的信息以便区分远程交叉峰的信号。

HETCOR谱和COLOC谱均是通过检测碳核来获得碳-氢之间的关系，称之为正相实验。然而，这两种方法因通过碳核检测，则灵敏度低，通常为了获得较好的信噪比往往需要大量的样品和较长的采样时间。因此取代它们的是一种通过检测氢核的反相实验，包括^{1}H-^{13}C的直接相关谱——HSQC谱（^{1}H detected heteronuclear singular quantum correlation）及HMQC谱（^{1}H detected heteronuclear multiple quantum correlation），还有远程相关谱HMBC（^{1}H detected heteronuclear multiple bond correlation）。这些方法具有灵敏度高，样品用量少，采样时间短的优势，通常用于药物分子的结构确定中。检测^{1}H的异核单量子相关谱称为HSQC谱，图5-9为乙酸乙酯的HSQC谱（磁场强度400 MHz，溶剂CDCl$_3$），和检测^{1}H的异核多量子相关谱称为HMQC谱，二者均为检测与碳直接相连的氢原子的关系，反映的是氢-碳一键偶合，不同之处在于HMQC谱中在氢谱方向由于存在质子之间的偶合作用使谱图分辨率降低，而在HSQC谱中克服了以上缺点，提高了谱图的分辨率。检测^{1}H的异核多量子远程相关谱称为HMBC谱，可获得氢-碳间隔二键和三键之间的偶合关系，从而间接确定碳-碳之间的连接顺序，主要用于分析药物分子各结构片段的连接方式。图5-10为乙酸乙酯的HMBC谱（磁场强度400 MHz，溶剂CDCl$_3$），在谱图中可以看到甲基质子及次甲基质子与相应碳原子的远程相关信号。在HMBC谱图中有时也存在直接相连的碳-氢交叉

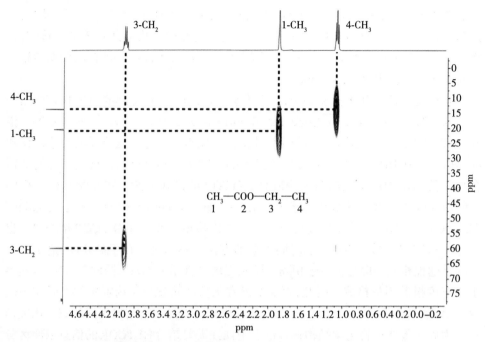

图5-9　乙酸乙酯的HSQC谱（400MHz，CDCl₃）

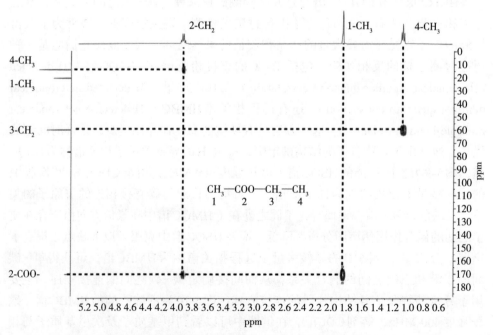

图5-10　乙酸乙酯的HMBC谱（400MHz，CDCl₃）

峰，但由于受到^{13}C的偶合作用而产生裂分峰可将其与正常的远程相关信号区别开来。

（五）多技术综合应用特点

核磁共振技术及方法作为药物分析的常用手段，特别是多技术的综合应用，在探索物质内部精细结构或定量分析有样品制备方法简单，测定迅速、准确、重现性好，检测过程无破坏性，样品可回收，检测方法灵活多样，检测和鉴定同步的诸多特点，适用样品范围广泛（绝大多数有机物质），同分异构体鉴别能力强等优势。目前，随着磁体磁场强度不断提高，低温高灵敏度探头的出现以及实验技术和方法的改进，使核磁共振技术的灵敏度和精确度均得到大幅提升，在药物分析基础研究和应用中越来越受到重视，其应用范围也更加广泛。目前已在药物研发过程中发挥重要作用，在结构鉴定、药品质量分析与控制、药效评估、药理作用机制研究等药学相关领域起到了关键而独特的作用。

1. 药物分子结构鉴定

一维核磁共振氢谱（^{1}H-NMR）和一维核磁共振碳谱（^{13}C-NMR）是药物分子结构鉴定中最常见和最基本的核磁共振结构分析技术。通常，一维核磁共振氢谱能够提供与结构相关的信息，包括化学位移，氢原子数目，信号峰的裂分方式及偶合常数四种主要参数信息。碳谱可以提供的核磁共振参数有化学位移、偶合常数（存在P、F等杂原子的药物）、信号峰强度。

对于结构已知的药物分子，结构确证时只需要^{1}H-NMR和^{13}C-NMR即可满足鉴定需求。通过与文献中氢、碳核磁共振数据进行比对即可判定是不是目标药物分析结构，但在进行数据比对时一定要选用相同的核磁共振实验条件，如相同的溶剂、相同的温度、相同的pH值，样品浓度尽量接近文献以免分子间氢键引起化学位移的变化。在进行已知结构核磁数据处理时，要注意选择与文献相同的化学位移定标尺度。在氢谱中有时活泼质子的化学位移或积分等参数与文献不尽一致，这是由于样品或溶剂的含水量有差异，此时可以忽略不计。

未知结构药物分子的结构确证，首先应从氢谱入手，通过对化学位移、共振信号峰的面积（氢原子核数目）分析，并结合谱学基本规律可以初步判定药物分子的主要基团，如甲基、乙基、甲氧基、苯基、醛基、糖基等官能团片段及其数量。利用$2nI+1$或$n+1$规律或二级偶合裂分的知识，对信号峰裂分的峰型和偶合常数进行分析，初步判定官能团之间的相互关系，将官能团片段进行简单连接。在对氢谱初步分析后可以进一步结合碳谱进行相互印证和分析。根据碳谱的化学位移可以印证由氢谱分析出的基团片段，如烷烃、烯烃、芳烃、连氧的基团片段，以及由氢谱无法得出的羰基、酯基、羧基等季碳信息。另外，利用DEPT谱可以进一步明确药物结构中甲基、亚甲基、次甲基和季碳的信息。通过氢谱和碳谱的综合分析可以初步判断药物分子的基本骨架。然而，对于未知结构的药物分子、有关物质或代谢产物等，仅靠一维氢谱、碳谱往往不能完成其结构的准确解析和数据归属，需要综合运用二维化学位移相关谱和J分解谱等，如COSY谱、TOCSY谱、NOESY谱、ROESY谱、HSQC谱、HMQC谱、HMBC谱等。如利用 ^1H-^1H COSY谱可以从某一质子信号出发将具有偶合作用的质子信号进行关联，可以在复杂的氢谱中找出同一自旋体系的基团或片段之间的关系。利用HSQC谱可以获得直接键连的碳-氢之间的关系，从而对氢、碳数据进行准确的归属。利用HMBC谱可以将获得跨越三键、四键等远程碳-氢之间的关系信息，一方面可以印证基于上述一维氢谱、碳谱、^1H-^1H COSY谱得出的基团片段之间的连接是否正确；另一方面在HMBC谱中可以观察到氢原子跨越季碳原子或氧原子、氮原子等杂原子后与碳的相关信息，从而获得更加丰富的片段连接信息。在上述谱图分析的基础上，可根据实际需求进一步开展一维NOE、二维NOESY的实验，并结合氢谱相关信号的偶合常数进行药物分子构型分析，以及通过开展一维TOCSY、二维TOCSY等实验对复杂氢谱数据进行细致的分析，以提高数据归属和核磁共振信号指认的正确性。

2. 药物定量分析

药物定量分析是指准确测定药品有效成分或指标性成分的含量，用以药品质量分析、控制与评价。药物定量分析一般分为化学分析法和仪器分析法两大类，其中化学分析法有重量分析、容量分析等。仪器分析法包括常见的色谱分析法（液相色谱法、气相色谱法、薄层色谱等）、光谱/波谱分析法（紫外-可见分光光度法、红外分光光度法、原子分光光度法、核磁共振波谱法等）以及电化学分析法。化学分析法具有仪器设备简单、操作容易、速度快、准确度和精密度较高的优点，但是其药品用量大、灵敏度低、专属性一般。仪器分析法具有较高的准确度和精密度，且专属性或者特异性好，因此越来越成为药品质量分析与控制的主要手段。

虽然仪器分析法具有上述诸多优势，但方法建立过程较为烦琐，一般需要标准对照品，因此上述方法仅适用于有标准对照品药物的定量分析，对未上市的创新药物以及无对照品的有关物质含量分析（定值）通常需要采用更加复杂的综合分析，如质量平衡法来对样品进行标定。2017年6月，国家食品药品监督管理总局正式加入国际人用药品注册技术要求协调会（ICH），标志着我国药品标准在国际合作领域迈出重要的一步。根据ICH规定，标准物质的定值方法为质量平衡法，其含量=（1-杂质%）×（1-水分%-挥发性物质%-灰分%-成盐离子%）×100%，即分别测定活性成分中的杂质、水分、残留溶剂、无机杂质（灰分）的含量，加上活性成分的含量，其和应为100%，因此对标准品或对照品的赋值工作采用传统方法其操作过程十分烦琐。

　　定量核磁共振分析技术（qNMR）早在20世纪70年代就已被提出，并且随着现代超导高磁场脉冲傅里叶变换核磁共振谱仪的普及和应用使其日益成为一种常见的仪器分析方法。目前，定量核磁共振分析技术的灵敏度、精密度、准确度及分析速度等方面已达到或接近高效液相色谱水平，并已广泛应用于包括药物、食品、农药等领域中的定量分析研究中。该技术在美国、欧盟、日本、英国等各国药典中进行了收载，早在2000年版《中国药典》参考国外药典，收载了核磁共振技术对药用辅料泊洛沙姆188的聚氧乙烯含量测定的相对定量法，随后在2010年版《中国药典》二部附录中第一次收录了"核磁共振波谱法"，对核磁共振波谱原理、主要参数、测定方法等进行了描述与规定，并且随着定量核磁共振方法的发展和更高的药物质量控制标准要求，各国药典中越来越多地加入了核磁共振分析方法。例如，在美国药典（USP43/NF38）中亚硝酸异戊酯制剂含量测定项下规定采用核磁共振绝对定量法定量亚硝酸异戊酯。

　　定量核磁共振分析技术目前作为一种日益成熟的仪器分析方法，具有独特优势，如方法建立简便、无须标准对照品、样品预处理步骤简单、测定快速准确、专属性强、样品可回收、适用药物范围广泛、定性定量分析同时进行等诸多特点。但是，定量核磁共振分析技术也有其自身缺点，如灵敏度较低，需要样品量较大；需要对样品进行鉴定和数据归属以便于选择特征峰作为定量峰；对于某些复杂药物由于其氢谱信号重叠严重而难以选出合适的定量峰限制了其应用；影响因素较多，获得较为可靠的定量结果需要综合多方因素。近几年，定量核磁共振分析技术在药学领域的应用也越来越广泛，已经涵盖了新药研发的多个环节，包括药品质量分析与控制研究、创新药物含量测定、药物体内代谢产物研究、药用辅料质量控制研究及代谢组学定量分析研究等。

　　定量核磁共振技术具体可以细分为一维核磁共振定量技术（^{1}H-qNMR、^{13}C-qNMR、^{19}F-qNMR、^{31}P-qNMR等）以及二维核磁共振定量技术。定量核磁分析通常使用一维核磁共振定量技术，并且由于^{1}H-qNMR灵敏度较高，在样品采集时间上远远短于其他定量核磁共振技术，在药物分析中应用最早、最常见的是氢核磁共振定量技术。氢核磁共振定量技术主要依赖氢谱中质子信号峰积分面积的大小，以含量明确的内标参照物作为标准来准确获得待测物的含量。氢核磁共振定量技术的准确性最终取决于特征定量信号峰的信噪比、线形、匀场情况、峰形处理函数的选择以及相位、基线等因素，这些都可以通过规范的标准化实验操作及参数优化来实现，来保证测定方法的选择性、线性、稳定性、重现性、准确度。其中，线性方程的相关系数不低于0.999，稳定性和准确度可以通过谱峰的信噪比量化来考察与规定，并且可以通过对谱峰的完全归属来对杂质进行表征。

通常，影响定量核磁共振技术定量的因素有内标物、样品的称量、特征定量信号峰的选择、溶剂、样品浓度、磁场均匀度、谱宽、发射射频偏置、弛豫时间、脉冲宽度、采样时间和采样次数以及与谱图数据处理相关的因素，包括相位调整、基线校正、积分信号面积界定。

以氢核磁共振定量技术为例，内标物应选择纯度较高样品，如有证标准物质；内标物用来定量的信号峰要易于识别，并且与被测样品的信号峰完全分离；内标物不能与被测样品中任何组分（或杂质）及溶剂发生化学反应或缔合；内标物能与被测样品溶于同一种溶剂；内标物结构中最好含有与被测样品结构中化学环境近似的含氢基团，二者的弛豫机制相近，导致恢复玻尔兹曼平衡完全程度的差别不大，从而保证单位质子峰积分面积的一致性，这是制约核磁共振定量分析方法准确性和重现性的重要因素。

氢核磁共振信号对样品量的变化十分敏感，因此样品称量的精确度对结果影响较大，建议选择精密度十万分之一及其以上天平准确称量样品。

在特征定量信号峰选择之前应准确归属样品和内标物的信号峰并明确每个质子峰所对应的质子数。被测样品和内标物的定量峰一定要易于识别，并且能完全分离；要尽量选择化学环境相似的信号峰作为特征定量信号峰，保证其积分面积的一致性和准确性。

溶剂的选择应不与被测样品中任何组分（或杂质）及内标物发生化学反应或缔合；要选择对被测样品和内标物溶解性都非常好的溶剂，避免部分溶解而造成误差；应选择较小黏度的溶剂，黏度大会导致局部磁场的不均匀性，从而使分辨率下降、谱线加宽；溶剂的谱峰应不与被测样品和内标物的特征定量信号峰发生重叠。

配制被测样品和内标物的溶液浓度应适当，浓度过大会导致局部磁场的不均匀性，以至于使分辨率下降、谱线加宽不利于分析；被测样品浓度和内标物浓度应相当，不能差别太大，避免被测样品特征定量信号峰积分面积与内标物特征定量信号峰积分面积相差太大，易引起测定误差增大。

谱图的宽度即谱宽，要能覆盖被测样品和内标物的共振频率，但不宜过宽。谱宽太宽，则会降低共振信号的数据点，数字分辨率降低，并可能因射频场不均匀而引起单位质子峰面积的不一致，通常谱宽以超过覆盖所有共振信号的区域约20%为宜。应注意谱宽与数据点和采样时间是相互关联的，见公式（7）

$$采样时间 = \frac{数据点}{2 \times 谱宽} \qquad (7)$$

在射频场比较均匀的情况下，发射射频偏置对积分面积的影响不大，通常发射射频偏置应以处于谱宽的正中央为宜，并且只有把谱图置于中心位置时才能尽可能减小谱宽，提高数字分辨率，例如在Bruker仪器中常使用O1作为发射射频偏置参数。

弛豫延迟时间是核磁共振定量分析的重要参数之一，需对样品和内标物的特征定量信号峰进行考察，以保证谱峰强度不会被饱和，这样才有利于对谱峰进行合理的积分，得到准确的结果。如果弛豫时间设定较短，则被激发到高能态的核就不能通过弛豫而恢复玻尔兹曼平衡，导致信号积分不准确不能真实反映其代表的质子数，但弛豫时间过长又会浪费实验时间降低实验效率。通常会对待测样品和内标物进行T1测定，以考察特征定量信号峰的弛豫时间，通常应选择不少于5倍最大特征定量信号峰的弛豫时间作为核磁共振特征定量信号峰弛豫时间的设定。

脉冲宽度必须选择恰当，如果脉冲宽度过大，则需要设置更长的弛豫时间，否则被激发的质子难以在短时间内恢复到平衡状态，导致信号减弱而得不到准确的定量结果。如果脉冲宽度过小，虽然不需要更长的弛豫时间设置，但会降低共振信号的强度，需要增加采样次数以满足所需信噪比要求。一般采用30°的翻转角或脉冲宽度，其综合性较好。对于仪器标准的90°脉冲的准确性和有效性也可能因样品而异，具体取决于样品的理化性质。为了获得更好的精密度和准确性，可以针对每个样本校准脉冲长度。为了在减少重复时间的情况下获得良好的信噪比，也可以使用"恩斯特角"脉冲，恩斯特角的计算公式（8）如下：

$$\cos\theta = e^{\left(-\frac{T_R}{T_1}\right)} \qquad (8)$$

式中θ为优化的翻转角度；T_R为脉冲重复时间，包括信号接收时间和等待时间；T_1为纵向弛豫时间，e为自然常数。

核磁共振定量方法一般分为两大类：一类是相对定量法，另一类是绝对定量法。相对定量法较为简单，是通过相应的共振信号峰面积比来体现摩尔比，表示样品之间含量的关系，计算方式见公式（9）

$$\frac{n_x}{n_y} = \frac{I_x N_y}{I_y N_x} \qquad (9)$$

式中n_x与n_y、I_x与I_y、N_x与N_y分别为x组分和y组分的摩尔浓度、特征定量信号峰的积分面积、特征定量信号峰相应的质子数。

绝对定量法是以化合物结构和准确含量均已知的标准物质作为参照即参比物，通过比较标准物质与待测物两者的信号积分强度来确定待测物的含量，见公式（10）。在绝对定量法中又分为内标法和外标法，其中内标法是以结构和含量已知的参照物作为内标，与待测物制成混合溶液同时测定，通过两者信号积分面积的比值确定待测物的含量，是目前使用最多的一种方法。但当待测物与内标物质无法在溶液中共存时，例如对于某些化学性质不稳定或者有毒物质的测定可以采用外标法。该方法采用与毛细管共轴的特殊核磁管，或者使用2根核磁管分别装待测物和参照物，分步测定。

$$P_x = \frac{I_x}{I_{std}} \cdot \frac{N_{std}}{N_x} \cdot \frac{M_x}{M_{std}} \cdot \frac{m_{std}}{m_x} \cdot P_{std} \qquad (10)$$

式中 P_x、P_{std} 分别为待测样品和参照品的含量；I_x、I_{std} 分别为待测样品和参照品特征定量信号峰的积分面积；N_x、N_{std} 分别为待测样品和参照品的特征定量信号峰相应的质子数；M_x、M_{std} 分别为待测样品和参照品的相对分子量；m_x、m_{std} 分别为待测样品和参照品的实际精密称取的样品量。

3. 代谢组学分析

代谢组学是继基因组学、转录组学、蛋白质组学、表型组学之后出现的一门新兴学科，是系统生物学的重要组成部分。代谢组学作为一种最新的组学技术之一得到迅速发展并渗透到多项领域，涉及药物研发与评价、中药现代化、疾病诊断、药理毒理学、环境学、植物学等与人类生命健康密切相关的诸多研究领域。常见的代谢组学检测手段有GC-MS、LC-MS和NMR技术。早在20世纪90年代，由Nicholson等在长期研究生物体液基础上提出的基于核磁共振方法的"metabonomics"，使核磁共振技术成为最早开展代谢组学研究的分析技术。

氢谱是利用核磁共振技术开展代谢组学研究最基础的技术，在氢谱中谱峰与样品中各化合物的氢原子是一一对应的，样品中每一个氢原子在谱图中都有其对应的核磁共振信号，谱图中信号的强弱反映样品中各组分的含量。因此，核磁共振技术非常适合用来研究代谢产物中复杂小分子成分的变化情况。核磁共振技术不需要对样品进行复杂的前处理，具有对样品无损伤、不破坏，保持样品结构和性质的特性，可进行实时和动态的检测，能够在溶液状态下以一定的温度、pH值和盐度开展实验，因此可在最接近生理条件下获得代谢物数据。另外，在数据采集方法上可设计多种谱编辑手段，实验方法灵活多样。与其他技术相比，核磁共振技术对分析对象几乎没有歧视性或偏向性，对所有化合物的灵敏度是相同的，无质谱技术存在的离子化程度和基质干扰等问题，以及气象色谱技术仅能分析容易气化的挥发性成分的局限性，见表5-1，因此采用核磁共振技术获得的数据更加全面、客观和准确。

与其他技术相比，核磁共振技术存在灵敏度低、分辨率不高等问题，以及仪器固有的特性导致高含量分析物常常占据谱图大量数据点而导致低含量分析物信号较弱或被掩盖而难以进行分析等问题。相信随着核磁共振技术不断进步，如1 GHz以上超高场磁体、魔角旋转（MAS）、磁共振成像（MRI）、低温（LN_2）及超低温探头（LHe），以及代谢组学分析技术中唯一能用于活体和原位研究的活体磁共波谱（MRS）等技术的不断发展和深入拓展应用，未来将有可能全面克服上述缺点。

表5-1 代谢组学核磁共振技术与质谱技术特点对比

对比项目	核磁共振技术	质谱技术
样本制备	处理简单或直接检测（MAS技术）	预处理复杂或衍生化
样本用量	用量大，200～300 μl生物体液	用量少，50～150 μl生物体液
实验过程	过程简单，一次检测获得全部数据	需优化色谱条件或多次不同参数检测
灵敏度	低，可识别代谢产物少	高，可识别代谢产物较多
样品可重复性	不破坏样品，高重复性，可多次检测	破坏样品，无重复性，一次性检测
检测环境	接近生理状态或原位检测	非生理条件，环境剧烈
数据采集	无歧视性或偏向性	有歧视性或偏向性
数据分析	多元统计分析，非靶向性优势，选择性差	多元统计分析，既可非靶向性，也可靶向性，选择性强

基于核磁共振的代谢组学研究步骤分为：①样品的制备，制备生物样品用于核磁共振实验检测。②代谢物检测，采用多种实验方法开展核磁共振检测，如CPMG自旋回波序列、NOESYPR1D、ZGPR、二维核磁共振等。③数据预处理，核磁共振获得的数据变量是化学位移与信号峰强度，经过相位调整、基线校正、位移定标、积分、归一化、表度化等一系列数据预处理步骤使数据适合于多元统计分析。④多元统计分析，根据要解决的实际问题选择多元统计分析模型开展模式识别，如PCA、PLS-DA、OPLS-DA等。⑤结果解释，根据多元统计分析结果结合二维核磁数据及相关软件或数据库（KEGG、HMDB等），进行特征代谢物识别与分析，结合生物医学及生物信息学等学科解析与机体生理病理相关的生化过程。

二、核磁共振技术的发展趋势

核磁共振分析技术作为一种功能强大、非破坏性的结构分析方法，自诞生以来就成为十分重要的分析测试方法和科学研究工具，在化学、物理、生物、医学、材料、食品、地球科学等领域得到广泛的应用。自1944年起，先后共有19位科学家因推动核磁共振的发展和应用而荣获诺贝尔奖，这在一定程度上反映了该技术的持续发展潜力。

核磁共振技术能够市场化并广泛应用离不开早期的两家谱仪生产商，布鲁克公司（Bruker Corporation）和瓦里安公司（Varian Medical Systems，Inc）。瓦里安公司于1948年由斯坦福大学的科学家在斯坦福工业园区内成立。该公司的早期目标之一是将Felix Bloch于1946年共同发现的核磁共振波谱技术商业化，最终率先推出世界上第一台商品化的电磁铁连续波扫描核磁共振波谱仪。现任布鲁克CEO之父Günther Laukien早年在德国巴登－符腾堡州图宾根大学学习物理，在1960年Günther Laukien成立了现在的布鲁克公司，他和其他先驱们一起生产出了KIS-1型（25 MHz）和KIS-1型（90 MHz）脉冲核磁共振波谱仪。现代核磁共振波谱仪的硬件发展和技术应用范围已经远远超出开创者的想象。目前，高场大型核磁共振谱仪生产商有德国布鲁克公司、日本电子公司及中国武汉中科牛津波谱技术有限公司。德国布鲁克公司经过几十年持续不断的发展已经成为全球领先的分析型磁共振仪器的市场领导者，武汉中科牛津波谱技术有限公司成立于2013年，通过借助英国牛津仪器公司超导磁体技术的转移及在瑞士设立探头生产子公司Q.OneTec AG，目前可自主生产600 MHz及以下的核磁共振波谱仪整机。

未来，600 MHz及以下场强的核磁共振谱仪将会更加普及，这将有利于核磁共振作为一种常规的分析技术应用的更加广泛和深入。仪器硬件方面，仪器生产商在超高场强磁场的研发愈发迅速，1.0 GHz、1.1 GHz和1.2 GHz场强的磁体技术先后实现突破，并迅速实现了商业化。另外，探头技术近几年取得较大突破，正在向着全面普及低温探头的方向发展，包括可使氢检测灵敏度提高2倍左右，杂核灵敏度提高2～3倍的液氮冷却低温探头和检测灵敏度提高4～5倍的氦冷却超低温探头。随着仪器硬件方面的快速发展、技术进步，使核磁共振技术检测灵敏度和分辨率得到了前所未有的大幅提升。基于核磁共振分析技术的快速发展及其独特优势，可以预见，未来在制药、生物医学等研究领域中新的活性分子和细胞生物学的突破发现将更加可期。

（一）磁体技术

磁体是核磁共振波谱仪的核心部件之一，磁场强度的增强可以提高仪器的检测灵敏度、增大谱图分辨率，提高检测效率和应用范围。核磁共振谱仪生产厂商不断研发新的超导材料，设计开发场强更高的磁体，商品化的600～800 MHz高场核磁共振谱仪已经广泛应用并成为广大研究者使用的首选谱仪。在超高场（UHF）研究领域，目前仪器生产商已经先后研制成功了磁场强度在1.0 GHz（23.5 T）、1.1 GHz（25.9 T）和1.2 GHz（28.2 T）的磁体并实现了商用。在世界范围内，超高磁场NMR磁体的项目也在不断开展，美国麻省理工学院正在开发一种1.3 GHz（30.5 T）LTS/REBCO NMR磁体，由于使用了无绝缘绕组方法，REBCO

内部线圈的电流密度非常高，该磁体几乎与700～800 MHz LTS NMR磁体一样小。一个日本研究团队于2017年启动了MIRAI计划，以开发一种持久模式1.3 GHz LTS/HTS NMR磁体。根据初步设计，使用稀土（RE）和铋（Bi）系铜氧化物高温超导线，卷绕成螺旋形状的超导磁铁，预计将于2024年完成。可以预见，随着未来超高场高分辨率核磁波谱仪的突破性进展，明显提升的灵敏度将是生物和生物医学研究创新能力的一个关键点，使新的分子和细胞生物学发现成为可能。未来的发展趋势是超高场核磁谱仪的普及和应用，将更广泛地应用于结构生物学和固有无序蛋白（IDPs）等研究。通过与X射线晶体学或低温EM等其他结构生物学分析方法互为补充，可以提供溶液和生理条件下的蛋白质分子动力学、功能性折叠以及与药物分子的结合等信息，具有其独特技术优势。另外，给磁体增加液氦回收单元也是未来磁体发展的一个趋势，可将磁体挥发出的氦气收集、压缩液化后重新加注回磁体，避免了重复添加液氦的麻烦，极大地简化了磁体的维护工作，这使核磁共振波谱仪的使用变得更容易，保证了某些超长时间实验工作的有序开展。

（二）探头技术

探头是核磁共振谱仪的另一重要部件，也是实现提高谱仪检测灵敏度的主要途径之一，因此一直以来都是仪器厂商研制工作的重要方向，开发出了许多满足不同测试场景的探头类型，低温探头是目前探头的主要发展方向。超低温探头把低温技术与先进的射频硬件设计和制造技术结合起来，其原理是让发射/接受线圈和调谐匹配电路维持在极低温度，使金属电路中的电阻下降，以降低源自导体中的电子随机热运动所致的噪声。同时，前放、过滤器及发射-接收-转换过程的电子器件也可以被冷却，以降低电子器件的噪声。随着探头和电子元件的噪声降低，实际检测信号就会增强，从而增强了信噪比。尽管离低温探头的冷却区域距离核磁管只有1mm，但样品能够在实验设定的温度下保持稳定，如可持续保持在298K进行检测。目前商品化的低温探头有两大类：一个是基于闭环循环的氦冷却超低温探头，另外一个为开放体系的液氮冷却低温探头。氦冷却超低温探头是用压缩低温氦气来冷却探头检测线圈和前放电子线圈到20K附近，最大程度降低了可检测到的电子热噪声，与常规室温探头相比，探头检测灵敏度提高4～5倍或更多。液氮冷却低温探头通过氮气冷却探头检测线圈和前放电子线圈的工作温度为80K左右，可使探头氢检测灵敏度2倍左右，杂核灵敏度提高2～3倍。鉴于低温探头超高的性价比，越来越成为核磁共振谱仪的必选升级配置。

（三）量子化学计算核磁共振参数技术

结构表征是对药物的定性分析，是药物研发和药物质量控制的重要环节。在药物分析检测技术中核磁共振技术具有客观、准确、快速的特点。在结构准确鉴定方面，与晶型技术相比，核磁共振技术需要样品量较少，不需要结晶，并可提供化学位移、偶合常数、同核/异核相关、质子空间相关等丰富结构信息，因此一直被作为结构表征中最常规和重要的分析技术。虽然最近几年核磁共振技术在硬件、分析方法和检测手段方面均有了长足的进步，但是仍存在一些内在的局限性，尤其是在立体构型的确定方面依然具有挑战性。目前，量子化学计算核磁共振参数与核磁共振各向异性参数正在成为对立体构型鉴定的一种重要手段。

量子化学计算核磁共振参数是 Giuseppe Bifulco 等于2002年提出的一种利用量子化学基本原理和方法通过计算化合物的核磁共振数据来研究化学结构的方法。可通过量子化学计算分子中碳原子或氢原子的磁共振屏蔽常数，经数据转换后可获得氢或碳的理论化学位移。还可利用量子化学方法计算预测核磁共振其他参数，如偶合常数 J_{H-H}、J_{C-H} 等。通过将量子化学计算的参数与实测值进行比较，从而确定或佐证化合物的结构，尤其是对化合物相对或绝对构型的判断及辅助化学位移归属提供参考与依据。

量子化学是利用量子力学研究化学问题，其核心是精确求解薛定谔方程。在量子力学中，粒子的状态用波函数（概率分布函数）来描述，通过薛定谔方程可以描述粒子状态变化的规律，符合波函数所满足的运动方程的要求。量子化学计算就是实现该研究的具体途径，根据量子化学基础理论，所有量子化学计算都是建立在求解薛定谔方程的基础上开展的，通过求解薛定谔方程可以获得构成物质的各基本粒子的运动规律与参数，包括对于物质几何结构优化，基态、激发态能量计算，化学键能计算，以及核磁共振谱的光谱、偶极矩，电荷分布，电荷密度，热力学参数等的计算。量子化学能够深入原子、电子层面揭示化学反应的本质，因此非常适合于物质相互作用机制和原理的研究。但薛定谔方程求解过程十分复杂，从数学上来看精确求解薛定谔方程是不可能完成的任务，因此通常采用假设和近似计算方法求解，由此产生了一系列的基于不同假设的量子化学计算方法和化学计算程序。量子化学计算方法有从头算法、半经验法、分子力学及密度泛函法（DFT），常见的化学计算程序有 Gaussian、Hyperchem、MOPAC，其中密度泛函法和 Gaussian 是目前较为流行的计算方法和软件程序。Maria Giovanna Chini 等综合利用定量 ROESY 测定和 DFT 量子计算质子间空间距离，以及 GIAO 计算 ^{13}C NMR 化学位移证了一种从海绵 Theonella swinhoei 中获得的核受体 PXR 和 FXR 配体 conicasterol F 的构型。目前机器学习或人工智能已经深度应用到该领域，Ariel M.Sarotti 将量子计算与人工神经网络进行结合判断结构的正确性，随后 María M.Zanardi 等进一步通过 GIAO C-H COSY 量子计算与人工神经网络模式识别分析结合，进一步提高了结构验证的准确性。

　　量子化学计算方法在化合物结构表征中作用越来越重要，将与核磁共振波谱常规分析技术一同作为构型分析和辅助结构数据归属的必备工具，是药物结构表征研究发展的一个重要方向。

（四）核磁共振各向异性参数技术

　　化学位移、积分面积、峰型裂分、偶合常数、NOE效应等是常见的核磁共振参数，尤其是偶合常数和NOE更是与空间结构或立体构型密切相关，是药物结构表征的关键信息。$^3J_{H-H}$、$^3J_{C-H}$的偶合常数符合Karplus经验公式，反映的是二面角的关系，因此仅限于反映不超过3个共价键的空间关系。NOE效应是空间距离较近（小于5Å）的两个或两组质子通过自旋-晶格弛豫相互作用，即分子内偶极-偶极相互作用而产生的一种共振信号发生变化的效应，而偶极-偶极相互作用与核间距离的6次方成反比，因此可以判断分子内核之间的距离。峰型裂分、偶合常数、NOE效应等仅能够提供局部空间结构信息，对于分子中空间距离较远基团或片段的分析就会遇到困难。近年来随着利用核磁共振技术开展空间立体构型的深入研究，一些核磁共振各向异性参数正被用于这种研究中，日益成为结构表征研究中的一个重要发展方向。核磁共振各向异性参数包括：残留偶极偶合（residualdipolarcouplings，RDC），残留化学位移各向异性（residual chemical shift anisotropies，RCSA），残留化学四极偶合（residualquadrupolarcouplings，RQC），均可以提供分子中原子空间排列信息，与分子内原子的空间排列有关，反映了分子的构造、构型以及优势构象，是复杂药物结构解析的重要参数，其中关于研究残留偶极偶合RDC发展迅速，因此越来越受到关注。

　　通常两个磁性核可以通过偶极偶合作用在空间传递相互作用，这种作用可以在固体核磁中被观察到，而在液体核磁中由于分子在溶液中存在布朗运动，偶极偶合作用消失而无法被观察到。一般偶极偶合的数值在几千赫兹，由于固体核磁中这种作用太强导致信号变宽，分辨率降低，难以进行解析工作。然而，如果采用恰当的方式降低分子的布朗运动，比如提供液晶或凝胶的环境限制分子运动就可以观察到溶液中分子的偶极偶合作用，此时偶极偶合作用没有被完全平均掉，而保留较小的残留值，称为残留偶极偶合RDC。因此，残留偶极偶合RDC准确测定需要满足的两个条件：一是要约束和限制分子运动，避免偶极偶合作用完全消失；二是要使样品分子处于一个非各向同性环境，即一种定向介质当中，从而保证偶极偶合作用不至于太强而降低谱图分辨率。

　　无论两个核是否直接相连，只要二者之间存在偶极偶合作用，其残留偶极偶合RDC值可以作为一个核磁共振各向异性参数提供空间结构信息，其大小与两个核之间的距离及两个核之间的键矢量相对于外加磁场的角度取向相关，能反映分子的构型以及优势构象，可以通过公式（11）进行计算。

$$D_{is} = \frac{h\gamma_i\gamma_s\mu_0}{16\pi^2}\left[\frac{1}{r_{is}^3}(3\cos^2\theta-1)\right]\tag{11}$$

式中D_{is}为残留偶极偶合；h为普朗克常数；γ_i、γ_s分别为自旋核i与自旋核s的旋磁比；μ_0为空间介电常数；r_{is}为自旋核i与自旋核s的空间距离；θ表示自旋核i与自旋核s的核间矢量与外加磁场之间的角度大小。

进行残留偶极偶合RDC核磁共振实验的难点不在于核磁共振实验本身耗时或参数的优化，而在于需要寻找一个合适定向介质为检测分子提供一个非各向同性环境。定向介质通过在磁场中产生弱的定向排列，待测有机小分子通过与定向介质之间相互作用产生适度的定向性质，从而满足产生残留偶极−偶极相互作用的条件。目前用于测定有机分子的偶极偶合RDC主要定向介质分为两类，能溶胀且可拉伸或挤压的凝胶和溶致液晶。凝胶介质通过长时间的溶剂溶胀使待测分子束缚于凝胶空腔内，使其各向同性的布朗运动受限而发挥定向作用。溶致液晶本身具有一定排列取向可使其取向性自发地部分转移到被分析物，从而约束样品分子。目前已报道的定向介质的适用范围十分有限，还未完全实现商业化，普通研究人员制备过程较为烦琐且存在损失样品风险。因此，寻找和发现结构新颖、制备简便、与溶剂兼容广泛的定向介质并实现商业化是未来推动该技术应用发展的关键。

（五）完整还原振幅频率表（complete reduction to amplitude-frequencye table，CRAFT）分析技术

定量核磁共振分析技术因其具有传统仪器分析技术无可比拟的独特优势，在药物分析领域中应用范围愈加广泛。但是某些复杂或混合药物由于其氢谱信号重叠严重而难以选出合适的定量峰限制了其应用，并且后期对于谱图的处理存在一定的人为因素而对其定量结果的准确性产生了影响。CRAFT分析技术，由安捷伦科技公司研究产品部的Krish Krishnamurthy在2013年提出的一种基于贝叶斯解卷积（Bayesian deconvolution）的分析混合物核磁数据的工具，可以突破现有核磁共振技术在混合物定性定量分析的限制和人为处理谱图带来的定量准确性的问题，是一种非常具有应用远景的分析技术。

CRAFT分析技术可以对一个或一系列时域自由感应衰减（FID）信号进行处理，即对时域谱进行全自动分析拟合，获得复杂混合物谱图中所有信号或特征定量信号峰的化学位移、振幅、线宽3个参数，从而消除了由于相位校正、基线校正、积分等人为操作带来的误差。它可以将目标化合物的信号从混合物样品中单独进行提取和拟合，从而用于混合物中多组分化学成分的定性和定量分析。

　　CRAFT分析技术的具体工作流程如图5-11所示，它对时域频谱的分析共分为两步。首先，通过数字滤波和定域下采样将采集到的总频谱划分为感兴趣的区域（ROI），将获得的FID数据分解为多个子FID信号；其次，使用贝叶斯概率理论以衰减正弦曲线提取信号的频率，振幅和线宽（还原速率常数）并将这些子FID信号建模，例如使用指数衰减函数模型等。其中数字滤波带宽和定域下采样是由相应ROI的谱宽决定的，而ROI的谱宽通常随机选取，但选择的ROI谱宽中心位置应为感兴趣的特征峰的中心位置。利用贝叶斯解卷积提取信号的频率、振幅和线宽可拟合成相应的信号。理论上，CRAFT分析技术可以使用任何可以有效拟合时域数据并确定这些信号最佳参数的信号数量的基础引擎。

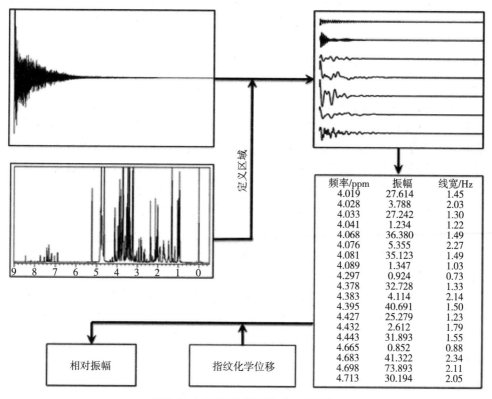

图5-11　CRAFT分析技术工作流程

[引自：*Magnetic resonance in chemistry*，2013，51（12）.]

　　通过CRAFT分析可以获得样品特征定量信号的振幅值，以进行定量分析，也可利用得到的振幅表对样品信号进行模拟以进行定性分析。由CRAFT分析获得的特征定量信号的振幅值或多个振幅值之和与其对应的质子数相关，对于同一个化合物，由CRAFT分析计算获得的频率振幅表中特征信号的振幅比等于其对应的质子数之比。因此可以利用公式（12）进行准确的定量分析。

$$W_s = W_r \cdot \frac{A_s}{A_r} \cdot \frac{E_s}{E_r} \tag{12}$$

式中W_s和W_r分别为供试样品的理论重量和内标物的实测重量；A_s和A_r分别为供试样品特征定量信号和内标定量信号的频率振幅值；E_s和E_r分别为供试品和内标物的质子当量重量（分子量与特征定量信号的质子数之比），根据理论计算的供试样品重量和实际称样量计算该样品的准确含量。

（六）高分辨微量魔角探头技术

提高核磁共振信号的灵敏度和分辨率，需要稳定均匀的磁场、高填充因子的探头和均匀的磁化率三项条件，其中前两个因素可以通过改进超导磁体和探头来解决，而磁化率均匀度则与样品性质、数量及周围环境直接相关。因此，在一定的仪器条件下，当样品量有限时，就必须考虑探头的填充因子和磁化率均匀度的问题。

为了能够检测微量样品，人们曾经通过研究和发展微量样品管提高灵敏度，例如球形微量液槽、3 mm或2.5 mm的毛细管以及将样品集中放在接受线圈的中心部位，上下端做成磁化率能与溶液匹配的核磁管等。过去所有商品化的微量样品管，几何形状均与标准的5 mm样品管类似，即样品管轴向均沿磁体的主轴方向，典型的微量样品管体积为100 ~ 150 μl。然而体积再小的核磁管也会影响填充因子，增加匀场的难度，其检测效果可能比常规核磁管更差。

1982年，魔角旋转（MAS）技术开始用于高分辨固体样品的核磁共振谱测定，通常称为CP/MAS。魔角旋转是指在偏离静态磁场54.7°下高速旋转样品（4 KHz以上），在这个角度下能将偶极偶合作用平均化到零，同时样品的旋转也可以消除大量的磁化率。此后，将CP/MAS技术用于小体积微量液体样品的分析引起了人们的兴趣，研究表明运用MAS可以消除固体及非均相溶液中磁化率不同而造成的谱线加宽。Mozurkewich从理论上分析了圆柱形样品磁化率变化对谱宽的影响，并且对圆柱体长度与直径比例以及圆柱体与磁场角度的关系均作了计算与试验。Barbera运用计算结果，在高分辨NMR谱仪上作了进一步研究，并指出样品在魔角旋转情况下圆柱体的端部以及壁处偏离轴的磁场将会产生1.8 kHz的线宽，样品应以相当或大于1.8 kHz魔角转速下旋转，可使旋转边带得到有效抑制。根据这些研究结果，成功地设计了用于分析液体样品的新型微量魔角旋转探头。

与普通的CP/MAS探头仅用于固体检测不同，高分辨微量魔角探头（Nano/MAS or HR/MAS）技术既可以用于常规均相溶液状态样品的检测，也可以用于非均相的样品。在用于常规均相溶液状态样品检测时，其 ^{1}H-NMR 谱最低检测量是微克级（相对分子质量为3 ～ 500 D），^{13}C-NMR 谱为毫克级（相对分子质量为500 D 左右），样品须溶于40 μl 体积中。能够进行非均相样品测试是普通探头无法做到的，也是其特色之一，这包括对带有沉淀的悬浊液、细胞悬浊液、键合膜及键合于固相合成树脂上的样品和半固体样品等的测试，并且该技术能够得到高分辨的 NMR 谱结果。同时，这种高分辨微量魔角探头与普通探头一样也可以测定各 种 二 维 NMR 谱， 如 COSY 谱、TOCSY 谱、NOESY 谱、HETCOR 谱、HMQC 谱和 HMBC 谱等。

（七）液相-核磁共振联用技术

液相-核磁共振联用技术是将高效液相色谱分离技术与核磁共振谱技术通过适当的接口连接构成的一种联用技术，简称 HPLC-NMR。传统的 HPLC-NMR 方法借助于高效液相色谱分离能力首先将混合样品中相关组分进行分离，可通过紫外检测器选择目标峰即目标成分，然后直接引入带有特定流通检测池探头的核磁共振谱仪中进行分析测试。目前 HPLC-NMR 技术是药物分析中用于确定物质成分结构的一种新手段，具有高效、快速、准确和信息量大的特点。

早在1978年日本东京大学的渡边纪行（Noriyuki Watanabe）和任木荣次（Eiji Niki）首次通过聚四氟乙烯管将 HPLC 与60兆核磁共振谱仪连接起来，对已知的含有3种甲基苯酚类成分的混合物成功地进行了在线分离和核磁共振氢谱的测试，实现了第一次真正意义上的 HPLC-NMR 联用技术的应用。由于早期的 HPLC-NMR 联用技术受限于高效液相色谱技术、氘代溶剂种类、溶剂峰压制技术、探头灵敏度及磁场强度等因素的发展，其应用受到较大的局限。直到20世纪90年代中后期，随着核磁共振溶剂峰压制技术的出现，为反相色谱与核磁共振谱技术创造了联用条件，极大地拓展了 HPLC-NMR 技术的应用范围。Varian 公司在21世纪初推出了以反相色谱为基础，集合溶剂压制技术的商用 HPLC-NMR 仪器，采用氘代水、氘代甲醇、氘代乙腈等昂贵的氘代试剂作为色谱流动相，样品从液相色谱经氘代溶剂洗脱后直接或者经管路储存后（通过一系列定量环储存多个色谱峰）进入特制的含有流通池装置的探头中进行 NMR 谱测试。早期的 HPLC-NMR 测定方法通常分为3类。① 连续流动测定法（on flow）：在液相色谱的分离过程中连续采集 NMR 数据，由于采集时间有限，故多以 ^{1}H-NMR 谱测试为主，获得信息有限。② 停留测定法（stop flow）：在液相色谱的分离过程中某色谱峰的最大吸收峰到达探头时流动相停止，然后再进行 NMR 数据采集。③ 峰储存测定法（peak-parking）或时间分割测定法（time-slice）：将从液相色谱洗脱出的某一个或几个色谱峰，按照独立的色谱峰或者相等时间段先储存到一个或多个管路中后，再逐一进行 NMR 数据采集。由于 HPLC-NMR 不具备样品富集功能，其 NMR

数据采集多局限于核磁共振氢谱的测试，因此该技术实际应用于天然药物化学研究的报道不多。

目前，新一代的HPLC-NMR联用技术借助固相萃取（SPE）的样品富集技术的进步，以及质谱技术的高通量检测能力，发展了高效液相色谱分离，在线SPE富集目标成分，目标成分的NMR和MS的同步检测，即HPLC-SPE-NMR/MS联用技术。其工作原理如图5-12所示，通过紫外检测器锁定目标峰（成分），通过分流，一小部分目标峰可进行MS分析，同时大部分目标峰（成分）将一次或多次富集于SPE装置上后使用氮气吹干，然后用氘代溶剂脱至NMR谱仪中进行测试。HPLC-SPE-NMR测定方法分为两类：① 超低温流动探头测定法（CryoFit）：被测样品由SPE富集后再由氘代试剂转移至特制的超低温流动探头中直接进行NMR谱测试。② 管转移模式（tube-transfer）：富集在SPE上的样品经氘代溶剂洗脱，由工作平台转移至样品管中进行测试，不需要特定的流动探头，在常规探头上即可完成NMR谱测试。2005年希腊研究人员第一次将HPLC-SPE-NMR联用技术应用于天然产物的结构研究，以CryoFit模式，通过溶剂峰压制技术的1D-NOESY实验和带有预饱和的TOCSY实验对从橄榄油的极性部位获得的酚类、木质素类、黄酮类成分及大量的次生代谢产物共计30个天然成分进行了结构确定，包括多个未见文献报道的新成分。与HPLC-NMR技术相比，HPLC-SPE-NMR联用技术通过对样品的富集可进行^{13}C谱数据及二维谱数据的采集，从而获得更加丰富的结构信息，且液相色谱的流动相使用廉价的非氘代溶剂，极大地节省了实验成本。可广泛应用于药物分析研究中，有助于有关物质、代谢产物等化合物的结构分析。

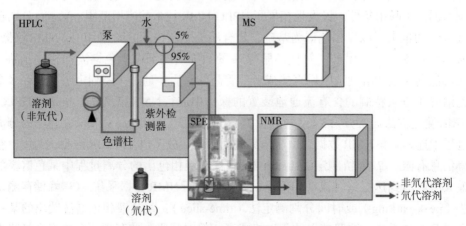

图5-12　HPLC-UV-SPE-NMR/MS 工作原理示意

［引自：*Sumitomo Kagaku*，2010，2010（2）.］

第二节　核磁共振技术在药物分析中的应用

作为现代快速发展的分析方法，核磁共振分析技术目前已经广泛应用于药物的鉴别、检查、含量测定等质量分析与控制研究与分析检测工作。随着定量核磁共振方法的发展和药物质量控制标准的更高要求，《美国药典》（USP）、《英国药典》（BP）、《欧洲药典》（EP）和《日本药局方》（JP）以及《中国药典》分别纳入了核磁共振波谱法，并在某些的各论中采用核磁共振波技术进行含量测定或者限量要求，采用核磁共振分析方法分析与控制药物的质量已经成为发展新趋势。

一、在化学药物质量分析与控制中的应用

核磁共振技术可对化学药物进行定性检查、鉴定和定量分析，特别是在检查和鉴定方面除中国药典外各国药典在多个化学药物品种的质量控制中均有应用。在英国药典（BP2020）和《欧洲药典》（EP9.0）中采用^{13}C核磁共振技术，通过对相应特征脂肪酸碳信号峰面积进行积分对鱼肝油（饲养来源）的脂肪酸［β（2）-酰基］的含量分布进行计算。由于养殖来源的DHA（二十二碳六烯酸）β脂肪酸含量高，EPA（二十碳五烯酸）和MA（十八碳四烯酸）β脂肪酸含量低，因此可以通过核磁共振相对定量技术进行分析。具体采用^{13}C反门控去偶脉冲序列zgig，以30°角的脉冲进行激发，在谱宽δ_C-5～195范围内进行碳谱检测，然后对特征信号峰进行面积积分，按照公式（13）分别对DHA、EPA、MA进行相对含量计算。

$$RC = \frac{\beta}{\alpha+\beta} \times 100\% \tag{13}$$

式中RC为相对含量；α、β分别为DHA、EPA、MA的α和β位特征碳信号峰积分面积，特征信号峰见图5-13（EP9.0）和表5-2。

表5-2　鱼肝油（饲养来源）脂肪酸碳特征信号峰化学位移范围δ_C

脂肪酸种类	δ_C化学位移范围	含量限度
α-DHA	172.43～172.47	—
β-DHA	172.05～172.09	71%～81%
α-EPA	172.90～172.94	—
β-EPA	172.52～172.56	32%～40%
α-MA	172.95～172.99	—
β-MA	172.56～172.60	28%～38%

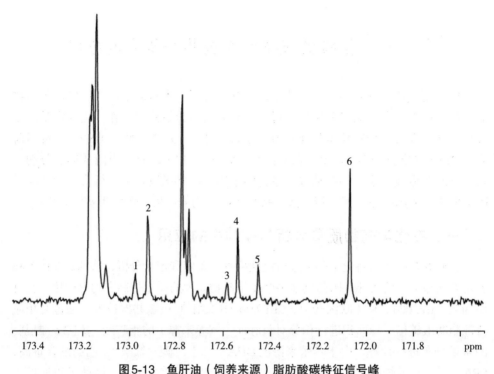

图5-13　鱼肝油（饲养来源）脂肪酸碳特征信号峰

注：1. α MA、2. α EPA、3. β MA、4. β EPA、5. α DHA、6. β DHA。

（引自：EP9.0.）

　　在《英国药典》（BP2020）收录的氨基糖苷类抗生素——妥布霉素，采用与对照品核磁谱图比对的方式作为其第一鉴别法。《日本药局方》（JP17）收录了许多采用核磁共振氢谱进行鉴别的化学药物品种，且比其他国家药典规定的较为详细和全面，一般通过规定特征信号峰的化学位移、峰型特征和积分面积比来进行鉴定。例如，《日本药局方》（JP17）中收录的妥布霉素，也采用核磁共振氢谱进行鉴别，且详细规定了溶剂（重水）、内标（DSS）及化学位移在 δ_H 5.1、δ_H 2.6 ~ 4.0、δ_H 1.0 ~ 2.1的特征峰型分别为：双峰、多重峰、多重峰，并规定了这些特征信号峰之间的面积比为 1∶8∶2。又如在精神类药物阿普唑仑的鉴别项中详细规定：将0.05g样品溶解于0.7 ml的氘代氯仿中，采集一维 ^{1}H核磁共振数据。通过比较化学位移 δ_H 2.6（单峰）、4.0（双峰）、5.4（双峰）处，以及 δ_H 7.1 ~ 7.9（宽峰）信号峰面积比符合 3∶1∶1∶8 要求，综合化学位移、峰形、峰面积比定性鉴定阿普唑仑。在抗生素磷霉素钠的鉴别项下，规定以DSS为内标，以重水为溶剂采集 ^{1}H核磁共振数据，核对特征信号峰的化学位移及其峰形：δ_H 1.5（双峰）、2.8（双峰）、3.3（多重峰），并规定在 δ_H 1.3处不能有信号峰出现。在磷霉素钙水合物的鉴别项下采用核对 ^{1}H核磁共振特征信号峰的化学位移及其峰形：δ_H 1.5（双峰）、2.9（双峰）、3.3（多重峰），并规定在 δ_H 1.4处不能有信号峰出现。在非抗胆碱作用的胆道平滑肌松弛剂曲匹布通的鉴别项下，将样品溶解于氘代氯仿中，以TMS为内标采集 ^{1}H核磁共振数据，要求化学位移 δ_H 1.5（尖锐的多重峰）、2.7（三重峰）、3.3（三重峰）、4.2（多重峰）、6.4（尖锐单峰）、7.4（尖锐单峰）、10.5（尖锐单峰）的信号峰面积比为9:2:2:6:1:1:1。在《日本药局方》（JP17）收录的40余种的头孢类品种基本采用了核磁共振氢谱进行鉴别且规定的较为详尽。

目前在药典中采用核磁共振定量技术进行相对或绝对定量分析的品种较少。在《美国药典》（USP43/NF38）中用于绝对定量的化学药物有2个，分别是亚硝酸异戊酯（amyl nitrite）及其吸入剂（amyl nitrite inhalant），其中亚硝酸异戊酯的鉴别项分析采用了对 δ_H 1.0处双峰及 δ_H 4.8处多重峰核磁共振特征信号峰进行指认的方法。在亚硝酸异戊酯的含量分析中采用以苯甲酸苄酯作为内标采用核磁共振内标法进行绝对含量的定量分析，选用 δ_H 5.3（苯甲酸苄酯的亚甲基质子）处的内标单峰和 δ_H 4.8（亚硝酸戊酯的α亚甲基质子）处的样品信号峰作为特征定量信号峰，根据定量公式10进行计算得出样品的绝对含量。

二、在中药及天然产物研究中的应用

目前《中国药典》中收载的中药质量控制的分析方法主要有性状、鉴别、检查、浸出物、特征图谱或指纹图谱、含量测定、炮制等，其中鉴别项下包括经验鉴别、显微鉴别和理化鉴别。紫外分光光度法、红外光谱法、薄层色谱法、高效液相法、气相色谱法等属于最为常见的理化鉴别方法，这些分析方法各有优缺点，性状、显微鉴别法虽然操作简单，但需要丰富的经验，且无法反映中药内在质量；紫外分光光度法与红外光谱法虽然能够用于定性定量分析，然而专属性不高；薄层色谱法、高效液相法、气相色谱法是目前中药鉴定和质量控制的主要手段，专属性较强，但色谱法因化学成分骨架、发色团、极性的不同以及色谱柱、检测器范围等因素限制，使其在多种类型成分间的同时分析是面临瓶颈，例如定量指标缺乏整体性，并且色谱法需要对照品或对照试验，而对照品难以获得，对中药质量控制造成困难。

相比于薄层色谱法、高效液相法、气相色谱法等分析手段，核磁共振技术依靠原子核的核磁共振响应可实现定性和定量分析，故具有其独特优势。如不存在响应歧视性和选择性，可对中药所有成分同时响应，可实现中药多药效成分全面检测；核磁共振信号因为与结构直接相关而专属性更强；定性和定量可同时进行；非色谱物理分离，避免了一般色谱分析过程中对中药复杂成分死吸附或不保留等问题。基于这些技术优势，核磁共振谱技术在中药及天然产物研究中应用越来越广泛，主要用于结构确证、纯度检测、质量分析与评价、中药成分鉴定等方面。

　　基于核磁共振技术的多元统计分析方法目前已经广泛地应用于中药质量分析研究中，相比于单纯使用核磁共振指纹图谱技术无法揭示中药成分内在相关性的缺点，多元统计分析方法可以通过主成分分析、因子分析、聚类分析、判别分析、典型相关分析等通过揭示中药中多指标性、多变量数据的相互关联性实现对中药的质量分析、产地归属和成分鉴别。例如，在对市售桑白皮药材质量分析的研究中采用 ^{1}H-NMR 多元统计分析技术识别出了与标准药材具有统计学意义的差异性化学成分，显示市售药材质量与标准药材存在较大差距。李涛等通过 ^{1}H-NMR 指纹图谱结合相似度评价、多元统计分析方法中的层序聚类分析、主成分分析、偏最小二乘法和正交偏最小二乘等方法分析了 40 个批次大花红景天样品，发现不同产地的大花红景天在化学成分上存在一定差异，可用于大花红景天药材的产地归属。马文杰等采用 NMR 技术建立了广东道地药材何首乌、首乌藤的标准指纹图谱，并发现同源何首乌、首乌藤样品间二苯乙烯苷、大黄素及夜交藤乙酰苯酐等化学成分呈现无规律的差异性变化，可作为区分何首乌和首乌藤的化学物质基础。

　　中药成分的复杂性受品种、产地、栽培、生长环境和采收季节等多种因素的影响导致其成分含量迥异，目前基于定量核磁共振技术的中药成分含量分析的应用也较为普遍。Imai Ayano 等利用 ^{1}H 定量核磁共振技术研究了黑升麻及其相关物种 *A.podocarpa* DC. 和 *A.cordifolia* DC. 的根/根茎和地上部分提取物中环烷三萜类成分的含量。通常，对于成分复杂的中草药定量的困难在于信号重叠严重，难以找到合适的特征定量信号峰，但该研究者巧妙的借助于 ^{1}H–^{1}H COSY 找到了未受到其他质子信号重叠干扰的环烷三萜类成分特征质子信号 H-19（δ_H 0.20～0.45）作为定量峰，并以溶剂本身 DMSO-d_6 的信号峰作为内标峰进行绝对定量分析，最终发现 *A.cordifolia* DC. 的根/根茎中环烷三萜类成分含量最高，达到（13.9%～28.5%）±7.3%，而 *A.podocarpa* DC. 的地上和根/根茎中环烷三萜类成分含量在三者中显著较低。Doreen Palu 等在研究中草药枸骨叶的二氯甲烷提取物中熊果酸和齐墩果酸含量时，采用了 ^{1}H 定量核磁共振技术。他们从复杂的提取物的氢谱中找到了符合定量要求（无其他信号峰重叠或干扰）的特征定量信号峰。δ_H 5.12 和 δ_H 5.15 分别是熊果酸和齐墩果酸的烯氢质子信号的化学位移，具有专属性，可作为特征定量信号峰，见图 5-14。另加入苯甲醚作为内标物，采用苯甲醚的甲氧基质子信号作为内标特征定量信号峰（δ_H 3.73）。经过方法学验证（准确度、精密度、线性度、检测限和定量限），表明方法可以满足枸骨叶的二氯甲烷提取物中熊果酸和齐墩果酸的定量要求，^{1}H 定量核磁共振技术对两种五环三萜类成分的定量分析结果为熊果酸和齐墩果酸分别占二氯甲烷提取物的 55.3% 和 20.8%。

　　中药提取物常常是由极其复杂的多组分混合物组成，其 ^{1}H NMR 谱图非常复

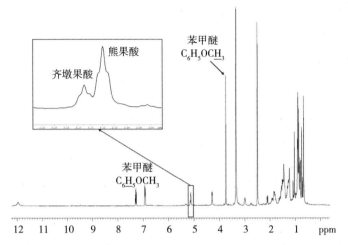

图5-14　熊果酸、齐墩果酸的 ^{1}H NMR 特征定量信号和苯甲醚的 ^{1}H NMR 内标定量信号

[引自：*Molecules*，2019，24（23）.]

杂，信号重叠较为严重，如果需要对特定的有效成分进行定量时有时难以选择出合适的特征定量信号或者难以添加适合的内标物质来进行定量分析，此时二维核磁共振定量技术可以用来解决类似问题。药绿柴 *Frangula alnus* 为鼠李科植物欧鼠李的树皮，是一种润肠通便的中药。其有效成分为蒽醌糖苷类成分葡萄糖欧鼠李苷A（glucofrangulin A）和葡萄糖欧鼠李苷B（glucofrangulin B），二者均为二糖苷，其结构中含有葡萄糖和鼠李糖或芹糖。药绿柴中除了以上两种主要有效成分外还有许多蒽酮（苷）类似物，这些蒽酮（苷）类似物可以通过长期保存或剧烈氧化后变成蒽醌（苷）类成分或以上两种有效成分，但是药绿柴经长期保存或剧烈氧化后容易造成糖的丢失，因此需要对有效成分的含量予以控制。《欧洲药典》（EP9.0）中收载的"Frangula bark"以及"Frangula barkdry extract standardized"含量测定方法操作过程烦琐，涉及提取、萃取、加热裂解糖苷键等多步化学方法进行预处理样品，通过紫外分光光度法进行含量测定，最终只能获得总蒽醌苷的含量，而无法精确控制到葡萄糖欧鼠李苷A和葡萄糖欧鼠李苷B的准确含量。

　　Serhat S.Çiçek等建立了一个基于二维定量HSQC核磁技术的外标定量法，可以甄别药绿柴 *Frangula alnus* 中葡萄糖欧鼠李苷A和葡萄糖欧鼠李苷B并进行准确的含量测定，且操作过程十分简便，仅需提取后即可分析。他们在研究中首先发现两种药效成分的葡萄糖、鼠李糖、芹糖的端基的碳－氢在HSQC谱图中的相关信号不与其他相关信号发生重叠，且具有专属性，可分别作为蒽醌总苷、葡萄糖欧鼠李苷A（欧鼠李苷A）和葡萄糖欧鼠李苷B（欧鼠李苷B）的特征定量相关信号。另外，蒽醌（苷）类成分结构中存在的甲基基团在HSQC谱图中的相关信号峰也符合为总蒽醌（苷）类的特征定量信号的要求。

为了针对以上特征定量HSQC交叉相关信号建立外标定量分析方法，研究者开展了线性、重复性、精确度、准确性和定量限的方法学考察实验。核磁共振外标定量分析方法可以不使用定量目标的对照品，且市场上缺少有效成分（葡萄糖欧鼠李苷A和葡萄糖欧鼠李苷B）的相关对照品，研究者使用了与待测物质特征定量信号性质相同的杜醌（duroquinone）、芦丁（rutin）、欧鼠李苷A（frangulin A）、欧鼠李苷B（frangulin B）作为对照品。以DMSO-d_6为溶剂，将对照品分别配制成系列浓度的工作溶液，利用杜醌的甲基基团和芦丁、欧鼠李苷A、欧鼠李苷B的4个糖基片段的HSQC交叉相关信号响应的强度建立与浓度相关的标准曲线，并考察了影响HSQC交叉相关信号强度的关键核磁参数——$^1J_{C-H}$，确定最优关键参数为170 Hz。通过对杜醌、芦丁相关标准曲线的优化实现了对中药药绿柴中蒽醌和蒽醌葡萄糖苷总量的量化，以及葡萄糖欧鼠李苷A和欧鼠李苷A总含量、葡萄糖欧鼠李苷B和欧鼠李苷B总含量的定量分析，见图5-15。结果显示，定量核磁共振HSQC分析技术相对于《欧洲药典》中收载的方法显示出明显的优势，尤其是在结果的特异性和意义上。

三、在多糖类药物质量控制中的应用

多糖是由多个单糖分子通过糖苷键连接而成的，含有20个以上糖基的糖链可形成直链多糖、支链多糖、环状多糖。多糖广泛存在于自然界中，是生命科学中除肽链、核苷酸链之外的第3种链状生物大分子。目前临床使用的多糖类药物已有近30种，如透明质酸、羧甲基纤维素、右旋糖酐、肝素、氧化再生纤维素、壳聚糖等。多糖结构较为复杂，使其检测难度增大，虽然《中国药典》2020年版二部收载多糖类药物20个品种，但国内多糖类药物的质量控制主要以理化分析手段为主，并未采用核磁共振技术。多糖类药物质量标准存在的主要问题是没有特异的鉴别反应、专属的含量测定法、用于定性定量分析的多糖标准品和相对分子质量分布分析等。

目前各国药典日趋采用更加简便可靠的核磁共振分析方法作为多糖类药物鉴别手段，通过核磁共振特征信号进行鉴别，以提升药品质量标准，增强药品监管的科学性。例如肝素类产品肝素钠是从猪小肠黏膜中提取出来的一种糖胺聚糖类抗凝血药物，作为抗凝血的首选药物，肝素被广泛应用于治疗心血管疾病、肾透析及各类手术中。在2008年初美国和欧洲多个国家发生了严重的肝素钠注射液不良反应事件，曾引发数百例患者产生严重的过敏反应，甚至导致约百例患者死亡，随后《美国药典》增加了核磁共振技术作为鉴别手段。最终美国FDA分析结果表明：该事件与肝素钠中存在的污染物多硫酸软骨素（oversulfated chondroitin sulfate，OSCS）有关。OSCS具有和肝素钠相似的结构、相对分子量范围，常规

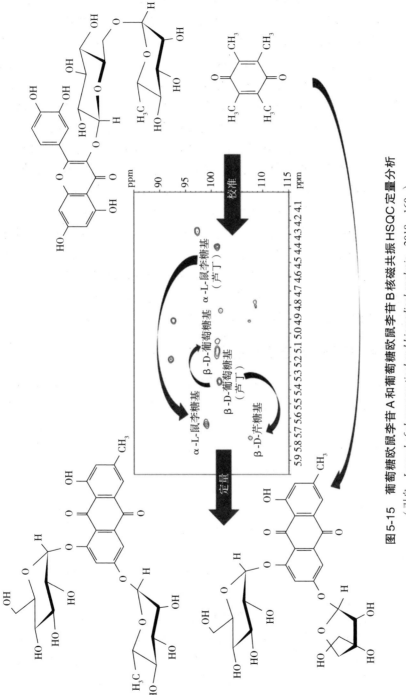

图5-15　葡萄糖欧鼠李苷A和葡萄糖欧鼠李苷B核磁共振HSQC定量分析

（引自：*Journal of pharmaceutical and biomedical analysis*，2018，160.）

的生物和化学方法难以对其进行检测。美国政府为了加强此类原料质量监督，最终基于氢核磁共振分析技术建立了一种快速有效的检测肝素钠中OSCS的方法，可将杂质总量限制为0.1%以下，收录在《美国药典》中。随着新的肝素钠系列产品的研发，目前《美国药典》（USP43/NF38）除在肝素钠、肝素钙品种中收录有核磁共振鉴别方法，也运用于最新的低分子量肝素品种：达肝素钠、依诺肝素钠的质量分析与控制。低分子肝素是由普通肝素解聚制备而成的一类分子量较低的肝素的总称，其药效学及药动学特性与普通肝素不同，低分子肝素的抗凝性质更可控，具有皮下注射吸收好、体内代谢半衰期长、生物有效性更高、出血副作用少、无须实验室监测等优点，其在临床的应用不断扩大。其中依诺肝素钠采用不低于400 MHz核磁共振谱仪，在40℃下，5mm直径的核磁管中记录标准溶液和样品溶液的^{13}C谱图，然后进行相似性比对进行鉴别检查。《英国药典》（BP2020）和《欧洲药典》（10.0）在低分子量肝素钠品种中也采用了与《美国药典》相似的方法，通过^{13}C谱图比对分析进行鉴别。目前2020年版《中国药典》二部肝素类仅收载有肝素钠、肝素钙等5个品种，缺少低分子量肝素钠类品种，且鉴别手段仅有色谱法等传统理化检测手段无核磁共振鉴别方法。可以预见，未来增加核磁共振技术作为鉴别手段和增加低分子量品种将成为一种必然趋势。

四、在生物药质量分析与控制中的应用

疫苗作为一种生物制品包含的抗原能够在体内诱导特异性和主动的获得性免疫应答，是预防控制传染病最有效的手段，已经被使用了多个世纪。世界各国政府均将预防接种列为最优先的公共预防服务项目。国内外历来对疫苗的质量控制非常详细、严格，各国药典从菌种、原液、半成品、成品等从生产环节起就进行相关质控。近年来国内某些企业因擅自变更生产工艺或运输不当导致多起疫苗事件发生，造成社会不良影响，暴露出疫苗监管的薄弱，亟须加强包括检验检测技术的提升。

CPS是菌类的荚膜多糖，部分CPS有免疫原性，能刺激机体产生免疫反应，因此在疫苗生产中需要对CPS进行鉴别检查。用于疫苗生产的所有CPS的核磁共振氢谱不同，且O-乙酰基取代基的数量和取代位置不同也能在核磁共振氢谱上表现出来，因此核磁共振技术可以通过氢核磁共振指纹波谱进行鉴别分析。《美国药典》（USP43/NF38）在通则中规定，人用细菌疫苗的糖类成分的结构鉴别必须使用核磁共振技术进行鉴别及O-乙酰化程度的分析。在人用多糖和糖复合物疫苗的溶剂残留、多糖鉴别均采用核磁共振技术。在疫苗生产中使用的多糖，鉴别检查和纯度测定是其关键质量分析与控制的内容。一些在免疫学上可区分的CPS仅在O-乙酰基的存在与否方面有所不同（如肺炎球菌9A型和9V型），以及这些CPS引起的免疫应答不一定具有交叉保护作用（如19F和19A型肺炎球菌），因此

对O-乙酰基取代基的数量和取代位置的分析也是对其进行鉴定的一个方面。

对疫苗进行核磁共振实验时所需要的样品量较少，通常为2～3mg，并且无须针对参考化合物进行校准，具有独特优势。早在2000年就有报道采用核磁共振波谱技术对来自b型流感嗜血杆菌（Hib）和衍生形式的纯化的荚膜多糖进行质量控制，用于生产Hib多糖蛋白结合疫苗。目前，《美国药典》（USP43/NF38）、《英国药典》（BP2020）及《欧洲药典》（EP9.0）中全部或部分疫苗的鉴定已经采用核磁共振分析技术，应用于疫苗生产中的细菌多糖鉴别。如《欧洲药典》（EP9.0）规定b型嗜血杆菌结合疫苗、脑膜炎球菌C群结合疫苗及肺炎球菌多糖结合疫苗（吸附）的聚核糖核苷磷酸酯（PRP）的鉴别可以使用核磁共振氢谱技术，这在《英国药典》（BP2020）中也有相应规定。

在传统的理化方法和核磁共振指纹图谱方法之外的另一种质量控制方法是利用特征共振信号峰面积来计算不同分子的比例，例如对来自糖中存在的糖残基N-乙酰基己糖胺残基，O-乙酰基和6-脱氧糖的特征共振信号的定量分析。在某些情况下，尤其是肺炎球菌1型CPS，核磁共振测量的预期成分值必须对传统化学方法的预期成分值进行调整，因为后者可能因某些残留物的不稳定性而有偏差。另外，有报道称也可通过高分辨率魔角旋转技术以及二维核磁共振（2D）方法识别十六烷醇沉淀中的Hib糖类成分，并可在300 MHz谱仪上获得质量控制所需的数据。核磁共振波谱特征共振的相对强度可以确定多糖中不同糖残基类型和取代基（如N-或O-乙酰基或丙酮酸）的比例，并可采用内标法实现定量分析。作为过程控制，肺炎球菌荚膜多糖中肺炎球菌C多糖的比例可以通过^{1}H和^{31}P核磁共振波谱分析或通过对核糖醇的HPAEC-PAD分析来确定。在稳定性指示测试中O-乙酰基的丢失或迁移以及含磷酸盐的多糖的完整性都可以通过核磁共振波谱来进行追踪。另外，在生产过程中多糖或低聚糖中间体的分子大小和聚合度的检测也需要使用核磁共振波谱技术。

五、在药用辅料质量控制中的应用

药用辅料是指在制剂处方设计时，为解决制剂的成型性、有效性、稳定性、安全性加入处方中除主药以外的一切药用物料的统称。药用辅料除了赋形、充当载体、提高稳定性外，还具有增溶、助溶、缓控释等重要功能，是可能会影响到药品的质量、安全性和有效性的重要成分。目前我国对药用辅料的研究还不够深入，药用辅料行业发展起步较晚，尤其是新型高端药用辅料发展滞后较为明显。随着国内"铬超标胶囊""齐二药事件"以及美国"新英格兰配制中心事件"等多起与药用辅料安全性相关的药源性事件发生，药用辅料的质量越来越引起人们的重视。

随着对辅料功能作用的认识不断深入，近年来，我国药用辅料开始进入快速发展阶段，药用辅料的品种日趋丰富，产品质量明显提升。《中国药典》2020年版新增药用辅料65种，收载总数达335个，有助于提高辅料质量控制标准、提升药品安全性。《美国药典》早在USP43/NF29版就开始在附录中增加了药用辅料的功能指标，《欧洲药典》也早在EP7.0中增加了50余种药用辅料的功能性指标，《中国药典》2015年版首次增加了《药用辅料功能性指标指导原则》，为我国药用辅料行业提高产品质量起到了关键指导作用。

但在质控方面，目前我国许多大分子药用辅料质量标准中质控项目还停留在对其理化性质做简单的鉴别分析，缺少对大分子药用辅料功能性指标的鉴别和检测，而大分子药用辅料的质量差异往往体现在功能性指标项目上。例如微晶纤维素，由粒径差异表现出来的黏合性、流动性、可压性等性能均不同，可分为10多种规格，以满足不同制剂工艺的要求。又如羟丙甲基纤维素有多种取代度及黏度，其应用功能截然不同，根据其黏度不同可分别作为薄膜包衣的成膜剂和片剂的黏合剂、缓释材料和增稠剂等。

目前在各国药典中收录的药用辅料中仅有少数品种采用了核磁共振分析技术，用于某些特定基团或取代基的检查。《中国药典》2020年版中收载的药用辅料泊洛沙姆188、407采用氢核磁共振方法检测氧乙烯在整个分子中所占比例情况，使用重水或氘代氯仿为溶剂，分别以TSP和TMS为内标，如果以氘代氯仿为溶剂，则加1滴重水，然后摇动管。在谱宽δ_H 0 ～ 5范围进行氢谱扫描检测，通过直接比较法定量（相对定量），按公式（14）计算相对值。

$$EO = \frac{3300\alpha}{33\alpha + 58} \quad (14)$$

式中EO为聚氧乙烯比例，要求为79.9% ～ 83.7%；$\alpha = (A_2/A_1) -1$；A_1为δ_H 1.15处聚氧丙烯甲基质子共振信号峰面积；A_2为δ_H 3.2 ～ 3.8处聚氧丙烯基、聚氧乙烯基的连氧亚甲基和聚氧丙烯基的连氧次甲基质子共振信号峰面积。与《中国药典》相似，《美国药典》（USP43/NF38）收载了泊洛沙姆不同聚合度的多个品种（122、188、237、338、407）也采用了与《中国药典》相同的聚氧乙烯含量的核磁共振检查方法，但是《美国药典》中选择A_1聚氧丙烯甲基质子共振信号峰的化学位移为δ_H 1.08。

羟丙基β环糊精是一种理想的注射剂增溶剂和药物赋形剂，在《美国药典》（USP43/NF38）进行了收载，并采用核磁共振技术，相对定量的方法对羟丙基片段进行摩尔取代度的计算，将10 mg羟丙基β环糊精溶于0.75 ml重水中，在25℃，谱宽δ_H 0 ～ 6.2范围内进行氢谱检测，扫描次数不低于8次，采用0.2 Hz的洛伦兹曲线窗函数进行谱图处理。按照公式（15）计算摩尔取代度，要求其值为0.40 ～ 1.50，其值乘以7后为每一分子羟丙基β环糊精的羟丙基数目，用以进行质量控制。

$$MS = A_1 3 A_2 \qquad (15)$$

式中MS为摩尔取代度；A_1为羟丙基甲基质子共振信号峰面积；A_2为糖苷端基质子共振信号峰面积。

《美国药典》（USP43/NF38）收载的聚烃氧10油酰乙酯以及聚乙二醇十六十八烷基醚两个品种均采用核磁共振相对定量分析技术对其结构中存在的聚氧乙烯片段的数量进行统计。另外，在《欧洲药典》（EP9.0）中收录的聚乙二醇单硬脂酸酯400品种中采用^{13}C反门控去偶脉冲序列zgig，以30°角的脉冲进行激发，在谱宽δ_C-15～235范围内进行碳谱检测，将化学位移值与标准值进行比对后，对特征定量碳信号进行积分，按照相应公式分别计算出脂肪醇片段平均链长和环氧乙烯平均摩尔量。

聚山梨酯（吐温）是一系列由聚乙氧基山梨聚糖的脂肪酸酯的多个类似物组成的非离子表面活性剂，被广泛用作药物赋形剂。它们的质量和安全性与其特性组成、结构、比例和聚氧乙烯（POE）聚合度密切相关。然而，由于复杂的组成和相似的骨架，分析和识别它们既困难又耗时导致长期缺少实用的质控分析方法。有研究者利用NMR技术对不同取代度的聚山梨酯80组分的特征信号进行了识别，见图5-16，并基于UHPLC-HRMS技术识别了聚山梨酯80中属于10种的211种组分，并建立了853个检测和预测的聚山梨酯80、聚山梨酯60、聚山梨酯

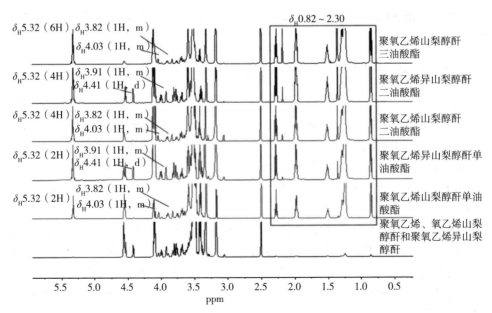

a

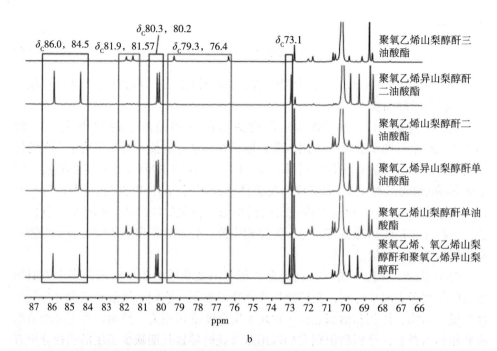

图5-16 吐温80不同组分的 ^{1}H-NMR（600MHz，DMSO-d_6）和
^{13}C-NMR（150MHz，DMSO-d_6）特征信号

（引自：*Journal of chromatography A*，2020，1609.）

40和聚山梨酯20组分的数据库。新的策略可用于14种药物赋形剂和制剂中对聚山梨酯进行分析。

六、在细胞代谢组学中的应用

核磁共振技术是开展生命科学研究的核心技术之一，通过对器官、组织细胞、体液进行分析，可得到大量的生物代谢物信息。自1974年Seeley等首先使用核磁共振技术检测生物样品中的代谢物开始，近50年来核磁共振技术在对代谢和代谢过程的理解中起着关键作用，目前已经广泛应用于药物筛选与评价研究、药物体内作用机制研究、临床生理病理研究、疾病诊断、治疗效果监测等研究。

早在2001年，Zach Serber和Volker Dotsch受到体内代谢组学研究的启发，首次提出细胞内核磁共振波谱学（in-cell NMR spectroscopy）的现代概念，即通过检测完整细胞内 ^{1}H，^{31}P 和 ^{13}C 等核磁数据来反映细胞内生命物质的变化，既包括细胞内源性小分子代谢产物和细胞内药物代谢产物研究，也包括大的生物分子，例如蛋白质、核酸和蛋白聚糖。

相比体内代谢组学研究容易受到年龄、健康程度、饮食习惯、生活习惯、外界环境等人为无法控制的因素影响，由于细胞代谢组学所研究的细胞是构成生物体结构和功能的基本单位，影响因素较为单一，且人为可控，因此通过细胞开展代谢组学研究更加容易揭示一些生命科学基本规律，反映器官或者组织的表型。代谢谱的结果又可以与基因水平和蛋白水平相关联，以丰富代谢通路，更好地解释实验结果，可广泛应用于药理学、毒理学、细胞能量代谢以及疾病机制等研究中。

开展细胞内核磁共振代谢组学研究通常需要以下4个步骤：细胞培养、药物刺激、代谢物提取和数据分析。其中代谢物的提取是难度最大的操作，由于胞内代谢物浓度变化很快，必须及时将胞内代谢物全部提取出来，否则将影响后续的数据分析的真实性。因此，在整个细胞代谢实验中对样品及样品的处理过程要求极为严格，一方面，要确保细胞样品的提取率，需要注意提取方法和提取时间；另一方面，要确保细胞内物质提取过程中不发生变化，必须及时采取"淬灭"步骤，以防止细胞内酶对活性成分的影响。代谢产物的提取方法通常根据实验目的进行设计，针对研究的不同代谢物类型需要优化条件，选择不同提取方法。通常采用有机相−水相混合溶剂体系，一般分为乙腈−水溶液、甲醇−水溶液、甲醇−氯仿−水溶液等体系。

目前，细胞内核磁共振代谢组学在生命科学的各个领域应用较为广泛，主要针对不同外部环境下细胞不同的代谢特征，开展细胞内小分子代谢成分变化规律的研究，见图5-17。

例如Suhuan Mei等在2019年利用核磁共振细胞代谢组学研究虾青素对肿瘤细胞RAW264.7中H_2O_2氧化损伤的保护作用中发现，H_2O_2可造成RAW264.7细胞中多种氨基酸、糖类、谷胱甘肽和甘油代等8种成分代谢水平降低，进而影响柠檬酸循环和能量状态，尿素循环代谢也受到影响。而虾青素可以逆转某些代谢途径的下调，并减少细胞氧化应激和死亡。Brian J.Dewar等利用细胞内核磁共振代谢组学开展了新型慢性粒细胞白血病（CML）细胞系MyL和对伊马替尼具有强耐药性亚克隆MyL-R之间的代谢差异研究。对每种细胞类型的细胞提取物和条件培养基进行^1H、^{31}P核磁共振波谱和多元统计分析，发现耐药细胞和敏感细胞的代谢产物之间存在明显差异，MyL-R细胞中内肌酸和磷酸肌酸相比MyL细胞显著升高，并且肌酸代谢产物升高尤为显著。Caroline Lo Presti等对5种人类白血病细胞系KG1、K562、HEL、HL60和OCIAML3开展了^1H-HRMAS-NMR非靶向代谢组学的研究，通过培养基提供不同的外部环境，分析上述细胞在基础和营养剥夺状态下的代谢变化。研究发现在无血清培养基中培养时，尽管缺乏营养，它们仍显示出快速的代谢适应性，并继续增殖和存活。另外，发现细胞系的共同特

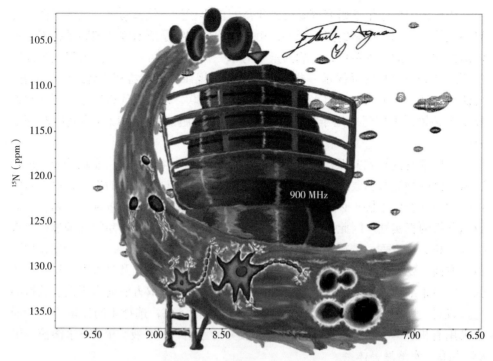

图5-17 不同类型细胞被应用于细胞代谢组学研究
[引自：*Biophysical journal*，2018，115（9）.]

征是磷酸胆碱和谷胱甘肽的增加，表明脂质代谢和氧化应激调节剂参与了白血病细胞形成的存活机制。该研究为白血病发生中的代谢机制提供了新的见解，并提出了白血病细胞内激活的代谢途径不同，一些取决于其基因型，另一些取决于其亚型，但通常是在微环境胁迫下诱导产生的。对细胞代谢特征研究，分析其代谢规律和机制，将有利于开展药物研发、临床治疗、疾病诊断等更加广阔的应用研究。

　　细胞内核磁共振也是一种能在生理条件下提供研究靶分子结构信息的方法，可以全面观察活体细胞中配体结合、翻译后修饰或蛋白质相互作用引起的蛋白质构象变化，监测活体细胞中过量表达的同位素标记蛋白，以及对哺乳动物细胞中的蛋白质修饰、构象变化和配体结合开展研究。细胞内核磁共振技术正逐渐成为探索细胞结构和细胞功能之间关系的桥梁，特别适合在原子分辨率下研究大分子的结构和动力学，可以填补核磁共振成像、X射线晶体和单粒子冷冻技术等面向体外的结构技术与超高分辨率细胞成像技术之间的关键空白。目前，细胞内核磁共振技术的研究对象已经从原核细胞发展到真核细胞，如非洲爪蟾卵母细胞，酵母细胞，昆虫细胞和哺乳动物细胞等。

　　Ayano Mochizuki等为了解细胞内蛋白质如何响应氧化应激，需要在活细胞内同时观察到目标蛋白质的氧化还原状态以及由还原型和氧化型谷胱甘肽的浓度定义的细胞内氧化还原电势（E_{GSH}）。他们借助细胞内核磁共振技术建立了一种可以直接观察硫氧还原蛋白（Trx）和E_{GSH}的氧化还原状态的方法。发现，当细胞内的Trx的E_{GSH}为-250 ～ -200 mV（已知触发氧化应激介导的信号传导的范围）时表现出氧化还原转变。通过量化Trx还原酶对Trx氧化还原状态的贡献，证明Trx的氧化还原特性取决于EGSH的升高与Trx还原酶和其他内源性分子的还原之间的相互作用。Enrico Luchinat等人利用细胞内核磁共振等技术开发了一种用于人细胞内核磁共振的直接蛋白表达方法，该方法尤其适用于蛋白质折叠、成熟和翻译后修饰等过程的研究。通过对家族性肌萎缩性侧索硬化症（fALS）相关突变的影响分析，应用于HEK293T细胞内超氧化物歧化酶1（SOD1）的成熟过程的研究，发现一些与fALS相关的突变会削弱锌的结合并导致SOD1不可逆地展开，可能形成细胞毒性聚集体的前体。

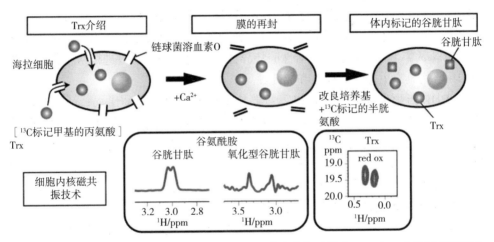

图5-18　利用in-cell NMR技术实时监测活细胞内谷氨酰胺（glutatione）和硫氧还蛋白（Trx）的氧化还原状态

［引自：*Journal of the american chemical society*，2018，140（10）.］

　　众所周知，蛋白质数据库中存储的大多数结构是在体外条件下获得的，这可能与在活细胞中获得的结构不同。细胞内核磁共振技术是一种强大的分析方法，该技术可以在活的原核和真核细胞中开展多种研究工作，可以提供有关活细胞内部大分子的结构和动态数据，未来可深度广泛用于人类疾病相关过程、新药研发等研究。

七、在基于片段的药物发现中的应用

基于片段的药物发现（fragment-based drug discovery，FBDD）是继基于结构化的药物筛选（structure-based drug discovery，SBDD）、高通量筛选（high-throughput screening，HTS）之后，与亲和选择质谱法（affinity-selection mass spectrometry，ASMS）相继出现的先导化合物发现方法之一。这一概念最早由William P.Jencks在1981提出，而在1996年由Abbott制药公司的Suzanne B.Shuker等通过核磁共振构效关系研究成功识别出结合在靶蛋白FK506亚活性腔内的低分子量片段后而得以广泛应用。

目前FBDD已成为先导化合物发现的主流方法之一。该方法是基于核磁共振技术、表面等离子共振技术、X射线单晶衍射、质谱技术和热迁移分析等方法，通过筛选出与靶蛋白有弱相互作用的小分子活性片段（一般分子量小于350且水溶性较好），然后基于其结构信息对活性片段进行优化，如片段生长/融合/连接等方法，进而得到更高活性的先导化合物开展新药研发的一种策略。FBDD具有独特的先导化合物发现优势：①通过较少数量的片段化合物筛选，探索更为广泛的化学空间。②小分子片段更容易与靶点的亚位点或口袋结合，提高了苗头化合物发现概率。③对与靶蛋白亚活性腔特异性结合的小分子片段进行组合优化，获得的化合物具有更好的选择性和成药性。

FBDD药物设计方法包含以下重要技术环节，片段库的建立、活性片段的筛选（核磁共振技术、表面等离子共振技术、X射线单晶衍射技术、微量热泳动技术、热迁移分析技术、弱亲和色谱技术等）、片段的组合优化。核磁共振波谱法是第一个被成功应用于FBDD活性片段筛选的分析技术，目前依然是最常用的筛选方法。根据分析对象不同，基于核磁共振技术的片段筛选方法可以分为蛋白筛选法和配体筛选法。在蛋白筛选法中，通过核磁共振检测出用同位素标记的靶蛋白的化学位移变化，找出片段与蛋白质的结合位点。虽然蛋白筛选法具有很好的稳定性和灵敏度，但是该方法需要对靶蛋白进行大量同位素标记，因此通常适用于分子量小于50 kD的靶蛋白。配体筛选法很好地克服了蛋白筛选法的缺点，既不需要大量的靶蛋白，也不需要对其同位素标记，而且对靶蛋白质量也没有过多的要求，是目前应用核磁共振技术开展活性片段筛选的主要筛选方式。适用于配体筛选法的核磁共振技术有饱和转移差谱（saturation transfer difference，STD）、T_2/T_{1r}弛豫法、WaterLOGSY法（water-ligand observed via gradient spectroscopy）。

饱和传递差谱（STD）是一种常见的核磁共振配体筛选技术，通过连续照射靶蛋白一部分信号使其饱和，经分子内质子之间偶极－偶极相互作用，经自旋扩散效应扩散到整个蛋白分子中，并利用分子间相互作用进而传递到与蛋白结合的小分子片段上，由于小分子配体与靶蛋白处于一种动态的结合－解离过程，且小分子配体弛豫较慢，饱和信号可在较长的时间内被保留，从而导致处于游离状态的小分子配体被饱和的数量也逐渐增多，因其信号被饱和而不能被检测到。最终与靶标蛋白不结合的小分子信号强度不变，将这一谱图与无照射的参考谱图做差谱即可找到只与靶蛋白结合的小分子配体核磁信号，即饱和传递差谱。Paulo C.S.Costa 等利用 ^{1}H-NMR-STD 技术筛选了 117 种合成的 N-苯基苯甲酰胺类小分子化合物在酵母模型中针对替代氧化酶（AOX）的抑制作用，发现了一个基于 AOX 抑制剂的新型抗真菌先导化合物，见图 5-19。Kaposi 肉瘤疱疹病毒（KSHV）是一种人 γ_2 疱疹病毒，被认为是 Kaposi 肉瘤疱疹病毒和两种淋巴增生性疾病、原发性渗出性淋巴瘤（PEL）和多中心 Castleman 病（MCD）的浆细胞变异的病原体。所有 KSHV 感染的肿瘤细胞都表达 LANA，其表达的中断会导致病毒 DNA 复制的减少，据此 Philine Kirsch 等人利用 STD-NMR 筛选技术，通过 FBDD 的方法设计了第一个干扰 LANA-DNA 相互作用的抑制剂。

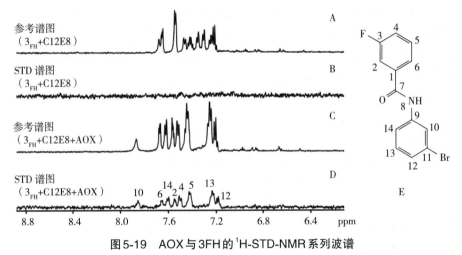

图 5-19 AOX 与 3FH 的 ^{1}H-STD-NMR 系列波谱

注：A. 3FH＋C12E8 模拟细胞膜的 ^{1}H-NMR；B. 3FH＋C12E8 模拟细胞膜的 ^{1}H-STD-NMR；C. 3FH＋C12E8 模拟细胞膜＋AOX 的 ^{1}H-NMR；D. 3FH＋C12E8 模拟细胞膜＋AOX 的 ^{1}H-STD-NMR；E. 3FH 的化学结构。

（引自：*Journal of Molecular Structure*，2020．）

WaterLOGSY 方法是一种非常灵敏的基于 NOE 作用的核磁共振配体筛选技术，可以在 μmol/L 到 mmol/L 之间检测蛋白质配体结合常数（K_D），在某些情况下，也能够确定溶剂的可及性和蛋白结合口袋中配体分子的结合方向。与 STD 不同的是WaterLOGSY方法是通过NOE在水分子、蛋白质和小分子之间磁化的转移实现的。对溶液中大量水的选择性激发，使磁化通过NOE转移到溶液中存在的所有分子上。通过自旋扩散，磁化强度也可以从蛋白质表面转移到其核心，然后转移到通过NOE接触的小分子配体。此外，水与蛋白质（和小分子）上可交换质子之间的化学交换也可能促进磁化转移。WaterLOGSY利用了小分子和大分子（如蛋白质）之间NOE信号符号的差异性实现配体筛选。通常，在溶液中小分子NOE信号翻转速度相对较快，大分子相对较慢，分子间NOE效应分子量约600时符号发生反转作用，因此水和非结合小分子显示正的NOE信号，大分子显示负NOE信号。对于可与蛋白质结合的小分子配体存在两种情况，一部分处于蛋白质结合态的小分子，它们将显示负的NOE信号，一部分处于游离态的小分子将显示正NOE信号，由于配体在游离态和蛋白结合态之间快速交换，因此WaterLOGSY最终显示的配体信号为两个相反磁化强度的平均值。在实际获得的WaterLOGSY谱图中相位是颠倒的，即正NOE信号（水、游离小分子）的相位为负峰，而负NOE信号（蛋白质的信号）的相位为正。

谷氨酸消旋酶（GR）是所有细菌中普遍存在的酶，负责产生细菌细胞壁肽聚糖层的重要成分D-谷氨酸，是一个已被反复验证为新型抗菌药物设计的有吸引力的靶标，但是长期以来通过酶共晶体结构无法清楚地说明其与药物作用机制。Katie R.Witkin等在对谷氨酸消旋酶变构抑制机制的研究中通过WaterLOGSY和SPR技术发现幽门螺杆菌的GR利用了谷氨酸的α-羧酸形式和α羧酸盐形式之间的巨大的pKa差异，促进了质子从Cα转移到C酶的催化硫酸酯Cys74。GR的这一预激活步骤类似于催化Cα质子转移的许多辅因子依赖性酶，并且证实了这种激活作用是通过催化Cys185的S-Cβ二面键接近180°重新取向发生的。在另一项针对原癌基因HER2靶标结合机制的研究中，Stefania De Luca等人以曲妥珠单抗（治疗转移性乳腺癌）中A9肽段与HER2靶标结合模型为基础，通过饱和转移差谱和WaterLOGSY实验确定了肽中与受体结合的关键残基，利用trNOESY核磁共振实验获得了A9肽的结合构象，这些发现为今后基于受体靶向的先导结构的优化提供良好的研究基础。

基于FBDD的药物发现是从化合物微观的结合特征出发，是真正意义上的理性分子设计。目前，基于片段的药物发现在研发公司和学术界都得到了广泛的应用。应用这一方法已经发现了众多具有高活性和良好药代动力学性质的先导化合物，成功进入临床研究的药物有30余种，已批准上市的药物有两个，包括以B-Raf突变激酶为靶标的治疗晚期黑色素瘤的维罗非尼（vemurafenib）和用于治疗一线治疗失败的患者的慢性淋巴细胞白血病的Bcl-2抑制剂维奈托克（venetoclax）。未来将会有更多的核磁新技术与其他筛选技术一起表征靶标/配基复合体精细结构，将在FBDD的药物发现中赢得更为广泛的应用。

八、在多组分复杂混合物分析中的应用

自Watanabe和Niki使用停流模式分析了多种已知化合物的混合物并于1978年发表了有关LC-NMR的第一篇应用论文以来，液相-核磁联用技术作为一种潜在的多组分混合物分析技术长期以来发展较为缓慢，直到2000年以来，随着HPLC-SPE-NMR/MS联用技术实现商业化之后才得到较为广泛的应用，见图5-20，目前国内已有近20台具有该技术的设备，已被广泛应用于天然活性成分高通量快速识别与鉴定、有关物质/未知杂质快速分析、体内外药物代谢产物结构准确表征、微生物代谢产物分析等复杂样品的分析。

早在2009年国内就有研究者报道尝试使用HPLC-SPE-NMR/MS联用技术对迷迭香的两种溶剂提取物开展中药成分的研究工作。基于高效液相色谱、紫外吸收、核磁共振波谱及质谱数据，发现了迷迭香中6个具有代表性的化学成分。伍建林等利用UHPLC-MS/SPE-NMR整合分析方法，对50 mg土茯苓切片中5个主要成分进行无标准品的定性分析，综合紫外吸收特征、质谱特征、核磁共振数据

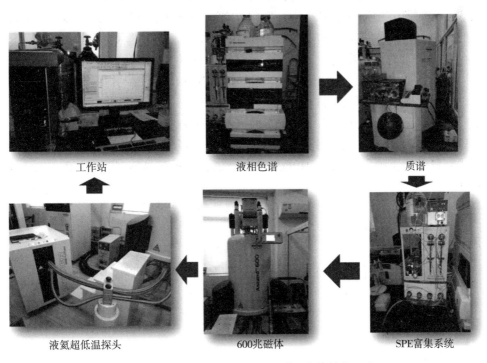

工作站　　　　　　　　液相色谱　　　　　　　　质谱

液氦超低温探头　　　　　600兆磁体　　　　　　SPE富集系统

图5-20　HPLC-SPE-NMR/MS联用仪的基本组成

进行了结构鉴定，确定了其结构，开创了联用技术在微克级别的中药化学成分结构鉴定中的应用先例。刘菲等在对鹿角杜鹃（*Rhododendron latouchea*e Finet et Franch）的药效物质基础的研究中，采用HPLC-SPE-NMR/MS联用技术结合"特异性追踪"的筛选方法，对其中具有潜在活性的新颖物质尤其是低含量的活性成分进行高效选择性分析，试图揭示该植物的民间药效物质基础。通过这一策略克服了传统中药研究中长期存在的由于人为操作，多次反复色谱分离，过程较为烦琐，样品损耗大，盲目性，样品分离重复性现象严重，浪费人员时间和资源，效率较低等传统共性问题，共计获得117个化合物，其中新化合物56个，并通过UV、IR、CD、HRESIMS、NMR、X-ray等光谱学方法准确鉴定了全部化合物的结构，开创了中药成分准确分析的新高度。在对恶性胶质瘤治疗候选药物5-绿原酸（5-CQA）注射液的Ⅰ期临床研究中，采用高效液相色谱－质谱联用技术（HPLC-HRMS/MS^n）和HPLC-SPE-NMR联用技术对人体质量平衡研究所需的主要代谢产物和目标分析物——甲基化的5-CQA（M3和M4，同分异构体）进行了准确结构表征，并分析了其他4种代谢产物。探索通过8条恶性胶质瘤相关通路的反向分子对接分析，预测了M3和M4在恶性胶质瘤中的潜在活性，见图5-21。郭凯静等在一种治疗结核分枝杆菌的新的恶唑烷酮类化合物的降解产物和工艺杂质的研究中采用了HPLC-SPE-NMR联用技术对降解产物杂质B进行了准确的结构表征，并发现该杂质具有潜在的致癌作用，由此提示在该药物的制药和储存过程中避免与氧化剂，酸性和碱性试剂接触以确保用药的安全。Hong Wan等采用了一种靶标蛋白活性筛选与HPLC-SPE-NMR联用技术相结合的方式从传统中药何首乌中筛选具有可以改善高胆固醇血症，动脉粥样硬化，糖脂代谢的活性成分发现新策略。通过使用人脂肪酸结合蛋白4（FABP4）作为靶蛋白，对何首乌提取物适度分离的若干组分进行蛋白－配体结合核磁共振技术分析（如饱和转移差异谱等实验），并利用HPLC-SPE-NMR提供的信号鉴定了1个潜在的活性成分。

HPLC-SPE-NMR/MS联用技术能够快速地给出全面的结构信息，包括UV吸收特征，化合物的分子式和分子量，以及核磁共振氢谱数据信息，综合上述信息在研究的早期就可以预测化合物结构，从而避免时间、人力和物力的浪费，且其高度自动化样品分析、分离和富集功能，可以大大减少外界环境因素干扰（如氧化、加热等）以及人为操作带来的样品污染和损失，由此而成为复杂样品中成分分析强有力的工具。

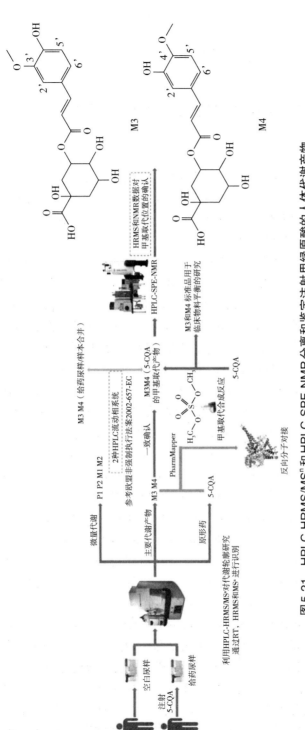

图5-21　HPLC-HRMS/MS^{n}和HPLC-SPE-NMR分离和鉴定射用绿原酸的人体代谢产物

[引自：*Analytical and bioanalytical chemistry*，2017，409（30）.]

第三节　应用示例

示例一　HPLC-MS-SPE-NMR联用技术用于中草药鹿角杜鹃中三萜类化学成分的研究

从中药或药用植物来源的化合物因其结构多样和生物活性丰富而作为新药研发中先导化合物的一个主要来源。但大多数为高含量成分或结构已知成分，这些成分多数并没有显示出与其传统药用功效相应的药理活性，并且在后续的研究中不断被反复获得，耗费了大量的时间、人力、物力和财力。

有研究表明，药用植物中的一些微量成分不仅结构新颖而且生物活性与其药用功效相一致，例如Wan，L.-S.等从大戟中分离的得到3个微量的具有抑制钾通道Kv1.3活性的新颖骨架二萜pepluacetal和pepluanol A ～ B，其中pepluanol B的抑制活性最强，IC_{50}值为9.50 μM，但含量仅占该植物的丙酮提取物的0.0001%，而且这与其治疗哮喘和牛皮癣的传统药用功效相一致。由此可见，在药用植物中寻找结构新颖的微量成分是发现高活性先导化合物的一个重要突破口。

鹿角杜鹃（*Rhododendron latouchea*e Finet et Franch）又称岩杜鹃，为杜鹃花科杜鹃花属植物。花开之后，因能看到其两根长长的果须形同"鹿角"而得名。具有疏风行气，镇咳祛痰，活血化瘀的功效，其花和叶可用于治疗皮肤溃烂，其根可用作止痛剂和解毒剂。国内外学者研究较多的是该科有毒植物中特有的二萜类成分，同时该科植物中也富含三萜类成分，具有骨架结构的多样性和生物活性的丰富性而备受瞩目，然而早期对鹿角杜鹃的研究却十分有限。

天然药物学家庾石山研究员团队早期利用HPLC-HR-MS、HPLC-DAD-MS^n、HPLC-NMR技术对豆科植物格木（*Erythrophleum fordii*）的总生物碱进行了分析，受限于当时联用技术的明显缺陷（成本较高，无法对样品进行富集，仅能获得 ^{1}H核磁数据，信息量极为有限），仅鉴定了8个微量卡萨因二萜酰胺的结构。目前该研究团队利用新一代的HPLC-MS-SPE-NMR联用技术，采用"特异性"追踪策略，对鹿角杜鹃（*Rhododendron latouchea*e Finet et Franch）中微量三萜类成分进行了较为系统的研究，取得了较为丰硕的研究成果。通过这一分析技术和研究策略高效地获得了117个化学成分，大都为三萜类成分。获得新化合物56个，其中包括3个新颖骨架类三萜和17个较为新颖的降28位碳的乌苏烷型三萜。发现了一批具有较好镇痛活性，抗炎活性，抗病毒活性等潜在生物活性的先导化合物。

新一代HPLC-SPE-NMR联用技术能够克服传统中草药化学成分研究的重复性、

盲目性、操作繁复、样品损耗大、实验周期长的缺陷。与早期的HPLC-NMR联用技术相比，HPLC-SPE-NMR联用技术可以针对目标成分进行反复在线富集，从而获得更加丰富的结构信息（如^{13}C数据及二维数据），且液相色谱使用廉价的普通色谱溶剂而非早期使用的昂贵氘代溶剂，极大地降低了使用成本。自动化工作方式对人员经验要求较低，极大地降低了人员使用门槛，提高了效率。全流程封闭的运行模式有利于中草药中对光线、温度、氧气敏感的化学成分的获得。上述HPLC-SPE-NMR联用技术特点十分有利于其在中草药微量化学成分研究的应用。

1. 研究思路 通过文献调研，进行化学信息和生物学信息的收集，明确研究基础，总结目标成分类型的结构信息（TLC、UV、MS、^{1}H-NMR）。采用传统研究方法剥离高含量成分，富集微量组分，同时分析初步所得结构信息。采用基于HPLC-MS-SPE-NMR联用技术为基础的"特异性追踪"策略来实现微量潜在活性成分高效化学筛选，具体研究思路如图5-22所示。

2. 研究方法与结果

（1）高含量成分剥离：二氯甲烷部位（500g）由MCI脱色处理后分为两部分（B和Bb），其中甲醇可溶部分B（350g）经硅胶柱层析以石油醚/丙酮（200：1～0：1）梯度洗脱得到7个组分（B1～B7）。馏分B3、B4经硅胶柱色谱、Sephadex LH-20（以石油醚/二氯甲烷/甲醇＝5：5：1为流动相）或ODS中压柱色谱继续洗脱后获得若干组分待用，见图5-23。

（2）微量三萜类特异性成分的追踪

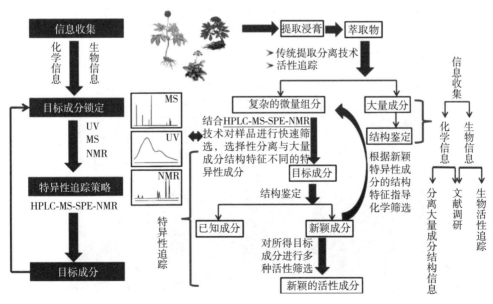

图5-22 基于HPLC-MS-SPE-NMR联用技术的"特异性追踪"策略

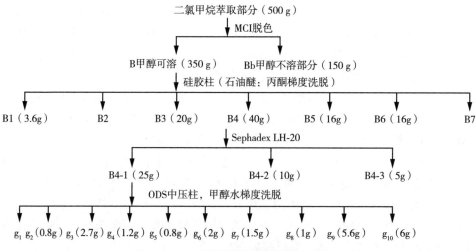

图5-23　二氯甲烷提取物的预处理过程

1）二氯甲烷Fr.B系列馏分的TLC薄层色谱追踪：对从Fr.B获得的馏分B1～B5，以及从B4馏分进一步获取的g1～g10馏分进行薄层色谱分析，采用二氯甲烷：甲醇＝15：1为流动相，以10％硫酸－乙醇进行氧化显色，如图5-24。由于三萜类成分的薄层色谱经氧化后，特征显色为紫色或蓝色，Fr.B系列馏分中可能含有大量的三萜类成分。

2）基于HPLC-MS-SPE-NMR联用技术的UV特征信号追踪：利用三萜类成分在UV最大吸收波长的不同，识别三萜类成分中的双键数目、芳环等结构信息，初步锁定感兴趣的三萜类型，如图5-25。如罕见的E环芳香化类型的三萜同时在210 nm和250 nm处出现两处强吸收特征信号。

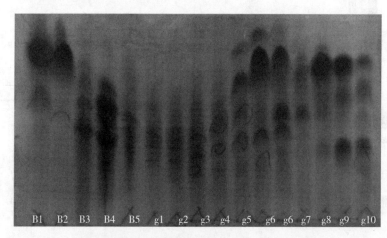

图5-24　Fr.B系列馏分的TLC薄层色谱追踪

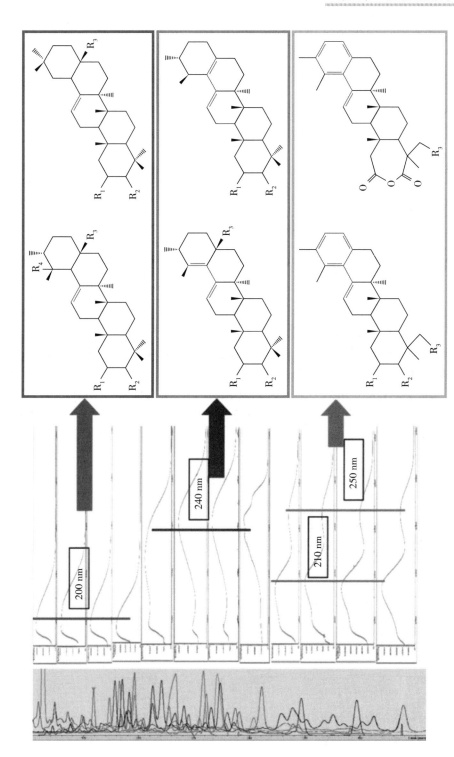

图 5-25　基于 HPLC-MS-SPE-NMR 联用技术的 UV 特征信号追踪

注：R_1、R_2、R_3、R_4 为—OH 或—CH_3 或—$H_。$

3）基于HPLC-MS-SPE-NMR联用技术的MS特征分子量追踪：三萜类成分的分子量范围通常为440～640D，见图5-26，比一般的二萜类、黄酮类、酚类等常见的中药化学成分的分子量稍大，基本上无糖苷片段的三萜苷元类成分的分子量范围在上述区间。在TLC薄层色谱和UV特征信号的初步判断三萜类型的基础上，可以进一步判断或佐证三萜的亚类型，如分子量为400～450D的三萜为较为罕见的降三萜，这些成分具有结构新颖和较好活性的高概率，有利于先导物的发现。

4）基于HPLC-MS-SPE-NMR联用技术的^{1}H-NMR特征信号追踪：HPLC-MS-SPE-NMR联用技术可以对目标色谱峰进行初步富集获得氢谱数据，通过^{1}H-NMR信号不仅可以确认化学成分的结构类型，而且还可以观察到某些特征信号峰，以进一步聚焦感兴趣的亚结构类型成分。如图5-27 在氢谱中观察到δ_H 6.5～7.1的信号时即可判断该三萜亚类型为罕见的E环芳香化三萜。

（3）微量成分结构确证：进一步利用HPLC-MS-SPE-NMR联用技术对感兴趣的目标色谱峰进行反复充分自动化富集，满足^{1}H、^{13}C、^{1}H−^{1}H COSY、HSQC、HMBC等核磁共振完整数据分析和活性测试样品量的需求。

该研究小组前期仅采用传统分析方法从乙酸乙酯部位共获得83个化学成分，新化合物仅9个，且结构类型复杂，有酚类、木质素类、黄酮类及二苯乙烯类成分。后期研究采用基于HPLC-MS-SPE-NMR联用技术为基础的"特异性追踪"筛选策略从二氯甲烷馏分中共获得117个化合物，新化合物56个，且主要为微量的三萜类成分。

如图5-28，化合物1～3是3个骨架新颖的三萜类成分，在生源上推测其是由乌苏烷型三萜经过多次甲基迁移后A环和B环重排而来；首次发现降28位碳且在E环含一过氧桥的新颖乌苏烷型三萜（化合物4～6）；首次发现降28位碳且E环裂环的新颖的乌苏烷型三萜（化合物8）；首次发现化合物10～12、14～18为降28位碳且E环芳香化的乌苏烷型三萜，目前这一类型三萜发现不足10个；以及其他新乌苏烷型三萜类成分（化合物19、21～23）。

对获得的三萜类成分进行了镇痛活性、抗炎活性、抗病毒活性和细胞毒活性的测试。发现部分三萜类成分对NO的抑制率为60.1%～100%，具有较好的抗炎活性。体外抗病毒筛选结果表明，部分化合物对单纯疱疹病毒1型（HSV-1）和流感病毒（A/95-359）具有显著或较好的抑制活性。

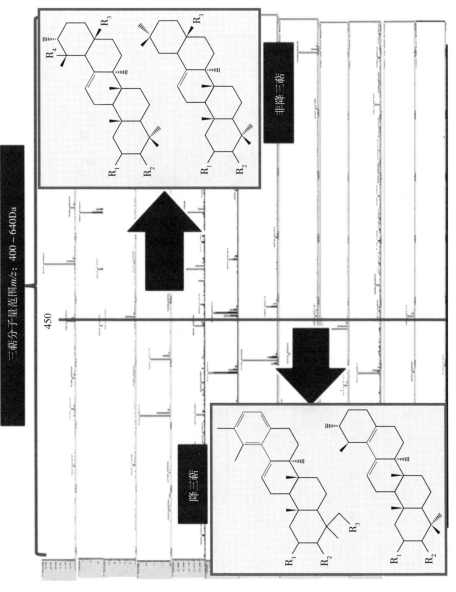

图5-26　基于HPLC-MS-SPE-NMR联用技术的MS特征分子量追踪

注：R_1、R_2、R_3、R_4取代基为—OH或—CH$_3$或—H。

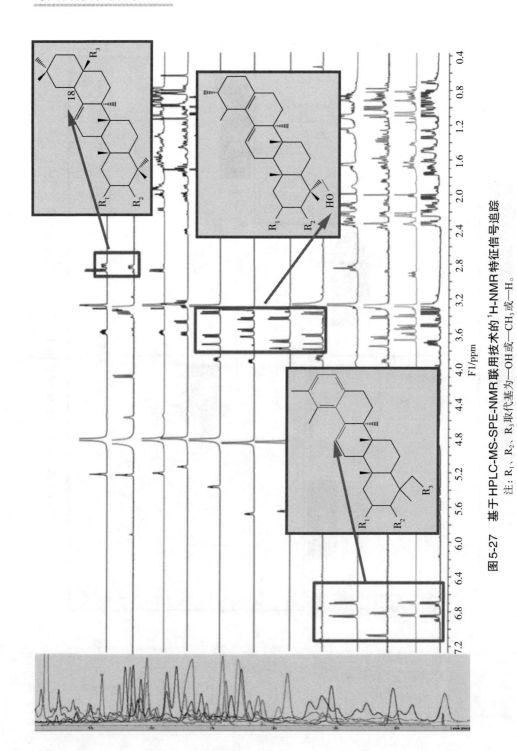

图5-27 基于 HPLC-MS-SPE-NMR 联用技术的 ¹H-NMR 特征信号追踪

注：R₁、R₂、R₃ 取代基为—OH 或—CH₃ 或—H。

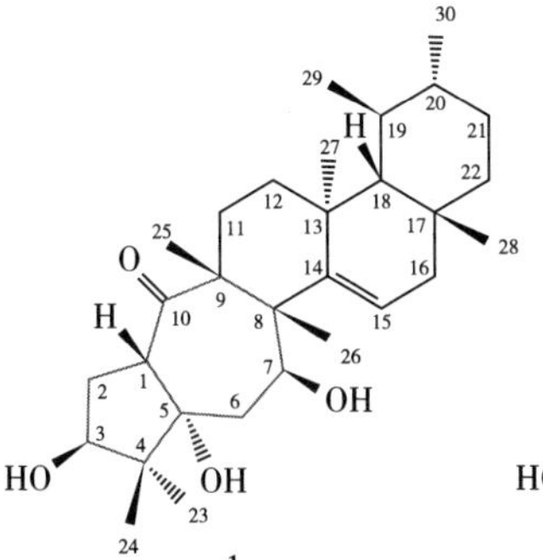

1

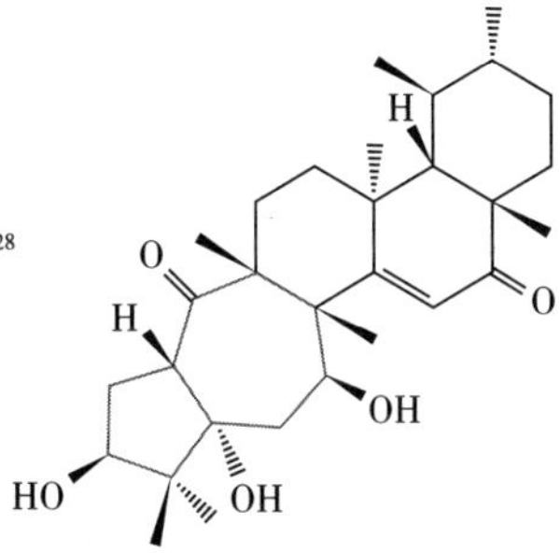

2

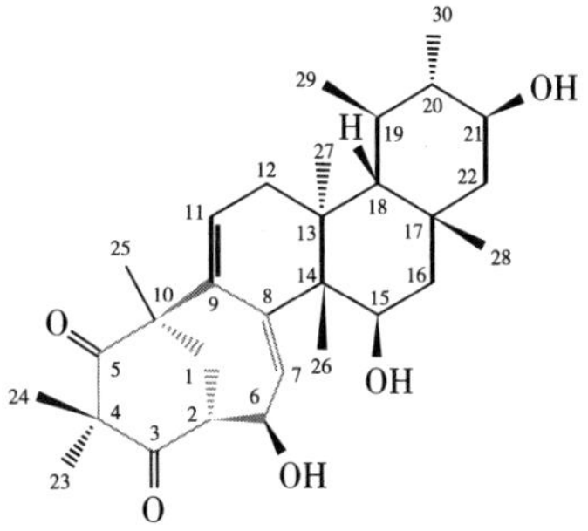

3

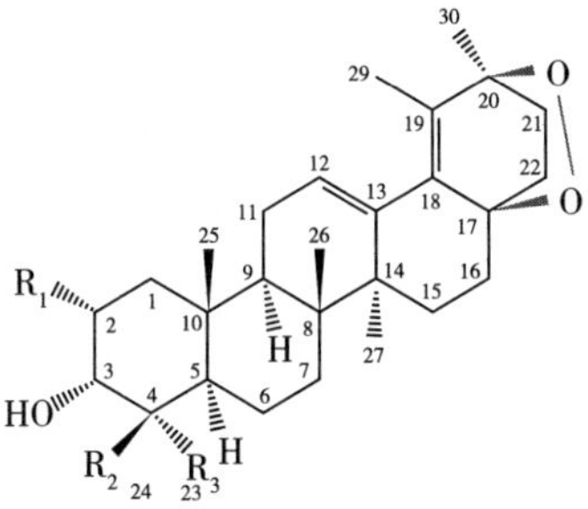

4 R$_1$=OH；R$_2$=CH$_3$；R$_3$=CH$_2$OH
5 R$_1$=H；R$_2$=CH$_2$OH；R$_3$=CH$_3$

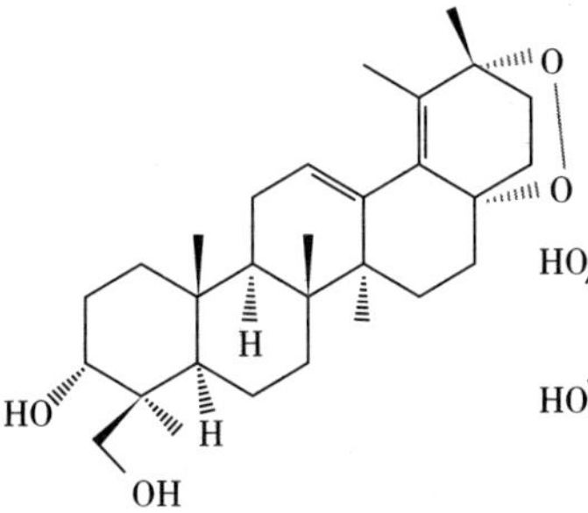

6

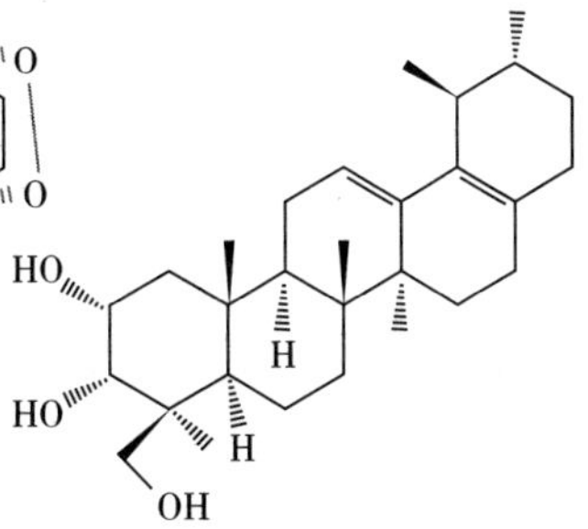

7

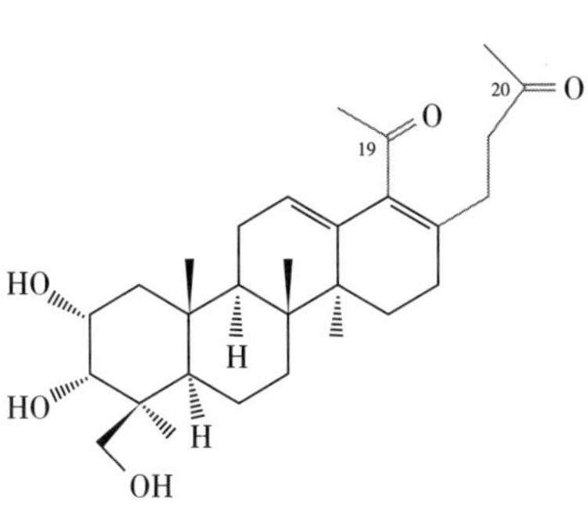

8

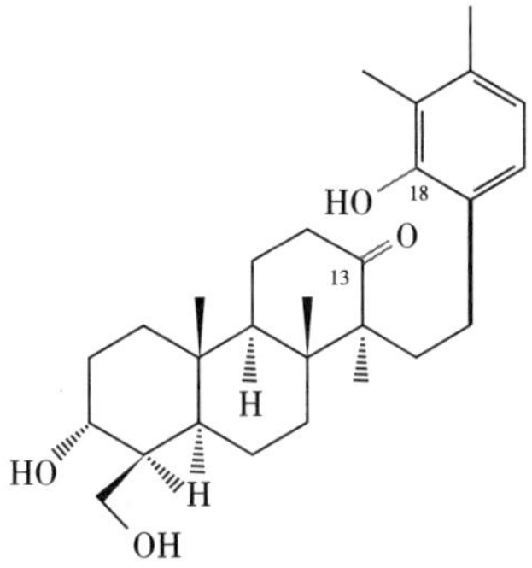

9

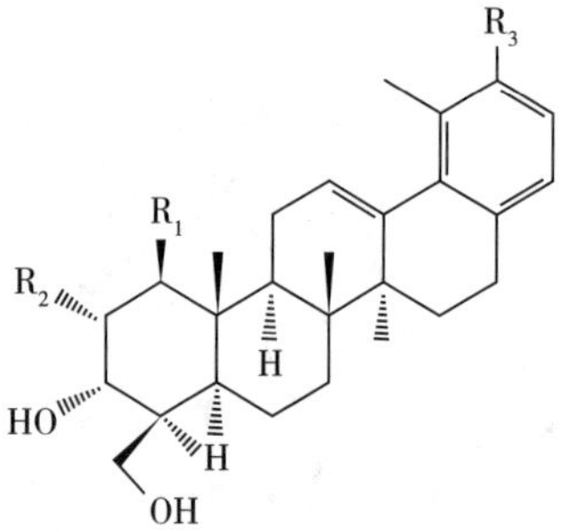

10 R₁=H；R₂=OH；R₃=CH₃
11 R₁=OH；R₂=H；R₃=CH₃
12 R₁=H；R₂=OH；R₃=CH₂OH
13 R₁=H；R₂=H；R₃=CH₃

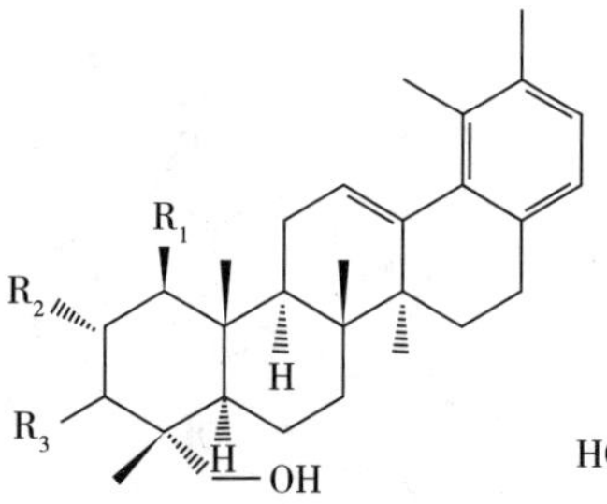

14 R₁=OH；R₂=OH；R₃=α-OH
15 R₁=H；R₂=OH；R₃=α-OH
16 R₁=H；R₂=OH；R₃=β-OH
17 R₁=OH；R₂=OH；R₃=α-OH

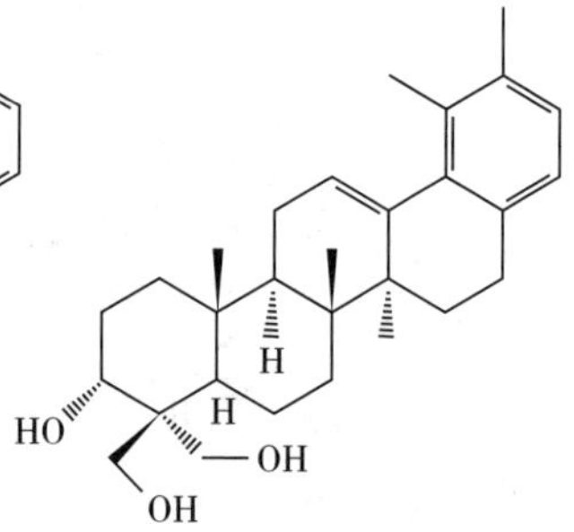

18

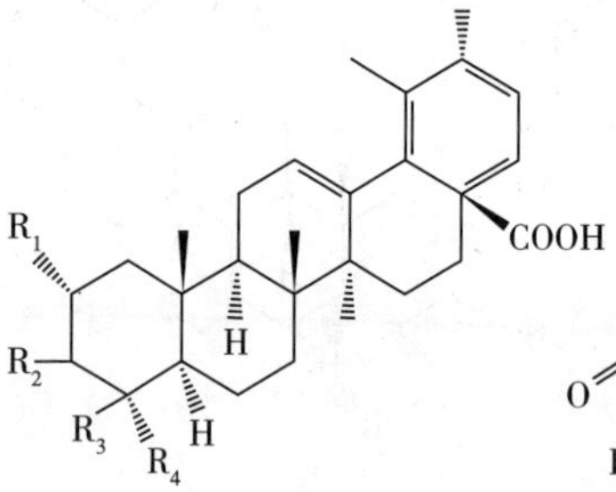

19 R₁=OH；R₂=α-OH；
　R₃=CH₂OH；R₄=CH₃
20 R₁=OH；R₂=α-OH；
　R₃=CH；R₄=CH₂OH

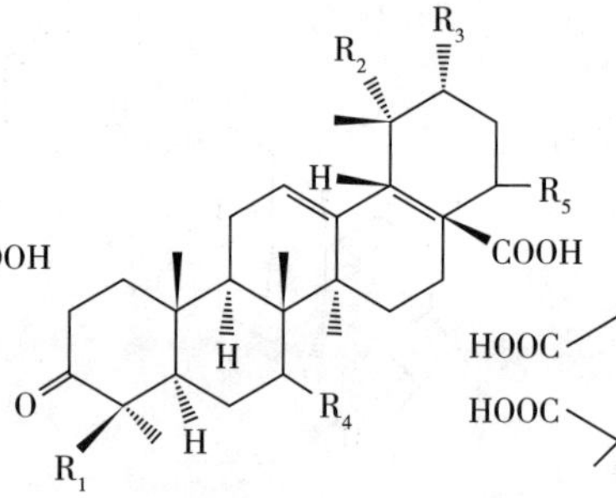

21 R₁=CH₂OH；R₂=OH；
　R₃=CH₃；R₄=H；R₅=OH
22 R₁=CH₃；R₂=OH；R₃=CH₂OH；
　R₄=OH；R₅=H

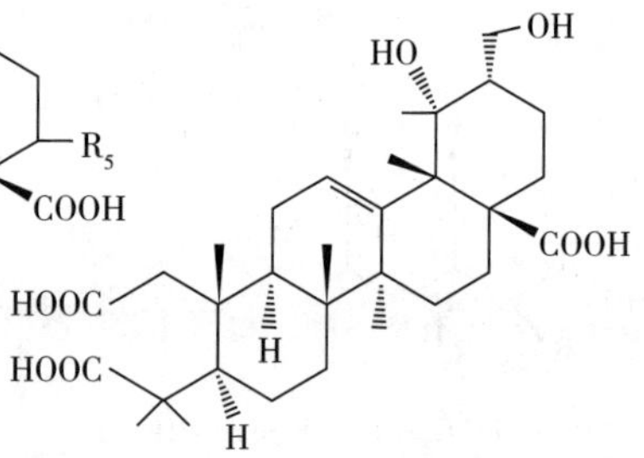

23

图5-28　部分新三萜类成分结构

［引自：*Scientific Reports*，2017，7（1）；*Journal of Natural Products*，2018，81（8）；*Tetrahedrom*，2019，75（2）］

示例二　¹H-qNMR用于脒基吡唑杂质对照品的含量测定

定量核磁共振技术（qNMR）具有与HPLC法相似的定量准确度，样品制备简单，只需使用已知纯度的化合物作为参比物，无须特定的对照品，含量测定过程相比质量平衡法更为简便，特异性强，无须引入任何校正因子。《中国药典》《美国药典》《英国药典》《欧洲药典》《日本药局方》等多国药典均已将该技术作为法定标准进行收载，qNMR技术在药物质量研究中具有独特的优势。

扎那米韦是一种神经氨酸酶抑制剂，用于A型和B型流感的预防和治疗。脒基吡唑（化学名为1H-吡唑-1-甲脒）是扎那米韦化学合成最后一步原料，如图5-29，脒基吡唑对照品用作杂质外标测定扎那米韦中对应杂质的含量。由于储存及稳定性的原因，商业来源多为脒基吡唑盐酸盐。报道中有脒基吡唑，脒基吡唑盐酸盐以及脒基吡唑多盐酸盐等存在。与此同时，盐酸在高效液相色谱上无响应，且难以通过紫外或质谱方法检测或定量，只能通过滴定氯离子含量计算盐酸的量，整个过程复杂且耗时较长。寻找一种能简便快捷且准确测定脒基吡唑含量的方法就显得十分必要。

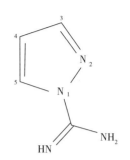

图5-29　脒基吡唑（1H-吡唑-1-甲脒）结构

1. 研究思路　几乎所有的药品中均含有氢原子且其自然丰度高，因此 ^{1}H-qNMR是适用性最广泛的核磁共振定量方法，且其灵敏度较高，检验速度快，在样品采集时间上远远短于其他定量核磁共振技术，因此在药物分析中应用最早、最常见的是氢核磁共振定量技术。氢核磁共振定量技术主要依赖氢谱图中质子峰积分面积的大小，以明确含量的内标参照物作为标准来准确获得待测物的含量。氢核磁共振定量技术的准确性最终取决于定量信号峰的信噪比、线形、匀场情况、峰形处理函数的选择以及相位、基线等因素，这些都可以通过规范的标准化实验操作及参数优化来实现，以保证其线性、稳定性、重现性、准确度及选择性。

采用 ^{1}H-qNMR内标法测定脒基吡唑含量时不需要对照品，无须引入校正因子，结果不受盐酸影响。在内标物的选择上需要考虑其用来定量的信号峰要易于识别，并且与脒基吡唑的信号峰完全分离，以便对定量峰和内标峰进行准确的积分。内标物不能与脒基吡唑及溶剂发生化学反应或缔合等条件。本实验中，考虑对苯二酚在氘代甲醇中稳定，不与脒基吡唑反应，且与脒基吡唑的响应峰分离较好，因此选为内标物质。

2. 研究方法与结果

（1）样品溶液制备：精密称取盐酸脒基吡唑及内标物质（对苯二酚）适量，置同一5 ml量瓶中，加入氘代甲醇溶解并稀释至刻度，配制成浓度分别约为20 mmol/L及27 mmol/L的溶液，转入5 mm核磁管中备用。平行配制5份样品。

（2）实验条件：采用zg30脉冲序列在恒温（25℃）下获取 ^{1}H-NMR谱。具体试验参数设置如下：谱宽（SWH）8223 Hz，射频中心频率（O1P）：2470 Hz，采样点数（TD）64 K，采样时间（AQ）3.98 s，弛豫时间（D1）20 s，采样次数（NS）16，空扫次数（DS）2，增益（RG）203。

（3）图谱测定结果：采集图谱，采集样品和内标物质的核磁共振响应峰，见图5-30，峰的归属见表5-3。

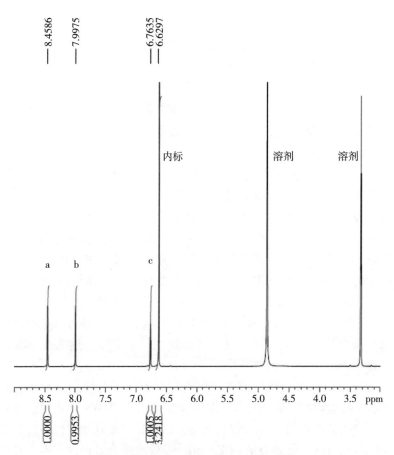

图5-30 脒基吡唑与内标物质的核磁共振响应峰

表5-3 脒基吡唑的 ^{1}H-NMR谱解析

δ_H	氢个数	峰裂分	J（Hz）	峰归属
8.46	1	d（双峰）	2.96	5
8.00	1	s（单峰）	——	3
6.76	1	m（多重峰）		4

（4）进样精密度：取供试品溶液，按"（2）实验条件"项下条件连续测定6次，记录积分面积，计算δ_H 8.46处定量峰和δ_H 6.63处内标峰面积比值，其RSD＝0.38%（$n=6$）。结果表明试验的精密度较高。

（5）重复性：平行配制5份样品，按"（2）实验条件"项下条件进行测定，以定量峰与内标峰面积比值计算脒基吡唑的平均含量为65.6%（$n=5$），RSD为

0.71 %。取样品1图谱重复积分5次，计算δ_H 8.46处定量峰和内标峰面积比值，RSD为0.29 %。上述实验表明qNMR结果的重复性较好。

（6）稳定性：取同一供试品溶液分别在0、1、2、4、8、12小时进行测定，计算样品定量峰与内标定量峰面积比值，RSD为0.26 %，表明供试品溶液室温放置12小时稳定。

（7）定量结果：平行配制5份样品，分别采用盐酸脒基吡唑中3个核磁共振响应峰进行定量计算，结果的平均值分别为65.6 %、65.8 %、66.3 %，RSD分别为0.71 %、0.97 %、1.37 %，见表5-4。

表5-4　根据不同定量峰得到的含量结果

样品编号	根据δ_H 8.46峰计算含量	根据δ_H 7.98峰计算含量	根据δ_H 6.75峰计算含量
1	65.3	65.1	66.9
2	65.9	65.3	65.6
3	66.3	66.3	67.1
4	65.4	65.8	65.1
5	65.2	66.6	66.9
平均值	65.6	65.8	66.3
RSD/%	0.71	0.97	1.37

为了验证^{1}H-qNMR定量的结果，利用高效液相色谱法测定了脒基吡唑的纯度为100.0 %，卡氏水分仪测定样品中含水量为11.2 %，AgNO$_3$电位滴定法测定样品中盐酸的含量为23.1 %。根据质量平衡法计算，样品中脒基吡唑的含量（%）＝（100%－水分－HCl）×HPLC纯度＝65.7 %，与qNMR定量结果一致。整个测定过程中，质量平衡法需要大于2 g的样品，耗时1～3天，操作步骤烦琐，整个过程耗时长。利用qNMR定量技术，仅需要不多于100 mg样品，30分钟之内即可完成，准确、简便、省时、结果可靠。

示例三　^{19}F-qNMR用于卡格列净片的含量测定

卡格列净片，商品名Invokana，原研厂家为美国强生制药公司，于2013年获FDA批准在美国上市，是第一个被批准用于糖尿病治疗的钠－葡萄糖协同转运蛋白2（SGLT2）药物，片剂规格为100 mg及300 mg，其中含有乳糖、微晶纤维素、羟丙基纤维素、交联羧甲基纤维素钠、硬脂酸镁、聚乙烯醇、聚乙二醇及二氧化

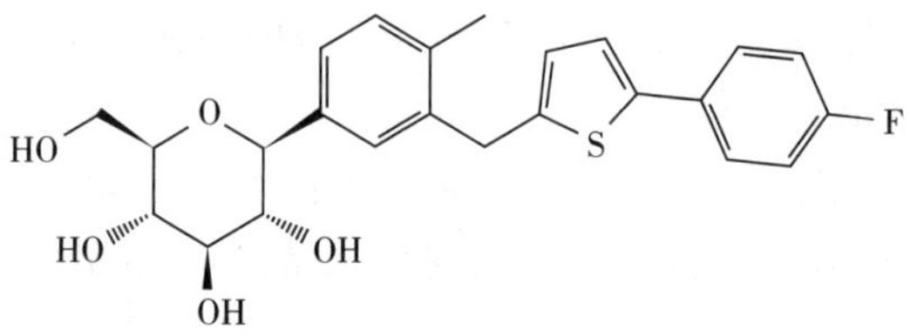

图5-31　卡格列净分子结构

钛等辅料。卡格列净分子结构见图5-31。

1. 研究思路　卡格列净分子结构较为复杂，氢谱中响应信号重叠严重，不同位置共振信号的化学位移较近，难以分辨，进行 ^{1}H-qNMR 定量测定时特征定量信号选择较为困难，限制了该方法的应用。虽然卡格列净分子碳谱中响应信号之间分离度较好，但由于 ^{13}C 的自然丰度较低，且碳原子弛豫时间一般比氢原子长，需要扫描次数较多，耗时较长，不宜作为首选。

近年来除 ^{1}H-qNMR 外，研究较多的是 ^{19}F-qNMR 定量技术。据报道，截至2017年，所有上市药品中约有1/5为含氟药物，每年新上市药物中有近1/3为含氟药物。利用 ^{19}F-qNMR 定量技术测定此类药品的含量开始受到科研人员的关注。由于天然丰度的原因，^{1}H 和 ^{19}F 核磁共振谱所需要的时间及样品浓度远小于 ^{13}C、^{15}N 与 ^{31}P 谱。与此同时，大部分含氟化学药品中只含有一种或两种不同化学环境的氟，且氟化合物化学位移范围较氢化学位移宽泛，共振峰重叠少，易分辨，因此 ^{19}F-核磁共振定量谱的复杂程度远远小于常见的 ^{1}H 谱，使得利用 ^{19}F-qNMR 定量检测技术可以用于建立前处理简单、抗干扰性强、灵敏度高的含氟药物专属性快捷检测方法体系，在含氟化学药品的含量测定上拥有独特的优势。

观察卡格列净分子结构，虽然其结构较为复杂，但只含有1个氟原子，且卡格列净片剂虽然辅料较多，但均不含有氟，不干扰 ^{19}F 测定，因此考虑采用 ^{19}F-qNMR 方法对其进行含量检测。

2. 研究方法与结果

（1）核磁共振样品溶液制备：取本品1片，精密称定后研细，精密称取细粉约20 mg（含卡格列净约10 mg），同时精密称取4,4'-二氟二苯甲酮约10 mg，置同一容器中，加DMSO-d_6 2 ml后漩涡震荡1分钟，使用0.45 μm尼龙膜滤过或在3000 g离心5分钟，取澄清溶液0.7 ml置5 mm核磁管中进行 ^{19}F 核磁共振定量测定。

（2）核磁共振实验条件及方法：采用zgfhigqn.2脉冲序列在恒温（25℃）下获取 ^{19}F NMR谱。具体试验参数设置如下：谱宽SW = 40 ppm，射频中心频率O1P = -110 ppm，采样点数TD = 128 k，采样时间AQ = 3.5 s，弛豫延迟时间D1 = 20 s，扫描次数 = 32次，增益（RG）= 280。

（3）图谱测定：按"（1）核磁共振样品溶液制备"项下条件配制供试品溶液，在"（2）核磁共振实验条件及方法"项下试验条件下测定卡格列净和内标混

合溶液的 ^{19}F NMR 谱，所得氟响应信号峰如图 5-32 所示。卡格列净的单一响应信号出现在 δ_F-106，内标的响应信号为 δ_F-115，样品与内标的响应信号分离较好，相互不产生重叠干扰，也未有任何辅料产生干扰信号。

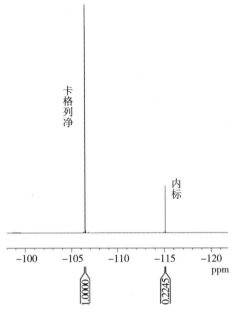

图 5-32　^{19}F NMR 响应信号及归属

（4）方法学研究

1）线性关系：分别精密称取卡格列净片剂粉末 20 ～ 60 mg 和 4,4'-二氟二苯甲酮约 10 mg 混合，加 DMSO-d_6 使待测样品浓度为 5 ～ 15 mg/ml，在 3000 g 下离心 5 分钟后取上清液，按 "2.2" 项下试验条件测定 ^{19}F-NMR 谱，记录响应信号面积，以 δ_F -106 处样品响应信号和 δ_F -115 处内标响应信号比值为横坐标，样品和 4,4'-二氟二苯甲酮质量比为纵坐标做线性回归，计算得回归方程为：$y = 4.169\,x + 0.0148$，$R^2 = 0.9998$。表明卡格列净在 5 ～ 15 mg/ml 线性关系良好。

2）精密度及稳定性：按 "（2）核磁共振实验条件及方法" 项下条件配制供试品溶液并在该条件下连续测定 6 次，记录响应信号面积，其样品与内标响应信号面积比相对标准偏差 RSD = 0.26 %（$n = 6$）。取同一供试品溶液在 12 小时后再次测定，两次测定样品响应信号面积比未发生明显变化，从试验结果可以看出该方法的精密度较高且样品在室温下放置 12 小时稳定。

3）含量测定：按 "（2）核磁共振实验条件及方法" 项下条件平行配制 6 份样品，采用 δ_F -106 处样品定量信号与 δ_F -115 处内标定量信号，按公式（16）计算片剂中卡格列净含量。

$$含量\% = \frac{\dfrac{A_s}{A_r} \times \dfrac{n_r}{n_s} \times \dfrac{M_s}{M_r} \times W_r \times m_r}{W_s} \times 100\% \qquad (16)$$

式中，A_s 为卡格列净响应信号的面积，A_r 为内标的响应信号面积，n_s 为卡格列净响应信号包含的氟原子数（$n_s = 1$），n_r 为内标响应信号包含的氟原子数（$n_r = 1$），M_s 为卡格列净的相对分子质量（444.5 g·mol），M_r 为内标的相对分子质量（218.2 g·mol），W_s 为卡格列净的称样量，W_r 为内标的称样量，m_r 为内标纯度（99.0%）。经计算，6片样品中卡格列净含量分别为98.2%、98.9%、101.0%、99.7%、99.2%。

为了验证 ^{19}F-qNMR 测定含量结果的准确性，同时利用HPLC外标法测定了相同6片中卡格列净的含量。六片中卡格列净含量分别为99.6%、99.4%、100.1%、100.0%、100.1%。2种分析方法测定含量结果接近，证明 ^{19}F-qNMR 定量技术可以作为制剂中含氟药物含量测定的快速分析方法。

思考题

1. 影响核磁共振氢化学位移和碳化学位移的因素有哪些？
2. 简述核磁共振技术的发展趋势。
3. 各国药典在化学药、中药、生物药物及药用辅料的质量分析与控制中涉及核磁共振技的检测项目有哪些？
4. 在利用核磁共振技术开展基于片段的药物发现（FBDD）的研究中，根据分析对象的不同，可划分为哪几种片段筛选方法？各自有什么特点？
5. 在药物含量测定的实际应用中，核磁共振技术应用最早、最广泛的具体技术是什么？在定量方法的研究中需要对哪些因素进行考察？

（王亚男　刘　阳）

参 考 文 献

[1] HOLZGRABE U, BRANCH SK. ^{1}H, ^{19}F and ^{13}C NMR spectral data of fifteen gyrase inhibitors and some metabolites [J]. Magnetic Resonance in Chemistry, 1994, 32（3）: 192-196.

[2] SHEAHAN TP, SIMS AC, LEIST SR, et al. Comparative therapeutic efficacy of remdesivir and combination lopinavir, ritonavir, and interferon beta against MERS-CoV [J]. Nature Communications, 2020, 11（1）: 222.

[3] HOLSHUE ML, DEBOLTC, LINDQUIST S, et al. First case of 2019 novel coronavirus in the United States [J]. New England Journal of Medicine, 2020, 382（10）: 929-936.

［4］OESTEREICH L，LÜDTKE A，WURR S，et al. Successful treatment of advanced ebola virus infection with t-705（favipiravir）in a small animal model［J］. Antiviral Research，2014，105：17-21.

［5］BHARTI SK，ROY R，Quantitative ^{1}H NMR spectroscopy［J］. TrAC Trends in Analytical chemistry，2012，35：5-26.

［6］NICHOLSON JK，LINDON JC，HOLMES E. 'Metabonomics'：understanding the metabolic responses of living systems to pathophysiological stimuli via multivariate statistical analysis of biological NMR spectroscopic data［J］. Xenobiotica，1999，29（11）：1181-1189.

［7］NOGUCHI S，PARK D，CHOI Y，et al. Quench analyses of the MIT 1.3-GHz LTS/HTS NMR magnet［J］. IEEE Transactions on Applied Superconductivity，2019，29（5）：1-5.

［8］BARONE G，GOMEZ-PALOMA L，DUCA D，et al. Structure validation of natural products by quantum-mechanical GIAO calculations of 13C NMR chemical shifts［J］. Chemistry-a European Journal，2002，8（14）：3233-3239.

［9］BARONE G，DUCA D，SILVESTRI A，et al. Determination of the relative stereochemistry of flexible organic compounds by ab initio methods：conformational analysis and Boltzmann-averaged GIAO ^{13}C NMR chemical shifts［J］. Chemistry-a European Journal，2002，8（14）：3240-3245.

［10］CHINI MG，JONES CR，ZAMPELLA A，et al. Quantitative NMR-derived interproton distances combined with quantum mechanical calculations of ^{13}C chemical shifts in the stereochemical determination of conicasterol F，a nuclear receptor ligand from Theonella swinhoei［J］. The Journal of Organic Chemistry，2012，77（3）：1489-1496.

［11］COBAS C. NMR signal processing，prediction and structure verification with Machine Learning techniques［J］. Magnetic Resonance in Chemistry，2020，58（6）：512-519.

［12］SAROTTI AM. Successful combination of computationally inexpensive GIAO ^{13}C NMR calculations and artificial neural network pattern recognition：a new strategy for simple and rapid detection of structural misassignments［J］. Organic & Biomolecular Chemistry，2013，11（29）：4847-4859.

［13］ZANARDI MM，SAROTTI AM. GIAO C-H COSY simulations merged with artificial neural networks pattern recognition analysis. Pushing the structural validation a step forward［J］. The Journal of Organic Chemistry，2015，80（19）：9371-9378.

［14］KRISHNAMURTHY K. CRAFT（complete reduction to amplitude frequency table）-robust and time-efficient Bayesian approach for quantitative mixture analysis by NMR［J］. Magnetic Resonance in Chemistry，2013，51（12）：821-829.

［15］WATANABE N，NIKI E. Direct-coupling of FT-NMR to high performance liquid chromatography［J］. Proceedings of the Japan academy，Series B，1978，54（4）：194-199.

［16］TOKUNAGA T，OKAMOTO M. Recent progress in LC-NMR［J］. Sumitomo Kagaku，2010，2010（2）：40-48.

［17］CHRISTOPHORIDOU S，DAIS P，TSENG L H，et al. Separation and identification of phenolic compounds in olive oil by coupling high-performance liquid chromatography with postcolumn solid-phase extraction to nuclear magnetic resonance spectroscopy（LC-SPE-NMR）［J］. Journal of Agricultural and Food Chemistry，2005，53（12）：4667-4679.

［18］王亚男，孙伟，贺文义，等. 基于^{1}H-NMR指纹图谱的四批市售桑白皮药材质量分析［J］. 沈阳药科大学学报，2017，（01）：62-70，98.

［19］李涛，司梦鑫，李冲，等. ^{1}H-NMR 指纹图谱技术结合多元统计分析鉴别不同产地的大花红景天［J］. 中药材，2018，（10）：8.

［20］马文杰，张彩云，陈宏远，等. 基于 NMR 技术的同源何首乌和首乌藤指纹图谱研究［J］. 广东药学院学报，2018，（05）：564-569.

［21］Imai A.，Lankin DC，Gödecke T，et al. NMR based quantitation of cycloartane triterpenes in black cohosh extracts［J］. Fitoterapia，2020，141：104467.

［22］Palu D，Bighelli A，Casanova J，et al. Identification and Quantitation of Ursolic and Oleanolic Acids in Ilex aquifolium L. Leaf Extracts Using ^{13}C and ^{1}H-NMR Spectroscopy［J］. Molecules，2019，24（23）：4413.

［23］ÇIÇEK SS，BARBOSA AL P，GIRRESER U. Quantification of diterpene acids in Copaiba oleoresin by UHPLC-ELSD and heteronuclear two-dimensional qNMR［J］. Journal of Pharmaceutical and Biomedical Analysis，2018，160：126-134.

［24］LEMERCINIER X，JONES C. An NMR spectroscopic identity test for the control of the capsular polysaccharide from Haemophilus influenzae type b［J］. Biologicals，2000，28（3）：175-183.

［25］WIERUSZESKI JM，TALAGA P，LIPPENS G. Development of a high-resolution magic-angle spinning nuclear magnetic resonance identity assay of the capsular polysaccharide from Haemophilus influenzae type b present in cetavlon precipitate［J］. Analytical Biochemistry，2005，338（1）：20-25.

［26］张伟，兰奋，洪小栩. 2015年版《中国药典》编制概况［J］. 中国药学杂志，2015，50（20）：1743-1746.

［27］WANG Z，WANG Y，TIE C，et al. A fast strategy for profiling and identifying pharmaceutic excipient polysorbates by ultra-high performance liquid chromatography coupled with high-resolution mass spectrometry［J］. Journal of Chromatography A，2020，1609：450-460.

［28］WILSON D，BURLINGAME A，CRONHOLM T，et al. Deuterium and carbon-13 tracer studies of ethanol metabolism in the rat by ^{2}H，^{1}H-decoupled 13C nuclear magnetic resonance［J］. Biochemical and Biophysical Research Communications，1974，56（3）：828-835.

［29］SERBER Z，KEATINGE-CLAY AT，LEDWIDGE R，et al. High-resolution macromolecular NMR spectroscopy inside living cells［J］. Journal of the American Chemical Society，2001，123（10）：2446-2447.

［30］STADMILLER SS，PIELAK GJ. The expanding zoo of in-cell protein NMR［J］. Biophysical Journal，2018，115（9）：1628.

［31］MEI S，SONG X，WANG Y，et al. Studies on protection of astaxanthin from oxidative damage induced by H_2O_2 in RAW 264. 7 cells based on ^{1}H NMR metabolomics［J］. Journal of Agricultural and Food Chemistry，2019，67（49）：13568-13576.

［32］DEWAR BJ，KESHARI K，JEFFRIES R，et al. Metabolic assessment of a novel chronic myelogenous leukemic cell line and an imatinib resistant subline by ^{1}H NMR spectroscopy ［J］. Metabolomics，2010，6（3）：439-450.

［33］PRESTI CL，FAUVELLE F，MONDET J，et al. The differential activation of metabolic pathways in leukemic cells depending on their genotype and micro-environmental stress［J］. Metabolomics，2020，16（1）：1-11.

［34］MOCHIZUKI A，SASO A，ZHAO Q，et al. Balanced regulation of redox status of intra-cellular thioredoxin revealed by in-cell NMR［J］. Journal of the American Chemical Society，2018，140（10）：3784-3790.

［35］LUCHINAT E，BANCI L. In-cell NMR in human cells：direct protein expression allows structural studies of protein folding and maturation［J］. Accounts of Chemical Research，2018，51（6）：1550-1557.

［36］JENCKS W P. On the attribution and additivity of binding energies［J］. Proceedings of the National Academy of Science，1981，78（7）：4046-4050.

［37］SHUKER S B，HAJDUK PJ，MEADOWS RP，et al. Discovering high-affinity ligands for proteins：SAR by NMR［J］. Science，1996，274（5292）：1531-1534.

［38］COSTA PC，BARSOTTINI MR，VIEIRA ML，et al. N-Phenylbenzamide derivatives as alternative oxidase inhibitors：synthesis，molecular properties，^{1}H-STD NMR，and QSAR［J］. Journal of Molecular Structure，2020，127903.

［39］KIRSCH P，JAKOB V，OBERHAUSEN K，et al. Fragment-based discovery of a qualified hit targeting the latency-associated nuclear antigen of the oncogenic kaposi's sarcoma-associated herpesvirus/human herpesvirus 8［J］. Journal of Medicinal Chemistry，2019，62（8）：3924-3939.

［40］WITKIN KR，VANCE NR，CALDWELL C，et al. An atomistic understanding of allosteric inhibition of glutamate racemase：a dampening of native activation dynamics［J］. Chem Med Chem，2020，15（4）：376-384.

［41］DE LUCA S，VERDOLIVA V，SAVIANO M，et al. SPR and NMR characterization of the molecular interaction between A9 peptide and a model system of HER2 receptor：A fragment approach for selecting peptide structures specific for their target［J］. Journal of Peptide Science，2019：e3231.

［42］肖超妮，刘红兵，戴惠，等. 基于HPLC—DAD—SPE—CryoNMR—MS 技术的代谢物快速定性和结构确定［J］. 波谱学杂志，2009，26（1）：1-16.

［43］伍建林，利用UHPLC-MS/SPE-NMR 整合分析方法鉴定土茯苓中类黄酮化合物［C］. 中药与天然药高峰论坛暨第十二届全国中药和天然药物学术研讨会，2012：26-27.

［44］WANG YN，LIU F，LI Y，et al. New glycosides from the twigs and leaves of Rhododendron latoucheae [J]. Journal of Asian Natural Products Research, 2019, 21 (4): 299-307.

[45] LIU F, WANG YN, LI Y, et al. Triterpenoids from the twigs and leaves of Rhododendron latoucheae by HPLC-MS-SPE-NMR [J]. Tetrahedron, 2019, 75 (2): 296-307.

[46] LIU F, WANG YN, LI Y, et al. Minor nortriterpenoids from the twigs and leaves of rhododendron latoucheae [J]. Journal of Natural Products, 2018, 81 (8): 1721-1733.

[47] LIU F, WANG YN, LI Y, et al. Rhodoterpenoids A-C, three new rearranged triterpenoids from rhododendron latoucheae by HPLC-MS-SPE-NMR [J]. Scientific Reports, 2017, 7 (1): 1-10.

[48] REN T, WANG Y, WANG C, et al. Isolation and identification of human metabolites from a novel anti-tumor candidate drug 5-chlorogenic acid injection by HPLC-HRMS/MS n and HPLC-SPE-NMR [J]. Analytical and Bioanalytical Chemistry, 2017, 409 (30): 7035-7048.

[49] WAN H, TIAN Y, JIANG H, et al. A NMR-based drug screening strategy for discovering active substances from herbal medicines: using radix polygoni multiflori as example [J]. Journal of Ethnopharmacology, 2020, 11 (27): 12.

[50] Wan L S, Nian Y, Ye CJ, et al. Three minor diterpenoids with three carbon skeletons from Euphorbia peplus [J]. Organic Letters, 2016, 18 (9): 2166-2169.

[51] QU J, WANG YH, LI JB, et al. Rapid structural determination of new trace cassaine-type diterpenoid amides in fractions from Erythrophleum fordii by liquid chromatography-diode-array detection/electrospray ionization tandem mass spectrometry and liquid chromatography/ nuclear magnetic resonance. Rapid communications in mass spectrometry: an international journal devoted to the rapid dissemination of up-to-the-minute [J]. Research in Mass Spectrometry, 2007, 21 (13): 2109-2119.

第六章

气相色谱质谱联用技术与应用

气相色谱质谱联用（GC-MS）技术是气相色谱仪和质谱仪串联使用的一种色谱质谱联用分析技术，20世纪50年代由Roland Gohlke和Fred McLafferty首次研发推行。该技术结合了气相色谱分析和质谱分析的优势。随着GC-MS技术的发展，其在化学、食品科学、医学、材料科学和药物分析等领域广泛应用。本章介绍气相色谱质谱联用的发展趋势、技术特点及在药物分析中的应用进展，重点结合实际应用以示例方式为相关研究人员提供参考。

第一节　气相色谱质谱联用技术特点和发展趋势

一、气相色谱质谱联用技术的特点

GC-MS技术兼具气相色谱的分离性能与质谱检测的特异性强、灵敏度高和定性鉴定能力强的特点。经过气相色谱分离的分析对象，能够利用质谱检测器提供的特征质谱碎片分布的相对唯一性进行高效和准确的定性和定量分析。该技术分离效果好、灵敏度高、抗干扰能力强，在复杂的样品分析检测方面具有突出优势。

GC-MS技术分析流程主要分为3部分：气相色谱分离分析、质谱检测以及数据采集与处理。仪器由气相色谱部分的载气源、进样口、色谱柱、柱温箱以及质谱检测器部分以及数据采集和处理的工作站系统组成，仪器简单构造如图6-1。

气相色谱柱的分离性能十分重要，近年来不同分离性能的气相色谱柱发展迅速，目前主要分为填充柱和毛细管柱。填充柱是使用相对较早的气相色谱柱，因其渗透性差、柱长受限、对待测物的分离能力低、分离效果差等因素目前已经较少使用。而毛细管柱解决了这些不足，其具有良好的惰性，可以在相对较低的温度下实现待测物的分离，且分离度好、分析效率高、灵敏度更高，已成为目前应用最广泛的气相色谱柱。根据固定相填充方式、极性及色谱柱材料的不同，气相色谱柱具有

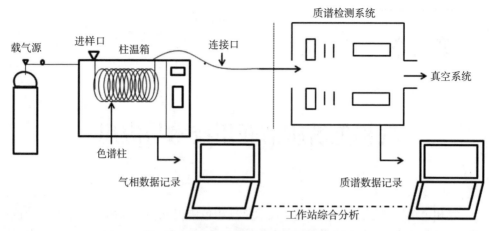

图6-1　气相色谱质谱联用仪器构造示意

［引自:《广东化工》，2017，44（7）.］

不同的类型，见表6-1。理想的毛细管色谱柱应具有惰性高、耐用性良好、温度限高、柱流失低等特点，目前研究开发出多种新型毛细管色谱柱，扩展了仪器分析检测对象的范围，使低分子量的不同极性化合物均能得到良好峰形，可以针对待测样

表6-1　气相色谱柱分类及区别

分类	内容	区别和用途
常规分类	填充柱 毛细管柱	填充柱：柱短（2～4m）、内径宽（2～6mm），柱材多为玻璃和不锈钢金属，出现较早，目前主要应用于石油化工 毛细管柱：柱长较长（5～150m）、内径窄（0.1～1.0mm） 毛细管柱更加稳定和灵敏，应用领域广，尤其是在化合物痕量分析方面的应用。两者外观、性能、制备差别较大
极性分类	非极性 弱极性 中极性 强极性	色谱柱极性取决于固定相的极性，根据需要检测的物质极性来决定使用的色谱柱类型。如非极性柱：100%聚二甲基硅氧烷柱，适合于检测烃类、多氯联苯类和硫化物等；弱极性柱：5%二苯基95%聚二甲基硅氧烷柱，适用于检测生物碱和卤代化合物等；中极性柱：50%苯基二甲基硅氧烷柱，适用于检测芳氯物、胺类和醇类等；强极性柱：聚乙二醇柱，适用于检测脂肪酸、芳烃类和醇类等
柱材分类	金属、塑料、玻璃和石英等	柱材需要具备良好的化学惰性，同时需要考虑材料的耐热性和耐腐蚀性等。目前填充柱多用不锈钢金属材料制备，毛细管柱常见为玻璃和石英材料，即弹性石英毛细管柱，广泛用于多种化合物的分离鉴定
制备方法分类	壁涂毛细管柱 载体涂渍毛细管柱 键合交联毛细管柱 多孔层毛细管柱	壁涂型为出现较早的经典毛细管柱，将固定液直接涂渍在内壁，载体涂渍型内壁上先涂一层载体再涂固定液，其柱容量增大，前两种由于制备难，稳定性差，重复性差，目前已很少使用。交联键合型是涂好固定液后再用偶联剂交联键合，色谱柱性能提高，热稳定性提高且耐腐蚀，目前使用较为广泛。多孔层型的内壁上仅涂一层多孔性吸附剂微粒，多用于分离常温气态化合物

品成分复杂的情况检测。例如以二乙烯基苯乙烯二醇／二甲基丙烯酸酯为固定相的色谱柱，属于强极性色谱柱，可用于极性以及中等极性化合物的分析，包括痕量 H_2S、COS 以及碳氢化合物中的硫醇；以（5%-苯基）－甲基聚硅氧烷为固定相的色谱柱，属于弱极性色谱柱，适用于生物碱、半挥发性化合物、脂肪酸甲酯类、含卤素化合物和芳香族化合物的分析。

不同类型的气相色谱质谱联用新技术不断上市，主要有气相色谱－四极杆质谱（GC-qMS）、气相色谱－三重四极杆质谱（GC-QqQ-MS）、气相色谱－飞行时间质谱仪（GC-Tof-MS）和气相色谱离子阱质谱联用仪（GC-qTrap-MS）等。质谱信息由单四极的一级发展到三重四极杆和离子阱的多级，无论是检测的灵敏度，抗背景干扰能力，分析通量，还是定性谱图匹配方面均显著提高。与GC-Tof-MS联用使得GC-MS的质谱信息由低分辨发展到高分辨，能够提供检测对象精确质量数据，更加适应对复杂样品的定性分析和化合物的鉴定。扫描模式也不断拓展，目前常用的扫描模式包括全扫描（full scan）、选择离子监测（selection monitoring，SIM）、选择反应监测（selective reaction monitoring，SRM）和多反应监测（multiple reaction monitoring，MRM）等多种扫描模式。在离子源方面，除常用的电轰击电离离子源（electron ionization，EI）和化学电离离子源（chemical ionization，CI），也引入了大气压电离（atmospheric pressure ionization，API）偶合使用，这些API源包括大气压化学电离（atmospheric pressure chemical ionization，APCI）、大气压光电离（atmospheric pressure photoionization，APPI）和大气压激光电离（atmospheric pressure laser ionization，APLI）。另外，也引入了电喷雾电离（electrospray ionization，ESI）和低温等离子体（low temperature plasma，LTP）。根据检测对象理化性质，可选择合适的离子源和离子化条件进行分析。进样器方面从传统的手动进样发展到如今的多功能自动进样器，如自动液体进样器和顶空自动进样器，均在保证安全工作的同时大大提高了精密度。

适合GC-MS检测的化合物，一般具有易挥发性和热稳定性的特点。在GC-MS进行质量分析中最常用的扫描模式为全扫描模式、SIM模式以及MRM扫描模式。其中，全扫描模式可以扫描待测药物中一段区间内所有离子碎片，通过数据采集来确定分析物的组成和结构，并对其进行定量分析；SIM模式是对已知成分或者复杂的混合物中的目标物进行准确的定量分析，只收集分析需要的离子碎片信息，降低背景信号，使得定量分析的灵敏度提高。MRM扫描方式适用于气相色谱－三重四极杆质谱，原理是在SIM扫描之后通过碰撞池将离子碎片进行二次轰击打碎，然后再次进行SIM扫描，最后收集离子碎片综合分析，这种检测往往具有较高的灵敏度和准确度，可实现多个化合物同时测定。相比于传统的气相色谱法（GC）、质谱法（MS）等单一仪器技术检测方法：GC-MS在灵敏度、检测范围、抗干扰性以及多成分检测等方面都具有显著优势。同时，该技术存在一定的局限性，如部分化合物由于其热不稳定性或个别灵敏度低的原因，在色谱分析中不出峰，无法良好的定性定量等情况，出现假阴性情况的概率增大。一般可以考虑采用液相色谱–质谱联用技术（LC-MS）等对GC-MS技术无法良好检测的化合物进行分析检测。

二、气相色谱质谱联用技术的发展趋势

GC-MS技术结合了气相色谱的分离能力及质谱的结构解析优势，弥补了气相色谱仪和质谱仪单独检测的缺陷，成为一种新型的分析检测手段。早期的GC-MS仪器庞大、易损坏，只能固定于实验室，不适合商业推广使用。该技术发展至今，在分离度、灵敏度、准确度、分辨率、便携化方面均取得了长足进步，高效气相色谱质谱联用、便携式气相色谱质谱联用、多维气相色谱质谱联用及多级质谱联用等新技术促进了其检测能力的提升。随着GC-MS精确度和分辨率的提高，针对多组分混合物中未知组分和已知组分的定性和定量分析更加精确，并能够应用于准确区分药物的异构体；可以实现百种甚至更多化合物同时准确定性和定量分析；GC-MS的质谱数据库也在不断完善，可通过谱库检索判断化合物的分子组成与结构；GC-MS的较强的定性鉴别能力及高灵敏度，这些使其在常量和痕量检测方面都得到广泛应用。随着质谱技术的发展，GC-MS的使用更加灵活，功能更多样化。例如GC与电感偶合等离子质谱串联（GC-ICP-MS）可应用于化学药物中无机元素的分析；GC-MS与金属半导体电子鼻联用（GC-MS/MOSe-nose）可用于挥发性香气成分的准确分离和全面表征。除了GC-MS仪器本身的进步，针对气相色谱分析的前处理技术也在不断发展，一些挥发性成分和热稳定性成分可直接进行定性和定量分析；对于非挥发性成分和热不稳定性物质，可进行适宜的衍生化后再进行分析，更好地发挥了气质联用技术的优势。

目前商品化的气质联用仪在仪器的操作性、数据处理的智能化以及维护方面均进行了革新，主要体现在仪器操作简便，智能数据分析，易于维护和降低损耗等方面，这推进了GC-MS技术的进一步发展和应用。

总之，GC-MS技术在化学工业、石油化工、食品科学、材料科学和医药科学等领域发挥着十分重要的作用，是不可或缺的分析检测手段。

第二节　气相色谱质谱联用技术在药物分析中的应用

GC-MS技术在化学药、中药和生物药质量分析、评价和控制方面均有广泛应

用，特别是在化学药杂质和残留溶剂分析与控制、中药中有机溶剂和农药残留分析与控制、挥发性成分的分析以及生物药物和药物代谢分析方面发挥重要作用。本节对这些方面的应用进行重点介绍。

一、在化学药分析中的应用

（一）化学药杂质分析与控制

药品的杂质含量是衡量药物质量的重要指标，也是药品质量研究中的关键环节之一。药物中的杂质往往含量低、来源广、结构多与主成分类似，目前GC-MS已广泛应用于化学药中的杂质分析测定。基因毒性杂质（genotoxic impurity，GTI）是杂质分析的重要部分，是指能直接或间接损害DNA导致基因突变或具有致癌倾向的物质，极少的暴露量就能够对人体健康产生严重的危害，因而备受人们关注。近年来，在已上市药品中多次发生痕量GTI残留所引发的重大的医疗事故，给患者和医药企业带来难以挽回的损失。

基因毒性杂质主要包括卤代烷烃、磺酸酯、环氧化物、芳香胺及肼类化合物等。卤代烷烃种类繁多，理化性质差异较大，需要根据其结构特点建立相应的检测方法进行控制。对于基质干扰大的分析物可以选择GC-MS法在SIM模式下进行测定，当气相与二级或多级质谱联用时，常在MRM模式下测定杂质含量，以提高检测的选择性和灵敏度。磺酸盐类药物合成过程中任何残留醇的存在均可能与反离子试剂磺酸反应导致磺酸酯类基因毒性杂质的形成，磺酸酯基因毒性杂质的反应活性高，在GC-MS测定时，会导致磺酸酯类在进样口发生热降解，为解决这个问题，可采用顶空进样气相色谱-质谱联用法（HS-GC-MS）进行测定；环氧化物是重要的有机中间体，被广泛应用于药物合成领域，但环氧化合物在高温下易分解的性质给检测带来了巨大挑战，采用GC-MS分析药物中微量的高沸点环氧化物GTI，针对进样口温度优化可降低基质干扰，提高SIM的信号响应；芳香胺经体内代谢生成的氮正离子能与DNA发生反应，导致基因突变，在测定时需根据芳香胺的极性和弱碱性的差异选择检测的方式，极性较低的芳香胺测定时可通过重氮化和碘化反应降低极性芳香胺的极性，以碘或溴为衍生化试剂，运用GC-MS法分析，该方法灵敏度高；肼类化合物碱性较强，易与固定液上的硅氧基发生相互作用引起固定液流失影响柱效，这给此类杂质分析方法的建立带来了很大的难度，目前一般采用衍生化方法测定肼类化合物，比如有研究以丙酮或氘代丙酮为衍生化试剂，将肼衍生化为丙酮嗪，采用HS-GC-MS法进行测定，该方法药物中痕量肼的检测，降低基质干扰的同时提高了检测的灵敏度。当样品热稳定性较差，或严重污染进样口时，除可通过选择合适的衍生化试剂改善待测物的挥发性或热稳定性还可以把GC-MS技术与样本前处理方法结合，根据样本和待测物的性质选择不同的前处理方法进行样本中基因毒性杂质的分离检测。可采用合适的萃取技术如液液萃取（LLE）、固相萃取（SPE）、固相微萃取（SPME）、液液微萃取（LLME）等对待测物进行提取、分离、富集和浓缩，减少基质干扰的同时提高了检测的灵敏度。

（二）化学药残留溶剂分析与控制

化药残留溶剂（residual solvents）是指化学药品在合成原料药或制备化学制剂过程中使用的，未能完全除去而残留在终产品中的有机溶剂。许多有机溶剂对人体和环境具有严重的危害，药品研发过程应尽量避免应用有害溶剂。2020年版《中国药典》（ChP2020）四部通则0861结合ICH指导原则将残留溶剂分为4类，第一类为人体致癌物、疑为人体致癌物或环境危害物的试剂，例如：苯、四氯化碳等，规定应避免使用；第二类溶剂为非遗传毒性动物致癌或可能导致其他不可逆毒性的试剂，例如：氯苯、三氯甲烷等，应限制使用；第三类溶剂为对人体低毒，药品GMP或其他质量要求限制使用，统一规定限度为0.5%；第四类溶剂暂无足够毒理学资料，未进行限度要求。通常，药品中的残留溶剂与使用的原料药和制备工艺中涉及的有机溶剂有关，然而不同企业生产的同一化学药品的残留溶剂可能存在差异，具有不确定性。因此，很难实现对同一种药品制定统一的残留溶剂检测标准。残留溶剂的测定从传统的干燥失重、光谱测定法等，发展至现今ChP2020规定的GC法。传统的残留溶剂检测方法缺乏专属性并且检测限较高，GC法检测则需要依赖对照品的保留时间或相对保留值定性，然而不同品种药品制备工艺差异较大，只根据保留时间定性，易出现假阳性结果；另外，对于未知制备流程的样品GC法不能快速、准确、全面的对残留溶剂进行筛查。这是目前一致性评价研究、质量控制和执法监督机构共同面临的技术难题。

GC-MS以分子离子峰和碎片离子为定性依据，解决了GC定性需要使用对照品的问题，因具有专属性强、灵敏度高等优势，使化学药品残留溶剂检测工作更加快速、便捷。应用GC-MS检测化学药品残留溶剂是目前检测技术发展的新趋势。已有报道应用GC-MS建立了ICH规定中的60种有机溶剂标准质谱图库，应用该谱图库，可以实现不使用有机溶剂对照品，就能快速、准确地对药品中的残留溶剂进行鉴别。北京市药品检验所建立了使用GC-MS同时分析固体制剂中50种残留溶剂的方法，在化药残留溶剂检测方面展现了快速筛查、准确定量的优势。

二、在中药分析中的应用

（一）在中药有机溶剂和农药残留的分析与控制中的应用

中药中有机溶剂残留的产生，主要在中药提取分离、辅料生产和制剂的制备过程中引入。不同于化学药有具体的合成过程，中药则需要对中药产品的整个生产、加工流程可能存在的残留溶剂进行分析，以明确需要控制和检测的残留溶剂的种类。ChP2020针对少数的中药、中药提取物及制剂的残留溶剂进行了明确规定，如：灯盏花素规定了丙酮残留量不得过0.5%；治咳川贝枇杷滴丸限定了丁酮残留量不得过0.05%。中药有机溶剂残留分析面临着许多挑战：样品中残留溶剂种类未知；残留溶剂多数为痕量水平，难以被检测出；容易被样品中其他挥发性成分掩盖。GC-MS具有准确定性定量的能力，在中药有机溶剂残留筛查和定性定量分析方面相对于传统分析方法目标更全面、应用范围更广。已有研究应用固相微萃取结合GC-MS同时定量分析了姜黄素中甲醛、甲醇、乙醇等21种生产过程中常用溶剂，分析时间40分钟，定量限为0.003～0.022 μg/g。除了常规有机溶剂，GC-MS在中药中其他有机污染物残留检测中也发挥着强大的作用。例如应用GC-MS分析杜仲皮、决明子、甘草根、板蓝根、何首乌、三七中16种多环芳烃的残留情况，充分展现了GC-MS满足多种不同复杂基质检测要求的能力。

中药在预防和治疗疾病中应用越来越广泛，然而，近年来农药的不规范使用极易导致农药在中药材中的残留。中药中农药残留（pesticide residues）是指施用农药后残存于中药材中的农药原型及其有害转化产物等的总称。人们在使用中药材后，中药中残留的农药可能进入人体并长期蓄积，对人体的健康造成不可逆转的危害。因此，快速、准确地测定中药中农药残留，一方面为中药材农药残留控制提供参考，另一方面则保证了中药产品的质量，所以，中药中农药残留是中药分析研究的重点之一。

农药的种类繁多，且中药材及中药制剂品种较多、基质复杂，多为痕量水平，分析难度较大，GC法难以消除基质与杂质的干扰，在多种农药残留同时定性和定量分析中的应用受到了一定限制。ChP2020（通则2341）在以往GC-MS检测中药中有机氯、有机磷及拟除虫菊酯类农药的基础上，又增加了31种禁用农药的检测方法，并且详细列出了色谱条件与质谱条件、农药对照品保留时间、监测离子对、碰撞能量与定量限等信息，表明GC-MS在中药中农药残留分析已获得国家药典标准认可。

GC-MS同时结合保留时间和定性离子，对目标分析物进行准确定性，在中药多种农残的同时检测中具有灵敏度高、专属性强、基质干扰小等优点，满足中药复杂基质中痕量水平数百种农残的分析要求。更重要的是，GC-MS不仅能够完成中药中多种农残定性定量的同时测定，而且可以降低假阳/阴性检出率，使检测结果更加可信，奠基了其在中药中农残检测领域的主导地位。目前，国内外已有大量应用GC-MS测定中药中农药残留的报道（表6-2），可见GC-MS在样本量大、残留的农药类型不同、目标分析物多的检测分析中发挥着不可替代的作用。

表6-2　GC-MS在中药材农药残留分析中的应用

中药材	农残	离子源	扫描方式	进样方式	GC-MS质量分析器
党参、菟丝子、金银花等7种，共60批	201种	EI	MRM	不分流	安捷伦7010三重四极杆
洋甘菊、马郁兰、百里香，共20批	160种	EI	MRM	不分流	安捷伦7000B三重四极杆
矢车菊、白屈菜、紫雏菊等21种，共46批	235种	EI	MRM	不分流	安捷伦7000B三重四极杆
豆蔻，共39批	243种	EI	SRM	不分流	岛津TQ8030三重四极杆
人参、柴胡等34批	144种	EI	SRM	不分流	赛默飞TSQ三重四极杆
三七、丹参等20批	55种	EI	SIM	不分流	安捷伦6890N单四级杆

（二）在中药挥发油分析中的应用

挥发油又名精油，广泛存在于植物体中，是一类具有明显香气的油状天然产物的混合物。一种挥发油中通常会含有几十至几百种成分，主要由萜类（如单萜、倍半萜等）、芳香族化合物及其含氧衍生物（如烃、醇、醛等）和液体生物碱等组成。

目前，中药挥发油不仅在国内广泛应用，而且已经普及世界范围，如天然香料、香精及香水领域，这给中医药管理带来了挑战。挥发性成分的复杂性对管理和研究人员造成了更大的负担。挥发油及其制品的分析主要涉及定性及定量分析、产品质量控制及其污染检测。GC-MS有利于挥发油的质量控制，且在挥发油成分的分离和鉴定等方面发挥着不可替代的作用。

GC-MS应用于单一中药材挥发油成分的分析、不同产地药材中挥发油成分差异的分析、中药材不同提取物中挥发油的分析以及不同品种药用植物中挥发油的分析鉴定。其中，单一植物挥发油成分的分析最为常见。不论是对药物质量分析还是对新药的开发，解析挥发油组成成分、寻找其中的活性物质都是关键步骤。分析不同产地药材中挥发油成分差异，可为不同产地中药及其挥发油的品质提供参考依据，并有助于提高药物品质、疗效和安全性。此外，GC-MS在分析同一种药用植物不同部位挥发性成分中也发挥着举足轻重的地位。运用GC-MS技术对部分中药非传统药用部位的挥发性成分进行检测，可提高中药材合理开发利用的可行性，扩大传统中药的用药范围，使中药资源充分利用。

挥发油测定包括总挥发油和单一挥发性成分的测定，总挥发油往往采用水蒸气蒸馏法等来测定，而成分定性与定量及分析则往往借助GC-MS法进行。目前挥发油的检测除常规的GC-MS外，还有GC×GC-qMS、GC×GC-FMS等多种方式。或者将UPLC-DAD/ESI-QTOF-MS用于控制和鉴定挥发油的种类和数目，再用GC-MS进行后续组分分析。GC×GC在挥发性成分分析方面的潜质，GC×GC是单维度（1D）GC分离能力的两倍，增加了分离更多单体化合物的机会。这为后续FID或MS检测提供了可靠的帮助。随着GC-MS的不断创新发展，尤其是其检测灵敏度的不断提高，该技术将在挥发油定性和定量检测方面有良好的应用前景。

三、在生物药分析中的应用

生物药物包括直接从体内分离纯化所得生化药物及利用基因重组技术或其他生物技术研制的生物技术药物与生物制品。现代生物药物已形成四大类型：①基因重组多肽、蛋白质类治疗剂，即应用重组DNA技术（包括基因工程技术、蛋白质工程技术）制造的重组多肽、蛋白质类药物。②基因药物，即基因治疗剂、基因疫苗、反义药物和核酶等。③天然生物药物，即来自动物、植物、微生物和海洋生物的天然产物。④合成与部分合成生物药物。药物的研发与质量控制离不开生物药物分析，是生物制药的重要组成部分。通常情况下，生物药物分析是指分析生物材料中的药物，然后将其合理应用到药物的制造过程以及临床研究中，生物药中的杂质检测分析也是生物药物分析的一部分。目前GC-MS主要用于生物药的同分异构体鉴定及挥发性杂质的定量分析。

在鉴定生物药同分异构体时，常用到分光光度法、毛细管电泳法、HPLC-MS、GC-MS等方法。同分异构体之间具有结构相似性质相近及相同分子量的特点，使其在色谱中无法完全分离且在质谱中也无法完全实现区分，这给研究人员带来很大的困难。GC-MS技术检测灵敏度高，而且可借助庞大的标准质谱库进行检索，是定性定量分析的优良工具。主要针对生物药中难以区分的热稳定且易挥发的同分异构体的分离鉴定。HPLC-MS的应用不受沸点高低的限制，因而主要针对GC-MS检测困难的难于挥发的大分子有机化合物的分析鉴别。对于GC-MS和HPLC-MS都难以鉴别的同分异构体则采用更为灵敏的GC×GC-qMS和UPLC-QTOF-MS等方法。不同于一维GC，全二维气相色谱（GC×GC）是把分离机制不同而又互相独立的两支色谱柱以串联方式结合成二维气相色谱。在这两支色谱柱之间装有一个调制器，这个调制器具有捕集再传送的作用。经第1支色谱柱分离后的每一个馏分，都需先进入调制器，进行聚焦后再以脉冲方式送到第2支色谱柱中进行进一步的分离，由此对具有不同特性的同分异构体进行更好的分离，从而达到同分异构体定性分析的目的。

目前生物药杂质检测法有 HPLC、凝胶渗透色谱法（GPC）和 GC 等。GPC 主要用于高分子杂质的检测，而 GC 法用于挥发性杂质的检测。毛细管电泳法（CE）法是当前研究的热点。CE 法因在分析非挥发性及热不稳定性的物质中的优越性，近年发展迅速。但该法的重复性差等问题还未解决，有待进一步的研究。鉴于 GC-MS 的分析特点，目前只能测定生物药中的挥发性杂质。例如，采用 GC-MS 方法检测抗生素中的呋喃类挥发性杂质，能实现多种化合物快速且精准的测定。此外，GC-MS 除了在生物药杂质的鉴定分析外，目前在抗生素、激素类等生物药物的残留检测也应用较广，鉴于分析对象多为食品类，此处不做详细描述。生物药物的适用范围广，面临的安全问题更为突出，因此杂质研究和杂质控制更是质量控制研究的关键。

四、在药物代谢分析中的应用

药物代谢是指药物经生物转化后，药物的理化性质发生变化，从而引起药理和毒理活性的改变。研究药物代谢，明确代谢途径，确定代谢产物的活性，对制定合理的临床用药方案，剂型设计及新药开发工作都具有重要的指导意义。在分子生物学技术推动下，药物代谢领域的研究对临床个体化给药以及药物的相互作用有着极其重要价值。随着新型分析技术的发展，药物代谢分析手段日趋多样化。其中，药物代谢产物鉴定是药物代谢研究的重要环节，也是药理药效研究的物质基础。药物代谢产物具有背景基质复杂、种类多样、含量较低的特点，这要求其分析仪器具有较强的检测能力。因此，在化合物检测方面具有应用范围广、不受检测对象物态限制、灵敏度高、分析速度快、信息直观等多种优势的质谱技术成为目前药物代谢产物的主要检测手段。其中，HPLC-MS 及 GC-MS 为目前广泛应用的分析手段。

相较于 LC-MS，GC-MS 虽然受被测组分沸点、热稳定性影响，应用相对局限，但分离效果往往更佳，且可实现对未知组分鉴别的功能。此外，GC-MS 系统分析方法可将色谱系统的保留性质和质谱系统的特征离子、谱库检索相结合实行多指标定性。利用所选的每一类药物及其代谢物代表碎片离子的质量色谱，完成对多类药物及其代谢物的筛选，是目前药物代谢方面十分重要的分析工具。其中，GC-tof-MS 作为药物代谢产物定性分析的有效手段，凭借其特有的优点脱颖而出。与传统GC-MS相比，GC-tof-MS具有高分辨率和高质量精度的优势，能区分微小的分子量差异，通过抽取精确质量可有效排除基质背景和同质异位素干扰，显著提高信噪比，利用精确质量数通过软件计算可得最佳匹配的碎片分子式，有助于预测和确认代谢物，如用于替来他明和唑拉西泮及其代谢物的鉴定。

GC-MS除单独分析外，也可与其他技术相结合，进一步实现其在药物代谢方面的特殊价值。如GC-MS与紫外检测器、离子淌度质谱等检测技术联用，得到代谢产物的吸收波长、碰撞截面积等参数，便于辅助鉴别代谢产物。此外，GC-MS与稳定性同位素示踪技术（isotopic tracer technique，ITT）的联合使用，能通过利用稳定同位素标记药物在体内代谢转化为含稳定核素标记的代谢物，根据其在质谱图上出现的特征性同位素峰群或质量漂移现象，更容易识别和鉴定原型药物及其复杂的代谢物。两者结合优势互补，在药物代谢产物鉴定和药代动力学参数研究中得到广泛应用，也在天然产物有效成分的转运代谢研究中发挥越来越强大的作用。如用氘标记方法结合可以阐明环磷酰胺的代谢途径，用氘标记非那西汀可追踪非那西汀不同的代谢途径，从而可解释其产生毒性反应的原因及其作用的靶点。ITT结合GC-MS技术不仅可以应用于临床前研究，而且可以应用于临床研究，目前在药物代谢及药代动力学研究中得到广泛应用，已成为研究天然药物有效成分药代动力学的有效手段之一。

第三节 应用示例

示例一 沙芬酰胺中磺酸酯类基因毒性杂质分析

沙芬酰胺为α-酰胺类药物，用于治疗神经系统变性疾病帕金森病，属于水溶性小分子MAO-B抑制剂。沙芬酰胺和甲磺酸沙芬酰胺的合成反应中可能生成基因毒性杂质甲磺酸甲酯、甲磺酸乙酯、甲磺酸异丙酯、甲磺酸丙酯和甲磺酸丁酯。

磺酸酯类基因毒性杂质的测定，除了需要克服样品基质干扰等问题外，也要考虑克服磺酸酯的高反应活性。常规GC灵敏度低，较难达到基因毒性杂质痕量分析的要求，GC-MS进样口高温会使磺酸酯分解，故采用HS-GC-MS在线柱前衍生法，使产品中可能存在的甲磺酸酯类杂质与碘离子通过亲核取代反应衍生成相应的碘代烷烃，同时考察沙芬酰胺原料药中5种甲磺酸酯类基因毒性杂质的残留量。

1. 样品前处理 取样品100 mg，精密称定，置20 ml顶空瓶中，精密加入

1 ml混合溶液，轻摇顶空瓶使样品完全溶解，再精密加入1 ml衍生试剂后迅速封盖密封，即得。

2. **实验条件**

气相色谱质谱仪：TQ8040三重四级杆气质联用仪（带AOC-6000自动进样器，GCMS solution工作站，日本岛津公司）。

色谱条件：色谱柱为RESTEK Rxi-624Sil（30 m×0.25 mm，1.4 μm）；柱温：起始温度40℃，保持2分钟，以10℃/min升至130℃，再以25℃/min升至250℃，保持2分钟；载气为高纯氦气，柱流速为0.5 ml/min；进样方式为顶空进样，衍生孵育腔温度为60℃，平衡时间为30分钟，每间隔10秒震动10秒；进样口温度：230℃，分流进样，进样体积500 μl，分流比1∶5。

质谱条件：离子源温度230℃；电离方式EI，电子能量70 eV；传输线温度260℃；采集模式SIM。

3. **实验结果** 各组分峰之间均达到基线分离，分离度均＞2.0，各组分峰的理论板数均＞20 000（图6-2）。确定的检出限和定量限遗传毒性杂质为0.3～1.3 ng/ml和0.9～4.3 ng/ml。线性实验的相关系数为0.9954～0.9989。回收率为99.4%～100.6%。建立的本方法简便、快捷、灵敏度高，可以一次性测定5种磺酸类基因毒性杂质，测定结果准确可靠。

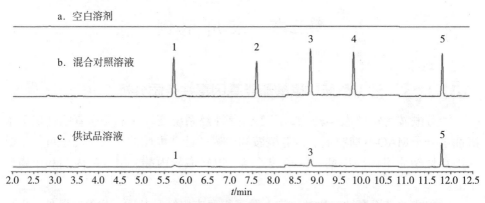

图6-2 HS-GS-MS分析沙芬酰胺原料药中5种磺酸酯类基因毒性杂质色谱图

注：1. 碘甲烷；2. 碘乙烷；3. 碘异丙烷；4. 碘丙烷；5. 碘丁烷。

［引自：《中国现代应用药学》，2019，36（19）.］

示例二　替卡西林钠及其制剂中的残留溶剂分析

替卡西林钠（ticarcillin sodium）是一种具有杀菌作用的光谱半合成青霉素

类的抗生素，对肠杆菌科细菌活性强，与氨基糖苷类抗生素合用对铜绿假单胞菌和肠杆菌有协同杀菌作用。替卡西林钠在合成过程中及其在其制剂的制备过程中可能使用了甲醇、乙腈、乙醚、丙酮、异丙醇、乙酸乙酯、正丁醇、乙酸丁酯、二氯甲烷、2-乙基己酸等有机溶剂，这些溶剂的残留可对人体健康和环境造成危害。

　　本研究建立了顶空GC法测定替卡西林钠及其制剂中7种残留溶剂的含量，并采用GC-MS法对样品中其他挥发性杂质的结构进行鉴定及含量测定。适合于替卡西林钠原料药及其制剂中残留溶剂的检测，为替卡西林原料药及其制剂的质量控制提供了重要的参考依据。

　　由于丙酮和异丙醇的出峰时间较接近，不易达到较好分离，本研究通过对色谱柱、柱温、顶空温度、程序升温条件的选择等色谱条件进行了优化，使各残留溶剂的色谱峰达到良好的分离效果。

　　1. 样品前处理　精密称取本品约0.5 g，置于20 ml顶空进样瓶中，精密加水5 ml，密封，振摇使溶解，顶空进样分析。

　　2. 实验条件

气相色谱质谱仪：GCMS-QP2010 Plus气相色谱–四极杆质谱仪。

色谱条件：色谱柱DB-624（30 m×0.25 mm，1.40 μm）；进样口温度200℃；柱温程序升温（初始温度40℃，保持5分钟，以10℃/min速率升至200℃，保持4分钟）；载气：氦气；流速：1.0 ml/min；进样方式：分流进样（10∶1）。

质谱条件：电子轰击离子源70 eV；离子源温度230℃；接口温度230℃；四极杆温度150℃（图6-3、图6-4）。

　　3. 实验结果　研究应用GC对卡西林钠及其制剂中已知残留溶剂进行了定性定量，进一步通过GC-MS对样品中未知残留溶剂（丁醇、乙酸丁酯、二氯甲烷、

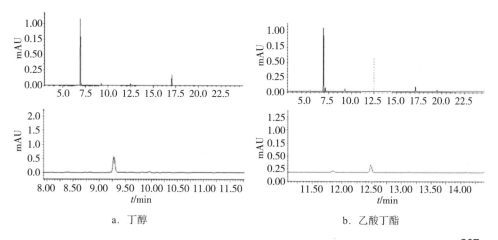

a. 丁醇　　　　　　　　　　　　　　　　b. 乙酸丁酯

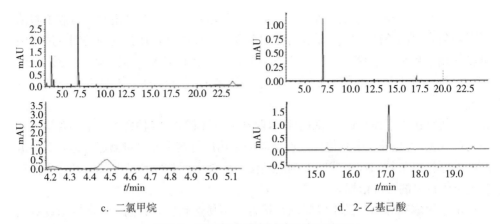

c. 二氯甲烷   d. 2-乙基己酸

图6-3　其他挥发性杂质的总离子流图

［引自:《中国抗生素杂志》，2018，43（10）.］

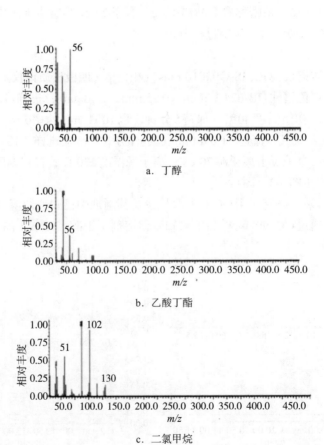

a. 丁醇

b. 乙酸丁酯

c. 二氯甲烷

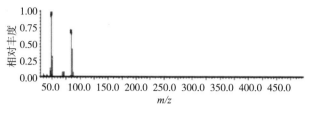

d. 2-乙基己酸

图6-4　其他挥发性杂质质谱图

［引自:《中国抗生素杂志》，2018，43（10）.］

2-乙基己酸）进行了定性和定量分析，GC-MS弥补了GC对未知目标分析物无法定性的缺点，该研究充分证明了GC-MS在样品未知残留溶剂的筛查定量中的重要价值。

示例三　肉豆蔻不同部位的挥发性成分分析

肉豆蔻作为一种常用的药食两用的中药材，一直被广泛应用于日常及医疗保健中。除应用最广的果实外，其叶及果皮亦均富含挥发油。

近几年来测定挥发性成分的方法有很多，如UPLC-MS/MS和GC-FID。GC作为一种挥发性成分的经典分析方法，但极易受到复杂成分的干扰，且其检测灵敏度不能满足一些低含量的化合物。GC-qTOF-MS能有效地避免上述问题，分辨率和灵敏度均提高，且能准确地阐明质谱中未知化合物的结构。

由于某些挥发油成分挥发性极强，配置标准工作液及药材萃取应注意时间和效率，配置完成后应密闭低温保存，随用随取。

1. **样品前处理**　称取肉豆蔻样品1 g，加入20 ml乙酸乙酯，超声提取45分钟。超声后，用乙酸乙酯补充损失重量。取适量溶液过0.22 μm的有机滤膜，备用。

前处理方法选择的依据和条件一般是满足所选用的分析方法对试样的要求，使之处于可测定状态。前处理尽量满足快速、简便、准确的原则。挥发性成分常用的前处理方法主要有水蒸气蒸馏提取，有机溶剂萃取，超临界萃取等方法。水蒸气蒸馏提取方法是最常用的方法，但该方法提取时间较长，对热不稳定的化合物不适应。超临界萃取需要特殊的设备，不利于方法的推广。因此本实验采用超声辅助有机溶剂的萃取方法。

实验中以回收率为指标优化了影响提取效率的因素：提取溶剂、超声时间、料液比等。通过比较最终确定了上述的前处理方法（图6-5，图6-6）。

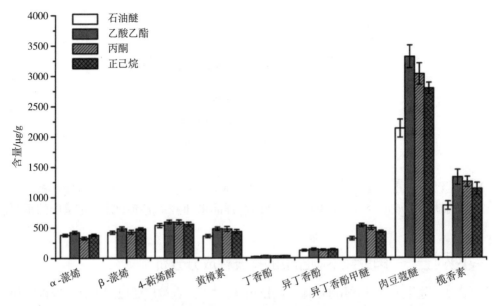

图6-5 不同提取溶剂对目标物提取效率的影响

（引自：*Industrial crops and products*，2019，130.）

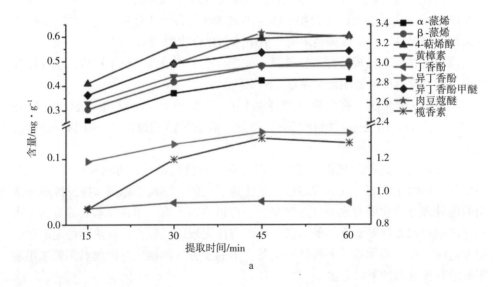

a

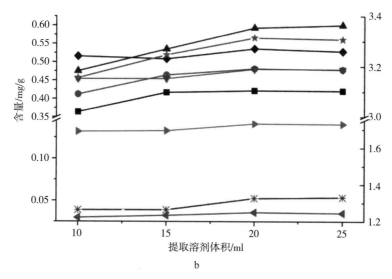

图6-6　提取时间（a）和提取溶剂体积（b）对目标物提取率的影响

（引自：*Industrial crops and products*，2019，130.）

2. 实验条件

气相色谱质谱仪：Agilent 7890A-5975C气相色谱－四级杆质谱仪。

色谱条件：色谱柱Agilent HP-5MS柱（30 m×0.25 mm；i.d.×0.5 μm）；进样口温度220℃；柱温，程序升温（初始温度40℃，保持1 min，以5 ℃/min速率升至220℃，保持1 min，总运行时间38 min）；载气氦气；流速1 ml/min；进样方式：分流进样（分流比：10∶1）。

色谱条件确定的原则和依据 按照"出得来，分得开，走得快"进行设定及调整。

通过阅读文献，总结肉豆蔻挥发性成分分析使用的色谱柱、升温程序、流速、分流模式等是影响分离效果的主要色谱条件。用上述制备的样品进行验证，并做调整，使目标峰达到基线分离，在较短的时间内完成分析。本实验中通过色谱的优化，目标峰均得到较好地分离（图6-7）。

质谱条件：安捷伦7200qTOF-MS，EI模式，电子轰击离子源70 eV；四级杆温度：150 ℃；离子源温度：230 ℃。为防止离子源丝损坏，溶剂延迟设为4分钟。在 m/z 50 ～ 500的质量范围内，Q/TOF-MS以5 spectra/s下运行。质谱条件的确定首先是在全扫的模式下所有的化合物均要检测到，并查看、记录目标峰3 ～ 5个离子丰度高的碎片离子。然后在SIM模式下进样，选择峰面积高的离子作为定量离子，其余的作为定性离子，一般确定3个离子即可。当两个或多个化合物有相同的高丰度离子，如果各个目标化合物保留时间不同，分离度较高（＞1.5），可以选择相同的定量离子，如果分离效果不好，在不影响分析结果的情况下，尽量选择不相同的定

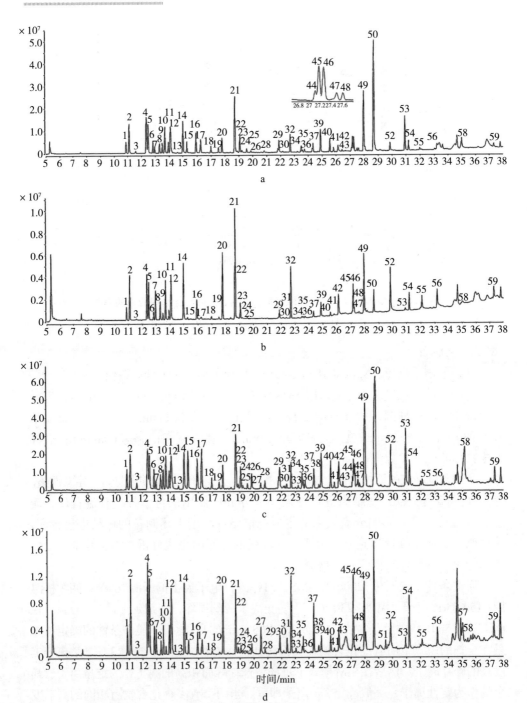

图6-7　肉豆蔻（a）、果皮（b）、果壳（c）和叶片（d）中挥发性成分的总离子色谱

（引自：*Industrial crops and products*，2019，130.）

量离子。

方法学验证：方法学验证参考ICH（Validation of Analytical procedures：Text and Methodology Q2（R1））颁布的分析方法验证指导原则或《中国药典》（2020年版）四部通则9101中药品质量标准分析方法验证指导原则进行。验证指标通常有准确度、精密度、检测限、定量限、线性、范围等，必要时还要考察专属性、耐用性等。以准确性的考察为例，可用对照品进行加样回收率测定，即向已知被测成分含量的样品中加入一定量的被测成分，依法测定。用实测值与供试品中含有量之差，除以加入对照品量计算。但要注意在加样回收实验中必须注意对照品的加入量与供试品中被测成分含有量之和必须在标准曲线的线性范围之内，加入量要适当，过小则引起较大的相对误差，过大则干扰成分相对减少，真实性差。通常在规定范围内，取同一浓度（相当于100%浓度水平）的供试品，用至少6份样品的结果评价；或用3种不同浓度（1.5∶1，1∶1，0.5∶1），每种浓度分别制备3份供试品溶液进行测定，用9份样品的测定结果进行评价。回收率的限度范围和目标物在中药中的量有一定关系，如含量在1%的可接受的范围为92%～105%。

3.　实验结果　本实验建立的GC-SIM-MS测定肉豆蔻中9种成分的方法在相应的浓度范围内呈现良好的线性关系 $r^2 > 0.9980$，检测限3.46～33.42 ng/ml，精密度和重复性试验中RSD均低于5%，回收率为96.38%～100.3%，RSD＜3.5%，表明该方法准确、灵敏，可以同时检测肉豆蔻中9种成分。

示例四　注射用阿奇霉素制剂中的挥发性未知杂质分析

阿奇霉素（azithromycin）为十五元环大环内酯类抗生素。阿奇霉素比红霉素具有更广泛的抗菌谱，对肺炎链球菌等革兰阳性病原菌及流感嗜血菌、β-内酰胺酶产生菌及黏膜炎莫拉菌有很强的抑制作用。阿奇霉素在酸性环境中有较高的稳定性，具有吸收好、生物利用度高、半衰期长等优点，但强酸溶液可使阿奇霉素完全降解。

注射用盐酸和硫酸阿奇霉素制剂中常含有未知挥发性成分，并且具有强烈的刺激性气味，通过GC-MS法研究阿奇霉素制剂中的未知杂质并对其结构进行鉴定，测定其含量。

1.　样品制备　称取阿奇霉素注射液供试品0.2 g，置20 ml的顶空瓶中，加水5 ml溶解，50℃平衡15分钟，同时以200 r/min的转速震荡。取顶空气体1.0 ml进行气相色谱-质谱检测。

2.　实验条件

气相色谱质谱仪：Thermo TSQ质谱仪。

色谱条件：色谱柱为DB-624毛细管柱（30 m×0.25 mm×0.25 μm，J &W Scientific）。柱初温40℃，保持5分钟，以5℃/min升温至150℃，保持5分钟。进

样口温度为200℃；载气为氦气，流量1.2 ml/min，不分流模式进样。

质谱条件：电离源能量70 eV，离子源温度200℃，传输线温度200℃，质谱扫描范围：*m/z* 30～500。

3. 实验结果　本研究建立了一种快速灵敏的提取方法，并采用GC-MS法对阿奇霉素制剂及原料药中的挥发性杂质进行检测及分析（图6-8），推断挥发性杂质结构并分析了杂质产生的原因，对注射用硫酸阿奇霉素和盐酸阿奇霉素等强酸制剂中的呋喃类挥发性杂质的质量控制提供了重要依据。

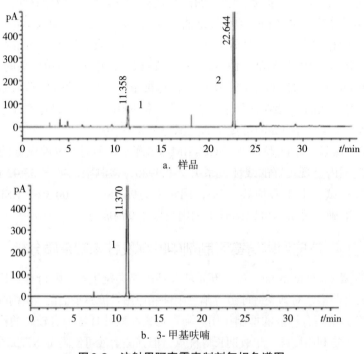

图6-8　注射用阿奇霉素制剂气相色谱图

注：1. 为未知杂质；2. 为未知杂质。

［引自：《中国抗生素杂志》，2014，39（12）.］

示例五　大麻素及大麻样品中同分异构体分析

大麻植物在世界上大多数地区都有种植和食用，是一种1年生的雌雄异株草药，属大麻属家族，具有药理研究及被使用的历史。目前已鉴定出该植物的700多种天然成分，其中超过100种被归类为大麻素。

该研究通过分析对比GC-MS和GC×GC-qMS的实验结果，发现GC×GC-qMS较一维气相色谱具有更高的分离度，能更好地鉴定多种大麻素同分异构体。

1. **样品制备**　分别取10 mg标准品及样品溶于甲醇或乙腈。

2. **实验条件**

色谱条件：色谱柱为DB5（30 m×0.25 mm×0.25 μm，J &W Scientific）。柱初温80℃，保持2分钟，以5℃/min升温至290℃，保持5分钟。进样口温度为280℃；载气为氦气，流量1 ml/min。不分流模式进样。

质谱条件：电离源能量70 eV，离子源温度200℃，传输线温度200℃，质谱扫描范围：m/z 50～400。

3. **实验结果**　GC-MS结果表明，在分离5种大麻素标准品时，时间保留接近，而GC×GC-qMS可以更好地鉴定和区分大麻素的同分异构体（图6-9），并在大麻样品（大麻、大麻花、大麻叶）中鉴定出了11种大麻素。而后则通过UPLC-TWIN-MS获得了该11种同分异构体的完整化学信息。

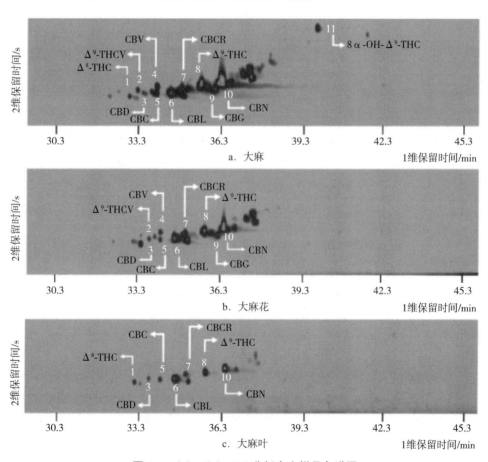

图6-9　GC×GC-qMS分析大麻样品色谱图

（引自：*Journal of the brazilian chemical society*，2019，30.）

示例六 新型药物3',4'-亚甲二氧基-α-吡咯烷基六苯酮的体内代谢物研究

3',4'-亚甲二氧基-α-吡咯烷基六苯酮（MDPHP），天然化合物卡西酮的衍生物，是新型的合成类精神药物。卡西酮，天然的一元胺生物碱，很早前已被列入第一类精神药品（对公共健康有严重影响，其治疗效果目前尚未被麻醉药委员会公认，包含人造的和自然的致幻剂）管控。患者滥用MDPHP后，通常表现出不同的临床症状：攻击性行为、延迟的身体反应、意识丧失和昏迷等，对身体健康危害极大。

采用GC-MS检测时，所采用的样本为尿样，待测样品浓度较低，所以对前处理要求较高。本实验采用两种处理方式，一种不进行衍生化处理，一种衍生化处理，能更好地对比前处理方式对待测物GC-MS分析的影响，为后期的检测处理方式提供一定的依据。此外，采用液液萃取时，提取溶剂、提取比例以及提取次数也是关键因素，通过筛选最优值能有效地保证化合物的回收率。

1. 样本处理 采用两种处理方式。

（1）通过中性和碱性液-液萃取，不进行水解和衍生化。处理方式：将3 ml尿液与50 μl内标曲米帕明-D_3（10 μg/ml）混合，加入1 ml饱和Na_2SO_4溶液后，用5 ml乙醚/乙酸乙酯（1:1，V/V）萃取并添加到样本中。混合物离心分离。用1 ml NaOH（1 mol/L）碱化水相。将混合物再次用5 ml乙醚/乙酸乙酯萃取。然后合并中性和碱性有机层，并在减压蒸干。将残留物溶于100 μl甲醇中，并将1 μl注入GC-MS系统。

（2）通过碱液-液萃取，再以四甲基硅烷（TMS）水解或乙酸酐衍生化。将5 ml尿液样本与1 ml盐酸（25%）混合，并将混合物在100℃水解30分钟。冷却后，加入内标曲米帕明-D_3和3 ml 30%的$(NH_4)_2SO_4$水溶液。通过加入1 ml饱和KOH溶液，调至pH值8～9。用10ml乙酸乙酯，二氯甲烷和2-丙醇的混合物（3:1:1，V/V/V）萃取溶液。离心分离后，有机层减压蒸干。加入20 μl吡啶和30 μl乙酸酐，置于微波炉中（450W，5分钟），使残留物衍生化。反应混合物再次氮吹至干，并将残余物溶于50 μl MeOH中。或者，通过向残留物中加入25 μl乙酸乙酯和25 μl N-甲基-N-（三甲基硅烷）三氟乙酰胺（MSTFA）进行三甲基甲硅烷基化反应，然后将反应混合物在90℃下孵育40分钟。取样1 μl注入GC-MS系统。

2. 实验条件

实验仪器：5975C惰性MSD-Agilent 7890A气相色谱串联质谱仪。

色谱条件：色谱柱：Macherey-Nagel Optima 5MS柱（内径30 m×0.25 mm）；进样口温度：270℃；氦载气流：1 ml/min；色谱柱温度以30℃/min从100℃升至340℃，初始时间2分钟，最终时间6分钟，进样模式：不分流。

质谱条件：传输线温度：300 ℃；离子源温度：300 ℃。离子源：EI；扫描模式：全扫描；电离能量值：70 eV。

3. 实验结果　通过GC-MS对尿液样本中MDPHP及其代谢物的检测学分析可知，MDPHP在人体中极易被代谢。主要代谢物是2'-氧化衍生物、去甲烯基衍生物以及葡糖醛酸化产物。在标准筛查程序中增加检测这些代谢物的流程，可极大地提升检测摄入MDPHP的准确性。结果表明，GC-MS技术可应用于MDPHP摄入量的毒理学检测（图6-10）。

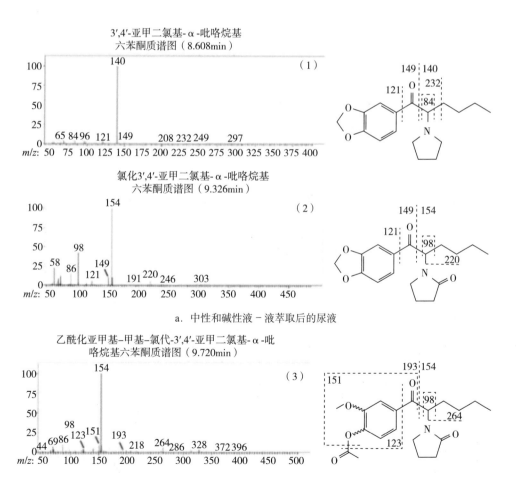

乙酰化亚甲基–甲基-*N,N*-双脱烃-3′,4′-亚甲二氯基-α-吡咯烷基六苯酮质谱图（9.064 min）

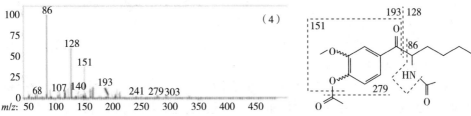

b. 尿液水解和碱提取后的乙酰化代谢产物

三甲基甲硅烷基化亚甲基-3′,4′-亚甲二氯基-α-吡咯烷基六苯酮质谱图（8.913 min）

三甲基甲硅烷基化亚甲基–甲基-3′,4′-亚甲二氯基-α-吡咯烷基六苯酮质谱图（8.843 min）

三甲基甲硅烷基化亚甲基-氯代-3′,4′-亚甲二氯基-α-吡咯烷基六苯酮质谱图（9.455 min）

三甲基甲硅烷基化亚甲基–甲基-氯代-3′,4′-亚甲二氯基-α-吡咯烷基六苯酮质谱图（9.391 min）

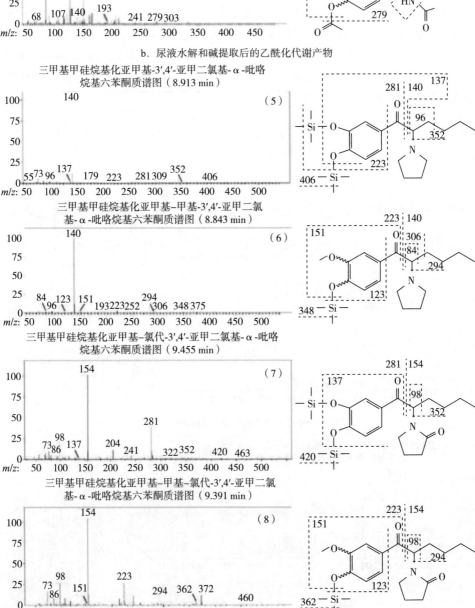

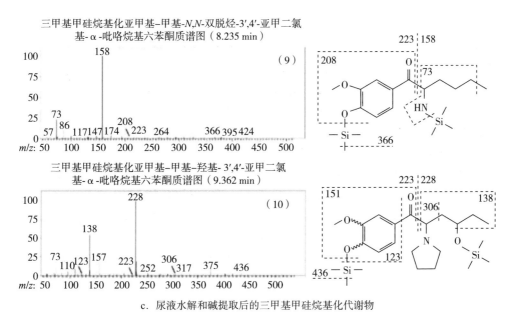

c. 尿液水解和碱提取后的三甲基甲硅烷基化代谢物

图6-10 人类尿液样品中MDPHP和代谢物的GC-MS质谱图及其结构式

（引自：*Drug test anal*，2020，12.）

示例七　替来他明和唑拉西泮及其代谢物分析

替来他明（tiletamine）是苯环己哌啶（phencyclidine）的衍生物，是一种具有分离麻醉作用的N-甲基-D-天冬氨酸（N-methyl-D-aspanic acid，NMDA）受体阻滞剂。唑拉西泮（zolaze-pam）是吡唑二氮䓬类（pymzolodiazepines）衍生物，在结构上与苯二氮䓬类药物（如地西泮）近似，具有肌肉松弛效果，通常作为兽用镇静剂。将等质量的替来他明与唑拉西泮组合，即得商业化的麻醉镇静剂舒泰，常用于大型动物麻醉。但是目前存在被某些不法分子作为犯罪作案工具的不良现象。该研究利用GC-qTOF-MS检测这两种药物及其在体内的代谢物，并结合相关文献报道的动物实验中代谢途径和数据，确认了3种替来他明代谢物和2种唑拉西泮代谢物，为案件定性提供了科学证据。

唑拉西泮的代谢较为复杂，通常伴随去甲基化和羟基化的过程，代谢物随着动物种类甚至性别不同而存在差异，给整个分析工作带来了较大难度。此外，唑拉西泮作为含氮化合物分子离子峰并不突出，但存在明显的［M-H］⁻峰 $C_{15}H_{14}FN_4O$。在分析唑拉西泮的去甲基化产物，抽取［M-H］⁻的精确质量数即可获得到对应图谱。唑拉西泮脱F和脱CHO均为EI源中常见的分子断裂方式，作为相似分子结构的代谢产物所得碎片分子式也与之类似，结合文献所报道质谱图可确认结果。

1. 样本处理　取尿样2 ml，加入0.5 ml葡萄糖醛酸酶（1000 U/ml），37℃下酶解8小时，用0.5 mol/L的氢氧化钠水溶液调pH：8～9，加入6 ml的乙酸乙酯涡旋振荡3分钟，离心（3000 r/min，2分钟），吸取溶剂部分，60℃水浴下空气流吹干，加入0.1 mol/L的盐酸水溶液1ml，振荡摇匀，离心后移出水相，用0.5mol/L的氢氧化钠水溶液调pH：8～9，用6 ml乙酸乙酯重复提取，离心（3000 r/min，2分钟），吸取溶剂部分，吹干后用100 μl甲醇复溶，取1 μl供GC-QTOF-MS进样。

2. 实验条件

色谱条件：HP-5MS UI石英毛细柱（30m×0.25 mm，0.25μm，Agilent）；柱温80℃，保持1分钟，以20℃/min升至290℃，保持23.5分钟；载气：氦气，纯度≥99.999%，载气流速1.085ml/min，恒流；进样口温度：260℃；进样方式：分流进样，分流比10∶1；进样量：1 μl。

质谱条件：Agilent 7250 GC/Q-TOF-MS仪，离子源：EI源，电子能量：70 eV，传输线温度：280℃，离子源温度：280℃，四极杆温度：150℃。全扫描模式，质量扫描范围：40～600。

3. 实验结果　本研究利用GC-QToF-MS对尿样中替来他明和唑拉西泮进行结构确认，同时从尿样中检出3种替来他明代谢物和2种唑拉西泮代谢物（图6-11，图6-12）。其中，唑拉西泮的2种代谢物：1-去甲基唑拉西泮（1-desmethyl zolazepam，Z1），8-去甲基唑拉西泮（8-desmethyl zolazepam，Z2），两者互为同分异构体。替来他明代谢物：2-（氨基）-2-（2-噻吩基）环己酮［2-(amino)-2-(2-thienyl)cyclohexanone；T_1］，2-（乙氨基）-2-（2-噻吩基）环己醇［2-(ethylamino)-2-(2-thienyl) cyclohexanol；T_2］，和2-（氨基）-2-（2-噻吩基）环己醇［2-(amino)-2-(2-thienyl) cyclohexanol；T_3］，为案件定性提供了科学证据。

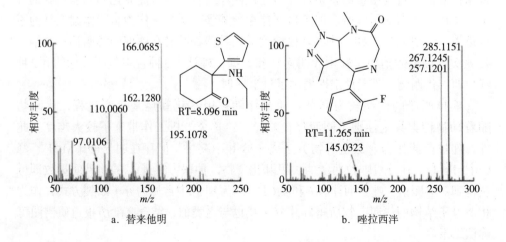

a. 替来他明　　　　　　　　　　　　b. 唑拉西泮

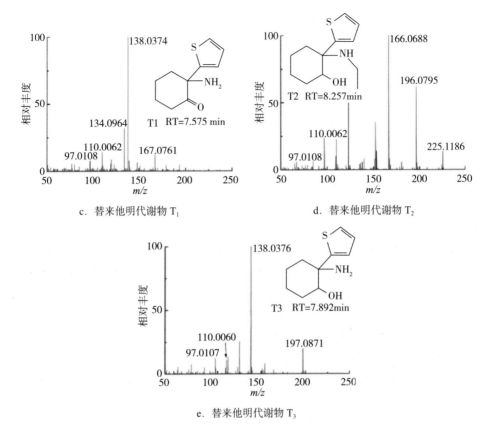

c. 替来他明代谢物 T₁

d. 替来他明代谢物 T₂

e. 替来他明代谢物 T₃

图6-11　尿样和检材中替来他明代谢物的质谱图及化学结构

［引自:《法医学杂志》，2019，35（5）.］

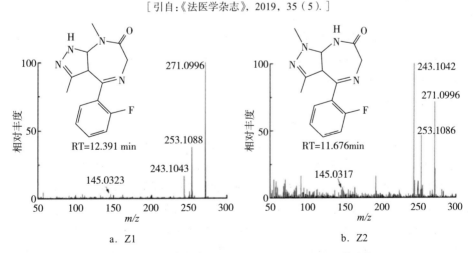

a. Z1

b. Z2

图6-12　检材中唑拉西泮代谢物的质谱图及化学结构

［引自:《法医学杂志》，2019，35（5）.］

示例八　中药中多种农药残留分析

适用对象：陈皮、酸枣仁、山楂、远志、党参、金银花、菟丝子中多种农药残留的测定。

气相色谱质谱仪：Agilent 7890B-7010气相色谱–三重四极杆串联质谱仪。

色谱条件：色谱柱HP-5MS（30 m×0.25 mm，0.25 μm）石英毛细管柱；进样口温度230℃；柱温程序升温（初始温度60℃，保持1分钟，以40℃/min速率升至120℃，再以5℃/min速率升至310℃）；载气氦气；流速1.2 ml/min；进样方式不分流进样；进样量：1 μl。

色谱条件的选择依据：色谱条件按照"出得来，分得开，走得快"进行设定及调整。

1. 色谱升温程序　可以参考相似研究的文献设定，样品全扫描和MRM测定后根据化合物的出峰位置进行适当的调整，如果各化合物的出峰位置间隔较大可以适当地提高升温速度以减少测定时间，若化合物各峰的位置较近，有的甚至出峰位置部分重合，可以适当地降低升温速度，以避免分析时的干扰；升温程序除可以参考文献外，商品化的数据库是个非常方便的工具，现在许多商家会提供测定时的化合物离子对参考信息，还会提供建议的色谱条件，其中包含了升温程序等参数，在本研究中的升温程序即出自安捷伦MRM数据库推荐。

2. 色谱柱　本实验选择的为30m的HP-5MS色谱柱，有条件的实验室可以选择超惰色谱柱，如HP-5MS-UI或DB-5MS-UI等，超惰色谱柱分析时分析的灵敏度通常会提高，或者能够明显的改善峰形。

3. 其他色谱条件　载气目前应用最多的是氦气；流速的设置在GC-MS-MS中一般在1.0 ~ 1.5 ml/min，多数设置为1.2 ml/min，除了以流量为单位的恒流模式外，也有文献或标准以压力模式表示；农药测定属于痕量分析，所以一般选择不分流的进样模式。

质谱条件：电子轰击离子源：70 eV；离子源温度：230℃；接口温度：280℃。

质谱参数：质谱参数选择对测定的灵敏度、专属性影响较大。离子对选择，参考离子的选择，一是要选一些丰度高，质荷比大的离子，以便建立的离子对既有较高的灵敏度和专属性。图6-13是菊花测定时不同的离子对选择对测定的影响，当选择质荷比低的离子对（158.9＜131.0和226.9＜199.0）时样品与标品相同时间处有色谱峰（图6-13A和图6-13B），当改变离子对时，样品测定时灵敏度明显降低（图6-13C和图6-13D）。在GC-MS-MS测定时一般都选择一个定量离子对1 ~ 3对定性离子对，对于上百种的农药测定时，一般选择一对离子对，选择离子对较多"定性"越准，定性离子对越多，分配到每个离子的驻留时间就会相应降低，会使扫描点数不够，对定量不利。质谱中的碰撞能量（CE）值也会对测定的灵敏度有影响，实验中应该选择测定灵敏度最高的CE值。

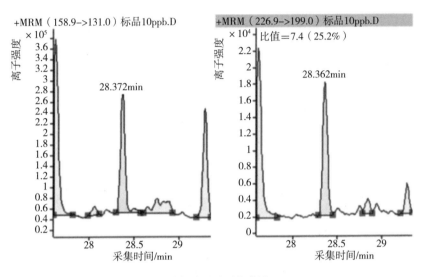

a. 样品提取离子色谱图

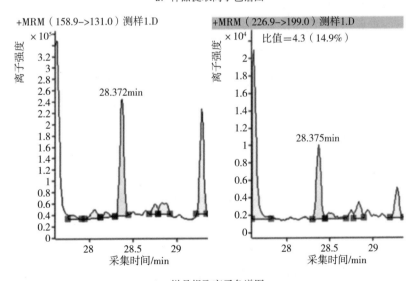

b. 样品提取离子色谱图

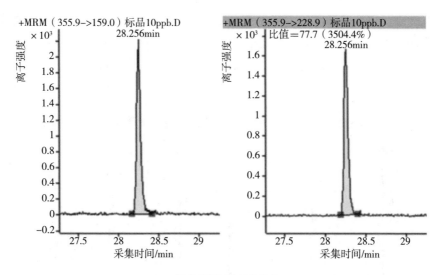

c. 样品确证时标品色谱法

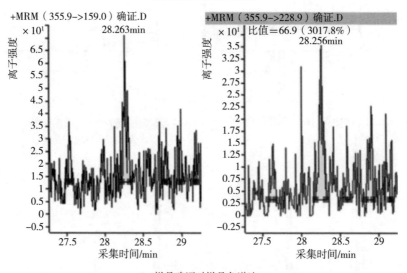

d. 样品确证时样品色谱法

图6-13 不同离子对对结果判定的影响

（引自：*Journal of chromatography B*，2019，1125.）

样品前处理：准确称取药材粉末2.0 g，加入10.0 ml乙腈－水（9∶1），振荡（300 r/min，5分钟），加3 g硫酸镁－氯化钠（4∶1，*W/W*），振荡5分钟，离心（6000 r/min，1分钟）。移取上清液1.5 ml，加入100 mg乙二胺基-N-丙基（PSA），150 mg C18，20 mg石墨炭黑（GCB）和120 mg无水硫酸镁（MgSO$_4$），涡旋1分钟，进行净化，离心（6000 r/min，0.5分钟），取上清1 ml氮吹至约0.2 ml，

加入D-山梨糖醇和L-古洛糖酸-γ-内酯的乙腈溶液，使两种保护剂最终浓度均为2 mg/ml，乙腈定容至0.5 ml。

　　样品前处理选择依据及条件：①参考标准及文献规定的前处理条件。②上百种农药测定时提取溶剂多选择乙腈，这是因为乙腈能够提取出的农药的极性范围大，其他的溶剂也可以根据研究者分析的农药及中药品种进行选择和考察。③前处理方法选择简便、提取净化效果好的方法，与基质及农药种类关系较大。QuEChERs是目前农药残留测定应用最广泛的方法之一，该方法最主要特点是快速简便，在分析过程中净化剂可以根据农药及基质种类灵活选择。常用的主要是硅胶、PSA、C18和GCB，用来去除基质中的脂肪、蛋白、色素等物质，但是具体的加入量需要在实验中进行考察，加入量太大会吸附农药使回收率低，加入量太小会达不到净化效果，导致仪器污染及测定的干扰。④以上所有的前处理方法除了遵循简便快速原则，所建立的方法都应该达到农药测定时的回收率要求。

　　分析保护剂的应用：在GC-MS-MS分析中，对于一些灵敏度低，峰形差的化合物可以加入分析保护剂进行改善。图6-14为受分析保护剂（2 mg/ml L-古洛糖酸-γ-内酯和D-山梨醇）明显影响的代表性化合物。当添加分析保护剂时，峰的形状和强度都得到了显著的改善。如乙基谷硫磷（azinphos-ethyl）和三氯杀螨砜（tetradifon）中虽然峰面积响应变化不大，但是却能够明显地改善峰形使定量更准确；百菌清（chlorothalonil）和噻菌灵（thiabendazole）测定时分析保护剂（APs）能够明显的改变峰形的同时，测定的灵敏度（峰强度）明显增加。因此，分析保护剂在本实验中主要用于改善峰形并提高灵敏度（图6-14）。

　　方法学验证：关于农药测定时的方法学验证，欧盟SANTE/11813/2017进行了比较详细的介绍，可以供实验者进行参考。在此主要介绍准确度测定的问题，分析方法的准确度一般以回收率试验数据来表示。回收率是残留分析方法验证过程中最重要的数据之一。在农药残留检测中，回收率试验方法不同于常量测定。作为安全性的限量检查分析，回收率试验须满足以MRL为核心的风险分析的要求，通常添加三水平，SANTE/11813/2017中建议低水平是定量限（LOQ），至少有一个水平为2～10倍的LOQ或MRL，我们在实际实验中，一般将MRL所处的样品中待测成分含量水平作为中间水平，高水平通常为2～5倍的MRL浓度水平。在几百种农药的测定时，各农药定量限差异较大，如果几百种农药每个农药都在各自的定量限水平作为低水平，工作量是十分巨大的，此时可以进行适当的调整，有文献建议低水平可以为1/10～1/5MRL。参考SANTE/11813/2017规定每个水平的回收试验至少平行操作5次，并计算平均回收率，再计算RSD（％）。在不同的分析水平，一般要求的回收率范围是70%～110%，对于一些多农药的测定

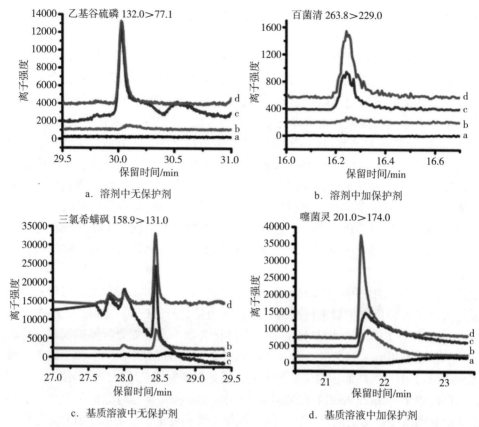

图6-14　GC-MS-MS测定农药时分析保护剂对典型农药的峰形改善及灵敏度提高效果（2mg/ml L-古洛糖酸-γ-内酯和D-山梨醇）

（引自：*Journal of Chromatography B*，2019，1125.）

40%～140%也是可以接受的（RSD必须小于20%）。如在我们本研究中所建立的方法，一些农药的回收率为40%～70%和120%～140%，但是RSD是低于20%，这在农药的多残留分析时也是可接受的范围。

实验结果：建立了适用于陈皮、酸枣仁、山楂、远志、党参、金银花、菟丝子七种基质中多种农药的测定方法，所建立的方法能够满足欧盟SANTE/11813/2017中规定的农药残留测定方法学要求。

阳性样品结果判定：通常需要建立一种准确定量的分析方法，结果确证起到很重要的作用。针对结果确证进行以下介绍：阳性结果的判断需要满足以下四项要求，①样品中色谱峰的保留时间与标准品的保留时间一致（允许的波动范围为±0.1 min。②所选择的定性离子对和定量离子对均出现，且S/N≥3。③定量离子峰和定性离子峰的位置完全一致。④所选择的监测离子对峰面积比一致（相对比例＜30%）。满足以上4点才可判断样品中存在该农药。如果不能确证，选用其他检测离子对重新进样确证或选用其他检测方式的分析仪器进行确证。如图6-13，本实验室在测定菊花样品中三氯杀螨砜时选择的离子对为158.9＜131.0和226.9＜199.0，但在结果中发现样品在与标品相同的出峰位置都有色谱峰出现，为了确证结果又重新增加两个离子对测定，结果显示在标品溶液中具有峰形较好的两个色谱峰，而在菊花样品中并未在相同位置处出现色谱峰，所以判定为阴性样品。

思考题

1. 简述气质联用技术常用的离子源种类。
2. 简述气相色谱柱的固定相类型及适合分析的化合物种类。
3. 简述气质联用技术在基因毒性杂质分析中的应用。
4. 简述气质联用技术在生物药同分异构体分析中的优势。
5. 气质联用技术应用于中药中农残分析时，如何解决目标峰拖尾、灵敏度差、回收率不达标等问题？

（杨美华　骆骄阳）

参 考 文 献

[1] KRANENBURG RF，GARCÍA CICOUREL AR，KUKURIN C，et al. Distinguishing drug isomers in the forensic laboratory：GC-VUV in addition to GC-MS for orthogonal selectivity and the use of library match scores as a new source of information [J]. Forensic Science International，2019，302：109900.

[2] HAKME E，LOZANO A，UCLÉS S，et al. Further improvements in pesticide residue analysis in food by applying gas chromatography triple quadrupole mass spectrometry（GC-QqQ-MS/MS）technologies [J]. Analytical and Bioanalytical Chemistry，2018，410（22）：5491-5506.

[3] 张帆，乔君元，禹明筼，等. GC-MS/MS法检测生物样品中硫丹含量 [J]. 法医学杂志，2018，34（04）：379-383.

[4] GARCÍA-BELLIDO J，FREIJE-CARRELO L，MOLDOVAN M，et al. Recent advances in Gc-Icp-Ms：Focus on the current and future impact of ms/ms technology [J]. TrAC Trends in Analytical Chemistry，2020，130：115963.

[5] SONG J，CHEN Q，BI J，et al. GC/MS coupled with MOS e-nose and flash GC e-nose for volatile characterization of Chinese jujubes as affected by different drying methods [J]. Food Chemistry，2020，331：127201.

[6] 程小艳，张渝. 多次顶空－捕集阱捕集/气相色谱质谱联用分析皮革中的挥发性有机物

〔J〕. 分析试验室，2016，35（10）：1195-1199.

〔7〕LV G，HU D，ZHAO J，et al. Quality control of sweet medicines based on gas chromatography-mass spectrometry〔J〕. Drug discoveries & Therapeutics，2015，9（2）：94.

〔8〕GOOTY AR，KATREDDI HR，RAGHAVENDER SR，et al. Simultaneous determination of genotoxic impurities in fudosteine drugs by GC-MS〔J〕. Journal of chromatographic science，2016，54（8）：1277-1281.

〔9〕孟凡玲. 气相色谱简介及其应用现状〔J〕. 广东化工，2017，44（7）：168.

〔10〕LI DX，GAN L，BRONJA A，et al. Gas chromatography coupled to atmospheric pressure ionization mass spectrometry（GC-API-MS）：review〔J〕. Analytica Chimica Acta，2015，3：43-61.

〔11〕李炎，马旻新，曾实，等. HS-GC-MS同时测定沙芬酰胺中磺酸酯类基因毒性杂质〔J〕. 中国现代应用药学，2019，36（19）：2431-2435.

〔12〕CHEN LQ，ZHANG W，HU S. Determination of genotoxic epoxide at trace level in drug substance by direct injection GC-MS〔J〕. Journal of Pharmaceutical and Biomedical Analysis，2017，146：103-108.

〔13〕SUN MJ，BAI L，LIU DQ. A generic approach for the determination of trace hydrazine in drug substances using in situ derivatizationheadspace GC-MS〔J〕. Journal of Pharmaceutical and Biomedical Analysis，2009，49（2）：529-533.

〔14〕陈忆铃，冯芳. 气质联用技术在基因毒性杂质检测中的应用进展〔J〕. 广州化工，2020，48（05）：21-23，81.

〔15〕谢含仪，林云良，张瑞凌，等. 基因毒性杂质分析方法和前处理技术的研究进展〔J〕. 药物分析杂志，2018，38（10）：1668-1676.

〔16〕刘颖. 药品残留溶剂测定知识库的基础研究与应用〔D〕. 中国药科大学，2007，42.

〔17〕吴兆伟，陈安东，王铁松，等. 气相色谱-质谱法同时分析固体药物制剂中50种残留溶剂〔J〕. 中国药学杂志，2014，49（9）：764-768.

〔18〕李艳，张宇航，王洁，等. 固相微萃取-气相色谱串联质谱法测定姜黄素中残留溶剂〔J〕. 宁波大学学报：理工版，2017，30（5）：30-36.

〔19〕Yu L，Cao Y，Zhang J，et al. Isotope dilution-GC-MS/MS analysis of 16 polycyclic aromatic hydrocarbons in selected medicinal herbs used as health food additives〔J〕. Food Additives & Contaminants：Part a，2012，29（11）：1800-1809.

〔20〕FU Y，DOU X，ZHANG L，et al. A comprehensive analysis of 201 pesticides for different herbal species-ready application using gas chromatography-tandem mass spectrometry coupled with QuEChERs〔J〕. Journal of Chromatography B，2019，1125：121729-1212730.

〔21〕TAHA SM，GADALLA SA. Development of an efficient method for multi residue analysis of 160 pesticides in herbal plant by，ethyl acetate hexane mixture，with direct injection to GC-MS/MS〔J〕. Talanta，2017，174：767-779.

〔22〕RUTKOWSKAE，LOZOWICKAB，KACZYŃSKIP. Modification of multiresidue quechers protocol to minimize matrix effect and improve recoveries for determination of pesticide residues in dried herbs followed by GC-MS/MS［J］. Food Analytical Methods，2017，11：709−724.

［23］AHAMMED SHABEER TP，GIRAME R，UTTURE S，et al. Optimization of multi-residue method for targeted screening and quantitation of 243 pesticide residues in cardamom（Elettaria cardamomum）by gas chromatography tandem mass spectrometry（GC-MS/MS）analysis［J］. Chemosphere，2018，193：447−453.

［24］程志，张蓉，刘韦华，等. 气相色谱−串联质谱法快速筛查测定中药材中144种农药残留［J］. 色谱，2014，32（1）：57−68.

［25］DU G，SONG Y，WANG Y. Rapid simultaneous determination of multiple pesticide residues in traditional Chinese medicines using programmed temperature vaporizer injection-fast gas chromatography coupled with mass spectrometry［J］. Journal of Separation Science，2011，34（23）：3372−3382.

［26］SHELLIE RA. Chapter 9 volatile components of plants，essential oils，and fragrances［J］. Comprehensive Analytical Chemistry. 2009，55：189−213.

［27］JING N，LING X，LAMEI Z，et al. An integration of UPLC-DAD/ESI-Q-TOF MS，GC-MS，and PCA analysis for quality evaluation and identifification of cultivars of Chrysanthemi Flos（Juhua）［J］. Phytomedicine，2019，59：152803.

［28］张仁慈，柏慧，罗京，等. 气质联用技术在天然产物研究中应用进展［J］. 内蒙古民族大学学报（自然科学版），2018，33（02）：113−117.

［29］吴梧桐，王友同，吴文俊，等. 生物技术药物的研究开发新进展［J］. 中国新药杂志，2002，11（11）：831−838.

［30］陈萌萌. 芳香胺异构体的同时定量分析研究［D］. 杭州：杭州师范大学，2018，43.

［31］许国旺，叶芬，孔宏伟，等. 全二维气相色谱技术及其进展［J］. 色谱，2001，（2）：132−136.

［32］金泉泉，吴耿锋. 生物药物分析方法的质量控制［J］. 化工设计通讯，2019，（10）：224−225.

［33］张静霞，徐明琴，张春然，等. 抗生素杂质的检测方法研究进展［J］. 中国新药杂志，2012，（13）：1498−1502.

［34］VINAIXA M，SCHYMANSKI EL，NEUMANN S，et al. Mass spectral databases for LC/MS- and GC/MS-based metabolomics：state of the field and future prospects［J］. Trends in Analytical Chemistry，2016，78：23−35.

［35］SAURINA J，SENTELLAS S. Strategies for metabolite profiling based on liquid chromatography［J］. J Chromatogr B，2017，1044/1045：103−111.

［36］戴胜云，徐冰，张毅，等. 质量源于设计（QbD）在药物分析方法开发中的应用研究进展［J］. 药物分析杂志，2016，（6）：950−960.

［37］何思阳. 药物辅助性犯罪案件中替来他明和唑拉西泮及其代谢物的GC-QTOF-MS鉴定［J］. 法医学杂志，2019，35（5）：581−585.

［38］ASPROMONTE J，WOLFS K，ADAMS E. Current application and potential use of

GC×GC in the pharmaceutical and biomedical field [J]. Journal of Pharmaceutical and Biomedical Analysis, 2019, 176: 112817.

[39] 王茉莉, 王强, 徐艳梅, 等. 采用GC和GC-MS法同时测定替卡西林钠及其制剂中的残留溶剂 [J]. 中国抗生素杂志, 2018, 43 (10): 48-54.

[40] ZHAO X, WU H, WEI J, et al. Quantification and characterization of volatile constituents in myristica fragrans Houtt. by gas chromatography-mass spectrometry and gas chromatography quadrupole-time-of flight mass spectrometry [J]. Industrial Crops and Products, 2019, 130: 137-145.

[41] 刘照振, 李文东, 王俊秋. 运用GC和GC-MS法分析注射用阿奇霉素制剂中的挥发性未知杂质 [J]. 中国抗生素杂志, 2014, 39 (12): 932-936.

[42] SANTOS NAD, TOSE L V, SILVA SRCD, et al. Analysis of isomeric cannabinoid standards and cannabis products by UPLC-ESI-TWIM-MS: a comparison with GC-MS and GC×GC-QMS [J] Journal of the Brazilian Chemical Society, 2019, 30: 60-70.

[43] MARCEL G, CHRISTOPH K, SCHWELM HM, et al. Intoxication cases associated with the novel designer drug 3',4'-methylenedioxy-α-pyrrolidinohexanophenone and studies on its human metabolism using high-resolution mass spectrometry [J]. Drug Test Anal, 2020, 12: 1320-1335.

第七章

高效液相色谱技术与应用

高效液相色谱（high performance liquid chromatography，HPLC），是色谱法的一个重要分支，是在经典的液相色谱法基础上，发展起来的耐高压的液固色谱分离分析技术。本章重点讨论高效液相色谱的技术特点、发展趋势以及在药物分析中的应用。

第一节　高效液相色谱技术特点与发展趋势

高效液相色谱技术在不断优化改进过程中，无论是色谱分离还是检测技术的发展均已今非昔比，现代的高效液相色谱技术具有分离效率高、分离速度快、灵敏度好、自动化的特点，逐步成为药物分析和药品检验的核心技术，在药品鉴别、含量测定和有关物质检查等方面成为常规分析手段。目前HPLC还继续在填料技术、新分离模式和联用技术等方面快速发展，未来在药物分析领域的应用将更深入且更加广泛。

一、高效液相色谱技术的特点

本部分将分别从仪器构造、分离原理、技术应用特点等方面对高效液相色谱技术进行全面介绍。

1. 仪器构造　高效液相色谱仪一般由5个主要部分组成，分别是高压输液系统（脱气机、输液泵等）、进样系统（定量泵、六通阀、定量环、进样针等）、分离系统（色谱柱等）、检测系统（检测器等）、积分仪或数据处理系统。工作原理如图7-1所示，在高压输液系统的作用下，溶剂瓶中的流动相以一定的流速流入进样系统，当进样器注入样品时，与流动相同时进入分离系统（色谱柱）中。样品中各个组分在色谱柱中被分离，伴随流动相依次到达检测系统数据处理系统

（色谱工作站）将流动相中各组分信息转化为相应的电信号记录下来，转化为液相色谱图。

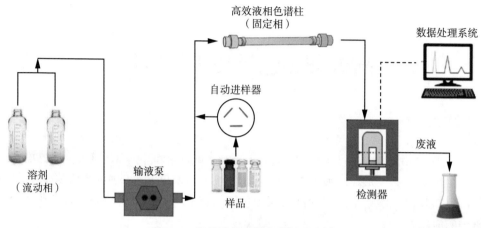

图7-1　高效液相色谱仪器构造示意

2. **分离原理**　高效液相色谱的分离原理由样品在固定相和流动相的物理化学分离过程决定，一般分为以下5种，包括吸附色谱（adsorption chromatography）、分配色谱（partition chromatography）、离子色谱（ion chromatography）、分子排阻色谱（size exclusion chromatography）和亲和色谱（affinity chromatography）。各类高效液相色谱分离原理示意见图7-2。

（1）吸附色谱：又称为液固吸附色谱，流动相是液体，固定相是固体。吸附色谱是以不同极性溶剂作为流动相，利用固定相吸附剂对样品中各组分吸附能力的差异实现对各组分的分离。在进行吸附色谱分离条件选择时，必须对吸附剂、流动相、被分离物质三方面进行综合考虑。吸附剂要有较大的比表面积和足够的吸附能力，颗粒均匀，与洗脱剂和被分离物质不起化学反应，目前常用的吸附剂有硅胶、氧化铝、聚酰胺、活性炭等。流动相常用两种或数种不同强度的溶剂按一定比例混合，得到具有合适洗脱能力的流动相系统，以获得最佳分离效果。吸附色谱在药物分析领域应用广泛。

（2）分配色谱：又称液液分配色谱，流动相是不同极性溶剂系统，固定相为均匀地涂渍在惰性物质（载体）表面的液体，利用固定相和流动相对样品中各组分分配系数的差异实现对各组分的分离，根据固定相和流动相的极性不同，可分为正相分配色谱（NPLC）和反相分配色谱（RPLC）。当固定相的极性大于流动相的极性时，称为正相分配色谱，极性小的组分先流出，极性大的组分后

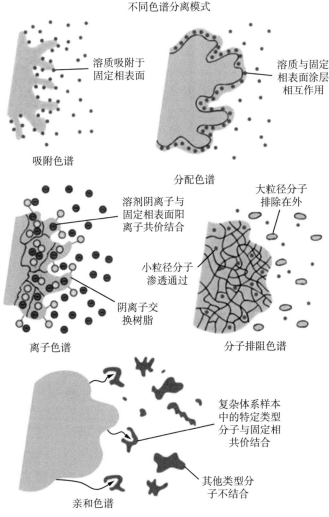

不同色谱分离模式

溶质吸附于
固定相表面

溶质与固定
相表面涂层
相互作用

吸附色谱

分配色谱

溶剂阴离子与
固定相表面阳
离子共价结合

大粒径分子
排除在外

小粒径分子
渗透通过

阴离子交
换树脂

离子色谱

分子排阻色谱

复杂体系样本
中的特定类型
分子与固定相
共价结合

其他类型分
子不结合

亲和色谱

图7-2 高效液相色谱5种主要分离原理示意

（引自：*Food analysis.*）

流出，常用极性固定相，如氨基与氰基键合相，流动相为相对弱极性的疏水性溶剂，如正己烷、环己烷等，主要用于分离中等极性和极性较强的物质，如酯类、甾醇类、脂肪酸等化合物。当固定相的极性小于流动相的极性时，称为反相分配色谱，极性大的组分先流出，极性小的组分后流出，反相分配色谱的应用极为广泛，占整个HPLC应用的80%左右。常用非极性固定相，如C18、C8键合相等，流动相为水、有机溶剂或缓冲液等，主要用于分离非极性和极性较弱的物质，如大多数药物、蛋白质、多肽、氨基酸等。高速逆流色谱（HSCCC）是相对发展较晚的新型液液分配色谱分离纯化技术，具有操作灵活、制备化合物纯净、制备量大、技术成本低等优点，广泛应用于中药及天然药物有效成分的分离及制备、抗生素的分离纯化、蛋白质和多肽等生物大分子的分离与纯化等领域。

（3）离子色谱：流动相通常是具有一定pH值的缓冲溶液，固定相为高效微粒离子交换剂，利用离子型化合物中各离子组分与离子交换剂上表面带电荷基团进行可逆性离子交换能力的差别而实现对各组分的分离，是分析阴离子和阳离子化合物的一种液相色谱方法。离子色谱主要有3种分离方式：离子交换色谱（HPIC）、离子排斥色谱（HPIEC）和离子对色谱（MPIC）。①离子交换色谱：分离原理主要是离子交换，基于离子交换树脂上可离解的离子与流动相中具有相同电荷的离子之间进行的可逆交换，依据这些离子对交换剂的不同亲和能力而被分离。常用的固定相是低容量的离子交换树脂，主要用于有机和无机阴离子和阳离子的分离。②离子排斥色谱：分离原理基于Donnan排斥，完全离解的酸不被固定相保留，在死体积处被洗脱，而未离解的化合物可以进入树脂的内微孔，基于溶质和固定相之间的非离子性相互作用实现分离。常用的固定相是高容量的总体磺化的聚苯乙烯/二乙烯基苯阳离子交换树脂，主要用于无机弱酸和有机酸的分离，也可用于醇类、醛类、氨基酸和糖类的分离。③离子对色谱：分离原理主要是吸附和离子对的形成，在流动相中加入一种与待分离的离子电荷相反的离子，使其与待测离子生成疏水性化合物。常用的固定相主要为弱极性和高表面积的中性多孔聚苯乙烯/二乙烯基苯树脂和弱极性的辛烷和十八烷基键合的硅胶。离子对色谱主要用于表面活性的阴离子和阳离子以及金属络合物的分离，也可分离胺类化合物。

（4）分子排阻色谱：又称为凝胶色谱，固定相为化学惰性的多孔性凝胶，根据凝胶孔隙的孔径大小与样品分子的线团尺寸间的相对关系而对各组分进行分离的色谱技术。排阻色谱的分离原理是立体排阻，主要用于生物大分子和高聚物的相对分子质量分级分析及相对分子质量分布测试。尺寸排阻色谱根据流动相是水溶液还是有机溶液分为凝胶过滤色谱（GFC）和凝胶渗透色谱（GPC）。凝胶过滤色谱常以水溶液或缓冲溶液作为流动相，常用于分离分析水溶性化合物，如蛋白质、多肽、核酸、多糖等，通常以葡聚糖凝胶系列作为固定相。凝胶渗透色谱采用有机溶剂作为流动相，如四氢呋喃、氯仿等，常用于分离分析有机溶剂中可溶的高聚物，如聚乙烯、聚氯乙烯等，常用的固定相为交联聚苯乙烯凝胶。

（5）亲和色谱：也称为亲和层析，是一种利用固定相的结合特性来分离分子的色谱方法。亲和色谱的固定相上连接特异识别待分离的物质，并能够与其可逆结合的分子，通过调节流动相实现二者相互分离。通常利用抗原与抗体、酶与底物（或抑制剂）、激素与受体、糖蛋白与凝集素、生物素与其结合蛋白等两者之间专一的相互作用，亲和色谱中两个进行特异结合的分子互称对方为配基。如抗原和抗体，抗原可认为是抗体的配基，反之抗体也可认为是抗原的配基。亲和色谱具有操作简单，特异性强，条件温和，能够保持生物大分子稳定性，回收率高等优点，已经广泛应用于蛋白质、酶、抗体、核酸、细胞及病毒等物质的分离纯化研究中。

3. 技术特点　高效液相色谱具有"三高一快一广"的技术特点。①压力高：高效液相色谱采用了高压输液泵系统，对流动相加以高压（最高输送压力可达35000kPa以上），驱使流动相快速通过色谱柱。②分离效能高：高效液相色谱使用的色谱柱采用高效微小颗粒填料填充，柱效可以达到几万或数十万每米塔板数。③检测灵敏度高：高效液相色谱柱后连接有高灵敏度的检测器，如被广泛使用的紫外吸收检测器、荧光检测器等，可以用于微量和痕量物质的分离分析工作。近年来，电雾式检测器、质谱检测器等新型检测器的应用，使得检测灵敏度上升到了新的高度。④分析速度快：高效液相色谱分离效率高，大大缩短了分析时间，仅需几分钟到几十分钟就可以完成一个样品的分析。⑤应用范围广：高效液相色谱可以分离80%已知化合物中的不易挥发、强极性、大分子（多肽、蛋白质、多聚物等）和热不稳定性的化合物，可分析化合物范围广泛。

另外，高效液相色谱柱后可连接非破坏性检测器，样品被分析后，可以进行样品收集，所以制备型高效液相色谱仪也被广泛应用于化合物的分离纯化工作。

4. 技术应用特点　高效液相色谱技术是20世纪60年代末以经典液相色谱法为基础，引入了气相色谱的理论与实验方法，流动相用高压泵输送，采用高效固定相、高灵敏度检测器等手段发展而成的分离分析技术。与经典液相色谱相比，高效液相色谱在分析原理上没有本质的差别。它的特点是应用了颗粒细、规则、均匀的固定相，提高了柱效和分离效率；采用高压输液泵输送流动相，流速快，分析速度快；广泛使用高灵敏的检测器，大大提高了检测灵敏度；高效液相色谱较经典液相色谱自动化程度高。与气相色谱相比，高效液相色谱的应用范围广，气相色谱仅适于分析低沸点、易挥发的样品，而高效液相色谱可以分离已知化合物中80%的不易挥发、强极性、大分子（多肽、蛋白质、多聚物等）和热不稳定性的化合物，大大拓宽了分析化合物的种类；分离选择性高，气相色谱的流动相仅仅起到运载的作用，对样品中各个组分不产生相互作用力，高效液相色谱可选用不同性质的溶质作为流动相，提高了对复杂混合样本的分析能力。

高效液相色谱技术也存在一定的局限性。在分析过程中使用大量溶剂作为流动相，所需成本高于气相色谱法，且易引起环境污染；有柱外效应，会由于进样系统、检测池、连接管等因素引起色谱峰展宽，柱效降低；检测器的灵敏度不如气相色谱。读者应该在全面深入掌握高效液相色谱特点、应用范围和局限性的前提下，灵活应用该技术来解决实际分析工作中面临的问题。

二、高效液相色谱技术的发展趋势

随着科学技术的发展，传统的高效液相色谱技术难以满足不同分析领域的检测需求，在分析技术的通量、分离能力、检测灵敏度、自动化方面提出更高的要求，高效液相色谱技术也取得了一系列的技术突破。首先，液相色谱柱的填料技术得到飞速的发展，如表面多孔型填料技术、整体化色谱柱填料技术、基于亚二微米填料技术的超高效液相色谱等；其次，高效液相色谱技术新的分离模式也得到了广泛的应用，如亲水作用色谱、二维或多维液相色谱等；此外，高效液相色谱技术还朝着微型化发展，如毛细管高效液相色谱、纳升级高效液相色谱等；最后，高效液相色谱还向着自动化、杂化联用的方向发展，如高效液相色谱紫外－质谱联用技术，以及高效液相色谱紫外－质谱－核磁共振波谱联用技术等。

1. 表面多孔颗粒填料技术　表面多孔型颗粒填料，又称为核－壳型填料，是在无孔实心硅核表面生成一个均匀的多孔外壳。由于颗粒内核是实心的，溶质成分在通过固定相时，只在颗粒填料表面的多孔成分进行吸附和分配，具有极窄的粒径分布和扩散路径，可以减小轴向和纵向扩散，缩短传质路径和减弱传质阻力，柱效高，具有高速高效的分离分析的特点。图7-3所示为普通多孔颗粒填料（totally porous particle，TPP）和表面多孔颗粒填料（superficially porous particle，SPP）示意。目前，表面多孔颗粒填料色谱柱主要用于手性拆分和多肽及蛋白质类生物大分子分离分析。

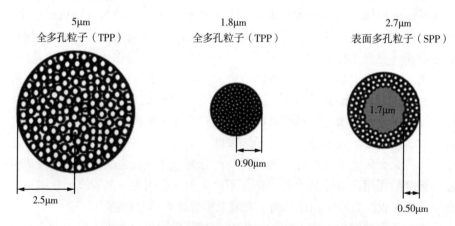

图7-3　多孔颗粒填料与表面多孔颗粒填料比较示意

（引自：*Journal of chromatography A*，2016，1440.）

2. 整体化色谱柱填料技术　整体化色谱柱与传统的填充颗粒填料色谱柱不同，是采用有机或无机聚合方法在色谱柱内进行原位聚合而制成的连续床固定相，具有独特的多孔结构，可以实现高流速的分离分析，兼容普通高效液相色谱仪及超高效液相色谱仪。另外，整体柱还具有高载样量、pH值适用范围广、易于修饰等优点，适用于复杂样品中的小分子和生物大分子的高效分离分析，具有广阔的应用前景。

3. 纳米颗粒修饰固定相技术　随着新材料和纳米技术的发展与应用，纳米颗粒技术用于高效液相色谱固定相，具有以下优势：①固定相颗粒的尺寸更小，比表面积显著提高。在吸附色谱中对分析物的保留能力优异。②固定相材料具有更均匀的表面特性。③纳米颗粒独特的吸附特性，能够高选择性的分析特定被分析物。④提高或改变固定相的机械性能或化学稳定性。近年来已经开发了各种各样的碳纳米颗粒用于高效液相色谱固定相的修饰，主要包括富勒烯（C60-fullerene）、纳米金刚石、碳纳米管和纳米纤维等材料。由于大多数碳纳米颗粒的结构都包含大量共轭芳族六边形环，因此这些类型的碳原子修饰的固定相颗粒对多环芳烃、多氯苯和取代芳族化合物表现出较强的选择性。

4. 超高效液相色谱　超效液相色谱（ultra performance liquid chromatography）采用亚二微米颗粒填料为固定相（粒径<2μm），超高压系统驱动流动相（压力>10^5kPa），是小进样量、低死体积、高灵敏度的新型液相色谱技术。超高效液相色谱增加了分析的通量，显著改善色谱峰的分离度和检测灵敏度，同时大大缩短分析周期，拓宽了液相色谱的应用范围和分离分析能力，能够获取到更多的样品信息，适用于痕量物质和复杂混合物的研究工作，广泛应用于药物及其制剂的分析和质量控制、中药及天然药物中复杂组分分析、蛋白质组学、代谢组学、溶剂/农药残留物检测等方面。在被分析物分离度结果接近的情况下，超高效液相色谱在运行时间（3.86分钟）、溶剂消耗（4.97 ml）和样品消耗（1.0 μl）等方面均明显优于高效液相色谱系统，如图7-4所示。图7-5展示了目前常用的一些超高效液相色谱柱键合相类型。

5. 亲水作用色谱　反相液相色谱在高效液相色谱中应用最广，但对一些强极性和离子型化合物，如氨基酸、碳水化合物和多肽等的分离分析方面存在缺陷，而正相液相色谱虽然可以对极性化合物进行良好的分离和保留，但存在重现性差、水溶性物质不溶于非水流动相等问题。亲水作用色谱（HILIC）是近年来逐渐被认可的一种针对强极性和离子型化合物的分离技术，很好地解决了反相液相色谱和正相液相色谱存在的问题。亲水作用色谱是基于极性化合物在色谱固定相表面水层和流动相之间进行的亲水分配作用达到保留的一种分离模式，在药物

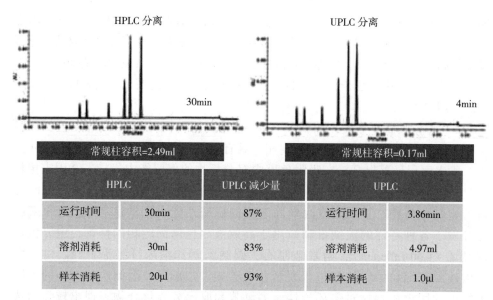

HPLC		UPLC 减少量	UPLC	
运行时间	30min	87%	运行时间	3.86min
溶剂消耗	30ml	83%	溶剂消耗	4.97ml
样本消耗	20μl	93%	样本消耗	1.0μl

图 7-4　超高效液相色谱和高效液相色谱比较

［引自：*International Journal of Drug Regulatory Affairs*，2014，2（3）.］

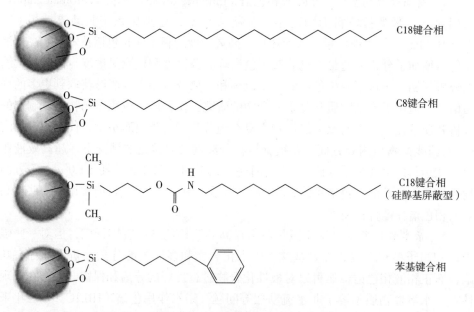

图 7-5　几种不同键合相类型的超高效液相色谱柱

分析、代谢组学、蛋白质组学、食品分析、环境监测等领域获得广泛的应用。化合物的极性越小，则保留越弱；反之，则保留越强。图7-6展示了HILIC色谱系统溶剂洗脱强度排序，丙酮、乙腈等溶剂具有较弱的洗脱能力，水具有最强的洗脱能力。

二氧六环 ▶ 丙酮 ▶ 乙腈 　▶四氢呋喃 ▶异丙醇 ▶乙醇 ▶甲醇 ▶ 水

　　弱洗脱溶剂　　　　　　　　　　　　　强洗脱溶剂

图7-6　HILIC色谱系统溶剂洗脱强度

6. 二维及多维液相色谱　传统的一维液相色谱受峰容量和分辨率的限制，不能满足一些复杂混合物的分离分析需要，如天然产物、中药、生物制品等。对此，研究人员在一维液相色谱的基础上，组合不同的分离技术，构建了多维液相色谱系统，尤其是二维液相色谱技术，把分离机制不同而又互相独立的两支色谱柱结合在一起，提供更高的峰容量，获取更多的样品信息，有效解决复杂体系样品分离纯化的难题。

早期的二维液相色谱多采用离线的方式，先收集第一维洗脱产物，再进样至第二维中进行分析。随着柱切换技术的应用，实现了二维液相色谱的在线模式，依据切换系统的不同又分为中心切割二维（heart-cutting chromatography）液相色谱和全二维液相色谱（comprehensive LC×LC）。中心切割二维液相色谱是将第一维中感兴趣的组分切入第二维中进一步分离分析，获得更多隐藏峰的数据信息，而在全二维液相色谱中，是将一维液相色谱系统中洗脱出来的组分，全部有规律间隔地切入第二维液相色谱系统中，获得更多样品所有组分的数据信息。基于不同的分离目的，和尽量提高一维和二维分离正交性的原则，可以采用不同的分离机制的色谱柱来构建二维液相色谱分离系统，反相色谱、正相色谱、亲水作用色谱、尺寸排阻色谱、亲和色谱、离子交换色谱等分离模式均可以相互组合用于特定目的的分离。图7-7为典型的全二维色谱图和色谱洗脱条件。二维液相色谱增加了系统的选择性，改善了一维液相色谱选择性低的缺点，适用于对选择性需求较高的分离分析，目前广泛应用于天然药物成分分析、中药质量控制、体内药物分析、生物制品、蛋白质组学等领域。

7. 微柱液相色谱　微柱液相色谱是对常规液相色谱进行微型化而发展起来的一种技术。依据微型液相色谱柱的内径和流速范围区别，一般可以分为3类：内径为 0.5 ~ 1.5 mm，流速超过10 μl/min的称为微型液相色谱柱（micro-LC）；内径为50 ~ 200 μm，流速在1 ~ 10 μl/min的称为毛细管液相色谱柱（capillary-LC）；内径≤100 μm，流速在1000 nl/min以下的称为纳升级液相色谱柱（nano-

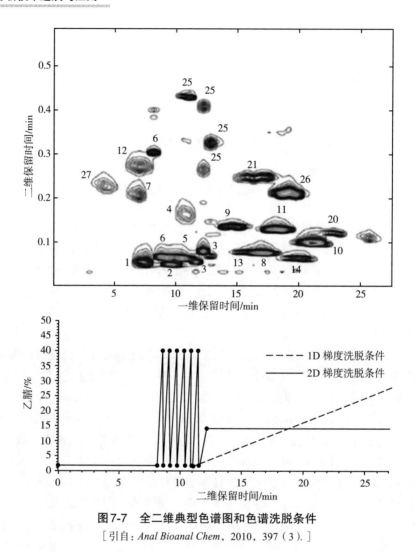

图7-7 全二维典型色谱图和色谱洗脱条件

[引自：*Anal Bioanal Chem*，2010，397（3）.]

LC）。与常规液相色谱相比，微柱液相色谱的固定相填充颗粒较小且密集，有着更高的柱效和灵敏度，更低的峰展宽效应，更好分离效率和更短的分析时间；色谱的流速低，减少了流动相的使用，更加环保；适用于痕量样品的分析，在手性分离、生化分析、蛋白质及多肽的研究和体内药物分析等多方面有着广阔的应用前景。

8. 高效液相色谱联用技术　高效液相色谱最常用的检测器为紫外-可见分光检测器（UVD）及二极管阵列检测器（DAD）。其他常见的检测器有荧光检测器（FD）、电化学检测器（ECD）、蒸发光散射检测器（ELSD）、示差折光检测器

（RID）、电喷雾检测器（CAD）和质谱检测器（MS）等。

紫外－可见分光检测器、荧光检测器、电化学检测器为选择性检测器，其响应值不仅与被测物质的量有关，还与其结构有关。紫外检测器适用于带有共轭基团的化合物，荧光检测器适用于吸收一定波长紫外光后发射荧光的化合物，电化学检测器适用于具有氧化还原性质的化合物。

示差折光检测器、蒸发光散射检测器、电喷雾检测器和质谱检测器均为通用检测器。示差折光检测器是连续检测样品流路与参比流路间液体折光指数差值的通用型检测器，是根据折射原理设计的，多用于制备色谱和凝胶色谱，也用于糖类等无发色基团物质的分析。但灵敏度较低，不适合做痕量分析，受环境温度、流动相组成等波动的影响较大，不适合做梯度洗脱。

蒸发光散射检测器是将柱洗脱液雾化形成气溶胶，然后在加热的漂移管中将溶剂蒸发，余下的不挥发性溶质颗粒在光散射检测池中得到检测，可检测挥发性低于流动相的任何样品，不需要样品含有发色基团。蒸发光散射检测器灵敏度比示差折光检测器高，对温度变化不敏感，基线较稳定。

电喷雾检测器基于雾化检测器的原理，洗脱液雾化后形成颗粒，经过蒸发管干燥后与带电氮气碰撞，使得分析物颗粒表面带正电荷，最后通过静电计测量分析物颗粒表面的电荷量，使得色谱峰面积（分析物颗粒的质量）与表面所带电荷量相关，最终成为确定物质浓度的依据。与蒸发光散射检测器相比，电喷雾具有更高的检测灵敏度、更好的重复性和更宽的线性范围，适用于无紫外吸收、非挥发性或半挥发性物质的检测。

质谱检测器将样品中的分析物电离，不同质量离子在电场或磁场中，将按其质量和所带的电荷比（质荷比，m/z）进行的分离和排序，根据质荷比的大小和相对强度形成规则的质谱图，从而化合物进行结构鉴别和定量分析。质谱分析具有灵敏度高，样品用量少，分析速度快，分离和鉴定同时进行等优点。高效液相色谱质谱联用技术广泛应用于生物、医药、农业、化学、精细化工等领域，是最具有前景的联用技术。

另外，高效液相色谱还可以与核磁共振（NMR）联用，获得各组分的核磁数据，能够区分化合物不同结构上的细微差别，为精确结构分析提供了有效手段，克服了HPLC-MS不适用于不挥发缓冲系统和难以分辨同分异构体的不足；与电感偶合等离子体质谱（ICP-MS）联用，可以检测元素不同的形态；与各种光谱（红外光谱、原子吸收光谱、拉曼光谱）联用等技术也在进行探索研究。

高效液相色谱与前处理技术进行在线联用，包括固相萃取、液相萃取、膜萃取、微波萃取、超临界萃取及衍生化技术等，并基于微电子技术和计算机技术可以实现样品分析的高通量和自动化，成为未来的发展趋势。

高效液相色谱技术具有分析速度快、灵敏度高、分离效率好、适用范围广等一系列优势，成为分析化学领域最有效、发展最快的分离分析技术手段之一。随着科学技术的发展，高效液相色谱将朝着多样化、小型化、高精度、自动化、集成化等方面飞速发展。

第二节　高效液相色谱技术在药物分析中的应用

高效液相色谱有着分离效率高、检测灵敏度高、分析速度快、自动化程度高、适用范围广、组分易回收、样品处理简单等优势，在药物分析领域已经属于成熟的技术手段，主要用于药物的鉴别、有关物质检查和含量测定，涉及药物从研发到生产使用各个阶段。高效液相色谱也应用于体内药物分析工作中，如药物代谢动力学研究、药物代谢产物的分析鉴定及临床治疗药物的监测等，具有可靠性高、抗干扰能力强的特点。另外，制备型高效液相色谱可以用于药物的分离与纯化。随着与质谱、核磁共振波谱等技术的联用，高效液相色谱在药物分析领域的应用将越来越广泛。

一、在药物鉴别方面的应用

在高效液相色谱中，保留时间与化合物的结构和理化性质密切相关，可用于药物定性鉴别。在相同色谱条件下，相同的成分具有相同的色谱性质和色谱行为，其色谱峰具有相同的保留时间，被广泛应用于各国药典和药品质量标准中药物的鉴别工作。《中国药典》2020年版二部共收载了2712个化药品种，有近1200个品种采用HPLC方法进行鉴别。例如，抗生素类药物氟氯西林钠的鉴别项下规定：在含量测定项下记录的色谱图中，供试品溶液主峰的保留时间应与对照品溶液主峰的保留时间一致。

二、在有关物质分析方面的应用

在药品质量标准的规定中，"有关物质"检查项是重要的组成部分。有关物质是指药物中存在的合成原料、中间体、副产物、降解产物等物质，会对药品质量和安全性产生影响，所以必须对有关物质进行控制。由于有关物质的结构和性质与药物相似，含量很低，需要检出灵敏度高，系统适用性好的检测手段，《中国药典》中越来越多的品种采用HPLC法进行有关物质检查，若有关物质已知且有对照品，可采用对照品做对照进行检查。若有关物质未知，可以采用主成分自身对照法或峰面积归一化法进行检查。例如治疗急性血栓性脑梗死和脑梗死所伴随的运动障碍药物奥扎格雷之前采用薄层色谱方法进行有关物质检查，控制单个杂质不得过1%，没有控制杂质总量，在2020年版《中国药典》中采用HPLC法，控制单个杂质不得过0.2%，杂质总量不得过0.5%。

基因毒性杂质是指化合物本身直接或间接损伤细胞DNA，产生基因突变或体内诱变，具有致癌可能性或倾向的物质。原料合成、制剂加工、储存运输等过程都可能产生基因毒性杂质，常见的有亚硝胺类、甲磺酸酯类、黄曲霉素类等化合物。近年来ICH、FDA、EMA等都对基因毒性杂质的控制有了明确的要求，越来越多的药企在药物研发过程中着重关注基因毒性杂质的控制和检测。基因毒性杂质低浓度即可以造成人体遗传物质的损伤，所以需要足够灵敏的检测方法来进行检测，如图7-8所示，研究人员采用HPLC-UV建立了药物阿瑞匹坦中基因毒性杂质对甲苯磺酸甲酯（MTS）和对甲苯磺酸异丙酯（ITS）含量测定的分析方法，该方法准确可靠，适用于阿瑞匹坦中基因毒性杂质的控制和检测。

随着基因毒性杂质限量要求的不断提高，需采用高灵敏度的GC-MS、HPLC-MS、HPLC-MS/MS等技术开发低限度基因毒性杂质的分析方法。

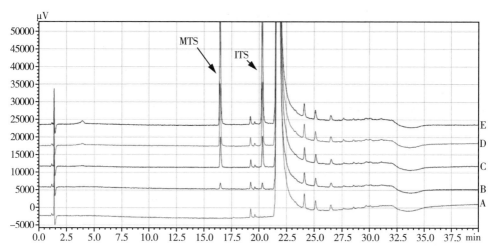

图7-8　阿瑞匹坦中基因毒性杂质对甲苯磺酸甲酯（MTS）和对甲苯磺酸异丙酯（ITS）色谱分析

注：A，阿瑞匹坦原料药；B～E，阿瑞匹坦原料药加入梯度浓度的MTS和ITS。
（引自：*Journal of Pharmaceutical and Biomedical Analysis*，2017，150.）

三、在含量测定方面的应用

高效液相色谱法在进行含量测定时可采用外标法，也可以采用内标法。内标法是在分析测定样品中某待测对象含量时，加入至少一种内标物质，用以校正和消除操作条件的波动以及基质干扰对分析结果产生的影响，提高分析结果的准确性和可靠性，通过测定内标物和待测组分的峰面积与相对响应值，即可求出待测对象在样品中的含量，如2020年版《中国药典》中维生素K_1原料等药物的含量测定采用的是高效液相色谱内标法，以苯甲酸胆甾醇为内标，系统适用性要求为维生素K_1的顺、反式异构体峰之间及顺式异构体峰与内标物质峰之间的分离度均应符合要求，精密量取供试品溶液与对照品溶液，分别注入液相色谱仪，记录色谱图。按内标法以顺、反式异构体峰面积的和计算含量。

外标法是用待测组分的纯品作对照物质，以对照物质和样品中待测组分的响应信号相比较进行定量的方法，又分为工作曲线法和外标一点法等，如2020年版《中国药典》中氢化可的松原料等药物的含量测定采用的是高效液相色谱外标法，精密量取供试品溶液与对照品溶液，分别注入液相色谱仪，记录色谱图。按外标一点法以峰面积计算含量。随着自动进样装置的发展，进样的精度和重复性已经足够精密，药品外标法逐渐取代大部分的内标法。

四、在中药质量控制方面的应用

中药是一个复杂的多组分系统，通过多种组分的配伍，具有多成分、多靶点作用的特点。中药的质量分析与控制已经从单一成分发展到多指标、多成分模式。针对中药成分复杂，有效成分上不完全明确、对照品缺乏等问题对质量分析与控制的挑战，利用高效液相色谱技术已进行了多方面的有益探索，并取得进展，成为《中国药典》特色的内容包括中药材以及中药指纹图谱分析、一侧多评含量测定等。

中药指纹图谱是控制中药质量的手段之一，采用可行的分析技术，获取中药化学成分的全面信息，通过多批次或者不同影响条件下化学成分信息的积累与分析，得到的能够标示该中药材特性的共有峰的图谱。不同于传统形态鉴别，指纹图谱可以反映中药材的特征化学成分，目前已应用于中药材、饮片、提取物的真伪鉴别，以及评价药材的道地性和制剂质量的稳定性。中药指纹图谱的分析技术包括色谱法、光谱法、核磁共振法、分子生物技术等。高效液相色谱法由于分离能力强、分析速度快、样品适用范围广、检测器种类多等优势，成为中药指纹图谱建立的常用技术手段，在2020年版《中国药典》中羌活、沉香等中药材的鉴别采用高效液相指纹图谱法。为了提高中药材和中成药质量分析和控制指标的代表性，在指标成分对照品缺乏的情况下，一测多评成为切实可行的方式，经过研究人员多年的研究与积累，自2015年版《中国药典》开始采纳一测多评的中药材多指标成分质量控制方法。一测多评的基本原则是利用一种相对易得、廉价的成分对照品，实现对多个对照品难以获得成分的同时测定，最终达到控制中药材或者中成药整体质量的目的。一测多评方法具有检测成本低、分析效率高等优点，被认为是适合中药特点的多指标质量分析与评价模式，如2020年版《中国药典》丹参药材的含量测定项下以丹参酮ⅡA的峰面积为对照，分别乘以相应的校正因子，计算隐丹参酮、丹参酮Ⅰ、丹参酮ⅡA的含量。

中成药成分复杂，系统分析其组成成分的难度更大，因此多维高效液相色谱法成为中成药复杂成分系统分析的有力技术手段。研究人员通过全二维液相色谱系统（comprehensive LC×LC）将不同分离能力的液相色谱（RPLC×RPLC）进行组合，获得高正交性和高峰容量，实现对复杂成分的高效分离，联用四极杆飞行时间质谱的技术，实现了对中药复方灯盏生脉成分的全面表征。如图7-9所示，通过不同模式（等度洗脱、分段洗脱和从动洗脱）二维色谱条件的摸索，研究人员优化得到了最佳的全二维色谱从动洗脱分析条件，分析和鉴定了灯盏生脉中283种中药成分。并通过第二维采用手性色谱柱，以多中心切割模式实现人参中11种同分异构体和一对手性人参皂苷类成分的分离分析（图7-10）。

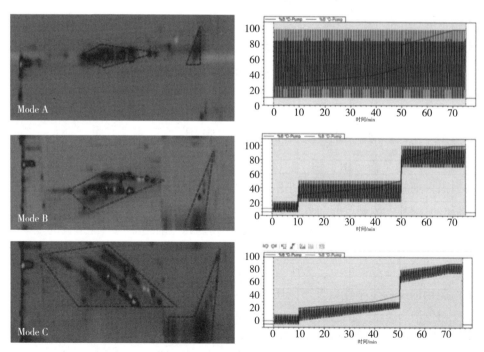

图7-9 比较LC×LC方法等度洗脱（Mode A）、分段洗脱（Mode B）和从动洗脱（Mode C）模式

（引自：*Journal of Chromatography A*，2017，1517.）

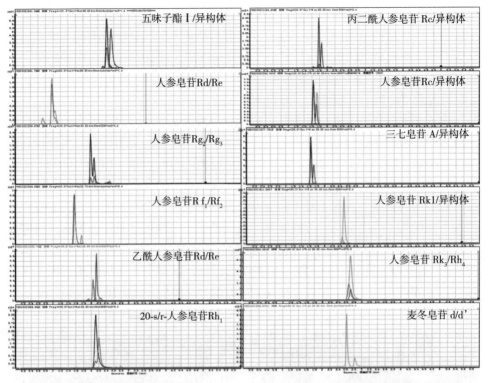

图7-10 多中心切割二维液相色谱分析同分异构体化合物

（引自：*Journal of Chromatography A*，2017，1517.）

五、在生物药物质量分析方面的应用

生物药物是指运用生物学、医学、生物化学等的研究成果，从生物体、生物组织、细胞、体液等，综合利用物理学、化学、生物化学、生物技术和药学等学科的原理和方法制造的一类用于预防、治疗和诊断疾病的制品。临床上应用较多的是蛋白质或多肽类药物和抗体药物，生物药物一般是非均一性结构的复杂分子，生物药物需要进行全面的结构表征并提供尽可能反映药物理化性质的药学研究数据，包括检测聚集体、多糖、电荷异构体、肽图、糖基化修饰分析等。鉴于生物药物的结构复杂性以及不同质量属性，需要利用不同原理的色谱分离模式，如反相色谱、离子交换色谱、亲和色谱和尺寸排阻色谱等。另外与高灵敏度的荧光检测器和通用性的电喷雾检测器及质谱检测器等联用，能够更好地满足生物药对检测器的要求。在2020年版《中国药典》中，高效液相色谱法被广泛应用于生物药品的质量检定工作中，如纯度研究中采用亲水硅胶体积排阻色谱柱，在波长280nm处检测，按面积归一化法计算人促红素注射液纯度，应不低于98.0%；肽图检查研究中采用胰蛋白酶裂解－反相高效液相色谱法分析人促红素注射液，肽图应与人促红素对照品一致；分子排阻色谱法（SEC）用于分子大小变异体分析；疏水高效液相色谱（HIC-HPLC）和反相高效液相色谱（RP-HPLC）等用于电荷变异体分析；测定A群C群脑膜炎球菌多糖结合疫苗中游离载体蛋白的含量等。

六、在手性药物分析方面的应用

药物分子结构中引入手性中心后，得到一对互为实物与镜像的对映异构体，不同药物对映异构体在生物体内发挥的作用不同，往往呈现一种对映异构体具有强的生物活性和药效且低毒，而另一种却无效甚至有毒。手性药物的分析，对于研究手性药物的药代动力学过程、药理和毒理作用以及手性药物的质量控制等都具有重要的意义。由于药物对映异构体的物理、化学性质相同，实现它们的分离分析比较困难，手性药物的拆分与质量控制面临挑战。

目前，色谱法是手性药物分析中应用最广最有效的技术之一，常用的有高效液相色谱、气相色谱、超临界流体色谱、毛细管电泳、毛细管色谱等。高效液相色谱操作简单、快速、选择性强、重现性好，在手性药物研发、代谢和质量控制等方面发挥着重要的作用。手性HPLC拆分是以HPLC技术为基础引入手性环境使对映异构体间呈现物理特征的差异而进行分离分析，主要采用的方法有手性固定相法（CSP）、手性流动相添加剂法（CMPA）和手性衍生化法（CDR）等。在手性流动相添加剂法（CMPA）中，最近研究人员开发了一系列手性离子液体（chiral ionic liquids，CILs），其可作为流动相中的手性添加剂（chiral selectors）、手性配体（chiral ligands）或与固定相结合发挥手性拆分功能。瑞格列奈为新型的非磺酰脲类短效口服促胰岛素分泌降糖药，结构中含有一个手性碳原子，活性具有立体选择性，在2020年版《中国药典》版采用手性色谱柱的高效液相色谱方法对其左旋异构体进行控制。

七、在药用辅料质量控制方面的应用

药用辅料是包含在药物制剂中的物质，可充当赋形剂、载体，提高稳定性、增溶、助溶，具有缓控释等功能与作用，是影响药品质量、安全性和有效性的重要成分。2020年版《中国药典》收载辅料品种335种，其中新增65种，修订212种，随着我国药用辅料品种迅速增加及药用辅料的检测标准的逐渐完善，检测结果准确、操作简便的高效液相色谱法正逐步取代某些原有的烦琐的化学反应测定、不精确的比色测定等，得到广泛应用。大部分药用辅料如醇类、酮类、酯类、酚类等都具有紫外吸收性质，因此用紫外检测器的高效液相色谱（HPLC-UV）法在药用辅料检测中应用较为广泛。对于一些无紫外吸收或紫外吸收较弱的辅料，可以使用示差折光检测器、蒸发光散射检测器、电喷雾式检测器和质谱检測器等。2020年版《中国药典》中收录的药用辅料，如大豆磷脂、蛋黄卵磷脂等均采用HPLC方法进行鉴别、有关物质检测和含量测定。

八、在违禁药物检验方面的应用

一些药品和保健品为了让消费者服用后产生显著效果，在其中非法添加违禁药物，如壮阳类药物、减肥类药物、降糖类药物等，这类成分往往对患者造成病情不受控制，药物中毒等不良反应，严重者甚至威胁到患者生命。对这类非法添加违禁药物的治理和打击，很大程度上依赖于分析检测技术。高效液相色谱技术同时具有分离、分析功能和快速、高效、灵敏等优点，在违禁药物的日常检验工作发挥着重要的作用。研究人员采用HPLC技术建立了对违禁添加的格列美脲、格列吡嗪等9种降糖化学药物的检测方法，该方法快速、准确、灵敏度高，能对降糖类中药及保健品中非法添加化学药品进行检测。

九、在体内药物分析方面的应用

体内药物分析是通过对生物体体液及各组织器官中药物及其代谢物浓度进行测定，了解药物在生物体的变化，从而获得药物代谢动力学的各种参数以及代谢的方式、途径等信息，从而有助于药物的开发、临床试验和合理用药等。体内药物分析样品成分复杂，被测组分含量低，HPLC具有准确、灵敏、专一性强的特点，可以同时进行混合物的分离和准确定量，是体内药物分析的重要手段之一。

由于大多数药物都有紫外吸收，HPLC在体内药物分析中最常用的检测器是紫外检测器。采用高效液相色谱法进行生物样本中药物浓度测定时，由于生物基质的组成复杂，干扰多，通常采用内标法，例如研究人员建立了能同时测定大鼠血浆中马钱子碱和士的宁浓度的HPLC分析方法（图7-11），石杉碱甲作为内标，

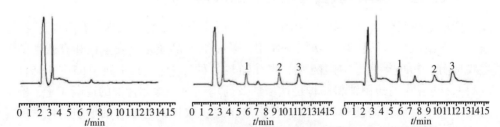

a. 空白大鼠血浆　　　b. 马钱子碱和士的宁混合标准血样　　　c. 给药后的大鼠血样

图7-11　大鼠血浆中马钱子碱和士的宁的高效液相色谱（264 nm）

注：1. 石杉碱甲；2. 马钱子碱；3. 士的宁。

［引自：*Critical Reviews in Analytical Chemistry*，2019，49（4）.］

经过方法验证表明该方法灵敏度高、精密度好，能够满足大鼠血浆中马钱子碱和士的宁浓度的测定要求，应用建立的HPLC法开展了马钱子总生物碱中主要成分的药物动力学研究。

随着固相萃取、柱切换技术的进步，HPLC与前处理技术实现联用与整合，样品预处理、分离和分析实现自动化，操作过程规范、分析流程大大减少了人为因素的干扰，避免了传统样品前处理过程引起的误差，可实现对生物样本中药物的直接快速分析，目前已经出现商业化的多功能自动机械手与HPLC等分析仪器联用，能够做到从生物样品前处理、上机分析到分析报告的全自动化过程，在体内药物分析工作中有着广阔的应用前景。

十、在分离和纯化方面的应用

制备型高效液相色谱仪器结构与分析型高效液相色谱基本一致，但高压输液泵的流量更大，进样量大，采用制备柱，柱后连接馏分收集器。制备型HPLC在中药及天然产物成分的分离纯化，对照品、标准品的制备，对映体的拆分，杂质的分离纯化及生物药物的分离纯化方面应用广泛。

高效液相色谱技术在分离纯化方面的应用不仅局限于实验室规模的研究，在工业化大规模生产中也得到了较大的发展。与传统的分离纯化方法相比，其高效、快速及自动化操作的优势，已经成为制药工业药物分离纯化的主流技术，推动了现代制药工业的发展。

第三节　应用示例

本节从化学药和中药角度介绍了高效液相色谱在药物定量分析、有关物质分析和中药材指纹图谱分析等方面的应用。

示例一　3种化学药有关物质分析

药物中的有关物质是指药物生产过程中引入的原料、中间体、降解物、异构体、聚合体和副反应产物等，对药物的质量和安全有影响，由于药物中的有关物质未能阐明而导致的用药安全风险事件时有发生，因此国内外对药物中的有关物质的分析与控制在基于风险与成本的考量前提下要求也越来越高。

药物中的有关物质含量较低，需要建立专属性强、灵敏度高、重现性好的分析方法。采用高效液相色谱法（high performance liquid chromatography，HPLC）。研究人员通过选择不同类型填料和分离原理的色谱柱、调节流动相的种类、配比和pH值等提高有关物质色谱峰的分离效果，改善色谱峰峰型，保证分析结果准确性。下面以3种不同来源原料药中的有关物质分析为例，介绍高效液相色谱在有关物质分析中的应用。

1. 葛根素原料药有关物质分析 葛根素（puerarin）是从豆科植物野葛 *Pueraria lobata*（Willd.）Ohwi的干燥根中提取分离得到的8-β-D-葡萄吡喃糖-4′，7-二羟基异黄酮，结构见图7-12，其注射液临床用于治疗心脑血管疾病。有关葛根素注射液引发药物不良反应引起关注，其原料中尚不明确的有关物质需要研究与控制。

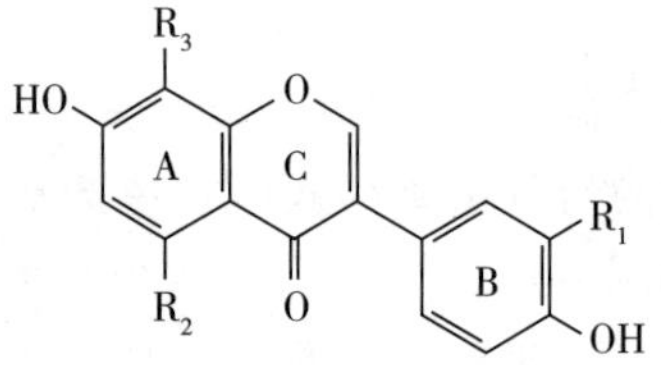

葛根素：R_1＝R_2＝H，R_3＝β-吡喃葡萄糖；MW：416
3'-羟基葛根素：R_1＝OH，R_2＝H R_3＝β-吡喃葡萄糖；MW：432
染料木素-8-C-葡萄糖苷：R_1＝H，R_2＝OH R_3＝β-吡喃葡萄糖；MW：432
新葛根素B：R_1＝R_2＝H，R_3＝β-呋喃葡萄糖；MW：416
新葛根素A：R_1＝R_2＝H，R_3＝α-呋喃葡萄糖；MW：416

图7-12 葛根素和4个有关物质的化学结构

通过选择与优化高效液相色谱柱（安捷伦ZORBAX Eclipse XDB C_{18}色谱柱（250 mm×4.6 mm i.d.，5 μm））和流动相体系（乙腈/水，pH 3.0）以及梯度洗脱程序（A：水，B：乙腈，洗脱程序：0～5分钟，V_B，5%～14%；5～10分钟，V_B，14%；10～11分钟，V_B，14%～18%；11～20分钟，V_B，18%～22%），建立葛根素原料药中有关物质谱分析的高效液相色谱-紫外分光光度分析方法（HPLC-UV），能够将葛根素原料药主成分与4个有关物质（S1、S2、S3和S4）很好地分离，紫外图谱显示S1和S2有明显区别，葛根素、S3和S4几乎没有区别，后三者可能为同一母核，结果见图7-13。鉴于葛根素由葛根药材提取、分离、纯化得到，提示4个有关物质来源于药材，属于提取分离过程中，伴随葛根素存在的结构与理化性质相近的成分。通过高效液相色谱联用高分辨质谱检测器，得到4个有关物质的精确质量数和多级质谱数据，结合其各自的紫外光谱，基于葛根药材化学成分研究报道数据，推断4各有关物质的结构，最终鉴定S1为3'-羟基葛根素，S2为染料木素-8-C-葛萄糖苷，S3为新葛根素B，S4为新葛根素A，结构见图7-12。

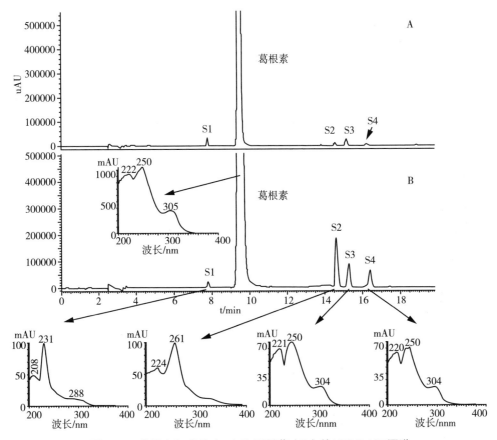

图7-13　葛根素标准品（A）和原料药（B）的HPLC-UV图谱

2. 炔雌醇原料药有关物质分析　炔雌醇（ethinylestradiol，EE）在临床上主要用于治疗月经紊乱、子宫发育不全、前列腺癌等，其结构如图7-14所示。在开展此研究时，国内外文献在测定方法的研究方面主要集中在测定药品、食品和生物样品中炔雌醇的含量，关于炔雌醇原料药及其制剂中有关物质分析和鉴定的研究报道很少，我国药典还没有炔雌醇原料药有关物质检查的方法，尽管《欧洲药典》第6.0版（*European Pharmacopoeia* 6.0，EP 6.0）收载的炔雌醇原料药中的有关物质信息，由于国内炔雌醇原料与国外生产工艺不同，EP 6.0的炔雌醇原料药中的有关物质的检查方法不适用于国内炔雌醇原料中有关物质的分析，因此必须建立国内炔雌醇原料药的有关物质谱的分析方法。

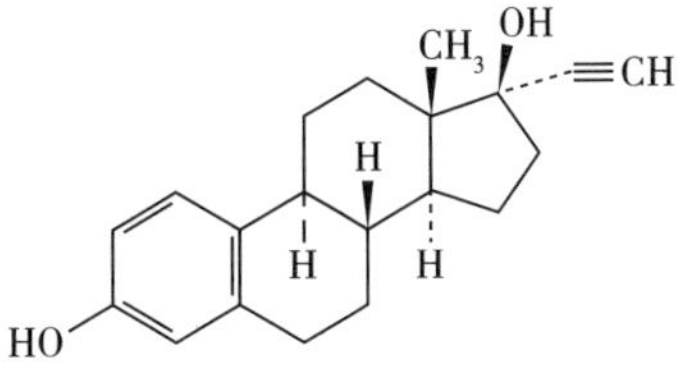

$C_{20}H_{24}O_2$ MW:296

图7-14　炔雌醇的化学结构

选择不同类型HPLC色谱柱，采用乙腈和水作为流动相，优化了梯度洗脱条件，建立了炔雌醇原料药中有关物质分析的高效液相色谱–紫外分光光度法（HPLC-UV），检测波长设置为280nm。从炔雌醇原料药的HPLC-UV图中可以明显观察到2个有关物质（图7-15），依次记为S1和S2，按照峰面积归一化法计算，二者含量均大于0.1%。联用质谱检测器得到2个有关物质的精确质量数和多级质谱数据，并结合EP 6.0收载的炔雌醇原料药中的有关物质信息（图7-16），推断出

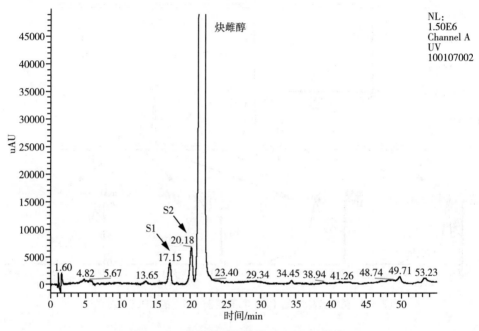

图7-15　炔雌醇原料药的HPLC-UV图谱

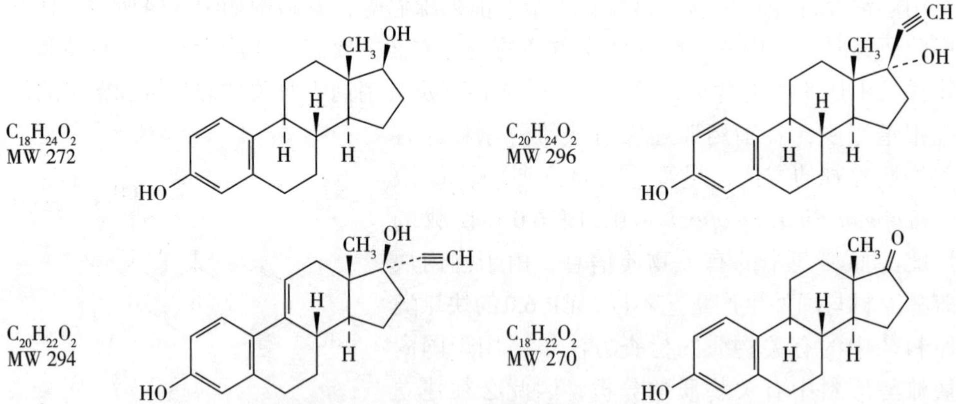

图7-16　《欧洲药典》第6.0版中收录的炔雌醇原料药中有关物质

了有关物质S1和S2的结构，如图7-17所示。

3. 吗替麦考酚酯原料药有关物质分析　吗替麦考酚酯（mycophenolate mofetil，MMF；结构见图7-18）是一种抗代谢类免疫抑制剂，临床用于预防和治疗器官移植后产生的排异反应。

建立高效液相色谱－紫外分光光度法（HPLC-UV）得到吗替麦考酚酯原料药的HPLC-UV图（图7-19）。可以看出，吗替麦考酚酯原料药中共检测出6个有关物质（S1-S6），按照峰面积归一化法计算，6种有关物的相对含量都低于0.1%。联用质谱检测器首先对主成分吗替麦考酚酯进行质谱检测，得到主成分的质谱裂

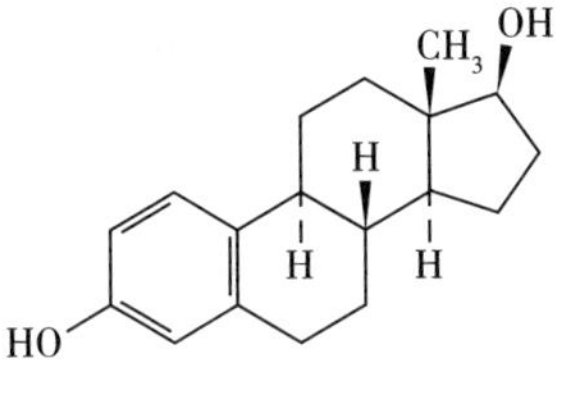

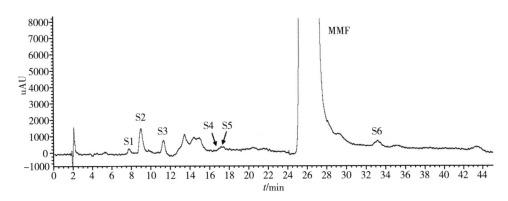

S1
$C_{18}H_{24}O_2$
MW：272

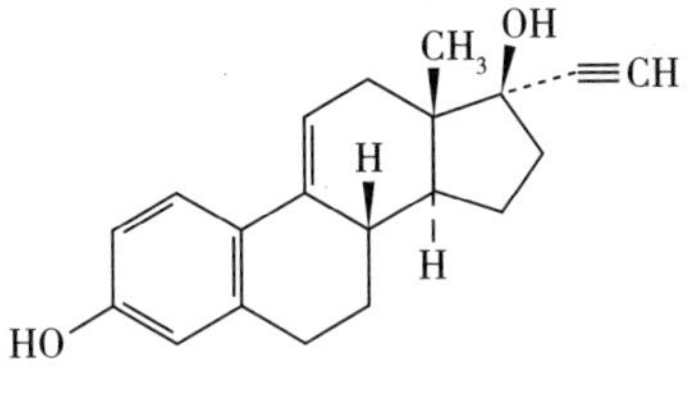

S2
$C_{20}H_{22}O_2$
MW：294

图7-17　炔雌醇原料药中有关物质S1和S2的化学结构

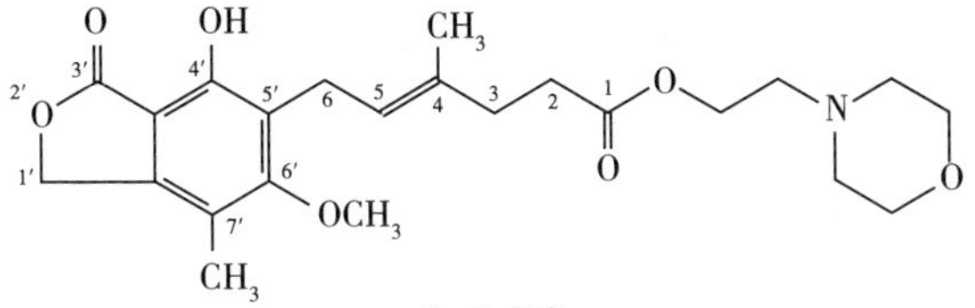

$C_{23}H_{32}NO_7$
MW：433

图7-18　吗替麦考酚酯的化学结构

图7-19　吗替麦考酚酯原料药的HPLC-UV图谱

解规律，随后对有关物质进行高分辨多级质谱数据采集，通过质谱裂解规律研究并结合《欧洲药典》和《美国药典》，初步鉴定出吗替麦考酚酯原料药中6个有关物质的结构，如图7-20所示。其中，S3、S4、S6为欧洲药典6.0和美国药典第31版已收载的有关物质，而S1、S2、S5为新发现的有关物质，说明国内外原料药的生产工艺、储存运输等环节有所不同，进而原料药呈现各自特有的有关物质谱。

高效液相色谱法（HPLC）在药物中的有关物质谱的分析和定量分析方面属于常用技术，在简便、易行和低成本方面具有明显优势，但易受到色谱柱状态、流动相组成等多种实验因素的影响，尤其是流动相的配制和pH值对有关物质的测定影响较大，在实验中需要严格控制这些可能影响测定结果的因素。应用高效

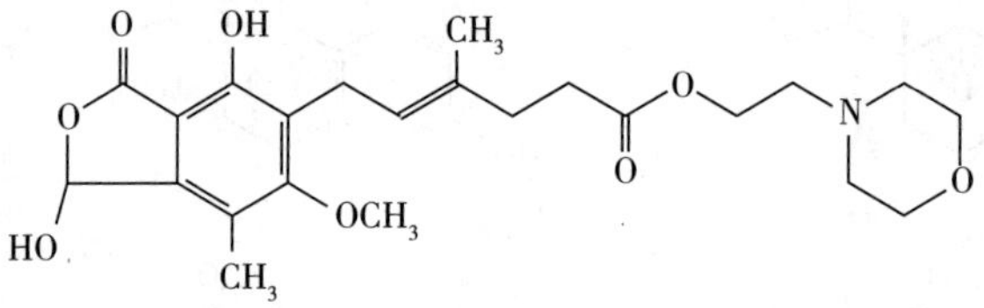

$C_{23}H_{31}NO_8$
MW：449

S1

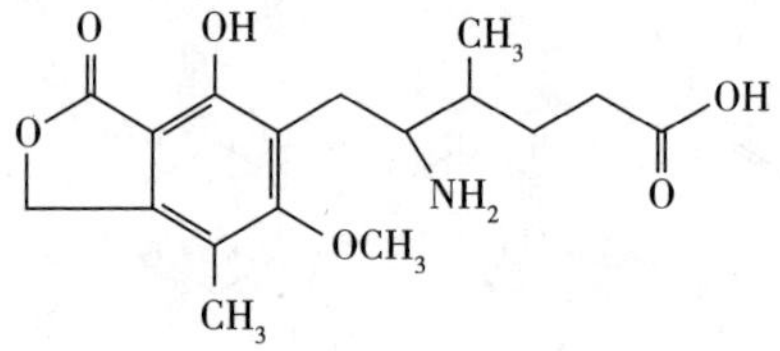

$C_{17}H_{23}NO_6$
MW：337

S2

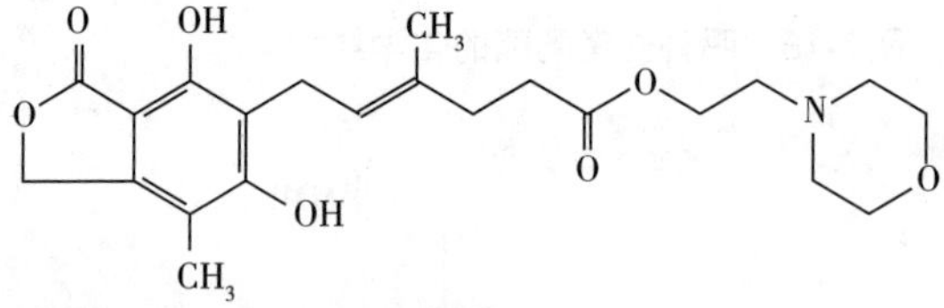

$C_{22}H_{29}NO_7$
MW：419

S3

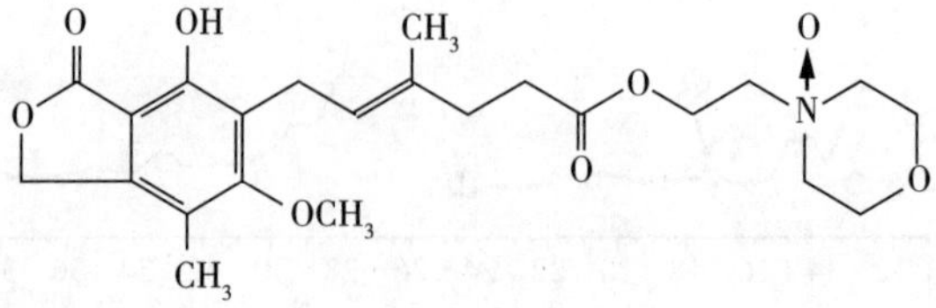

$C_{23}H_{31}NO_8$
MW：449

S4

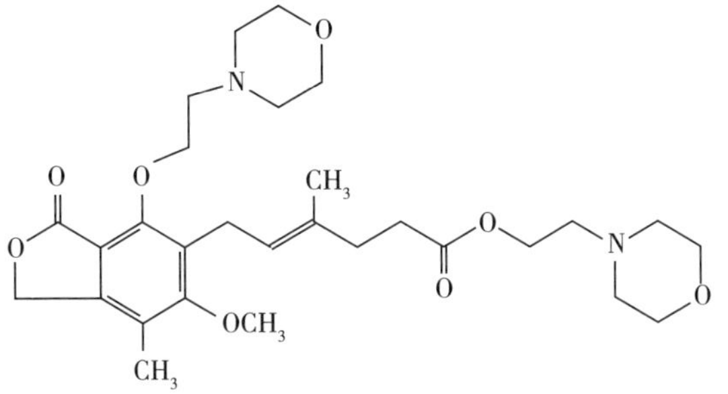

$C_{29}H_{42}N_2O_8$
MW：546

S5

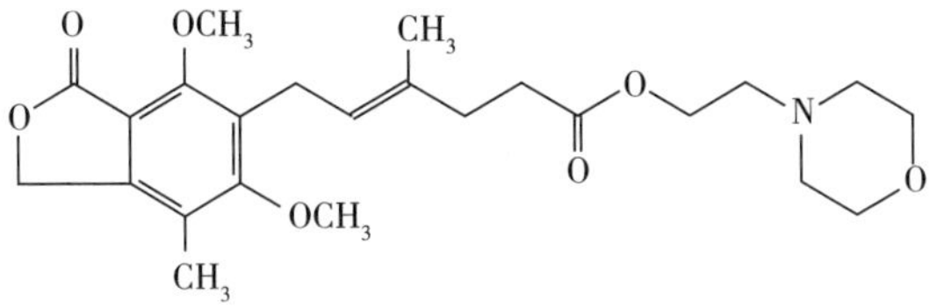

$C_{24}H_{33}NO_7$
MW：447

S6

图7-20　吗替麦考酚酯原料药中有关物质S1～S6的化学结构

液相色谱进行原料药有关物质分析时还可依据实验目的灵活地选用不同类型的检测器，如紫外检测器、二极管阵列检测器、蒸发光散射检测器、质谱检测器等以满足有关物质分离分析、含量测定或结构鉴定的需求。

示例二　乌头类药材指纹图谱及3种生物碱定量分析

乌头类药材能祛风除湿，温经镇痛，在中国和一些东亚国家应用广泛。双酯型生物碱，如新乌头碱、乌头碱、次乌头碱等是乌头类药材的药效成分，同时也是有毒成分。这类成分的治疗窗较窄，用药不当或不慎易产生毒副反应，甚至中毒致死，因服用乌头类药材而导致的中毒事件仍有发生。乌头类药材中双酯型生物碱含量差异很大，且其遇水、加热容易水解成毒性较小的单酯型生物碱，进一步水解成醇胺类生物碱。建立简单、快速、准确的分析方法评价和控制乌头类药材中有毒的双酯型生物碱的含量，监测乌头类药材炮制过程中双酯型生物碱向单酯型生物碱转化，保证乌头类药材及其复方的用药安全非常必要。

超效液相色谱（UPLC）应用小颗粒填料色谱柱、超高压系统和高温色谱系统，具有快速、高分离度和高灵敏度的特点；UPLC同时具备先进的自动进样技术和耐高压的进样系统，实现了快速进样、低交叉污染和较高的进样精确，能够满足对大批量乌头类药材进行多成分指纹图谱分析和定量分析的要求。

255

经过色谱质选择和洗脱流动相的优化，采用Zorbax Extend C18色谱柱（4.6×50 mm，1.8 μm）作为固定相，流动相组成为甲醇-0.26%醋酸氨体系，梯度洗脱。检测波长：235 nm；流速：2 ml/min。在确定的UPLC分析条件下，得到乌头类药材的UPLC指纹图谱（图7-21A），通过与新乌头碱、乌头碱、次乌头碱对照品的色谱图的比较，指认出5号峰为新乌头碱、8号峰为乌头碱、9号峰为次乌头碱（图7-21B）。新乌头碱、乌头碱、次乌头碱与其他成分的色谱峰均达到了基线分离，相互之间无干扰，各个色谱峰的分离度符合要求。

用已建立的UPLC方法测定了生草乌、制草乌、制川乌、黑顺片、白附片的指纹图谱。图7-22为生草乌的UPLC指纹图谱，可以看出，生草乌的UPLC指纹图谱特征成分呈现出有规律的两组，即保留时间2.0～5.0分钟的成分组Ⅰ和保留时间5.0～9.5分钟的成分组Ⅱ。成分组Ⅱ成分加热条件下转化为成分组Ⅰ的成

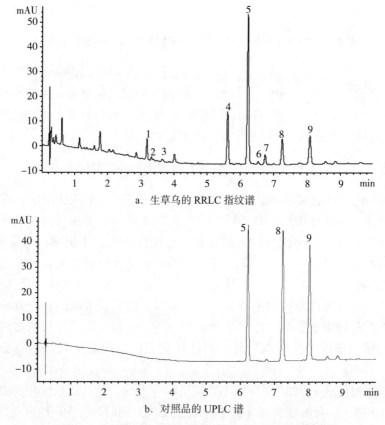

a. 生草乌的 RRLC 指纹谱

b. 对照品的 UPLC 谱

图7-21　生草乌的RRLC指纹谱和对照品的UPLC谱

（引自：北京协和医学院2009年学位论文《两种常用中草药多成分快速分析方法的研究》.）

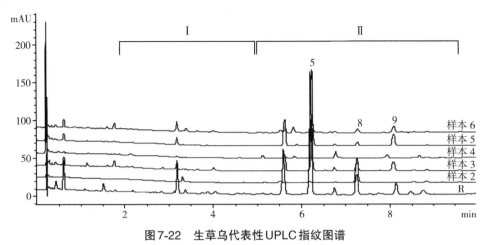

图 7-22　生草乌代表性 UPLC 指纹图谱

（引自：北京协和医学院 2009 年学位论文《两种常用中草药多成分快速分析方法的研究》.）

分，即双酯型生物碱向单酯型生物碱转化。双酯型生物碱向单酯型生物碱转化示意见图 7-23。

　　不同产地的生草乌指纹图谱的特征性共有峰种类较一致，但是含量差异较大。市售制草乌、制川乌、黑顺片、白附片的指纹图谱也存在一定差异。同时测定了乌头类药材中新乌头碱、乌头碱、次乌头碱的含量，含量测定结果表明，这三种高毒性生物碱在不同样品中的含量差异很大，这可能是导致临床用药剂量难以把握、中毒事件发生的原因。在实际应用时，应对乌头类药材从生品来源、炮制方法、储存条件、用法用量等各个环节对进行把关。

　　乌头类药材化学成分较复杂，且很多成分结构相近，采用常规 HPLC 方法测定指纹图谱时，要使各个成分得到较好的分离，分析时间常需 60 min 以上，所以无法将指纹图谱分析和主要成分的定量分析同时进行，对其中的主要成分进行定

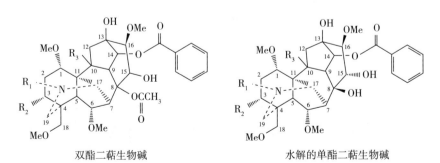

双酯二萜生物碱　　　　　　　　　水解的单酯二萜生物碱

图 7-23　双酯型生物碱向单酯型生物碱转化示意（8 位发生水解）

［引自：《高等学校化学学报》，2011，（3）.］

量时，常常需要另建一个分析时间较短的方法，仅满足所定量指标成分的分离分析要求。本研究UPLC方法分析每个乌头样品的时间仅需10分钟，大大加快了分析的速度，比传统的HPLC方法的分析时间缩短了约6倍，且分离效果、灵敏度均优于常规的HPLC方法，能够较全面地从化学成分种类和含量的角度评价乌头类药材的质量。

示例三　　酸枣仁药材指纹图谱及6种黄酮类化合物定量分析

中药酸枣仁（Ziziphi Spinosae Semen）是鼠李科植物酸枣的干燥成熟种仁，临床多用于治疗失眠和焦虑症。现代药理学研究表明，黄酮类成分是酸枣仁主要的活性成分，具有镇静催眠的作用。酸枣仁中的黄酮类化成分复杂，但是有效成分的分析仍只是局限于酸枣仁皂苷A，B以及2个或3个黄酮类成分，缺乏快速、准确、高效的分析方法对黄酮类成分进行多成分的定性和定量的全面质量评价和分析。因此，对酸枣仁中黄酮类成分进行快速分离和鉴定，以及多成分的定量分析，对于明确酸枣仁药材的活性成分和增强药材的质量控制具有重要意义。

超效液相色谱采用了高压输液泵、高灵敏度检测器和高效微粒固定相，与传统的高效液相色谱相比，大幅改善了液相色谱的分离度、灵敏度，并增大样品通量，极大地提高分析工作的质量和效率。

酸枣仁中黄酮类成分较多并且结构相似，分离较困难，因此采用UPLC分析技术建立酸枣仁黄酮类成分的指纹图谱，提高色谱峰之间的分离度，获得更加丰富的成分信息和更好的灵敏度。在酸枣仁药材指纹图谱分析方法建立的过程中充分考察了不同的流动相、色谱柱、柱温、梯度洗脱程序及流速等因素对分离的影响，最终确定了适宜的色谱条件，采用Agilent ZORBAX Eclipse Plus C18 RRHD（2.1×100 mm，1.8 μm）色谱柱与Agilent ZORBAX Eclipse Plus C18 RRHD（2.1×50 mm，1.8 μm）色谱柱串联，流动相为乙腈-20 mmol/L 磷酸二氢钠水溶液，梯度洗脱，流速0.4 ml/min，检测波长270 nm。在已确定的UPLC色谱条件下，得到酸枣仁药材的UPLC指纹图谱（图7-24）。指纹图谱中包含13个主要色谱峰。通过与已有的6个对照品色谱图比较，可以指认出3号峰为异牡荆素，5号峰为斯皮诺素，6号峰为当药黄素，8号峰为6‴-p-羟苯甲酰斯皮诺素，10号峰为6‴-p-香豆素斯皮诺素，11号峰为6‴-阿魏酸斯皮诺素，这6个目标化合物的色谱峰与其他成分的色谱峰均达到了基线分离且相互之间无干扰，各个色谱峰的分离度符合要求。

用已建立的UHPLC分析方法对19种不同来源的市售炒酸枣仁药材和4种不同来源的市售生酸枣仁药材进行指纹图谱分析。结果显示，23种不同来源药材的

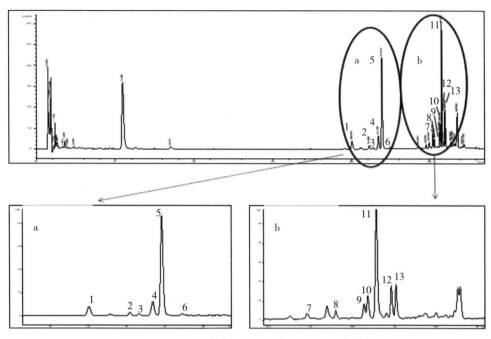

图7-24　酸枣仁药材代表性的UPLC指纹图谱

（引自：北京协和医学院2010年学位论文《酸枣仁中黄酮类化学成分及质量分析方法研究》.）

共有峰为13个，无论是炒酸枣仁还是生酸枣仁，黄酮类化合物的主要成分均为异牡荆素（峰5）、6‴-p-香豆素斯皮诺素（峰10）和6‴-阿魏酸斯皮诺素（峰11），其中斯皮诺素的含量最高，其次是6‴-阿魏酸斯皮诺素，不同来源的市售酸枣仁药材的共有峰的峰面积有较大差异。这些信息提示，目前市售的酸枣仁药材质量并不一致。

　　采用酸枣仁UPLC指纹图谱分析方法还能够同时对6个黄酮类成分（异牡荆素、斯皮诺素、当药黄素、6‴-p-羟苯甲酰斯皮诺素、6‴-p-香豆素斯皮诺素和6‴-阿魏酸斯皮诺素）定量，定量结果显示，斯皮诺素、6‴-阿魏酸斯皮诺素和6‴-p-香豆素斯皮诺素是酸枣仁中主要的黄酮类成分，异牡荆素、当药黄素和6‴-p-羟苯甲酰斯皮诺素作为多种来源酸枣仁药材的共有成分，其相对含量则较低。综合对比酸枣仁药材指纹图谱和6个有效成分的主成分分析及聚类分析的研究结果发现，6个有效成分所体现的样品分布趋势和13个共有峰所体现的样品分布趋势是完全一致的，说明这6个黄酮类成分能够较好反映酸枣仁药材的整体状况。

　　建立UPLC分析方法能够快速、简便地对大批量的酸枣仁药材进行常规的多成分指纹图谱分析，从总体上了解酸枣仁成分，尤其是在绝大多数有效成分尚未确定的情况下，能更好地反映酸枣仁药材的内在质量。UPLC分析方法同时可以准确地对酸枣仁药材多个有效成分进行定量分析。这种中药指纹图谱与多个有效成分的定量分析相结合的研究模式，将使中药材成分更加清晰、药材的质量和稳定性更加可靠、质量控制更加准确。

思考题

1. 高效液相色谱主要的分离模式及其应用特点有哪些？
2. 高效液相色谱在中药质量控制方面的应用有哪些？
3. 举例说明高效液相色谱在化学药有关物质分析方面的应用。

（生　宁　杨庆云　张才煜）

参 考 文 献

[1] BLUM, FRANCESCA. High performance liquid chromatography [J]. British journal of hospital medicine, 2014, 75（2）: C18-21.

[2] NIELSEN S. Food Analysis [M]. Springer, Chapter 27, 482.

[3] CLEVETT KJ. High-performance Liquid Chromatography. [J]. Bioprocess technology, 1990, 6, 47-73.

[4] 宋如峰, 宗兰兰, 袁琦, 等. 高速逆流色谱技术的应用研究进展 [J]. 河南大学学报（医学版）, 2019, 38（2）: 143-147.

[5] XU BC, ZHANG GJ, WANG GX, et al. High-speed counter current chromatography technology and application in the separation and analysis of pharmaceuticals [J]. Chinese Journal of Pharmaceutical Analysis, 2006, 26（10）: 1516-1520.

[6] MICHALSKI R. Application of Ion Chromatography in Clinical Studles and Pharmaceutical Industry [J]. Minireviews in Medicinal Chemistry. 2014, 14（10）: 862-872.

[7] WOUTERS S, HADDAD PR, EELTINK S. System design and emerging hardware technology for ion chromatography [J]. Chromatographia, 2017, 80（5）: 1-16.

[8] BRUSOTTI G, CALLERI E, COLOMBO R, et al. Advances on size exclusion chromatography and applications on the analysis of protein biopharmaceuticals and protein aggregates: a mini review [J]. American Journal of Physiology, 2017, 262（S4）: C493.

[9] HAGE DS, ANGUIZOLA JA, BI C, et al. Pharmaceutical and biomedical applications of affinity chromatography: Recent trends and developments [J]. Journal of Pharmaceutical and Biomedical Analysis, 2012, 69（8）: 93-105.

[10] HAGE DS, MATSUDA R. Affinity Chromatography: a Historical Perspective [J]. Methods in Molecular biology. 2015, 1286: 1-19.

[11] KURBANOGLU S, KARSAVURDAN O, OZKAN S A. Recent advances on drug analyses

using ultra performance liquid chromatographic techniques and their application to the biological samples［J］. Current Analytical Chemistry，2019，15（3）：277-293.

［12］洪小栩，石莹，宋雪洁，等. 液相色谱柱进展及其在药品标准中的应用［J］. 药物分析杂志，2017（02）：15-25.

［13］夏敏，苏梦翔，狄斌. 表面多孔颗粒填料在手性拆分与生物大分子色谱分析中的应用研究进展［J］. 药学进展，2016，40（8）：604-609.

［14］JANDERA P，JANÁS P. Recent advances in stationary phases and understanding of retention in hydrophilic interaction chromatography. a review［J］. Analytica Chimica Acta，2017，967：12-32.

［15］ZHANG Q，YANG FQ，Ge L，et al. Recent applications of hydrophilic interaction liquid chromatography in pharmaceutical analysis［J］. Journal of Separation Science，2017，40（1）：49-80.

［16］IGUINIZ M，HEINISCH S. Two-dimensional liquid chromatography in pharmaceutical analysis. instrumental aspects，trends and applications［J］. Journal of Pharmaceutical & Biomedical Analysis，2017，145：482.

［17］PIROK BWJ，STOLL DR，SCHOENMAKERS PJ. Recent developments in two-dimensional liquid chromatography：fundamental improvements for practical applications［J］. Analytical Chemistry，2019，91（1）：240-263.

［18］BEERAM SR，RODRIGUEZ E，DODDAVENKATANNA S，et al. Nanomaterials as stationary phases and supports in liquid chromatography［J］. Electrophoresis，2017，38（19）：2498-2512.

［19］LYNCH KB，CHEN A，LIU S. Miniaturized high-performance liquid chromatography instrumentation［J］. Talanta，2017，94-103.

［20］马亚娟，王宝春，殷海霞，等. 液质联用技术在中药成分研究中的应用［J］. 临床医药文献电子杂志，2017，4（56）：11076-11077.

［21］HOLČAPEK MICHAL，JIRÁSKO，ROBERT，et al. Miroslav. recent developments in liquid chromatography-mass spectrometry and related techniques［J］. Journal of Chromatography A，2012，1259（Complete）：3-15.

［22］WEI T C，MACK A，CHEN W，et al. Synthesis，characterization，and evaluation of a superficially porous particle with unique，elongated pore channels normal to the surface［J］. Journal of Chromatography A，2016，1440：55-65.

［23］NESTERENKO EP，NESTERENKO PN，CONNOLLYD，et al. Nano-particle modified stationary phases for high-performance liquid chromatography［J］. Analyst，2013，138（15）：4229-4254.

［24］BHARDWAJ SHALINI，VANDANA A，VIJAY B，et al. Ultra performance liquid chromatography：a revolutionized LC technique［J］. International Journal of Drug Regulatory Affairs，2014，2（3）：83-87.

［25］STOLL DR. Recent progress in online，comprehensive two-dimensional high-performance liquid chromatography for non-proteomic applications［J］. Anal Bioanal Chem，2010，397（3）：979-986.

［26］CALEB S，ROBERT B，SYLVIA U. Absolute configuration determination of retroflexanone using the advanced mosher method and application of HPLC-NMR［J］. Marine Drugs，2018，16（6）：205.

［27］严国，梅光明，常家琪，等. 电感耦合等离子体质谱法分析海蟹中的砷元素分布特征［J］. 食品科学，2019，40（12）：332-339.

［28］温睿，王乃慧，李引丽，等. 红外光谱高效液相色谱法鉴定出土酒残留物［J］. 西北大学学报，2018，048（6）：902-908.

［29］蒋小良，黄慧贤，闫剑勇，等. 高效液相色谱-氢化物发生原子吸收光谱法测定塑料食品包装材料中的有机锡［J］. 化学分析计量，2015，（6）：15-18.

［30］焦岑蕾，王炜，刘娇，等. 表面增强拉曼光谱与高效液相色谱联用技术在Suzuki偶联反应实时监测中的应用研究［J］. 化学学报，2018，076（7）：526-530.

［31］许泽君，景霞，孙芳，等. 在线固相萃取净化-高效液相色谱法测定人血浆中的霉酚酸［J］. 分析测试学报，2020，39（01）：162-166.

［32］尹秀娥，陈阳，董乔，等. 柱前衍生化HPLC法测定1种酰氯类化合物［J］. 药物分析杂志，2019，39（11）：2064-2069.

［33］GRINIAS JP，KENNEDY，RT. Advances in and prospects of microchip liquid chromatography［J］. Trac trends in Analytical Chemistry，2016，81：110-117.

［34］国家药典委员会. 中华人民共和国药典：四部［M］. 2020版. 北京：中国医药科技出版社，2020：61-65.

［35］ZACHARIS CK，VASTARDI E. Application of analytical quality by design principles for the determination of alkyl p-toluenesulfonates impurities in Aprepitant by HPLC. Validation using total-error concept［J］. Journal of Pharmaceutical and Biomedical Analysis，2017，150：152-161.

［36］武晓媛，翟雪蓓，刘沙，等. 高效液相色谱指纹图谱在中药制药过程中的效果分析［J］. 世界最新医学信息文摘，2019，19（69）：122.

［37］屠鹏飞，史社坡，姜勇. 中药物质基础研究思路与方法［J］. 中草药，2012，（2）：209-215.

［38］吴婉莹，果德安. 中药整体质量控制标准体系构建的思路与方法［J］. 中国中药杂志，2014，（3）：351-356.

［39］杨洋，黄良永，朱美玲，等. 一测多评法在《中国药典》2015年版中的应用［J］. 中南药学，2017，15（12）：1738-1741.

［40］SHENG N，ZHENG H，XIAO Y，et al. Chiral separation and chemical profile of Dengzhan Shengmai by integrating comprehensive with multiple heart-cutting two-dimensional liquid chromatography coupled with quadrupole time-of-flight mass spectrometry［J］. Journal of Chromatography A，2017，1517：97-107.

［41］IANNI F，PUCCIARINI L，CAROTTI A，et al. Last ten years（2008-2018）of chiral ligand-exchange chromatography in HPLC：An updated review ［J］． Journal of Separation Science，2019，42（1）：21-37.

［42］HUSSAIN A，ALAJMI MF，HUSSAIN I，et al. Future of ionic liquids for chiral separations in high-performance liquid chromatography and capillary electrophoresis ［J］． Critical Reviews in Analytical Chemistry. 2019，49（4）：289-305.

［43］刘畅，孔令钰，李楠，等．HPLC法检测保健品中违禁添加9种化学降糖药物［J］．天津药学，2018，30（3）：24-28.

［44］肖寒露，陈军，蔡宝昌，等．HPLC同时测定大鼠血浆中马钱子碱和士的宁的浓度［J］．中国实验方剂学杂志，2010，16（11）：26-29.

［45］王欣然，齐建平，吴夏青，等．制备型高效液相色谱在药物分离纯化中的应用研究进展［J］．分析试验室，2014，（12）：118-122.

［46］乔艳玲．两种常用中草药多成分快速分析方法的研究［D］．北京，北京协和医学院，2009：34-76.

［47］刘文龙．刘志强，宋凤瑞，等．乌头类双酯型生物碱组分转化为单酯水解型及脂型生物碱组分的研究［J］．高等学校化学学报，2011，（3）：717-720.

［48］牛春燕．酸枣仁中黄酮类化学成分及质量分析方法研究［D］．北京，北京协和医学院，2010：54-90.

第八章

液相色谱质谱联用技术与应用

　　液相色谱质谱联用（liquid chromatograph mass spectrometry，LC-MS），是一种灵敏度高和特异性好的分析技术，该技术将液相色谱出色的分离能力与质谱特异检测与鉴定能力结合，能够对微量以及复杂基质中分析对象实现定性和定量分析。本章将重点介绍液相色谱质谱联用的技术特点、发展趋势及在药物分析领域的应用。

第一节　液相色谱质谱联用技术特点和发展趋势

一、液相色谱质谱联用技术的特点

（一）仪器构造

　　液相色谱质谱联用仪主要由液相色谱系统、质谱系统及数据处理系统3部分构成。其中，液相色谱系统一般包括高压输液泵系统、进样系统、分离系统和检测器，质谱系统一般包括离子源、质量分析器、真空系统、检测器。液相色谱系统与质谱系统通过离子源连接，离子源去除液相色谱系统的流动相，保留离子化的待分析对象，进入真空状态下的质谱系统被分析检测。液相色谱质谱联用仪的构造如图8-1所示。

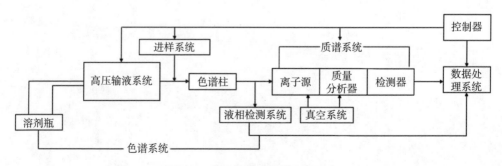

图8-1　液相色谱质谱联用仪示意

（二）分析流程

液相色谱质谱联用技术以液相色谱作为分离系统，质谱为检测系统。样品在经过液相色谱系统分离后，进入质谱系统，在离子源被电离成带有一定电荷的离子，离子在电场和磁场的综合作用下，依据离子质荷比 m/z（质量 m 和电荷数 z 的比值）大小产生不同的运动行为，以质谱分析器检测到的离子信号强度作为纵坐标，离子质荷比作为横坐标，呈现在质谱图谱上，通过待分析对象的特征离子质荷比和所对应的信号强度信息，对复杂样品进行准确的定性或定量分析。

（三）分类及技术特点

目前分析中常用的液相色谱质谱联用仪可以依据离子源和质量分析器进行分类。

从离子源的角度来看，能够与液相色谱联用的常用商品化离子源有电喷雾离子源（electrospray ionization，ESI），大气压化学电离源（atmospheric pressure chemical ionization，APCI）以及大气压光电离源（atmospheric pressure photo ionization，APPI）。

ESI 适合于中等极性到强极性的化合物的分析，是 LC-MS 中使用最广泛的离子源。ESI 是高电压加在毛细管喷口上，通过电动喷雾，雾化的液滴经去溶剂化最终成为样品的准分子离子。ESI 具有离子化效率高、灵敏度高、分析范围广等优点，它既可以形成多电荷离子分析大分子化合物，如多肽、蛋白质等；也可以形成单电荷离子分析较小分子量（相对分子量＜1000）的极性化合物，如小分子药物及其代谢物。最近发展起来的微喷雾和纳喷雾技术尤其适合微量样品的高灵敏度分析。

APCI 采用电晕放电来电离气相分析物，因此要求被分析物具有一定的挥发性，它适合于弱极性或者中等极性化合物的分析。与 ESI 相比，APCI 不能形成多电荷离子，这使得它的质量分析范围没有 ESI 广。

APPI 是在大气压下利用光化作用将气相分析物离子化的技术，其适用范围与 APCI 相似，一般更适用于有强紫外吸收的多环芳烃等非极性化合物的分析。

从质量分析器的角度来看，常用的有四极杆（quadrupole，Q）质谱、离子阱（ion trap，IT）质谱、飞行时间（time of flight，TOF）质谱、静电场轨道阱（orbitrap）质谱、傅里叶变换离子回旋共振（Fourier transform ion cyclotron resonance，FTICR）质谱。各个类型质量分析器的一般特点如表8-1所示。

四极杆质谱是在射频反相交变电场的作用下，使某个特定数值的离子通过四极杆到达检测器，结构简单、成本低、维护方便，定量能力强，但存在着分辨率低、定性能力不足等缺点。

表8-1　LC-MS中各个类型质量分析器特点比较

质量分析器类型	分辨率（$\times 10^3$）	质量准确度（ppm）	m/z范围（$\times 10^3$）	采集速率（Hz）	线性动态范围	价格
Q	3～5	低	2～3	2～10	$10^5 \sim 10^6$	低
IT	4～20	低	4～6	2～10	$10^4 \sim 10^5$	中等
TOF	10～60	1～5	10～20	10～50	$10^4 \sim 10^5$	中等
Orbitrap	100～240	1～3	4	1～5	5×10^3	较高
FTICR	750～2500	0.3～1	4～10	0.5～2	10^4	高

注：引自：*Journal of Chromatography A*. 2012，1259。

　　离子阱质谱是将离子储存到阱内，然后通过改变电场，按不同的质荷比将阱内离子释放到达检测器。离子阱有全扫描和选择离子扫描功能，同时具有离子储存技术，可以选择任一质量离子进行碰撞解离，实现二级或多级质谱分析功能，在解析化合物结构方面更为有利，分辨率比四极杆质谱高，但对低分子量化合物存在歧视效应，另外检测灵敏度较低，定量能力不如四极杆质谱。

　　飞行时间质谱是离子在加速区加速后，依据不同质荷比离子在离子漂移管中飞行速度不同，各离子飞行到达检测器的时间不同而获得质量分离，具有分析质量范围宽、扫描速度快、分辨率高的优点。飞行时间质谱理论上不存在质量上限，因此应用范围较宽，不仅适合小分子化合物，也适合于分子量大的生物大分子等复杂样品的分析。

　　傅里叶变换离子回旋共振质谱是根据给定磁场中的离子回旋频率来测量离子质荷比，分辨率高，质量测定精度高，灵敏度好，具有多级质谱功能，定性能力出色，但FTICR存在仪器售价及超高磁场维护费用高，扫描速度较慢的局限。

　　静电场轨道阱质谱是一种继傅里叶变换离子回旋共振质谱仪之后发展以静电场形成离子回旋的高分辨质谱仪，它利用离子在特定静电场中运动振荡频率的不同对阱内离子进行质量分析，可以提供精确的质量数，具有高质量分辨能力，与FTICR相比，Orbitrap不需要超高磁场，大大降低了维护成本，并且灵敏度更高，多功能杂化的静电场轨道阱质谱仪在定性和定量性能方面均具有出色表现。

　　串联质谱（tandem mass spectrometry，MS/MS）是目前质谱仪的一个发展方向，通过两个或更多质谱连接在一起，对一级或上级质谱产生的离子进一步裂解生成次级质谱，通过对次级质谱的深入分析，可以获得分析对象的结构信息，可有效避免复杂基质和背景干扰，提高分析选择性和灵敏度。

串联质谱的方式主要有空间串联和时间串联，空间串联质谱是利用多个质量分析器在空间上串联，来实现多级质谱功能，如三重四极杆质谱、四极杆飞行时间质谱、飞行时间质谱等。空间串联质谱的主要扫描模式有子离子扫描（product scan），母离子扫描（precursor scan）、中性丢失扫描（neutral loss scan）和多反应监测（multiple reaction monitoring，MRM）。其中，三重四极杆质谱的MRM功能广泛应用于定量分析。

时间串联质谱需要质量分析器具有捕获并驻留离子的特性，如离子阱质谱、傅里叶变换离子回旋共振质谱和静电场轨道阱质谱等，通过驻留感兴趣的离子做进一步的裂解，从而获得次级质谱信息。串联质谱的优势在于可以进行待分析离子的N级碎裂扫描分析MS^n，特别适合未知待分析对象的定性分析。

（四）与其他技术比较

色谱技术的优势在于出色的分离能力，为复杂混合物的分离提供了有力的工具，然而色谱方法具有一定的局限性，定性能力较差，难以得到化合物的准确结构信息，通常采用标准品比对的方法进行未知化合物的结构确认，另外对于一些无紫外吸收化合物的检测也存在困难。质谱技术的优势在于灵敏和特异分析的能力，能够提供结构相关的质谱信息，是未知化合物特异性检测和结构解析的有力手段，然而质谱技术的抗干扰能力有限，对于复杂混合样品的分析难以发挥技术优势。色谱质谱联用技术，实现了两种技术的优势互补，取长补短，成为现代应用十分广泛的分离和鉴定的分析技术。

色谱质谱联用技术又分为气相色谱质谱联用技术和液相色谱质谱联用技术。其中，气相色谱质谱联用技术发展较早，较为成熟，但应用范围有限，只适合测定易挥发、相对分子量较小和热稳定性好的化合物。在实际应用中，约20%的化合物可以不经过衍生化或预先处理达到气相色谱质谱联用技术的分析要求，多数情况下需要进行预处理或衍生化为易气化的样品再进行分析，对于不易挥发、强极性、大分子和热不稳定性化合物的分析存在困难。

（五）优势和应用范围

液相色谱质谱联用技术的发展，为化合物的分离和鉴定提供了很好的平台。液相色谱可以分离已知化合物中约80%，特别是气相色谱难以分析的不易挥发、强极性、大分子（多肽、蛋白质、多聚物等）和热不稳定性的化合物，具有很好的分离性能。液相色谱与质谱的联用，弥补了液相色谱常规检测器（紫外、荧光、电化学等）的不足，提高了检测的灵敏度和选择性，加之质谱可以提供更多的物质结构信息，成为复杂基质中多组分化合物、微量成分分离和分析最理想的技术手段，具有更广的适用性，因此被广泛应用在各个领域中，包括医药、临床、司法、化工、食品和环境等，成为现代不可或缺的分析技术。

（六）局限和不足

液相色谱质谱联用技术的应用也存在着一定的局限性。液相色谱的流动相必须使用挥发性的酸、碱以及缓冲盐，对于一些需要借助缓冲体系、表面活性剂、不挥发性离子对改善分离度的待测对象，其分离能力在液相色谱质谱分析系统中受到限制。待测对象的质谱数据获得是基于化合物离子化，通过质谱检测器获得特定的质荷比信息，与待测对象从液相色谱系统共洗脱的不同物质，在离子源中与待测对象同时发生离子化，而出现相互的离子化抑制或者激发。受到抑制的待测对象，特别是难离子化的待测对象，质谱响应信号可能很小，甚至没有响应信号，在色谱图中不出峰。

因此任何干扰待测对象离子化的基质物质，都可能影响质谱检测的灵敏度和选择性。实验分析时样品的浓度、液相色谱条件、质谱条件、杂质干扰等都会影响最后得到的色谱图和质谱图。另外，气相色谱质谱联用技术用电子轰击方式（EI）得到的谱图，可以与成熟的标准谱图库进行比对，如美国国家标准与技术研究院（NIST）图谱库。而液相色谱质谱联用技术得到的谱图一般没有通用的、商品化的标准谱图库进行比对，只能通过与标准品比对，或者建立标准品或者已知化合物的质谱数据库，通过解析谱图，归纳质谱裂解规律，推测和鉴定化合物结构。

液相色谱质谱技术在定性和定量方面都显示出不凡的能力，但仍需要与其他方法，如GC-FID/MS、HPLC-UV/DAD、NMR和传统的化学鉴别等方法紧密结合。将多种分析技术的数据进行综合分析，既可提供更全面的待测对象的定性和定量信息，达到分析平台优势互补，也使不同分析技术的结果得到互相验证，保证结果的可靠性。

二、液相色谱质谱联用技术的发展趋势

（一）液相色谱技术发展

随着科学进步，探索复杂样品的本质对分析技术的要求不断提高，常规的HPLC已经无法满足定性定量的需求，超效液相色谱（ultra performance liquid chromatography，UPLC）在分析性能方面优于HPLC，由于亚二微米粒径填料的使用，UPLC显示高分离度，更快的分析速度和更好的灵敏度。对于一些复杂样品的分析，需要具有更强分离能力和峰容量的液相色谱系统与质谱联用，二维液相色谱质谱联用技术进一步拓展一维液相色谱的分离分析能力，提升质谱在线检测和鉴定能力。另外，纳升级、毛细管和微流超高压液相色谱技术的发展为样品量有限且需要高灵敏度和出色保留能力的诸如蛋白质组学、代谢组学和完整蛋白质分析等工作提供了有力的技术手段。

（二）离子源的发展

待分析对象的有效离子化是获得其高质量质谱数据的前提，质谱仪的分辨率、质量准确度和灵敏度等性能只会体现在带电离子上，在一定程度上待分析对象的离子化依赖于离子源，没有任何一种离子源能够适用于所有类型的化合物。目前，液相色谱质谱联用中常用的离子源主要有ESI、APCI、APPI等。不同的仪器厂家围绕着离子源的离子化效率、抗污染能力、传输效率等方面不断地改进和创新。由于不同离子源的应用范围有所差异，复合离子源可以在一次进样中进行多种电离方式的快速切换，以保证在理想的离子化条件下获得质量好的质谱数据，如ESI/APCI，ESI/APPI，ESI/MALDI等。

纳升级电喷雾离子源（nano ESI）的发展极大提高了离子化效率，与常规ESI相比，nano ESI的喷雾流速达到nl/min，形成的喷雾液滴小$100 \sim 1000$倍，大大增加了去溶剂化效率，而且nano ESI发射器更接近MS入口，从而可以更有效地将入口的离子引入，有更多的离子形成并进入质量分析仪。由于流速低，色谱稀释效应显著降低，允许更多的浓缩峰从微分析柱上洗脱，然后进入质谱分析，大大提高了检测灵敏度，为代谢组学、蛋白质组学等分析对象众多，样品基质复杂的分析工作提供了解决方案。

（三）质谱技术发展

近年来，质谱检测器也得到了飞速的发展，在质量范围、灵敏度、扫描速度、准确性和分辨率等多方面不断提高。从离子阱质谱、单四极杆和三重四极杆质谱，发展到高分辨质谱，如飞行时间质谱、傅里叶变换离子回旋共振质谱和静电场轨道阱质谱，再到杂化的多功能质谱。通过高分辨质谱获得的分辨率高，质量数更加精确的质谱数据（误差$< 5ppm$），杂化多功能质谱的应用能够获得精确的多级质谱数据，可实现复杂体系中的微量化合物的分析和鉴定，开创了液相色谱质谱技术在生命科学等快速发展领域应用的新时代。

与其他技术的联用，已然成为液相色谱质谱联用技术发展趋势。离子淌度质谱（ion mobility mass spectrometry，IMMS）是离子淌度迁移谱与质谱联用的一种新型二维质谱分析技术，依据离子的迁移率把离子在空间或时间上分开，使得质谱分析进入多维数据模式，获得化合物空间结构相关的质谱数据，在蛋白质、多肽及复杂化合物同分异构体甚至立体异构体分析方面凸显出独特的优势。

（四）数据处理软件的发展

液相色谱质谱技术的发展已经来到了大数据时代，它可以提供给研究人员海量的数据，但在数据处理方面存在一定的局限性，一方面实验结果无法与其他仪器进行对比，另一方面数据信息庞大，无法与生物信息学数据库共同分析。如何对这些数据进行深入的挖掘和运用，建立一套庞大的数据处理服务系统，成为研究的热点。液相色谱质谱联用技术采集数据处理的完整化、标准化、智能化、便捷化成为当今发展的趋势。

液相色谱质谱联用技术由于出色的定性和定量能力在医药、临床、司法、化工、食品和环境等多领域发挥着重要的作用，成为现代不可或缺的分析技术。随着分析研究的不断深入，样品复杂程度不断地提高，液相色谱质谱联用技术将向着自动化、智能化、标准化、小型化、高通量、高效率、痕量分析等方面飞速发展。

第二节　液相色谱质谱联用技术在药物分析中的应用

液相色谱质谱联用技术集液相色谱的高分离效能和质谱的高灵敏度、高选择性等优点于一体，在药物分析领域得到了广泛的应用，本节概述近年来液相色谱质谱联用技术在药物分析中的应用，为读者提供参考。

一、在中药和天然药物成分分析中的应用

中药、天然药物中往往含有结构多样、性质不同的多种化学成分，且有效成分的含量有些较高而有些较低，对中药和天然药物进行深入研究和开发，需要从复杂的药物体系中提取、分离和鉴定出有活性的化学成分。常规的方法是进行大量的提取分离，得到一定量的纯化合物后，再进行UV、IR、NMR和MS分析，确定其化学结构。整个过程耗时长、步骤烦琐，且目的性差。液相色谱质谱联用技术是将药物的提取物先经过液相色谱分离，再导入质谱仪进行分析，依据采集的一级和多级质谱数据，来解析所有化学成分的部分结构信息，如化合物类型、特征取代基等。一些微量或痕量成分在传统的分离过程中很可能被忽略，而LC-MS具有检测灵敏度好、特异性高的特点，因此对微量甚至痕量化合物能够快速分析。LC-MS是新化合物的发现，丰富中药和天然药物的化合物结构的有力手段。研究人员采用液相色谱联用电喷雾多级串联质谱技术（HPLC-ESI-MS^n）对中药小春花进行了研究，快速地推理并鉴定了小春花中的28个黄酮及黄酮苷的化学结构，其中有6个黄酮苷是之前传统的分离纯化方法没有分析得到的新化合物。

二、在药品质量控制中的应用

（一）中药质量控制

中医药是中华民族宝贵的财富，为中华民族的健康作出了不可磨灭的贡献。中药所含的化学成分结构种类多，同类成分结构相近且同分异构体多，化合物

之间含量差异大，使得中药质量控制对分析技术在分离能力、分离效率和检测灵敏度方面提出更高要求。目前，传统的中药质量控制方法多采用 IR、UV、TLC、HPCE、HPLC、GC 等，主要针对中药及其复方制剂的一些主要成分或特征性成分进行定性鉴别及含量测定。《中国药典》在保留常规中药质量控制常用检测方法的基础上，进一步扩大对新技术、新方法的应用，液相色谱质谱联用技术具有选择性强、灵敏度高、分离能力好等一系列优点，弥补传统中药质量控制分析方法的不足，提高检测的灵敏度、专属性和稳定性，被广泛应用于中药质量控制中。例如，2020 年版《中国药典》中川楝子和苦楝皮中有效成分川楝素的含量测定采用的就是液相色谱质谱联用的方法，将川楝子粉或苦楝皮粉加入甲醇加热回流提取后采用液相色谱电喷雾离子源单四极杆质谱检测川楝素（m/z 573），要求川楝素含量应为 0.060% ～ 0.20%。

中药指纹图谱是控制中药或天然药物质量最有效的方法之一。然而，目前开展的指纹图谱研究大多数采用 HPLC-UV 的分析方法，灵敏度和选择性都存在局限性，很难对其中的大多数指纹峰进行指认，进而难以与活性关联以及指导制剂工艺。液相色谱质谱联用技术适合复杂体系的成分分析，并可以提供色谱峰的结构信息，据此来推测化学结构，从而对中药质量进行更为全面的评价。研究人员利用 UPLC-Q-TOF/MS 技术建立了中药白鲜皮的特征指纹图谱，鉴定了 26 个喹啉类生物碱以及 17 个柠檬苦素类成分，为阐明白鲜皮药效物质基础，完善质量标准奠定了基础。

真菌毒素是真菌产生的次级代谢产物。某些中药在种植、储存等过程中易产生一些真菌毒素，如黄曲霉素、赭曲霉素、呕吐毒素、玉米赤霉烯酮和展青霉素等，对人体有毒性，有必要加强相关真菌毒素的控制。目前真菌毒素的检测方法有薄层色谱法、酶联免疫测定法、胶体金免疫层析法、高效液相色谱法和液相色谱质谱联用法等。液相色谱质谱联用法可以实现真菌毒素多成分同时检测，特异性较强，重现性较好，解决色谱分离不完全及假阳性的情况，因此假阳性率较低。2020 年版《中国药典》采用高效液相色谱质谱联用法对黄曲霉素 G_2、G_1、B_2、B_1，赭曲霉素 A，呕吐毒素，玉米赤霉烯酮，伏马毒素 B_1、B_2 及 T-2 毒素 10 种真菌毒素进行同时测定，实现了中药中真菌毒素的高通量快速筛选及含量测定，保障中药的用药安全。

农药残留问题是中药材现代化规范种植后面临的安全风险之一，高灵敏度、高通量的农药残留检测方法的开发始终是中药质量监控的技术难点。2020 年版《中国药典》农药残留量测定法中采用液相色谱质谱联用技术定性定量测定乙酰甲胺磷、啶虫脒、甲草胺、涕灭威等 523 种农药残留，是控制中药材安全风险的技术支撑。

（二）化学药质量控制

化学药品的有关物质是指药物中存在的无治疗作用或者影响药物的稳定性、疗效，甚至对人体的健康有害的物质，化学药品中有关物质的全面准确地控制与药品的安全息息相关，因此必须在总体水平上对化学药品中有关物质进行研究，明确其来源、成分结构、可能的活性作用及其限量，以保证临床用药的安全。化学药品有关物质的控制是化学药品研发、生产过程中质量控制的重要内容。常见的有关物质控制方法分为定性和定量方法。定性方法主要用于有关物质谱的分析，主要有 TLC、HPLC、HPLC-MS、NMR 等；定量方法主要是测定有关物质的量或者衡量其不高于制定的限量标准，有 HPLC、GC、UV、HPCE、HPLC-MS 等。

液相色谱质谱联用技术是组分复杂样品和微量样品分离分析的有力研究手段，对样品前处理要求简单，无须化合物有紫外吸收，在化学药有关物质研究和应用中越来越广泛，尤其是在原料药和化学药物制剂的杂质分析中，对药品中存在的已知杂质进行鉴别，对未知杂质进行结构推导，然后借助光谱与核磁共振等技术手段进行进一步鉴定。研究人员采用 LC-MS/MS 的分析方法对埃索美拉唑钠的主要杂质进行分离和结构分析，为埃索美拉唑钠的质量控制和工艺优化提供了参考依据。

（三）生物药物质量控制

生物药物是指运用重组技术或其他生物技术生产的一类用于预防、治疗和诊断疾病的制品，主要包括蛋白或多肽药物、抗体药物、核酸类药物等，其中，抗体药物是获得 FDA 和 EMA 批准最多的生物药物。

生物药一般进入体内可靶向相关细胞，具有特异性好、毒副作用小的特点，在疾病治疗方面展现出巨大的潜力。与小分子化学药相比，生物药物是非均一性的结构复杂的分子，其结构表征以及监控分析技术与生物药的安全性和有效性密切相关。FDA 和 EMA 等药品监管机构要求对生物药物进行全面的结构表征并提供尽可能反映药物理化性质的药学研究数据，包括一级结构的氨基酸序列或核酸序列、翻译后修饰以及不同批次间的比较性研究等。

传统的针对生物药物的分析技术，如聚合酶链式反应、酶联免疫吸附测定、色谱分离法和生物鉴定法等，在精确区分和准确分析等方面存在着局限性，液相色谱质谱联用技术特别是高分辨质谱联用技术已成为生物药物全面分析表征和质量控制的关键技术，包括生物药物分子量测定，肽图和序列分析，糖肽分析，翻译后修饰及序列变异分析，二硫键分析，糖型分析，宿主细胞蛋白分析等。

有研究人员建立的在线 HPLC-HRMS 方法用于检测 pI 范围 6.3～9.2 的单克隆抗体分子，能够获得良好的色谱分离度和高质量质谱数据。分别在完整蛋白水平、亚基水平、糖肽水平进行 HPLC-HRMS 分析，成功检测和鉴定单克隆抗体

NISTmAb 8671中多种低丰度酸性变体成分，并发现一个先前未报道的单克隆抗体非典型Fab糖基化位点。

（四）药用辅料的质量控制

药用辅料是指药物本制剂处方设计时，为解决制剂的成型性、稳定性等问题加入的除主药以外的一切药用物料的统称，对药物制剂的安全性和有效性有着重要的影响。为确保药用辅料的安全，各国药典对药用辅料的定性定量方法均做出了明确的规定。据不完全统计，我国使用的药用辅料超过500种，2020年版《中国药典》收录的药用辅料达到335种，包括吐温、司盘、聚乙二醇等，《中国药典》收录的药用辅料数量逐渐增多。美国大约有1500种药用辅料，约50%已经收录于《美国药典》或国家处方集中。欧洲有药用辅料3000余种，在各种药典中收录已经达50%。

药用辅料的质量分析与控制一直受到分析技术的限制，尤其是成分复杂的辅料分析。中国药用辅料的来源、规格、生产、质量等方面与发达国家相比较，尚存在一系列技术问题，制约了药物制剂的发展。目前常用的辅料分析方法有IC、GC、HPLC等，但存在着灵敏度低、重现性差的不足。只有升级辅料分析技术，提高辅料的安全性与品质，才能适应药物制剂现阶段生产的需求，推动药物高质量发展。LC-MS分离效果好、灵敏度高，对成分复杂的药用辅料分析有着明显的优势，是药用辅料分析最具前景的技术之一。

研究人员提出一种基于UPLC-HRMS技术全面、快速表征和鉴定药用辅料及其制剂中吐温成分的分析新策略。采用UPLC对辅料吐温中不同母核和聚氧乙烯聚合度的成分进行分离，并通过成分的HRMS、MS/MS和NMR数据对结构进行鉴定。在此基础上，建立了吐温成分结构和保留时间依数性关系，用于吐温成分的分析和鉴定，并建立成分结构和色谱质谱信息数据库，可实现药用辅料或制剂中吐温成分的快速表征和鉴定。

（五）基因毒性杂质的控制

基因毒性杂质是指化合物本身直接或间接损伤细胞DNA，产生基因突变或体内诱变，具有致癌可能或倾向，主要来源于原料药合成过程中的起始物料、中间体、试剂、副产物或降解产物，鉴于基因毒性杂质的高风险性，需要对原料药和制剂中的基因毒性杂质进行评估和控制。近年来，基因毒性杂质限度控制的法规逐步完善，人用药品注册技术要求国际协调会（ICH）于2014年7月15日正式发布了《基因毒性杂质指南M7》，为基因毒性杂质的鉴别、分类、定量分析和控制提供了切实可行的依据和方法，LC-MS具有高效分离、微量杂质定性和定量能力强的特点，是基因毒性杂质分析的重要技术之一。

研究人员建立了HPLC-MS/MS分析方法，对吉非替尼中痕量基因毒性杂质3,4-二氟苯胺和4-氯-3-氟苯胺进行准确测定，检测限为0.2 ng/mg，定量限为

0.5ng/mg，方法特异性强、灵敏度高，可满足基因毒性杂质限量（40ng/mg）检测的要求，可作为吉非替尼基因毒性杂质控制的方法。

（六）中成药掺假和药物添加剂质量控制

中成药掺假，对人身健康和社会信誉危害巨大。因此，必须对非法添加违禁药物成分进行严格筛查与监管。液相色谱质谱联用技术因其筛查通量高、检测灵敏度和特异性好，成为违禁药物成分筛查与监管的强有力技术手段。

2010年版《中国药典》中阿胶和鹿角胶的鉴别采用的是薄层色谱法，龟甲胶的鉴别采用的是茚三酮显色法和硫酸铜显色法，但上述方法专属性差，对近年来胶类药材中严重的掺假现象无法检出。2020年版《中国药典》采用液相色谱质谱联用技术对阿胶、鹿角胶和龟甲胶不同种属的动物皮源的特征肽段进行检测，作为鉴别方法。其中龟甲胶的鉴别方法依然保留了显色实验，阿胶和鹿角胶的鉴别则用液相色谱质谱技术替代了原来的薄层色谱法。

色素一般分为天然色素和人工合成色素，药品生产中色素的使用应符合国家药品管理部门的有关规定，中药（中药材和中药饮片）不应使用色素。2020年版《中国药典》中，将高效液相色谱质谱联用法列为药品（中药、化药、辅料）中色素的检测方法之一，定性定量测定苏丹红、孔雀石绿、罗丹明B、亮蓝、日落黄等色素。

三、在药物代谢动力学和药物代谢产物分析中的应用

药物代谢动力学是应用数学处理方法，定量描述药物在体内的动态变化规律，包括药物在生物体内的吸收、分布、代谢和排泄，即ADME过程，研究机体对药物的处置以及所产生的药理学或毒理学意义，并探讨药物在体内发生的代谢或者生物转化途径，确证代谢产物的结构，研究代谢产物的药效或者毒性，阐明药效的物质基础，并了解药物疗效和毒性与剂量的关系。药物代谢动力学研究结果在创新药物研发、临床药物应用和改善药物剂型等多方面发挥着重要的作用。液相色谱质谱联用技术由于选择性强、灵敏度高、分析范围广、分析时间短和自动化程度高等一系列优点，成为药物代谢动力学研究中最常用和最有力的分析技术。

通过液相色谱联用单四极杆或者三重四极杆质谱仪，采用选择离子监测（SIM），选择反应监测（SRM）或多反应监测（MRM）等高选择性和高灵敏度的数据采集模式，减少了生物样本中基质的干扰，提高了对目标物的分析灵敏度和特异性，可以快速、准确的实现体内药物定量分析的目的。研究人员通过对血必净药物中苯酞类化合物洋川芎内酯 I 和洋川芎内酯 G 的人体药代动力学研究，阐明了它们的人体药代动力学特征，发现除肾小球过滤外，肾小管重吸收也可能参与到洋川芎内酯 I 的肾脏排泄过程中，洋川芎内酯 I 和洋川芎内酯 G 均无体内蓄积。

药物在体内发生代谢转化后，多数代谢物保留了母体药物分子的骨架结构或一些亚结构，代谢物在质谱中可能进行与母体药物相似的裂解行为，丢失一些相同的中性碎片或形成一些相同的特征离子。在代谢产物的分析和鉴定中液相色谱联用质谱技术发挥着重要作用。对于液相色谱联用低分辨质谱，可以进行中性丢失扫描、母离子扫描、子离子扫描和多反应监测扫描模式来发现代谢产物，并推测代谢物的结构，但是出现假阳性结果是低分辨质谱的不足。故在实际工作中，液相色谱联用高分辨质谱技术是药物代谢产物的分析和鉴定最常用技术，可以联用四极杆飞行时间质谱、傅里叶变换离子回旋共振质谱和线性离子阱静电轨道阱组合式高分辨质谱等，这些仪器具有高分辨率、高准确度、高灵敏度、高扫描速度和MS^{n}扫描能力，能够分辨内源性化合物和药物代谢产物，采用质量亏损过滤技术快速发现代谢产物，及其关联的母体药物。基于高精确度的质量数，可以测得母体药物或代谢产物准分子离子以及碎片离子的精确质量数，从而获得其元素的组成和不饱和度，使代谢物的分析和鉴定工作变得高效。研究人员采用HPLC-Q/TOF MS技术，分析给予治疗剂量和毒性剂量的雷公藤甲素后，迟发型超敏反应模型小鼠的肝、肾组织和血浆，将采集到的一级和二级高分辨质谱数据通过代谢反应预测、质量亏损、同位素分布、中性丢失等方式进行雷公藤甲素代谢产物的发现和鉴定，共发现46种代谢产物，其中27种代谢物与雷公藤甲素肝脏和肾脏毒性相关，具有药物毒性早期预警的潜在价值。

四、在代谢组学中的应用

生物体系（细胞、组织或生物体）受刺激或扰动后，相应代谢产物的组成和含量会发生变化，代谢组学是对生物体系在某一特定生理时期内所有小分子代谢产物同时进行定性或定量分析，进而研究生物体系代谢特征的一门学科。代谢组学在药物靶点的发现、疾病发生发展机制和疾病生物标志物的研究具有重要意义。最常用的分析技术包括NMR、GC-MS和LC-MS，这些技术各有特点，优势互补。NMR具有快速、选择性好，对样品处理简单且无损伤等优点，但其灵敏度不高，一些微量/痕量成分可能无法被鉴定。LC-MS具有灵敏度高、选择性好的特点，但是样品受损，结构鉴定没有NMR准确。与GC-MS相比，大大拓宽了可分析样品的范围，对于热不稳定、难挥发的样品可进行分析，是目前应用最广泛的代谢组学研究技术之一。

研究人员采用HPLC-HRMS的分析方法，扩展了脑脊液极性代谢组的覆盖范围，能够从认知健康的老年志愿者的脑脊液中测定广泛的中心碳代谢物。使用精确质量数、保留时间和多级质谱数据实现代谢物的确证，可对146种代谢物进行表征，为中枢神经系统疾病的研究提供了思路。

五、在蛋白组学中的应用

蛋白质组学的概念是由澳大利亚科学家Wilkins等在1994年首先提出，它是指一个基因组、一个细胞或组织表达的所有蛋白质。蛋白质组学是后基因组时代研究的一个新领域，它是通过在大规模水平上研究蛋白质的特征，包括蛋白质的表达水平，翻译后的修饰，蛋白与蛋白相互作用等，由此获得蛋白质水平上的关于疾病发生、细胞代谢等过程的整体而全面的认识。蛋白质组学研究和应用的范围涉及蛋白质数据库的构建，基因调控机制的分析、细胞分化与发育、疾病的发生和发展、药物靶标分子的寻找等多方面。

蛋白质组学的研究实质上是在细胞水平上对蛋白质进行大规模的平行分离和分析，往往要同时处理成千上万种蛋白质。因此，高通量、高灵敏度、高准确性的液相色谱质谱联用成为蛋白质组学研究中发展最快，也最具活力和潜力的技术平台。液相色谱质谱联用技术可以快速、高效地对目的蛋白进行鉴定，还可以对蛋白质的翻译后修饰进行分析。目前，蛋白质组学研究中nano LC和nano ESI已经广泛使用，不仅分析的灵敏度高，而且少至0.5 μl的样品溶液，可得到30多分钟的稳定喷雾，能够有充分的机会使MS的参数最佳化和进行多级串联质谱分析，获得多级质谱数据，保证蛋白结构解析。

研究人员采用nano LC-ESI-MS/MS的分析技术，对新型阿尔兹海默病小鼠模型的海马区蛋白质组学进行了详细的分析，鉴定了9814种蛋白，描述并比较了淀粉样蛋白沉积和神经元纤维缠结的蛋白质组学特征，推测了阿尔兹海默病的分子机制，对今后β淀粉样蛋白，tau蛋白及阿尔茨海默病体内病理生理学变化的研究有着重要的意义。

第三节　应用示例

本节将通过6个应用实例详细介绍液质联用技术如何解决药物分析中的实际问题。包括：液质联用技术在药物有关物质、基因毒性杂质、复杂药用辅料的质量分析与控制，新药药代动力学、中药多成分药代动力学研究中的应用以及药物代谢产物发现与鉴定。从中我们可以发现液质联用技术在药物分析研究中发挥的关键性作用。

示例一　甲氨蝶呤有关物质分析

科学地分析与控制药物的有关物质是药物研发中保障药物安全和有效需要

解决的关键问题之一。现代质量控制源于设计的药品生产理念，已经将先进的分析方法和技术，深入应用到原料药反应与制备过程、制剂工艺流程和终产品储存与运输等环节中，实现动态有效地分析与控制原料药及其制剂的质量。药物的有关物质含量低，在研发过程中来源尚不明确，结构待鉴定，甚至有些有关物质缺乏生色基团而难以检测，因此在众多分析手段中，高效液相色谱质谱联用技术（HPLC-MS）由于其快速、准确、灵敏，被广泛运用于原料药及制剂中有关物质的分析和结构鉴定。液质联用技术首先能够获得有关物质谱，将有关物质与主成分分离；其次能够提供丰富的结构信息，帮助鉴定有关物质的结构；再次能够采集原料药和制剂中的微量有关物质的质谱数据，进行结构推测与鉴定，根据指导原则采用简便可行的分析方法对新药中有关物质进行分析，经过安全性风险评估，以及保证药物生产质量风险前提下，制定科学合理的限量标准。

甲氨蝶呤是一种叶酸还原酶抑制剂，结构式见图8-2。临床用于急性白血病、恶性葡萄胎、多型癌病、各种软组织肉瘤等恶性疾病的治疗，甲氨蝶呤的临床不良反应不容忽视，如：胃肠道反应、肝肾功能损伤、肺炎或肺纤维化、骨髓抑制等，属于临床高风险药物。鉴于该品种研发较早，对其有关物质的分析与控制还不够充分，因此，研究人员采用HPLC-UV/FTICRMS技术建立了甲氨蝶呤有关物质谱的分析方法。采用的Thermo Scientific LTQ FT 混合型质谱综合了LTQ的稳定性、多样性、MS^n 能力和FT的高分辨、精确质量测定能力，可以在与HPLC联用状态下采集微量杂质的一级高分辨质谱数据和多级碎片质谱数据，获得有关物质的分子组成、不饱和度以及可能的结构信息，是快速、准确分析与鉴定有关物质的有力技术手段。

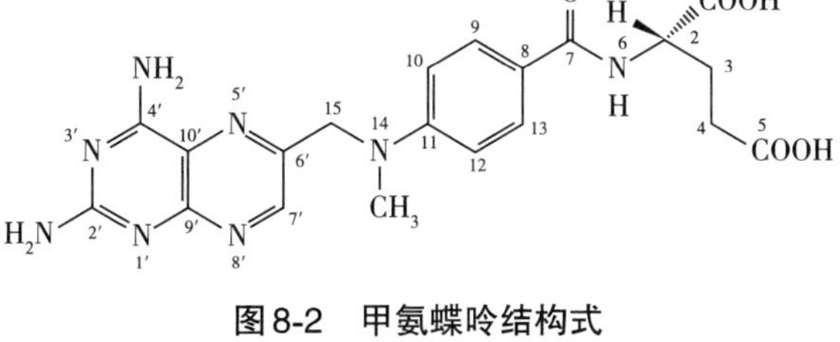

图8-2 甲氨蝶呤结构式

首先建立了甲氨蝶呤原料药的有关物质HPLC-DAD谱，色谱柱为Restek Pinnacle Ⅱ C18（250×4.6mm，5μm）；流动相为0.2%甲酸水溶液（A）-乙腈（B）；梯度洗脱：0～12min 91%～90%A，12～37min 90%～80%A，37～45min 80%～70%A，45～50min 70%～50%A；流速：1.0ml/min；柱温：30℃；检测波长：305nm；进样量：20μl；进入ESI离子源的分流比：3∶7。有关物质谱

图如图8-3所示,与空白溶剂比较,甲氨蝶呤原料药中除主药外还存在12种有关物质,按出峰顺序依次标记作1～12。除有关物质9外,其他有关物质的紫外图谱和主药基本一致,推测为同一共轭体系。有关物质9的紫外图谱出现明显红移,可能为不同结构母核的化合物。质谱采用ESI源,正离子检测模式,扫描范围(m/z)为100～800;鞘气流速:35arb,辅助气流速:10arb,吹扫流速:3arb,喷雾电压:3.5 kV;毛细管温度:275℃;毛细管电压:30V;Tube lens:90V。扫描方式:一级MS扫描采用FT Full Scan方式扫描,分辨率为100 000;MS^n扫描采用LTQ Data Dependent Scan模式扫描,碰撞诱导解离(CID)能量:35%。如图8-4所示,首先对主药的准分子离子高分辨质谱数据和多级质谱数据进行分析。主药的高分辨质量数的质量误差在1ppm以下,多级质谱数据分析显示甲氨蝶呤的质谱裂解具有明显规律,这一规律和特征性碎片可为推测有关物质的结构提供依据。然后,对有关物质的准分子离子高分辨质谱数据和多级质谱数据进行分析。

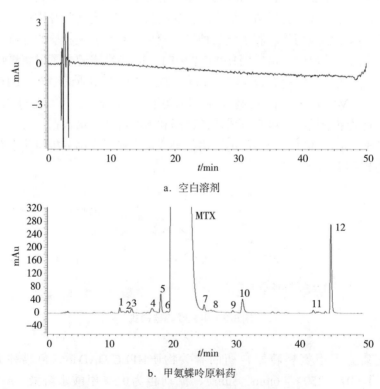

a. 空白溶剂

b. 甲氨蝶呤原料药

图8-3　甲氨蝶呤原料药杂质谱HPLC色谱图

注:1～12号峰为检测出来的有关物质。

[引自:*Rapid Communications in Mass Spectrometry*,2013,27(9).]

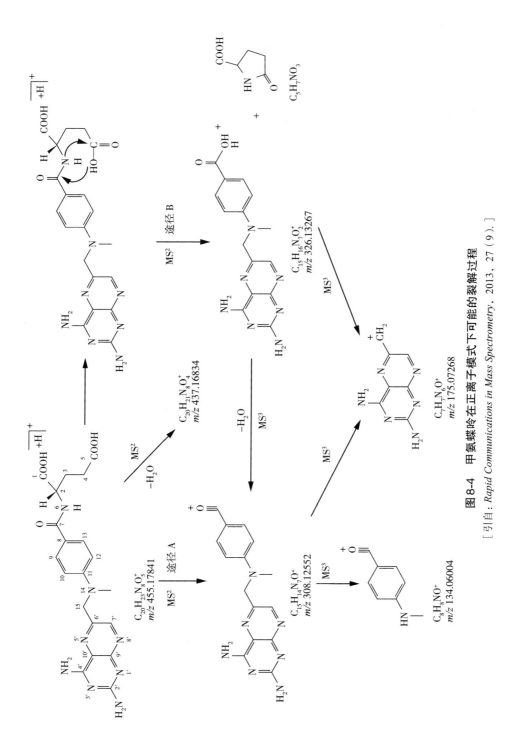

图 8-4 甲氨蝶呤在正离子模式下可能的裂解过程

[引自：*Rapid Communications in Mass Spectrometry*, 2013, 27（9）.]

12种有关物质的高分辨质量数的质量误差均在1ppm以下，并且将多级质谱数据结合质谱碎裂规律，研究者推测出12个有关物质的结构，定向合成部分推测的有关物质，最终确定的有关物质结构如图8-5所示。

通过上述实例可见，HPLC-DAD建立有关物质谱，微量有关物质与主药充分分离，保证DAD获得有关物质的UV图，辅助结构类型的推断，联用FTICR-

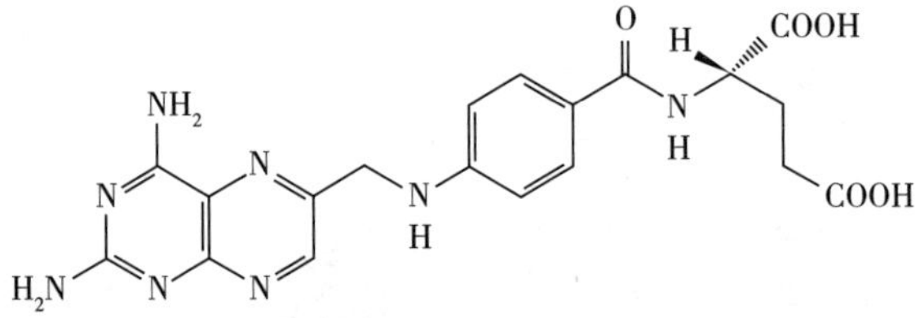

1（MW：440）

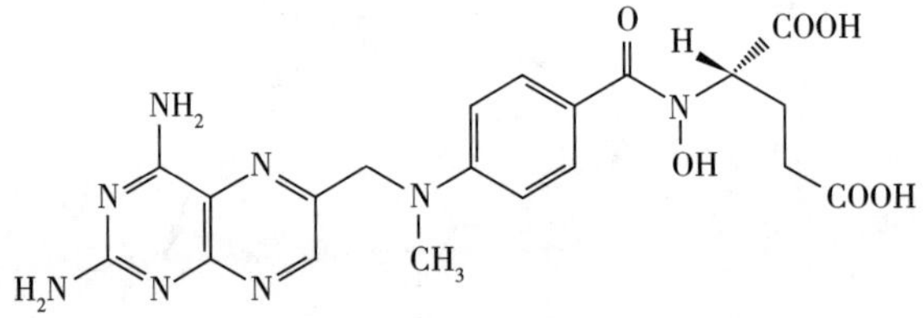

2,3,7（MW：470）

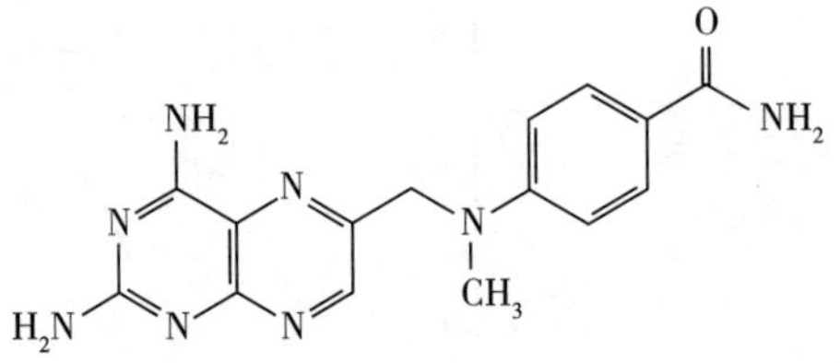

4（MW：324）

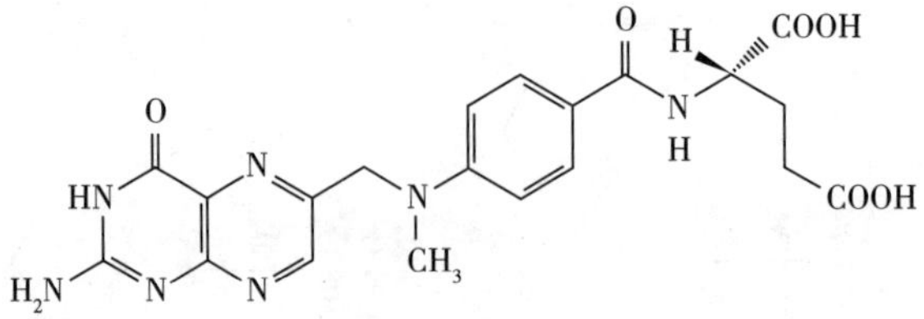

5（MW：455）

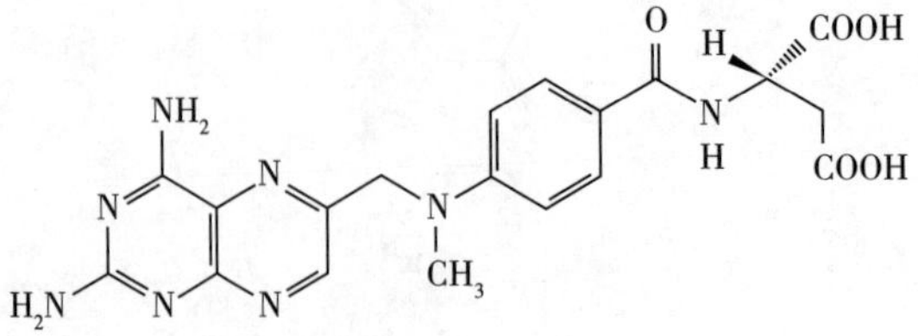

6（MW：440）

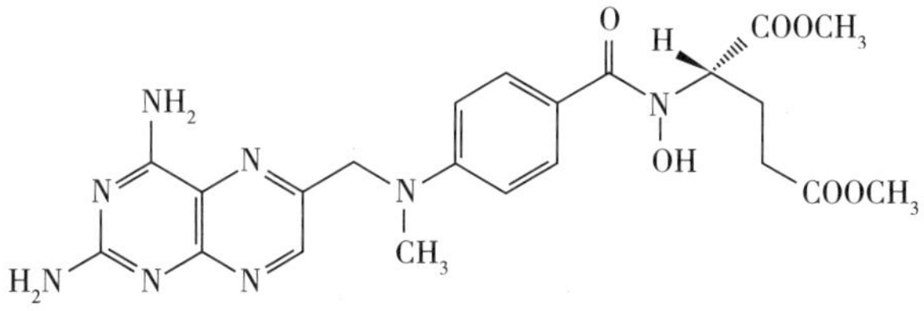

8（MW：498）

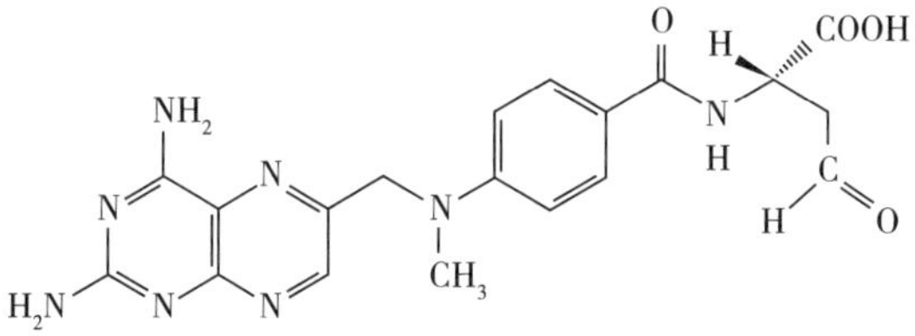

9（MW：424）

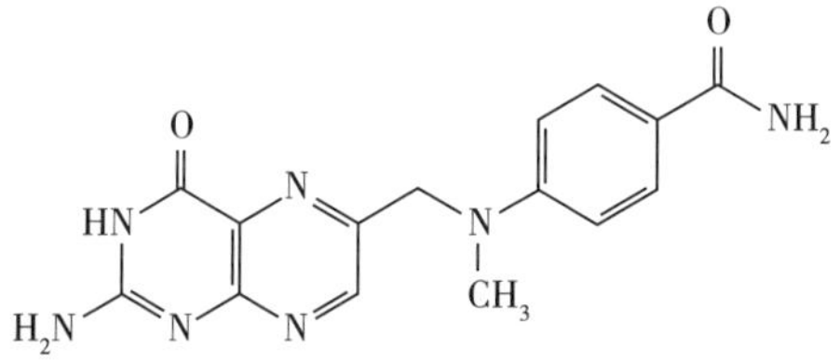

10（MW：325）

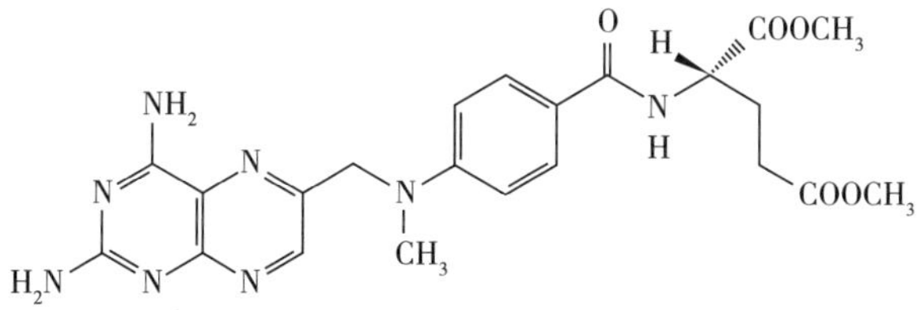

11,12（MW：482）

图8-5 12个有关物质的结构（有关物质编号同图8-3）

［引自：*Rapid Communications in Mass Spectrometry*，2013，27（9）.］

MS获得的高分辨质谱数据，获得准确的分子组成。采用LTQ-MS多级质谱功能获得丰富的MS^{n}数据，归纳出有关物质的质谱裂解特征，与甲氨蝶呤质谱裂解规律比较，推测其结构。这种液质联用技术能够高效分析和鉴定甲氨蝶呤原料药的有关物质，显示出液质联用技术在药物有关物质鉴定和控制中能够发挥重要作用。

示例二 泮托拉唑钠起始原料中的基因毒性杂质分析

基因毒性杂质是指在较低水平时也有可能直接引起 DNA 损伤，导致 DNA 突变，可能引发癌症的 DNA 反应性物质。因此，需对新原料药合成和贮存期间以及新制剂生产和贮存期间可能产生的实际的和潜在的杂质进行致突变性评估，并建立控制方法和限度。由于这类杂质的含量和限度很低，往往是百万分之一（μg/g），因此，常规的药物杂质检测技术，如高效液相色谱法、薄层色谱法等，灵敏度达不到要求。液质联用技术，尤其是高效液相色谱三重四极杆质谱联用技术（HPLC-QqQ MS）具有较好的特异性和灵敏度，能够满足原料药和制剂中微量/痕量基因毒性杂质的检测。

泮托拉唑钠临床上用于消化性溃疡（胃溃疡和十二指肠溃疡）、卓-艾氏综合征和反流性食管炎的治疗。合成其原料药的起始原料（CAS号：97963-62-7）中可能含有6种潜在的基因毒性杂质（图8-6）。根据泮托拉唑钠的临床用量，这些杂质的限度需要控制在20ng/mg以下，高效液相色谱技术不能很好地满足灵敏度要求。因此研究人员采用HPLC-QqQ MS建立了泮托拉唑钠起始原料中6种潜在基因毒性杂质的分析方法。

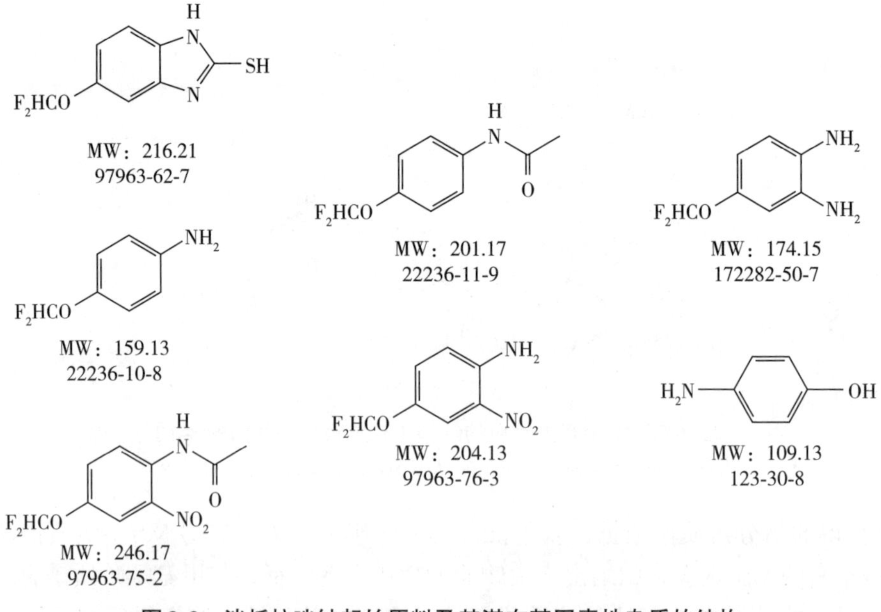

图8-6　泮托拉唑钠起始原料及其潜在基因毒性杂质的结构

研究者采用Agilent 6410B Triple Quadrupole LC-MS 高效液相色谱-三重四极杆串联质谱联用仪。经过优化后的色谱条件为：Alitima C18 色谱柱（150mm×4.6mm，5μm）；流动相：5 mmol/L乙酸铵水溶液（含0.1%甲酸）：甲醇（60：40）；流速：0.5ml/min；柱温：40℃；进样量：10μl。如图8-7所示，起始原料和6种潜在基因毒性杂质之间能够实现良好分离。鉴于样品中起始原料的

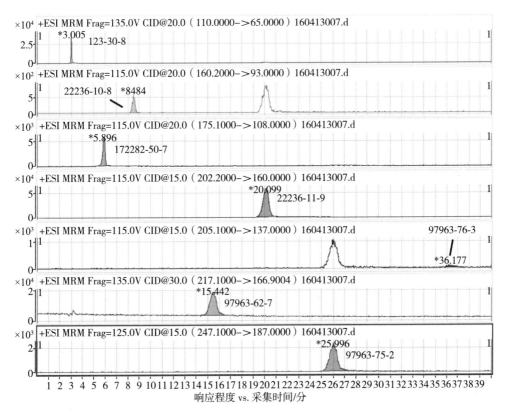

图8-7 泮托拉唑钠起始原料及各杂质混合溶液的MRM色谱图（各200ng/ml）

含量远远高于杂质，在进行质谱分析时，为了避免高浓度的起始原料进入质谱造成污染，通过连接质谱的六通阀将起始原料切换至废液（to waste）。如果需要检测起始原料的含量，可以在色谱柱后连接紫外检测器，通过紫外检测器检测其含量。

采用ESI源，正离子模式，扫描模式为多反应监测（MRM）。该扫描模式通过监测待测物的离子对（待测物电离生成的分子离子作为母离子，母离子经过碰撞诱导解离得到的特征碎片离子作为子离子），具有较高的灵敏度和特异性。如表8-2所示，这些潜在基因毒性杂质的检测限为0.05 ～ 1 ng/mg，定量限为0.2 ～ 5 ng/mg，满足了限量（20ng/mg）控制的要求。建立的分析方法经过方法学验证后用于3批起始原料的基因毒性杂质检查，结果显示3批起始原料中的基因毒性杂质均低于限度。

通过上述实例可见，HPLC-QqQ MS技术是实现原料药和制剂中微量/痕量基因毒性杂质分析与控制的有力工具。

表8-2　泮托拉唑钠起始原料的潜在基因毒性杂质分析方法的方法学验证结果

项目	验证结果
专属性	各杂质不受其他化合物的干扰，具有良好的专属性
线性和范围	杂质172282-50-7在2～500 ng/mg，杂质97963-76-3在5～100 ng/mg，其余各杂质在2～100 ng/mg范围内线性良好
定量限与检测限	检测限：0.05～1 ng/mg；定量限：0.2～5 ng/mg
准确度	平均回收率均为93.4%～107%，准确度良好
精密度	RSD值不大于6.2%，精密度良好
溶液稳定性	杂质混合溶液和供试品溶液室温放置24小时内稳定性良好

示例三　复杂药用辅料吐温的质量分析

　　药用辅料是药物制剂的重要组成部分，很多药用辅料是复杂的混合物，尤其是聚合物型辅料。例如，聚山梨酯，商品名为吐温（Tween），是一种非离子型表面活性剂，包括吐温-20、40、60和80等，广泛应用于制药工业，尤其是注射剂和生物制剂。吐温的组成、结构、比例和聚合度直接影响其质量和安全性。

聚氧乙烯异脱水山梨醇单油酸酯：R=$C_{18}H_{33}O$,H,H,H
吐温-80的理论结构（w+x+y+z=20）
聚氧乙烯脱水山梨醇双油酸酯：R=$C_{18}H_{33}O$,$C_{18}H_{33}O$,H,H
聚氧乙烯脱水山梨醇三油酸酯：R=$C_{18}H_{33}O$,$C_{18}H_{33}O$,$C_{18}H_{33}O$,H
聚氧乙烯脱水山梨醇：R=H,H,H,H

聚氧乙烯脱水山梨醇单油酸酯：R=$C_{18}H_{33}O$,
聚氧乙烯异脱水山梨醇双油酸酯：R=$C_{18}H_{33}O$,$C_{18}H_{33}O$
聚氧乙烯异脱水山梨醇：R=H,H

聚氧乙烯单油酸酯：R=$C_{18}H_{33}O$,H,
聚氧乙烯双油酸酯：R=$C_{18}H_{33}O$,$C_{18}H_{33}O$
聚氧乙烯：R=H,H

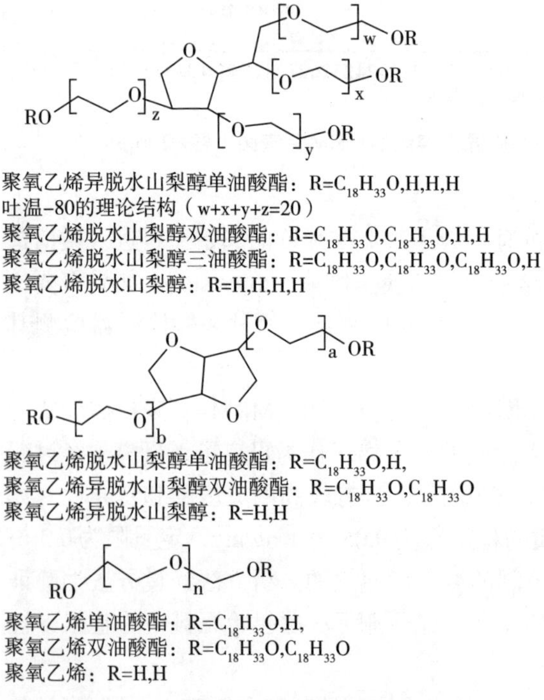

图8-8　吐温-80中的成分及其结构

（引自：*Journal of Chromatography A*，2020，1609.）

　　由于吐温组成复杂，组分的结构母核相似度高，全面地表征和鉴定辅料和制剂中的吐温成分面临着挑战。例如，吐温-80定义为聚氧乙烯（聚合度20）单脱水山梨醇单油酸酯，但实际上商业产品通常是含有许多不同母核和POE聚合度化合物的混合物（图8-8）。液质联用技术能很好地解决这类辅料难分离难鉴定的问题。超效液相色谱（UPLC）具备很高的分离效能，能够将吐温中不同母核和不同聚合度的成分有效分离；高分辨质谱（HRMS）能够提供成分的高分辨质量数和多级质谱信息，具备很强的结构解析功能，能够准确鉴定吐温中的成分。

　　研究人员建立了一种UPLC-HRMS方法用于药用辅料及其制剂中吐温成分的分析。通过比较不同填料和规格的色谱柱，包括HILIC、C4、C8、C18柱，以及不同流动相，包括乙腈、甲醇、四氢呋喃，最终确定了如下色谱条件：Waters Acquity UPLC Protein BEH C4 柱（2.1×100 mm，1.7 μm），流动相为0.1% 甲酸水溶液和乙腈，梯度洗脱，流速0.4 ml/min，柱温35 ℃，进样量2 μl。如图8-9所示，在该条件下，吐温成分不仅按其母核结构分布在不同的保留时间范围内，而且具有相同母核但聚合度不同的组分也能得到良好分离。实现了在15分钟内不同母核和不同POE聚合度成分的分离。

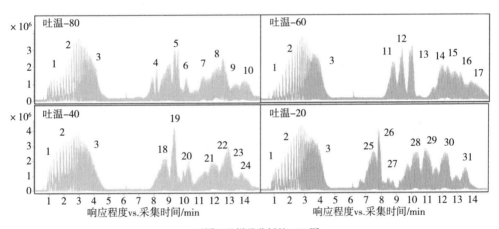

a. 不同吐温样品分析的 TIC 图

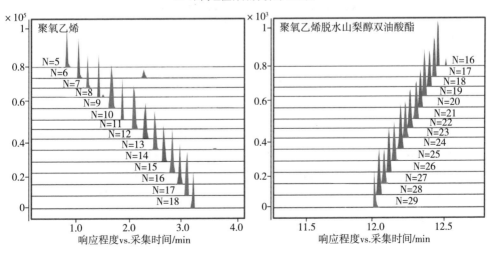

b. 相同母核不同聚合度成分的代表性 MRM 叠加图

285

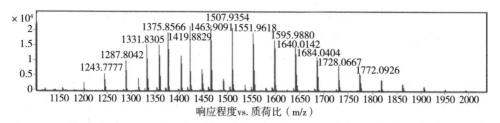

c. 相同母核成分的代表性 MS 叠加图

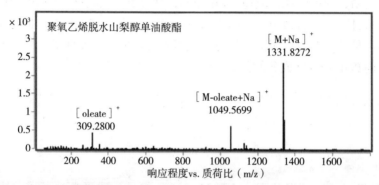

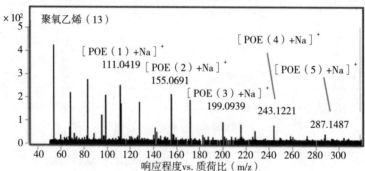

d. 吐温成分的代表性 MS/MS 图

图8-9　不同吐温样品 UHPLC-HRMS 分析图谱

[引自: *Journal of Ch-romatography A*, 2020, 1609.]

采用 UPLC-Q-TOF MS（Agilent 6550 iFunnel Q-TOF，AJS ESI 源，正离子模式）采集吐温样品中各成分的一级 HRMS 和二级 HR MS/MS 数据。如图8-9所示，基于吐温−80合成工艺，预测吐温−80可能存在10大类不同母核及不同 POE 聚合度的成分。结合实际吐温−80样本及分离制备的吐温−80不同母核成分的 UPLC-Q-TOF MS 分析，归纳了不同母核、POE 聚合度为5～50的吐温−80成分精确准分子离子以及 HR MS/MS 数据特征。将样品中理论 HRMS 质量误差小于20ppm 的化合物作为吐温−80的候选成分；通过 HR MS/MS 产生的特征碎片进一步鉴定其母核结构与聚合度。如图8-9所示，特征碎片包括：①油酸酯基团中性丢失（282）。②油酸酯基团碎片离子 *m/z* 309.2800。③POE链产生的一系列质量差异为44 Da的特征碎片离子。最终，从吐温-80样品中共鉴定出10类211个成分。

　　研究人员还根据吐温成分结构和保留时间（RT）依数性关系建立了数学模型，用于鉴定和预测可能存在的吐温成分，建立了数据库，最终形成了一套全面、快速表征和鉴定药用辅料及其制剂中吐温成分的分析策略，并开发了药用辅料自动分析软件ExcipientProfiler™，该软件能够对样品经过HPLC-HRMS检测后获得的原始数据进行快速处理，实现药用辅料及其制剂中辅料成分的自动表征与鉴定（图8-10）。将该策略应用于5种不同来源和批次的吐温-80辅料以及9种

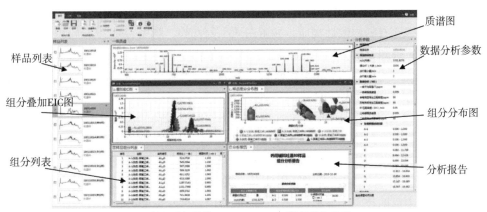

样品列表　组分叠加EIC图　组分列表

质谱图　数据分析参数　组分分布图　分析报告

a. 辅料分析软件 ExcipientProfiler™ 的操作界面

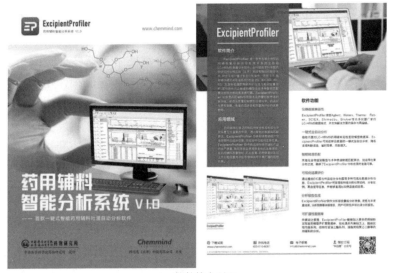

b. 软件简介页面

图8-10　辅料分析软件

含有吐温-80的制剂（包括3种中药注射液、4种化学药注射液和2种生物制剂），结果在每个样品中均发现并鉴定大约200种吐温成分，而且不同样品中吐温成分的数量和相对百分含量均存在差异。由此可见，液质联用技术，尤其是UPLC-HRMS技术对于解决复杂药用辅料成分分析方面的优势和作用。

示例四　1类新药芬乐胺的药物代谢动力学研究

　　药物代谢动力学研究是新药研发的重要内容。药物代谢动力学研究中一个关键部分就是生物样本中药物及其代谢物分析方法的建立。生物样本分析方法一般要求：①选择性好。②灵敏度高。③定量准确。药物代谢动力学研究中涉及的生物样本种类多，包括：全血/血浆/血清、组织、尿液、粪便、胆汁及其他体液。这些样本基质复杂，其中含有的内源性物质，如蛋白质、氨基酸、脂质、糖、核苷酸、无机盐等均有可能对待测物的分析产生干扰。另外，药物及其产生的代谢物之间也有可能会互相干扰。因此建立的分析方法具有良好的选择性，更能够满足生物样本分析的要求。血浆药物代谢动力学的采样持续时间要求至少3个半衰期，或血药浓度是血药峰浓度（C_{max}）的1/20至1/10，这就要求分析方法具备较高的灵敏度，满足低血药浓度准确测定要求。药物代谢动力学研究是一种定量研究，需要获得每个时间点准确的药物浓度，因此分析方法还应具有准确的定量能力。目前，液质联用技术，尤其是高效液相色谱三重四极杆质谱联用技术（HPLC-QqQ MS），是建立药物代谢动力学分析方法最主流的技术。液相色谱部分能够将内源性物质和药物及其代谢物进行分离，质谱部分能够通过监测待测对象的特征离子对，获得准确定量结果。

　　芬乐胺（FLZ），化学名：N-［2-（4-羟基-苯基）-乙基］-2-（2,5-二甲氧基-苯基）-3-（3-甲氧基-4-羟苯基）-丙烯酰胺（图8-11）是植物番荔枝中番荔枝酰胺的衍生物，具有很强的抗氧化和神经元保护作用，具有抗帕金森病和抗阿尔茨海默病的活性。作为中枢神经系统疾病治疗的创新药物，在研发早期，了解其脑内代谢特点可以客观评价其成药性。因此，研究人员建立了高效液相色谱-三重四极杆质谱联用法（HPLC-QqQ MS）测定大鼠脑组织和血浆中FLZ的含量。

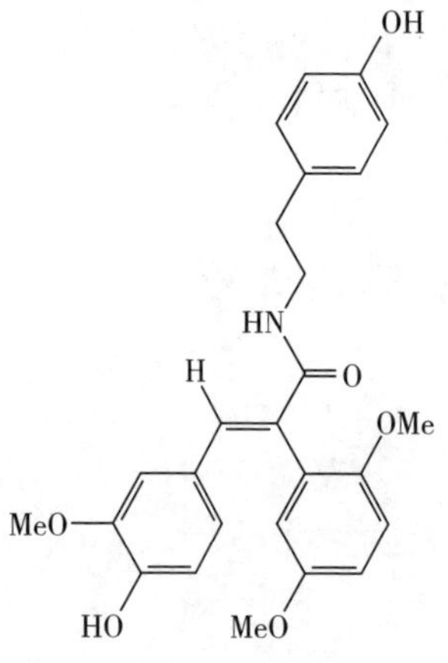

FLZ

图8-11　芬乐胺的结构式

　　由于脑组织中含有大量的脂质，尤其是磷脂，对FLZ的离子化具有抑制作用，所产生的基质效应影响FLZ定量分析的准确性。为了克服基质效应，样品前处理采用了正己烷-乙酸乙酯两次萃取法，即脑组织甲醇提取液先吹干，再用100 μl 80%甲醇复溶后加400 μl水，使生物基质和FLZ在水相和有机相之间更好的分配，再采用3倍量正己烷萃取脂溶性物质并弃去，再用3倍量乙酸乙酯萃取，萃取液吹干，80%甲醇复溶后测定。复溶后的样品澄清透明，提取效率高，避免了脂溶性物质产生的基质效应对FLZ准确测定的影响，并避免其吸附在色谱柱上，而影响色谱柱的使用寿命。

研究者采用了Agilent 6410B Triple Quadrupole LC-MS液质联用仪。色谱柱为Agilent Zorbax SB-C18（2.1 mm×100 mm，3.5 μm）；流动相为0.3%乙酸溶液（A）：乙腈（B）（63：37）；流速为0.3 ml/min；柱温为30 ℃；进样量为5 μl。离子源采用电喷雾离子源（ESI）；正离子模式检测；在多反应离子监测（MRM）模式下同时检测3对离子，包括：m/z 449.9→136.9（FLZ定量离子对）、m/z 449.9→312.8（FLZ定性离子对）和m/z 236.9→194（内标物卡马西平定量离子对）。

建立的分析方法经过验证，包括：线性、范围、提取回收率、基质效应、准确度与精密度、稀释效应及稳定性，均符合生物样品分析方法要求。图8-12为空白脑组织、LLOQ和大鼠脑组织样品中FLZ和内标的MRM图，可见FLZ不受其他化合物的干扰，具备良好的选择性。方法最低定量限（LLOQ）为1.0 ng/g，满足脑组织和血浆样本中低浓度FLZ的准确定量的需求，具备较高的灵敏度。日内和日间精密度RSD值为0.68% ～ 12%，准确度为92.7% ～ 111%，能够准确定量样本中的FLZ的浓度。

采用该分析方法测定了大鼠静脉给予FLZ后，血浆、全脑及不同区域脑组织中的FLZ浓度。如图8-13所示，FLZ给药后，迅速透过血脑屏障进入脑组织，且

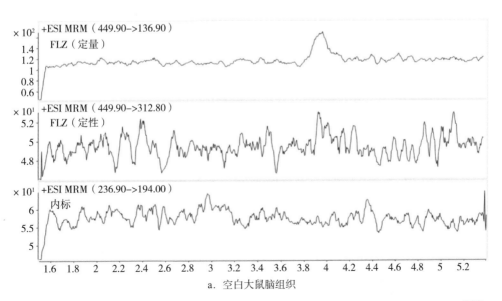

a. 空白大鼠脑组织

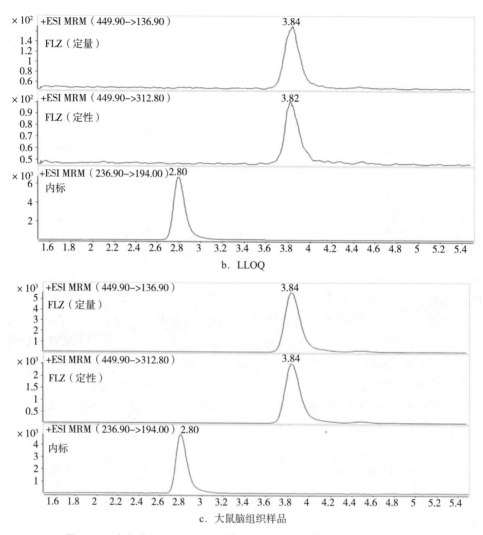

图8-12　空白脑组织、LLOQ和大鼠脑组织样品中FLZ和内标的MRM

（引自：*Journal of Pharmaceutical and Biomedical Analysis*，2012，66.）

在7个不同脑区均有分布，均是第1个采样时间点（0.25分钟）达到峰浓度，2分钟内迅速消除，2分钟至3小时缓慢消除。不同区域脑组织的药时曲线均与血浆呈现相同的消除趋势。通过对FLZ在大鼠不同脑组织区域的药代参数分析显示，FLZ在帕金森氏病的发病区域分布无靶向性。

　　由该实例可见，通过液质联用技术准确定量分析了大鼠血浆、全脑和不同脑区中的药物浓度，并获得了FLZ在大鼠脑组织中的分布和代谢动力学数据，为药物成药性的客观评价提供了依据。

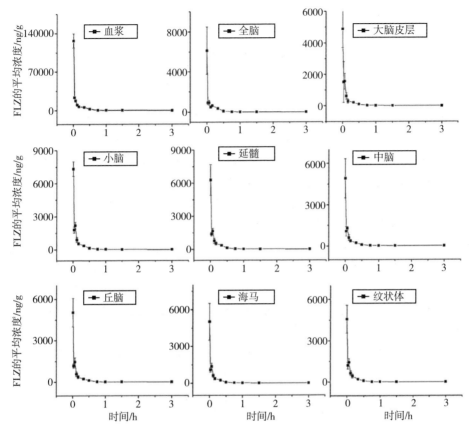

图8-13　尾静脉注射FLZ（35 mg/kg）后大鼠血浆、全脑及不同脑区中FLZ的平均浓度-时间分布曲线（均值±SD，$n=5$）

（引自：*Journal of Pharmaceutical and Biomedical Analysis*，2012，66.）

示例五　淫羊藿大鼠体内代谢产物发现与鉴定

　　药物代谢产物的发现和鉴定是新药体内过程以及药物-药物相互作用研究的重要内容之一。但是药物进入体内代谢后，代谢产物结构类型多，含量低，基质复杂，使得药物体内代谢产物的发现与鉴定对分析技术要求较高。高效液相色谱高分辨质谱多级质谱联用技术（HPLC-HRMS/MS^n）具备高分辨率、高质量精度、高灵敏度、快速扫描和多级质谱扫描能力，是目前开展药物体内成分和代谢产物分析的主要技术。通过高效液相色谱法/超效液相色谱法将内源性物质和药物代谢物之间尽量分离后，采集一级高分辨质谱数据和多级质谱数据，通过一系列数据后处理技术，如提取离子色谱（EIC）、质量亏损过滤（MDF）、本底扣除（BS）、中性丢失过滤（NLF）、产物离子过滤（PIF）、同位素模型过滤（IPF）等，发现和鉴定药物的体内成分和代谢物。在药物代谢产物研究中，数据后处理技术被研究者广泛关注，因为液质联用技术可以获得大量色谱质谱数据，从这些海量数据中挖掘出有用的信息是数据后处理技术的重要作用。

研究人员利用质谱树状图相似度过滤技术（mass spectral trees similarity filter，MTSF）建立了在复杂基质生物样本中高效发现并鉴定药物代谢产物的研究策略，研究了中药材淫羊藿在大鼠体内的代谢产物，推测了代谢途径。研究人员首先采用Thermo Scientific LTQ FT液质联用仪建立了生物样本中淫羊藿成分及其代谢物的分析方法。色谱柱为Agilent Zorbax SB-C18（4.6 mm×250 mm，5 μm）；流动相为0.3%乙酸溶液（A）－乙腈（B），梯度洗脱；流速为1.0 ml/min；柱温为35 ℃；进样量为10 μl；检测波长：270nm；进入质谱的分流比为3∶1。采用ESI源，正离子模式，扫描范围（m/z）为100-1500；鞘气流速：35arb，辅助气流速：10arb，吹扫流速：3arb，喷雾电压：3.8 kV；毛细管温度：260℃；毛细管电压：40V；Tube lens：120V。扫描方式：一级MS扫描采用FT Full Scan方式扫描，分辨率为50 000；MS^n扫描采用LTQ Data Dependent Scan模式扫描，碰撞诱导解离（CID）能量：35%。

MTSF技术是一种在复杂体系中发现和鉴别目标化合物的搜索技术。该技术的基本原理是化合物首先通过质谱采集得到的质谱数据可以形成质谱树状图，其中一级高分辨质谱数据形成化合物质谱树的树干，多级质谱数据形成质谱树的树枝；结构类似的化合物质谱树状图相似，两个化合物的结构越相似，它们的质谱树状图的匹配度越高，结构完全相同，质谱树状图的匹配度为1 000分，即最高匹配度设为1000分。如图8-14所示，以淫羊藿苷和其羧基化代谢物M11为例，二者仅是羟基和羧基的区别，因此二者形成的质谱树状图是相似的，通过质谱树状图匹配，可以得到一个相对较高的相似度得分，其相似度得分为969.4。因此可以以淫羊藿苷为模板，通过质谱树状图匹配从复杂的生物样本中发现其代谢物M11，同时通过匹配质谱树状图，根据相似度得分，可以判断代谢物的结构类型，结合其一级高分辨质量数和多级质谱数据，可以对发现的代谢物M11进行快速的结构推测与鉴定。图8-15为基于该技术建立的药物代谢产物发现与鉴定的研究策略，采用该策略共发现了淫羊藿药材中源于朝藿定A、朝藿定B、朝藿定C、淫羊藿苷和宝藿苷等成分的115种代谢物，有效去除80%的基质干扰，与已商业化的代谢物寻找方法，如中性丢失过滤（NLF）、产物离子过滤（PIF）和质量亏损过滤（MDF）相比，该技术显示出更好的选择性和高效性。由上可见，HPLC-HRMS/MS^n结合适当的数据后处理技术可为药物代谢产物的发现与鉴定研究提供有力的技术支持。

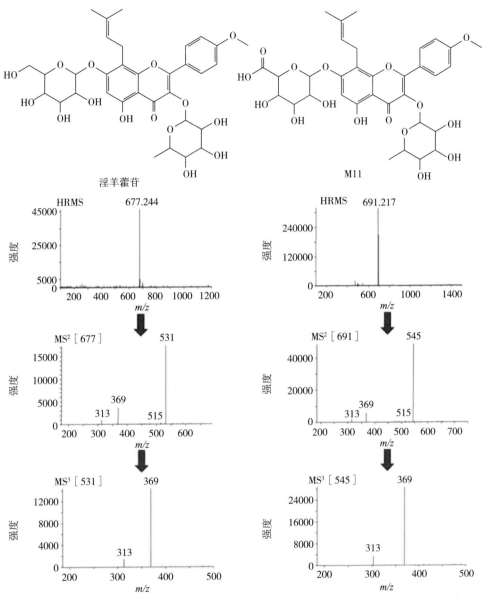

图8-14 淫羊藿苷和其羧基化代谢物M11的结构以及质谱树状图

[引自: *Analytica Chimica Acta*, 2013, 768 (Complete).]

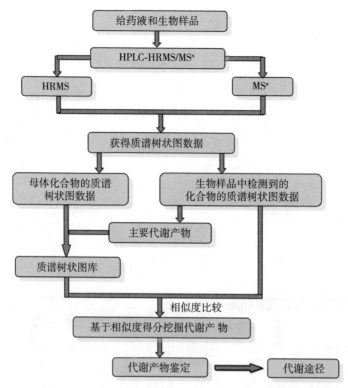

图8-15 质谱树状图相似度过滤技术发现并鉴定代谢物策略流程

示例六 小续命汤有效成分的药物代谢动力学研究

中药药物代谢动力学是研究中药中的活性成分或指标成分在体内吸收、分布、代谢和排泄的动态变化规律，与药物效应动力学结合有助于评价中药的安全性和有效性，可为中药发挥药效的物质基础、作用机制、复方组方原理及中药传统理论的科学阐释提供依据。中药药物代谢动力学研究面临的困难主要包括：①化学组成复杂，体内代谢多样化，使得体内成分的结构鉴定困难。②药物代谢动力学研究的目标化合物不明确，并且在中药和生物样本中浓度低。③生物样品基质复杂，内源性成分干扰大。④对照品缺乏。而液质联用技术是目前针对以上问题能够提供一定解决方案的有前景的分析技术。其中高效液相色谱高分辨质谱多级质谱联用技术（HPLC-HRMS/MS^n）具备高分辨率、准确度、灵敏度、快速扫描和多级质谱扫描能力，能够通过一级高分辨质谱数据和多级质谱数据对中药组分及生物样本中的体内成分进行鉴定。而高效液相色谱三重四极杆串联质谱（HPLC-MS/MS）具有很高的灵敏度和较强的定量准确性，可用于建立多目标成分的药物代谢动力学分析方法。将上述两种液质联用技术相结合，不仅可以快速、准确、全面地定性分析中药在体内的多成分，还能够灵敏、快速、准确、宽动态范围地定量分析这些多成分，建立符合中药治病整体观的研究方法，为符合中药理论的中药多成分药物代谢动力学研究提供技术支持。

小续命汤（Xiao-Xu-Ming decoction，XXMD）是传统中药复方，用于治疗中风及其后遗症，疗效显著。XXMD抗脑缺血的有效成分（AF-XXMD）与XXMD有相似的抗脑缺血活性。为了更好地阐述AF-XXMD的作用物质基础和机制，研究人员研究了在正常和病理条件下，AF-XXMD的活性成分和代谢物的脑部代谢特征。研究人员采用HPLC-HRMS/MS^{n}法结合MTSF技术快速发现和鉴定了AF-XXMD中的化学成分，从AF-XXMD中共鉴定了68个化合物，它们的叠加EIC图如图8-16所示。

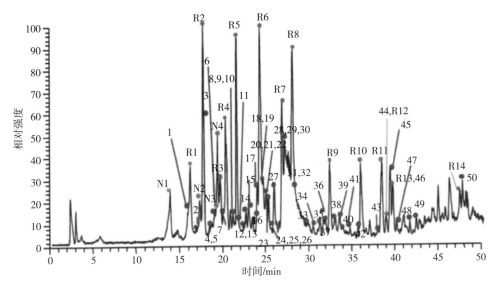

图8-16　AF-XXMD中鉴定到的68个化合物的叠加提取离子流色谱（EIC图）

（引自：*Journal of Pharmaceutical & Biomedical Analysis*，2016，122.）

研究者进一步通过对AF-XXMD体内吸收成分及其代谢物的深入研究，发现大鼠血浆和脑组织中有21个暴露量较高的化合物（芍药苷、升麻苷、阿魏酸、升麻素、5-O-甲基维斯阿米醇苷、甘草苷、肉桂酸、黄芩苷、黄芩素、汉黄芩素、白杨素、甘草酸、甘草次酸、麻黄碱、伪麻黄碱、甘草素、汉黄芩苷、异甘草苷、千层纸素A-7-O-葡萄糖醛酸苷、千层纸素A、5-O-甲基维斯阿米醇）。将这21个化合物作为药物代谢动力学研究的目标化合物，采用超效液相色谱串联质谱（UPLC-MS/MS）技术，建立定量测定AF-XXMD灌胃给药后，大鼠脑组织和血浆中21个目标测定化合物的分析方法。样品预处理采用固相萃取法：取100μl大鼠血浆，加入10μl抗坏血酸溶液和300μl含内标的1%甲酸的乙腈溶液，涡旋并离心后取上清液。取脑组织准确称量，加入5倍量含内标的1%甲酸的乙腈溶液，匀浆并离心后取上清液。固相萃取柱采用Waters Ostro™ 96-well plate，25 mg，1/P kg。血浆预处理上清液上柱并收集，用于21个化合物的测定。脑组织预处理上清液上柱并收集，取其中50μl洗脱液用于测定麻黄碱和伪麻黄碱。取500μl洗脱液，氮气吹干，残渣加75%乙腈溶液（含1%甲酸）50μl复溶，用于测定其余19个化合物。麻黄碱和伪麻黄碱的分析条件：色谱柱CAPCELL PAK Phenyl UG120（5μm，2.0×150 mm）；流动相：0.1%甲酸水溶液/乙腈（含0.1%甲酸）（95:5，V/V），等度洗脱，进样量：1μl；柱温：30℃；流速：0.4 ml/min；其余19个化合物的分析条件：色谱柱CAPCELL PAK C18 IF（2μm，2.0×50 mm）；流动相：水（含0.1%甲酸和0.08 mmol/L甲酸铵）/混合溶剂［乙腈/甲醇/水（2:2:1），V/V/V］（含0.1%甲酸和0.08 mmol/L甲酸铵），梯度洗脱。进样量：1μl；柱温：35℃；流速：0.4 ml/min。ESI源；正负离子MRM监测模式。

由于21个目标化合物中有3对同分异构体（千层纸素A苷和汉黄芩苷，千层纸素A和汉黄芩素，麻黄碱和伪麻黄碱），它们的MRM离子对完全一致，因此它们需要实现色谱分离，研究者选择了3根不同品牌和规格的色谱柱并试验了不同色谱条件，结果发现CAPCELLPAK C18 IF色谱柱可以实现对千层纸素A苷和汉黄芩苷，以及千层纸素A和汉黄芩素这两对异构体的基线分离。麻黄碱和伪麻黄碱的色谱保留性能较差，并发现随着流动相中酸浓度增加，二者的保留和分离度都明显增加，所以在流动相中添加0.1%甲酸。比较了21个目标化合物在正负离子条件下的质谱信号响应强度，发现甘草次酸和其余20个化合物分别在负离子和正离子条件下有最好的质谱响应信号强度，因此通过优化色谱条件和分时间段扫描的方式实现正负离子切换扫描。同时为了提高甘草次酸的负离子响应，在流动相B中添加了0.05/万的甲酸铵。样品前处理加入了1%抗坏血酸保护易氧化的化合物黄芩苷和黄芩素，并采用了磷脂去除小柱（Ostro™ 96-well plate）将磷脂除去，消除脑组织中大量磷脂带来的基质效应。

但是在进行脑组织样品预分析时，研究者发现脑样品用5倍量75%乙腈匀浆和预处理后除麻黄碱和伪麻黄碱外，其余19个目标化合物由于浓度低均难以测定。更重要的是，由于麻黄碱和伪麻黄碱的极性大，需使用2%的乙腈恒度洗脱，但极低比例的有机相导致色谱柱的耐用性下降，分析超过30个样本后，这两个化合物就不能实现基线分离。因此研究者针对麻黄碱和伪麻黄碱单独建立了分析方法，对脑组织中麻黄碱和伪麻黄碱采用脂质柱预处理后直接进样分析，其余19个目标化合物则进一步浓缩10倍后分析。最终，针对麻黄碱和伪麻黄碱单独的分析方法仅需3分钟，其余19个目标化合物的分析需15.5分钟，合计时间为18.5分钟。图8-17是这21种有效成分在大鼠血浆中的MRM叠加图。综上可见，在中药多成分药物代谢动力学分析方法的建立中，并不一定所有的目标成分一起分析就是最佳方案，应该依从快速、准确、简便、合理的原则建立分析方法。采用上述方法，如图8-18、图8-19、图8-20所示，研究者获得了AF-XXMD中9种化合物在脑缺血模型大鼠的血浆和海马中浓度随时间的变化，9种化合物的血脑透过率和AUC值，以及9种化合物在每个时间点的血浆和海马中浓度之间的相关性等重要数据。

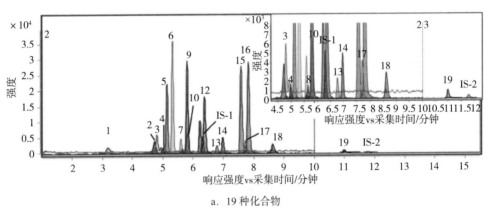

a. 19种化合物

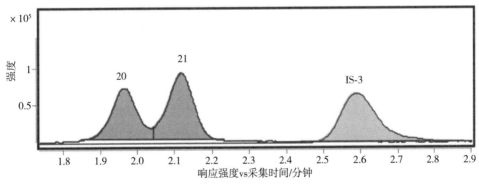

b. 麻黄碱和伪麻黄碱

图8-17　AF-XXMD中21个化合物的MRM图

（引自：*Journal of Pharmaceutical & Biomedical Analysis*，2016，122.）

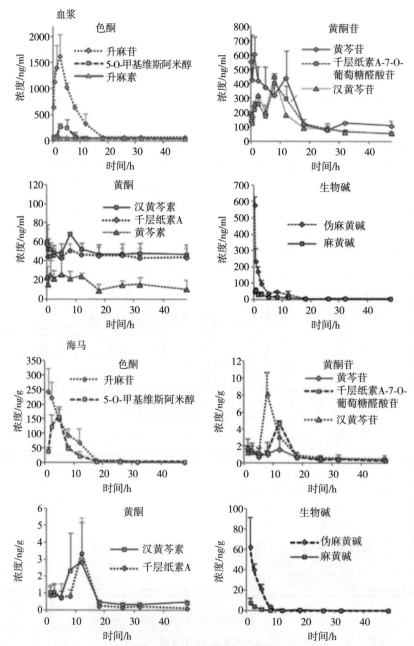

图8-18　AF-XXMD中9种化合物在脑缺血模型大鼠的血浆和海马中浓度随时间的变化

（引自：*Journal of Pharmaceutical & Biomedical Analysis*，2016，122．）

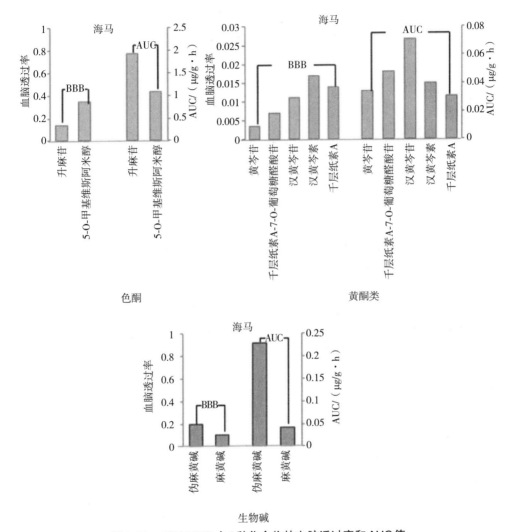

图8-19　AF-XXMD中9种化合物的血脑透过率和AUC值

（引自：*Journal of Pharmaceutical & Biomedical Analysis*，2016，122.）

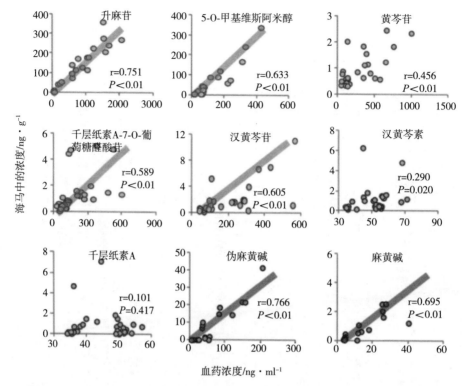

图8-20　AF-XXMD中9种化合物在每个时间点的血浆和海马中浓度之间的相关性

（引自：*Journal of Pharmaceutical & Biomedical Analysis*，2016，122.）

思考题

1. 简述液相色谱质谱联用技术的分类和技术特点。
2. 简述液相色谱质谱联用技术的发展趋势。
3. 液相色谱质谱联用技术在药物分析中有哪些应用，优势是什么？
4. 请举例说明液相色谱质谱联用技术在新药有关物质控制和药代动力学研究的应用。

（王　喆　张金兰）

参 考 文 献

［1］HOLČAPEK M，JIRÁSKO，ROBERT，et al. Recent developments in liquid chromatography-mass spectrometry and related techniques ［J］. Journal of Chromatography A，2012，1259：3-15.

［2］高佳，程晓昆，班璐，等. 液质联用技术的应用与发展［J］. 当代化工研究，2016，5：86-87.

［3］CAPPIELLO A，PALMA P．Advances in the use of liquid chromatography mass spectrometry（lc-ms）：instrumentation developments and applications［M］．Elsevier，2018．

［4］DONATO P，ARENA P，MONDELLO L．Theoretical and practical aspects of LC-MS analysis［M］．Elsevier，2020．

［5］KURBANOGLU S，KARSAVURDAN O，OZKAN SA．Recent advances on drug analyses using ultra performance liquid chromatographic techniques and their application to the biological samples［J］．Current Analytical Chemistry，2019，15（3）：277-293.

［6］IGUINIZ M，HEINISCH S．Two-dimensional liquid chromatography in pharmaceutical analysis．Instrumental aspects，trends and applications［J］．Journal of Pharmaceutical and Biomedical Analysis，2017，145：482．

［7］PIROK BWJ，STOLL DR，SCHOENMAKERS PJ．Recent developments in two-dimensional liquid chromatography：Fundamental improvements for practical applications［J］．Analytical Chemistry，2019，91（1）：240-263

［8］BEERAM SR，RODRIGUEZ E，DODDAVENKATANNA S，et al．Nanomaterials as stationary phases and supports in liquid chromatography［J］．Electrophoresis，2017，38（19）：2498-2512

［9］SHIMIZU H，SMIRNOVA A，MAWATARI K，et al．Extended-nano chromatography［J］．Journal of Chromatography A，2016，1490：11-20．

［10］王玉娜，刘丽娟，李丽丽，等．基于纳升电喷雾离子化质谱技术（nano ESI-MS）建立登革病毒检测方法［J］．中国国境卫生检疫杂志，2019，42（01）：5-8．

［11］KANTAE V，OGINO S，NOGA M，et al．Quantitative profiling of endocannabinoids and related N-acylethanolamines in human CSF using nano LC-MS/MS［J］．Journal of Lipid Research，2017，58（3）：615-624．

［12］HUANG Y，ZHANG Q，LIU Y，et al．Aperture-controllable nano-electrospray emitter and its application in cardiac proteome analysis［J］．Talanta，2020，207：120340．

［13］王玉娜，孟宪双，刘丽娟，等．离子淌度质谱技术及其应用研究进展［J］．分析测试学报，2018，37（10）：1130-1138．

［14］PAGLIA G，ASTARITA G．Metabolomics and lipidomics using traveling-wave ion mobility mass spectrometry［J］．Nature protocols，2017，12（4）：797．

［15］HOFMANN J，PAGEL K．Glycan analysis by ion mobility-mass spectrometry［J］．Angewandte Chemie International Edition，2017，56（29）：8342-8349．

［16］BLAŽENOVIĆ I，KIND T，JI J，et al．Software tools and approaches for compound identification of LC-MS/MS data in metabolomics［J］．Metabolites，2018，8（2）：31．

［17］KYLE JE，CROWELL KL，CASEY CP，et al．LIQUID：an-open source software for identifying lipids in LC-MS/MS-based lipidomics data［J］．Bioinformatics，2017，33（11）：1744-1746．

［18］周莹．HPLC-ESI-MS^{n}快速鉴定植物中活性成分［D］．杭州：浙江师范大学，2015．

［19］张黎媛．液质联用技术在中药质量控制中的应用［J］．世界中医药，2018，13（02）：513-521．

［20］王玲，赵明波，郭晓宇，等. 中药白鲜皮化学成分及LC-MS特征指纹图谱研究［C］. 中国化学会第十一届全国天然有机化学学术会议论文集（第三册），2016.

［21］杨祎，赵春阳，姜明燕. LC-MS/MS法分析埃索美拉唑钠杂质［J］. 中南药学，2017，15（03）：352-355.

［22］YAN Y, LIU A P, WANG S, et al. Ultrasensitive characterization of charge heterogeneity of therapeutic monoclonal antibodies using strong cation exchange chromatography coupled to native mass spectrometry［J］. Analytical Chemistry, 2018, 90（21）: 13013-13020.

［23］WANG Z, WANG Y, TIE C, et al. A fast strategy for profiling and identifying pharmaceutic excipient polysorbates by ultra-high performance liquid chromatography coupled with high-resolution mass spectrometry［J］. Journal of Chromatography A, 2020, 1609: 460450.

［24］王珊珊，宁凡盛，王晓利，等. HPLC-MS/MS法分析吉非替尼中痕量基因毒性杂质［J］. 药物分析杂志，2017，37（7）：1309-1313.

［25］ZHANG N, CHENG C, OLALEYE OE, et al. Pharmacokinetics-based identification of potential therapeutic phthalides from XueBiJing, a Chinese herbal injection used in sepsis management［J］. Drug metabolism and Disposition, 2018, 46（6）: 823-834.

［26］WANG Z, QU L, LI M, et al. Identification of hepatotoxic and nephrotoxic potential markers of triptolide in mice with delayed-type hypersensitivity［J］. Journal of Pharmaceutical and Biomedical Analysis, 2018, 160: 404-414.

［27］GALLART-AYALA H, KONZ I, MEHL F, et al. A global HILIC-MS approach to measure polar human cerebrospinal fluid metabolome: Exploring gender-associated variation in a cohort of elderly cognitively healthy subjects［J］. Analytica Chimica Acta, 2018, 1037: 327-337.

［28］KIM DK, PARK J, HAN D, et al. Molecular and functional signatures in a novel Alzheimer's disease mouse model assessed by quantitative proteomics［J］. Molecular Neurodegeneration, 2018, 13（1）: 2.

［29］WU CS, TONG YF, WANG PY, et al. Identification of impurities in methotrexate drug substances using high-performance liquid chromatography coupled with a photodiode array detector and Fourier transform ion cyclotron resonance mass spectrometry［J］. Rapid Communications in Mass Spectrometry, 2013, 27（9）: 971-978.

［30］HOU J, QU F, WU C, et al. Quantitative determination and pharmacokinetic study of the novel anti-Parkinson's disease candidate drug FLZ in rat brain by high performance liquid chromatography-tandem mass spectrometry［J］. Journal of Pharmaceutical and Biomedical Analysis, 2012, 66: 232-239.

［31］JIN Y, WU CS, ZHANG JL, et al. A new strategy for the discovery of epimedium metabolites using high-performance liquid chromatography with high resolution mass spectrometry［J］. Analytica Chimica Acta, 2013, 768（Complete）: 111-117.

［32］WANG C, JIA Z, WANG Z, et al. Pharmacokinetics of 21 active components in focal cerebral ischemic rats after oral administration of the active fraction of Xiao-Xu-Ming decoction ［J］. Journal of Pharmaceutical & Biomedical Analysis, 2016, 122: 110-117.

第九章

毛细管电泳技术与应用

毛细管电泳法（capillary electrophoresis）是一种液相分离技术。与传统的液相分离方法相比，毛细管电泳具有耗样少、分离效率高、分离模式丰富的特点，且操作较为灵活、运行成本较低、绿色环保。毛细管电泳技术已成为实践中对于多种化学药及生物药分析的标准手段，并持续获得分离科学界的关注，基于此技术开发的药物分析新方法不断涌现。

第一节　毛细管电泳技术特点和发展趋势

毛细管电泳，就是在毛细管中进行的电泳过程。

"电泳"一词由英文"electrophoresis"翻译而来：词根"electro-"表示"和电有关"，"-phoresis"源自希腊文"φόρηση"，表示"搬运"；所以electrophoresis的本意就是"借助电场的作用来移动物质"。"电泳"这个中译名则更加生动，表明在电场的作用下发生"泳动"。我们常说的"游泳"，本意是在水中浮浮沉沉，其中"游"是"浮行"（《水经注》），"泳"是"潜行水中"（《说文解字》）；《岳阳楼记》中描绘的"沙鸥翔集，锦鳞游泳"，就是指鱼在水中时沉时浮的状态。"电泳"这个名称非常精准地描绘了只发生在溶液内部，而不发生在水面上的带电粒子移动情况。

一、毛细管电泳技术的特点

实施电泳操作的主要目的在于"分离"：具有不同泳动速度的粒子，如果移动相同距离，则所需的时间不同；如果移动相同时间，则通过的距离不同。

在真空电场中，带电粒子会受到电场力的作用而发生运动，受力大小和电荷数正相关；而在溶液中，带电粒子在受电场力驱动的运动中也会受到来自溶液环境的阻力，阻力方向和运动方向相反，阻力的大小和带电粒子的几何形态有关，但始终小于电场力。因此在施加了电场的溶液中，不同微粒的运动情况可总结为（图9-1）：①不带电的粒子不和溶液发生相对运动。②带电符号不同的粒子运动的方向相反。③带电粒子的运动速度和电荷数正相关，和自身的尺寸负相关。

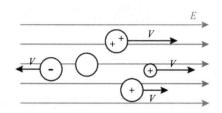

图9-1　带电情况不同的粒子在电泳作用下的运动情况示意

注：黑色箭头的长度示意带电粒子移动速度的大小。

因此体系中带电情况不同的物质，以及带电情况相似但几何形貌不同的物质，原则上都可以使用电泳手段进行分离。

构造一个电泳系统仅需要三个要素：待移动的带电粒子、能导电的溶液（通常为电解质水溶液）、两个电极。因此无论烧杯中、试管内还是特殊性质的容器或管道中都可以实施电泳操作。此外，如果期望增强分离效果，可以在电泳体系中增加额外的阻力，起到拉开不同粒子运动差距的效果。比如生物学中常用的凝胶电泳，就是通过具有空间交联结构的凝胶为带电物质的移动增加阻力；使用凝胶也可以抑制因向溶液施加高电压而产生的焦耳热效应。

从20世纪80年代起，人们开始采用熔融石英毛细管（fused silica capillary）作为实施电泳分离的场所。这种毛细管的制造材料为高纯度的熔融石英，与光纤所用的材料相似；内径通常为几十至上百微米。由于石英材料硬度较高而韧性较差，毛细管外壁通常包裹一层聚酰亚胺涂层，保证毛细管在发生一定程度的弯曲时不至于折断。由于毛细管所起的分离作用类似于液相色谱中的色谱柱，毛细管也常被称为"毛细管柱"，在毛细管电泳理论的描述中也常借用色谱中的一些技术术语。采用毛细管进行电泳操作的优势包括：

1. 成本较低　毛细管内径小、容积小，样品进样量通常在纳升量级，对溶剂和辅助试剂的耗用量也很小；毛细管材料自身成本不高，且易于清洗，可以重复使用。

2. 灵活性强　具有涂层的毛细管具有高度的柔韧性、易于切割，便于安装在自动化的仪器设备上，降低技术门槛和工作量。

3. 分离效率高　毛细管较小的内径和管内的流体性质可以有效抑制焦耳热效应和径向流速差异造成的峰展宽，且电泳分离过程中分析物不会在不同的相之间发生传质，理论塔板数可以达到每米几百万，远高于普通的液相色谱。

4. 分离速度快　因毛细管的高比表面积可将焦耳热降至极低的程度，可使用较强的电场进行电泳分离，获得高于平板凝胶电泳的分离速度。

5. 可实现柱上检测　毛细管自身的石英材料具有极好的光谱透射能力（紫外-可见光度法的吸收池即是用石英制成的），因此用于分离的毛细管末端自身即可用作光学检测的吸收池，无须外加光学检测场所，能以最大限度减小死体积和柱外效应的干扰。

6. 应用范围广　石英毛细管因其自身的理化性质的特点可在管内产生"电渗流"，使携带不同种类电荷的物质以及中性物质均发生定向运动，能够胜任对小分子和生物大分子的分离，可在单次操作中分离高度复杂的混合物。

此外，毛细管电泳耗用的溶剂以水相为主，且流量极低，废液处理成本较低，环境友好；毛细管电泳方法中可调参数较少，参数调节的影响效果比较直接，因此方法开发相对简单，适于发展为标准化方法进行推广。

毛细管电泳中起导电作用的电解质称为"背景电解质"（background electrolyte，BGE），相应的溶液称为背景电解质溶液或分离介质。由于生物学实验中常把含有盐的溶液统称为"缓冲溶液"（buffer），背景电解质溶液也常被称为背景缓冲溶液。需要指出的是，部分场合下俗称的缓冲溶液对于外加物质引起的pH变化未必具有抵消的能力，和化学意义上定义的缓冲溶液有所不同。

二、毛细管电泳的基本原理

毛细管电泳与液相色谱同为液相分离手段，检测方式、信号呈现形式以及很多理论概念也有相同或相近之处，因此业界时常将毛细管电泳技术归入广义的液相色谱技术类别中。但二者在原理上存在本质区别：液相色谱过程涉及物质在流动相和固定相两个相中的分配，而毛细管电泳中并不含有色谱意义上的固定相；液相色谱是基于不同物质在两相之间的分配行为差异实现分离的，而毛细管电泳是基于不同物质在电场下溶液中的运动方式差异实现分离的。

不同物质在电泳中得以分离的本质在于移动速度不同。电泳分离是以电场来驱动的，引入"淌度"（mobility）的概念，定义为单位场强下离子迁移的速率，用于描述除电场强度以外的因素如何影响带电物质"流淌"的快慢程度，以希腊字母μ表示。淌度的概念不仅用于电泳领域，一切在电场作用下使离子发生运动的场合都可以谈及淌度。例如如今在机场入口处用于检测旅客行李或衣物上是否有爆炸物残留的技术手段称为"离子淌度谱"（ion mobility，也称"离子迁移谱"），就是通过离子在气相中的淌度差异进行分离和检测分析的。

在毛细管电泳中，带电物质自身会因电泳效应和背景电解质溶液之间发生相对运动，由此产生"电泳淌度"（electrophoretic mobility），记为μ_p；背景电解质溶液自身也可能因电渗流（electroosmotic flow，EOF）效应而发生运动，由此产生"电渗流淌度"（electroosmotic mobility），记为μ_{EOF}。因此实际观测到的淌度是上述两种淌度的叠加效果：

$$\mu = \mu_p + \mu_{EOF} \tag{1}$$

式中电泳淌度和迁移速度之间的关系为：

$$\mu_p = \frac{v}{E} \tag{2}$$

式中μ为淌度，v为速度，E为电场强度。在匀强电场中，带电粒子所受的电场力F_E可以通过电场强度E和自身所带的电量q计算：

$$F_E = qE \tag{3}$$

带电物质在运动中，除受到电场力外，还受到环境的阻力F_F，大小为：

$$F_F = 6\pi\eta rv \tag{4}$$

式中η为溶液的黏度，r该物质的流体力学半径——物质本身未必是球体，在溶液中也可能会发生水合或其他结构上的变化，将物质等效为球体，并且将多种外界因素考虑在内，通过宏观的流体力学方法计算出的等效半径就是所谓"流体力学半径"。

电泳过程中带电物质达到平衡状态时，受到的电场力F_E阻力F_F大小相等、方向相反，于是有：

$$qE = 6\pi\eta r \tag{5}$$

将式（2）与式（5）联立，可得：

$$\mu_p = \frac{q}{6\pi\eta r} \tag{6}$$

可见带电物质的电泳淌度和自身所带电量成正比，和溶液黏度以及自身的尺寸成反比。由于电量q的取值可正可负，电泳淌度μ_p的正负也会随之变化，物理意义为带不同符号电荷的物质电泳方向相反。上述推导是基于最精简的受力分析和几何模型完成的，适用于定性分析；实际情况中还需考虑其他复杂、细微的影响因素。同一物质在不同电场和介质条件下测得的电泳淌度数值会有差异，因此文献中查得的数值仅具有参考意义。

　　电渗流产生的原因在于毛细管自身的理化性质。毛细管使用的石英材料会在毛细管内壁上留有大量裸露的硅羟基，这些硅羟基会在 pH 大于 3 的溶液条件下发生解离，形成带有负电荷的基团。溶液中的阳离子会聚集在这些负电荷附近，形成双电层以及扩散层，如图 9-2 所示。在毛细管两端施加用于电泳的电压时，扩散层中的大量正电荷会向负极发生移动，由于这些正电荷的载体是溶剂化的阳离子，它们可拖动大量溶液随之共同移动。毛细管内径较小，内部溶液可以在这样的作用下发生整体移动，宏观上就体现为电渗流。

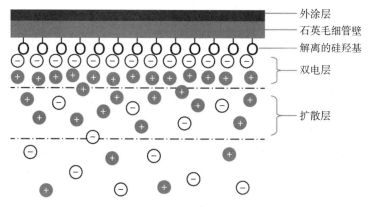

图 9-2　毛细管内不同区域的电荷分布示意

　　因电渗流效应而使随之移动的物质具有的淌度即为电渗流淌度，计算方式为：

$$\mu_{\mathrm{EOF}} = \frac{\varepsilon \xi}{\eta} \tag{7}$$

　　式中 ε 为真空介电常数，ξ 为双电层产生的 Zeta 电势。依据淌度的定义，电渗流速度和电渗流淌度之间的关系为：

$$v_{\mathrm{EOF}} = \mu_{\mathrm{EOF}} E \tag{8}$$

　　电渗流是毛细管内溶液的整体效果，电渗流自身的速度可以为管内所有物质提供一个共同的淌度分量。这个淌度的方向与阳离子的电泳方向相同，与阴离子的电泳方向相反，且往往数值大于电泳淌度，因此综合作用的结果是使阳离子的移动更快，并且使中性物质和阴离子也能以相对较小的淌度和阳离子同向运动，如图 9-3 所示。这一结果的正面意义是一次操作即可同向分离带电情况不同的物质。改变毛细管内壁的表面性质、改变溶液的离子强度都可以改变双电层的 Zeta

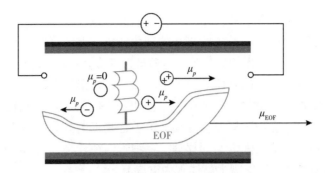

图 9-3　在电渗流和电泳双重作用下不同带电粒子的淌度关系示意

注：箭头的长度示意淌度的大小。

电势 ζ，改变溶液温度可以改变溶液黏度，因此这些参数都可以用于调节电渗流的强弱。

如因某些需要意图减小或屏蔽电渗流，可以对毛细管内壁进行修饰。如需改变电渗流的方向，可以在溶液中加入阳离子表面活性剂，构造带正电荷的内表面，反转双电层的带电情况。

如图 9-4 所示，在常规管路中由机械力驱动的流体往往产生抛物线式的流型，管内横截面上中心流速最高，靠近管壁处流速最低，这会导致原本应同时流出的物质因分布在径向上的不同位置而先后流出，检测的效果即信号峰变宽。而在毛细管中由电渗流驱动的流型则是近乎平面的"活塞流"，管内径向上各处流速趋于相等，因此同种物质流出时间的差别极小，呈现的信号峰更为尖锐。这也是毛细管电泳分离效率高的一个重要原因。

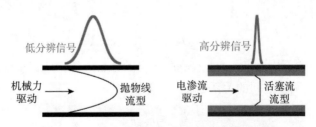

图 9-4　不同驱动力下的流型和信号峰型示意

以上分析均是针对最基本的毛细管区带电泳分离模式而言的，其他分离模式会在此基础上叠加各具特色的分离原理。

三、毛细管电泳分离效果的优化

参考色谱理论中对于柱效的定义，毛细管电泳分离的理论塔板数 n 可以通过下式表达：

$$n = \frac{\mu_e E l}{2D} \tag{9}$$

式中 μ_e 为实验中实测的有效电泳淌度；l 为分析物的迁移距离，即从进样口到毛细管上检测窗口的间距；D 为分子扩散系数。μ_e 和 D 均为分析物在当前体系中的固有性质，E 和 l 则是可以在操作中调控的参数。虽然增大 E 和 l 可提高理论塔板数，但 E 的增加也会引起更强的焦耳热效应，其上限受仪器的限定；l 的增加则会延长分离时间。

毛细管电泳同样依据相邻两个信号峰的离散程度定义相应分析物的分离度：

$$R = \frac{2 \Delta t_R}{W_1 + W_2} \tag{10}$$

式中 Δt_R 为相邻两个信号峰的迁移时间（相应分析物从开始进行电泳到被检测出来所需的时间，也常按色谱习惯称为"保留时间"）之差，W_1 和 W_2 分别为两个信号峰的峰宽。分离度也可以利用柱效来表达：

$$R = \frac{\sqrt{n}}{2} \times \frac{\mu_2 - \mu_1}{\mu_2 + \mu_1} \tag{11}$$

式中 μ_1 和 μ_2 分别为两个信号峰所对应物质的有效淌度。如将柱效项以其他可控参数表达，则分离度可表示为：

$$R = \frac{l \Delta \mu}{4\sqrt{2}} \left(\frac{U}{D (\bar{\mu} + \mu_{EOF})} \right)^{\frac{1}{2}} \tag{12}$$

式中 U 为电压，$\Delta \mu = \mu_2 - \mu_1$，$\bar{\mu} = (\mu_2 + \mu_1)/2$。

除公式中出现的参数外，优化毛细管电泳的分离效果还可考虑进样、热效应、扩散、吸附、检测、电分散等因素。

毛细管的低容积带来的优势是样品耗用量极低，但检测器的灵敏度往往成为限制样品耗用量降低的瓶颈。为保证足够的样品量用于检测，足量的进样体积往往在纤细的毛细管内形成较长长度的液柱，导致分析物的"起跑线"分布较宽，这是造成峰展宽、影响分离效果的一个重要原因。可以考虑适当提升样品浓度，减小进样体积。

毛细管内的电解质溶液是电导体，在施加电泳电压时溶液内即产生电流，因而产生焦耳热。由于溶液并非热的良导体，焦耳热在溶液内各处分布并不均匀，一方面影响分析物的扩散，另一方面会改变液流的局部流体力学性质，严重时可产生局部湍流，从而严重影响分离效果。热效应可以通过优化电泳电压和溶液组成进行调节，也可以通过控制环境温度加以抵消。现代商品化毛细管电泳仪器往往可选配毛细管控温装置。

分析物在毛细管内的扩散既与热效应密切相关，也受到管内机械压力的影响。部分毛细管电泳方法除利用电压驱动管内物质流动外，还施加机械力推动液流，这会造成管内实际流型偏离活塞流，而含有抛物线流型的成分。在方法参数优化中，应避免引入过大的机械压力。

毛细管内比表面积较大，样品与管壁之间的接触效果可显著影响其运动效果。由于毛细管内壁上的硅羟基无法被双电层完全屏蔽，分析物中的阳离子与管壁易发生静电作用而被吸附。此外，输水相互作用也可能引起样品的吸附。吸附会造成信号峰的严重拖尾，甚至分析物残留在管中。对毛细管内壁进行改性、涂布抗吸附涂层，或在背景电解质溶液中利用pH调节、加入两性离子添加剂等方式，可以改善吸附情况。

对分析物的检测如果在毛细管内直接进行，不会引入额外的死体积，检测阶段不会对分离效果产生影响。如果检测在毛细管柱外进行，则可能因额外死体积的引入造成信号峰展宽；如外接管路或检测场所的几何形貌与毛细管有差别，则可能使分析物难以按原有的速度分布即时流出，影响分离效果。

如果样品溶液与毛细管中的背景电解质溶液离子强度不同，则会产生电导率的差异，进而导致毛细管内样品溶液液柱与背景电解质溶液液柱内电场强度不同，分析物从样品液柱进入背景电解质液柱后的迁移速率也会发生变化，这就是电分散效应。如样品溶液离子强度较低，分析物进入背景电解质溶液后迁移速率会减慢，易造成信号峰峰形前伸；反之则易造成拖尾峰形。使样品溶液与背景电解质溶液的离子强度趋于一致，可有效减小电分散效应的影响。

四、毛细管电泳仪的操作

毛细管电泳的特色原理决定了其在仪器构造、操作流程和应用对象上的独特性。本节重点介绍毛细管电泳技术的设备要求、进样模式、分离模式、检测模式及其在药物分析中主要应用。

（一）仪器基本构造

毛细管电泳仪器的拓扑结构如图9-5所示。

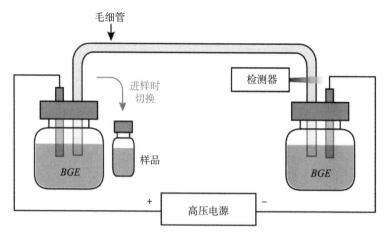

图9-5　毛细管电泳仪器拓扑结构示意

　　毛细管电泳操作多使用内径50 μm或75 μm的毛细管；以填充毛细管作为分离载体时内径可适当增大。管长与分离效果和分析时间正相关，通常折中选取20 ～ 100 cm。商品化仪器可提供毛细管控温装置，以控制实验过程中的管内温度，从而控制焦耳热、溶液黏度和电导率。

　　用于施加电泳电压的电源通常为直流可调电源，调节上限为数十千伏。正负极可根据需要进行切换。有些型号的仪器可在稳压方式和稳流方式间进行选择。

　　现代商品化毛细管电泳仪可自动控制毛细管在不同的溶液池（如背景电解质溶液和不同的样品溶液）中进行切换，执行进样、电泳分离和毛细管清洗操作。

　　光学检测器为商品化仪器的可选模块，可根据实际需要选配合适的检测器。如需与质谱联用，仪器还应配备特制的毛细管电泳－质谱接口。

　　对于常规的电泳操作，从进样到数据采集阶段均可通过软件的控制自动化完成，并可通过程序设定进行批量化操作。

（二）进样模式

　　进样主要有压力进样和电动进样2种模式。

　　压力进样通过向毛细管两端施加压强差（如向样品瓶中施加气压，或在毛细管出口端抽负压）的方式，利用机械力将样品送入毛细管中，通常压强差和进样时间为可调节的参数。进样体积V_{inj}可以由如下经验公式估算：

$$V_{inj} = \frac{\Delta p r^4 \pi t_{inj}}{32 \eta L} \tag{13}$$

　　式中Δp为毛细管两端的压强差，r为毛细管内半径，t_{inj}为进样持续时间，η为样品溶液黏度，L为毛细管的总长度。

电动进样通过在毛细管两端施加电压的方式，利用电渗流将样品送入毛细管中，通常电压和进样时间为可调节的参数。进样体积 V_{inj} 可以由以下经验公式估算：

$$V_{inj} = \frac{(\mu_e + \mu_{EOF}) U_{inj} r^2 \pi t_{inj}}{L} \tag{14}$$

式中 μ_e 为电泳淌度，μ_{EOF} 为电渗流淌度，U_{inj} 为进样电压，r 为毛细管内半径，t_{inj} 为进样持续时间，L 为毛细管的总长度。由于电动进样的过程本身相当于一段电泳过程，样品中带电情况不同的组分进入毛细管的速度可能存在差异，进而导致进样歧视。因此，电动进样的应用范围不及压力进样。

由于进样体积仅能估算，实验中的实际进样量受样品性质、仪器状态、样品容器和环境等多种因素影响，如需获知准确的进样量还需针对实际样品进行校准。

（三）分离模式

1. 毛细管区带电泳（capillary zone electrophoresis，CZE） 仅依靠不同物质在背景电解质溶液中的淌度差异进行分离，是最基本的毛细管电泳分离模式，因电泳状态下不同组分在毛细管内各自形成独立的区带而得名。通常如不做特殊说明，"毛细管电泳"即指"毛细管区带电泳"。实际操作中可通过调整溶液pH改变分析物的带电情况，改善分离效果。也可向溶液中加入能与特定分析物发生作用的添加剂，进行选择性分离。此外，对毛细管内壁进行改性可起到调节电渗流的效果。毛细管区带电泳应用范围较广，对可在溶液中形成离子的大小分子均能胜任。其优点在于操作便捷、原理简单，局限在于无法分离中性物质。图9-6所示为以区带电泳模式分离酱油中若干成分的电泳图示例。

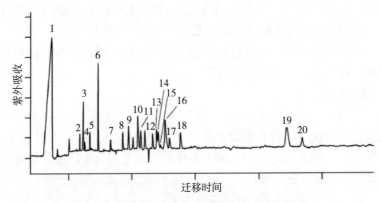

图9-6 某酱油样品的毛细管区带电泳分离谱

注：各信号峰对应的物种分别为：1. 氯离子；2. 柠檬酸根；3. 琥珀酸根；4. 苹果酸根；5. 天冬氨酸；6. 谷氨酸；7. 乙酸根；8. 甘氨酸；9. 乳酸根；10. 丙氨酸；11. 丝氨酸；12. 苏氨酸；13. 脯氨酸；14. 缬氨酸；15. 甲硫氨酸；16. 亮氨酸及异亮氨酸；17. 苯丙氨酸；18. 赖氨酸；19. 葡萄糖；20. 半乳糖。

（引自：https://www.agilent.com.cn.）

2. 毛细管等电聚焦（capillary isoelectric focusing，CIEF） 利用一系列两性电解质在毛细管内建立pH梯度，分析物在电场作用下迁移时，自身携带的电荷随环境pH而变化；当分析物迁移至环境pH等于自身的等电点（pI）处时，净电荷为0，此后不再受电场作用，会停留在此；而分析物一旦离开此位置，则会因重新带电而回到此位置，效果相当于聚焦于此，故而得名。随后可通过施加机械压力或化学迁移等方法将完成聚焦的分析物推出至检测器处，根据推进距离以及与已知pI值标准品的相对位置关系获得其等电点数据。也可保持聚焦后的区带静止，以成像方式进行检测。目前使用商品化试剂已可建立稳定的pH梯度，其聚焦原理可以使分析物获得优于区带电泳的分辨率。这一方法尤其适用于蛋白质及多肽类物质的分离。方法的局限包括操作较复杂，不易实现自动化；两性电解质的使用对检测方式造成了限制。图9-7所示为以等电聚焦模式分离6种蛋白样品混合物的电泳图示例。

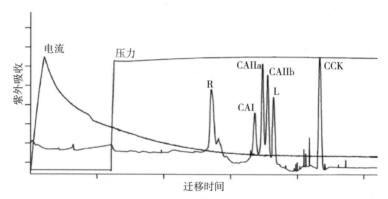

图9-7 6种蛋白质混合物的毛细管等电聚焦分离谱图

注：ribonuclease A（R）、carbonicanhydrase I（CAI）、carbonicanhydrase Ⅱa（CA Ⅱa）、carbonicanhydrase Ⅱb（CA Ⅱb）、lactoglogulin（L）、CCK flanking peptide标示电流及操作压力随操作时间的变化。

（引自：https://www.agilent.com.cn）

3. 胶束电动色谱（micellar electrokinetic chromatography，MEKC） 在背景电解质溶液中加入浓度高于临界胶束浓度（CMC）的离子型表面活性剂，使其在水相溶液中形成胶束。胶束内部为疏水环境，既可起到类似反相液相色谱中输水固定相的作用，也能起到稳定疏水性分析物的作用。这种方法既可基于电泳和色谱的双重原理分析带电物质，也能基于色谱原理分离中性物质；既可分析水溶性物质，也能用于部分脂溶性物质的分析。根据实际需要，可使用多种胶束及添加剂来调控对分析物的选择性。

在此基础上，人们又开发了微乳液电动色谱（microemulsion electrokinetic

chromatography，MEEKC），以有机溶剂辅以表面活性剂等物质经超声处理形成纳米量级的油相微乳液滴，以"水包油"的形式分散在背景电解质溶液中，代替MEKC中的胶束。微乳液电动色谱比胶束电动色谱具有更大样品容量。

4. **毛细管等速电泳**（capillary isotachophoresis，CITP）　在毛细管中将样品区带置于不同的背景电解质溶液之间，两种电解质溶液中与分析物带电符号相反的离子（对离子）种类相同，而与分析物带电符号相同的离子（共离子）种类不同：其中处于样品区带前的电解质（前导电解质）使用有效淌度大于分析物的共离子，处于样品区带后的电解质（尾随电解质）使用有效淌度小于分析物的共离子。电泳过程中，前导电解质区域形成较低强度的电场，尾随电解质区形成较高强度的电场；处于前导区的分析物迁移速度小于周边的共离子，处于尾随区的分析物迁移速度大于周边的共离子，最终得以在前导区和尾随区的界面上实现聚焦。在这种分离模式下各区带的迁移速度相同，故而得名。这一方法既可用于对淌度不同的物质进行分离，也可以对特定物质进行浓缩富集，可以和区带电泳联合使用。

以上4种模式均使用毛细管空管进行分离，不涉及毛细管的填充。

5. **毛细管凝胶电泳**（capillary gel electrophoresis，CGE）　将凝胶缓冲液填充至毛细管中，分析物在电泳迁移的过程中同时受到凝胶材料在空间上的阻碍作用，较小的分子受到的阻碍较小，倾向于优先穿过凝胶；反之亦然。这种分离模式既基于不同物质的电泳淌度差异，也基于单纯的几何形貌差异，在原理上相当于将平板凝胶电泳转移至毛细管中进行，平板电泳中常用的凝胶聚合物材料如聚丙基酰胺、琼脂等均可用于毛细管中，但需降低网状交联程度或完全使用线性聚合物，以便向毛细管内填充。毛细管凝胶电泳尤其适用于分离生物大分子。核酸分子和经十二烷基磺酸钠（SDS）处理的蛋白质分子均含有大量结构单元（核苷酸、氨基酸），每个结构单元尺寸相近而携带的电荷数量也基本相当，因此在区带电泳中呈现的电泳淌度相近；而经过凝胶的筛选作用，则可将不同分子量的大分子加以分离。这一方法曾在人类基因组计划中发挥了重要作用。方法局限在于样品容量相对较小。

6. **毛细管电色谱**（capillary electrochromatography，CEC）　将液相色谱的固定相材料置于毛细管中，以电渗流代替液相色谱中的机械压力驱动流动相，使分析物在流动相和固定相之间发生分配，通过分配行为的差异对分析物实现分离，原理上相当于液相色谱与毛细管电泳的结合。这种结合相对毛细管电泳而言，因为固定相的引入大幅拓展了可分离物质的范围；相对液相色谱而言，避免了因机械力驱动流动相带来的柱压问题和信号峰展宽问题。原则上适用于液相色谱分析的物质都可采用这种方法进行分析；方法的局限性在于样品容量较小，检测灵敏度有待提高。

以上2种模式均使用经填充处理的毛细管用于分析物分离。

7. 亲和毛细管电泳（affinity capillary electrophoresis，ACE）　通过在背景溶液中加入游离的亲和作用试剂，或将亲和作用试剂固定于毛细管中，通过样品中不同组分与亲和作用试剂的亲和力不同而实现分离。此处利用的亲和作用多为生物分子间的特异性相互作用，如抗原-抗体间的特异性识别反应。方法多用于对生物大分子的分离。由于广义的液相色谱中也包含亲和色谱，亲和毛细管电泳也可以视为一类特殊的毛细管电色谱。

这种模式既可使用毛细管空管，也可使用填充管。

在以上几种基本分离模式的基础上，向背景电解质溶液中加入适当的添加剂可引入附加的分离效果。如环糊精类物质、冠醚、血清蛋白、多糖、胆酸盐、离子液体或某些抗生素等可作为手性识别添加剂，能应用于对手性物质（如药物的对映异构体）的分离；在常规的水相背景溶液中加入有机溶剂可改善某些组分的分离效果；也可使用非水相背景溶液实现对脂溶性物质的分析。

为提高分析通量，可将多根毛细管组成阵列，一次分离多个样品。将毛细管电泳操作以芯片形式实现，可缩短分析时间，进一步减小死体积。

（四）检测模式

毛细管电泳本身只有分离功能，需配合合适的检测器方能对分离出的分析物进行检测。由于毛细管电泳样品量小，只有灵敏度较高的手段能胜任检测功能。目前主流的检测手段可分为两类：光学检测和质谱检测。

1. 光学检测　适用于毛细管电泳的光学检测器含紫外检测器（UV）、二极管阵列检测器（PDA）和激光诱导荧光检测器（LIF）。也有部分应用将毛细管电泳与表面增强拉曼光谱（SERS）结合。为减小死体积、规避柱外效应，光学检测多在毛细管柱上直接进行。由于石英材料的光谱透射能力极好，只需将毛细管末端的一小段聚酰亚胺涂层去除，即可形成能直接用于光学检测的窗口。但去除了外涂层的毛细管韧性严重降低，操作中需特别注意避免毛细管折断。光学检测的灵敏度正比于检测池的光程，为提高检测性能，有些仪器种类采用渐变管路内径或使局部液流平行于光路的方式，在不显著增加死体积的前提下增加光程。

在检测缺少光学吸收特性的分析物时，可在背景溶液中加入有光学吸收的中性物质产生高基线的背景信号，当分析物流出时即可出现负信号峰作为指示。在使用光学吸收信号进行定量时，需考虑不同物质迁移速率有所不同，相同浓度的不同物质未必产生相同的信号峰面积，因此准确的定量仍然有赖于合适标准物参照或校正方法。

光学检测的优点在于操作便捷、信号分析简单，但局限在于缺少特异性，难以对分析物进行直接鉴定或结构分析。

2. 质谱检测　与光学检测手段相比，质谱具有如下特点：可直接提供分析物的分子量信息，具有高度的特异性；利用高分辨质谱的高精度分子量信息可以直接推至小分子分析物的元素组成；能利用串级质谱技术对分析物进行气相碎裂，从而获得结构信息；能根据质荷比区分不同物质，从而能提供与液相分离正交的分离维度，解析在液相分离中未能有效分离的混合物质。用于质谱的电喷雾（ESI）离子化技术可以直接将溶液中的分析物进行离子化并实时送入质谱分析，适于和液相分离手段联用，是毛细管电泳-质谱联用方法中的常用离子化技术。然而较之液相色谱，毛细管电泳与质谱联用的难点在于：自身流量过低，难以形成稳定的电喷雾；需要在毛细管出口以合适的方式在电泳电压的基础上施加额外的电喷雾电压。为解决这些问题，人们开发了多种毛细管电泳-质谱接口技术，大致可归为3类：

（1）鞘流模式：将毛细管末端置于同轴的金属管中，其间通以较高流速的电喷雾溶液，即鞘流。鞘流既可起导电作用，将喷雾电压施加于溶液中，也可增加流速，确保电喷雾稳定。然而鞘流的引入可显著稀释电泳流出液，影响检测灵敏度。目前有商品化接口采用这种模式。

（2）无鞘流模式：将毛细管末端部分腐蚀成多孔状，置于导电溶液中；孔洞允许小离子通过，因此可以导通电喷雾电压；毛细管末端自身可用作电喷雾口。这种模式的局限在于制作难度和成本较高。目前有商品化接口采用这种模式。

（3）末端液接模式：将毛细管末端置于出口内径小于毛细管外径的金属喷针中，使电泳流出液与金属腔内的低流速导电修饰溶液接触，混合液形成电喷雾。这种模式对电泳流出液的稀释程度小于鞘流模式，局限在于修饰液呈酸性且含有有机溶剂，应用范围受到一定的局限。

无论使用何种接口模式，相关溶液均需使用可与电喷雾质谱兼容的电解质，避免引入非挥发性盐类物质，以防止对分析物信号的压制及对质谱仪器的污染。

质谱检测可提供质荷比信号及离子流信号，前者可用于鉴定，后者可用于定量。由于不同物质的离子化效率及在质谱内的传输效率可能存在差别，需借助合适的标准品参考方法提高定量的准确度。

此外，也可通过基质辅助激光解吸附离子化（MALDI）技术，利用离线方式进行质谱检测：利用自动化设备将CE流出液按一定时间间隔在靶台上依次点样，以按空间顺序排列的样品点反映按时间顺序流出的样品信息。

五、毛细管电泳技术的发展趋势

毛细管电泳的雏形早在19世纪便已诞生；其实用性理论和现代的实现形式自20世纪60年代起得以建立和完善，并在80年代初作为一种仪器分析手段进入分析化学界。在几十年来的发展中，从业人员除不断提升这一技术的性能和可靠性外，还在高通量、高灵敏、集成化和微型化等方向上投入了大量努力。

　　曾对人类基因组计划实施乃至现代生物学技术发展起到重要作用的自动化毛细管阵列电泳（capillary-array electrophoresis，CAE）仪器就是在提升通量、灵敏度和集成度方面取得突破性进展的产物。人类基因组计划中主要使用Sanger法进行核酸测序（"一代测序"），需使用凝胶电泳对海量DNA片段进行分离、检测和数据处理。科研人员利用激光诱导荧光（laser induced fluorescence，LIF）实现了对微量成分的在线快速识别和信号响应；利用非交联的丙烯酰胺凝胶实现了毛细管中的凝胶电泳；利用含鞘流液的流通池实现了对并行的多条毛细管流道进行连续的扫描式或成像式荧光检测；进而在1999年制成了毛细管阵列电泳的商品化仪器。主流仪器版本可将生物学实验中常用的96孔板作为进样容器，以并行的96条毛细管阵列进行毛细管凝胶电泳分析。进样、分解介质置换、电泳分离、数据采集、碱基分析等步骤均可自动化完成，多条毛细管通道同时工作，仪器可24小时运转不间断，极大提升了测序效率。自1984年至1999年，基因数据库GenBank中收录的DNA测序碱基数量每两年翻一番；而在毛细管阵列电泳仪器诞生后不久，GenBank中收录的DNA测序碱基数每半年即可翻一番。

　　结合微流控技术而研发的芯片式毛细管电泳（mirochip-based capillary electrophoresis，ME）将常规的毛细管电泳操作转移到以玻璃、石英或高分子为基材的芯片上进行，利用加工出微米级通道，通常以高压直流电场为驱动力对样品进行进样、分离及检测。这种新型分析技术在毛细管电泳自身特点的基础上，具备分离时间短、分离效率高、系统体积小等优势，易实现不同操作单元的集成，可整合微流控芯片所擅长的在线化学反应乃至对组织或细胞样品处理，提升了实验流程的集成和自动化程度，拓展了毛细管电泳技术的应用范围，尤其对生物大分子的分离具有一定优势。此外，毛细管电泳近年来也与氢/氘交换质谱等生物大分子结构或相互作用表征技术相结合，可同步提供分离和在线的结构标记反应功能，为大分子生物药物分析提供了新的技术储备。

第二节　毛细管电泳技术在药物分析中的应用

　　毛细管电泳作为一种液相分离手段，在药物分析中的应用场合与液相色谱相似，适用于分离和定量（借助内标法），但又独具特点：其优异的分辨能力和丰富的分离模式能胜任对更复杂体系的分离，或胜任经典色谱方法难以实现的分离；样品耗用量少，适用于对成本较高的生物药物进行分析。

　　毛细管电泳在药物分析中的发挥空间主要在如下方面：对复杂体系进行分离，

获得组分数量信息、组分含量分布信息等；为以混合物形式存在的样品提供指纹图谱/特征图谱；对给定组分进行定量分析；为后续联用的其他技术手段降低样品复杂度。毛细管电泳在手性化学药物、多肽、蛋白质、多糖类型的生物药物分析方面发挥着重要作用，并已经成为特定类别手性药物和抗体药物的质量控制方法。

由于毛细管内径很小，材料自身尺寸误差的相对影响较大，加之多种仪器参数、环境条件对分析物迁移行为存在影响，与其他分离或检测技术联用进行物种鉴定可比单纯依靠迁移时间进行鉴定具有更高的可靠性。毛细管电泳−质谱的联用可利用质谱提供的分子量信息进行鉴定和结构分析，尤其适用于对生物大分子药物异构体、变异体、修饰产物等复杂组分的剖绘。如以毛细管电泳−质谱方法分析重组人类红细胞生成素，可在60分钟内的单次测定中检测到该蛋白的数百种异构体，含数十种糖型及氧化、乙酰化等修饰产物，并获得糖型分布的半定量图样，对于蛋白质药物原研药品及仿药品的质量控制具有重要意义。《美国药典》及《欧洲药典》中明确了以毛细管电泳对单克隆抗体药物进行纯度检测、电荷异质性检测、糖基分析等方面分析的方法。

2020年版《中国药典》收录的以毛细管电泳技术进行的药物分析包括如下方面：

（1）对特定化学药物及相应制剂杂质的检测：以毛细管区带电泳模式进行。

（2）对人用重组单克隆抗体制品的鉴别与一致性分析：具体包括以毛细区带电泳对供试品进行鉴别；以毛细管电泳进行糖基化修饰分析；以SDS-聚丙烯酰胺毛细管凝胶电泳进行分析大小变异体检测；以毛细管等电聚焦进行电荷变异体检测。

（3）对蛋白质类药物的肽图检查法：将蛋白质特异性裂解为肽段，经液相分离和鉴定后与经同法处理的对照品图谱进行对比并判定结果，适用于产品放行检验中的鉴别试验、评价生产工艺的批间一致性和生产用细胞基质表达的稳定性；也可用于蛋白变异体的定性分析、二硫键定位、糖基化位点分析、蛋白修饰位点确定等。其中毛细管电泳为肽段分离的备选方法之一。

广义的生物药涵盖范围较广，毛细管电泳技术在人用重组DNA蛋白制品、人用重组单克隆抗体制品等类别药物的分析中具有独到优势。针对其他类别生物药物的毛细管电泳新型分析方法也在不断涌现，应用范围有望进一步拓展。较之传统化学药，以生物大分子为有效成分的生物药在分子结构和成分组成上都更加复杂。以蛋白质类药物为例：蛋白质含一至四级结构，其中高级结构由非共价作用维系；在多肽主链的基础上可发生糖基化、脱氨基化、氧化、二硫键重排等多种翻译后修饰，可在分子量、构象、电荷等方面呈现不同程度的异质性，分析指标较多，分析难度较大。当前毛细管电泳已广泛用于在完整蛋白水平、肽段水平、游离糖基水平等多个层面对有效成分及杂质进行分析。本节主要介绍其中较为成熟的若干应用。

一、鉴别与一致性分析

在鉴别方面，毛细管电泳多与质谱联用发挥作用。

（一）肽图分析

蛋白质的氨基酸序列是其结构和功能的根本基础，蛋白质药物产品的基本质控要求中包括对氨基酸序列进行确证，并对相关修饰进行鉴定和定量，此即肽图分析。这类分析常采用自下而上策略，以一种或多种特异性蛋白酶将蛋白酶解为肽段，经液相分离后以质谱等手段进行序列分析，结果的完备性高度依赖于可检测、鉴定的肽段序列占整体序列的百分比，即序列覆盖度。毛细管电泳的独特分离原理能够避免传统色谱方法时常出现的肽段长度或亲疏水性歧视效应，可将更多数量的肽段进行有效的分离和检测，从而提升肽图分析中的序列覆盖度，与液相色谱手段有效互补。这类分析多采用区带电泳分离模式。

图9-8所示为以毛细管电泳–质谱方法对经胰蛋白酶（trypsin）酶解的单克隆抗体药物肽图分析的谱图示例。

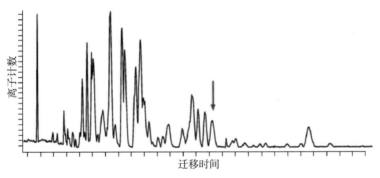

a. 毛细管电泳图，以质谱检测

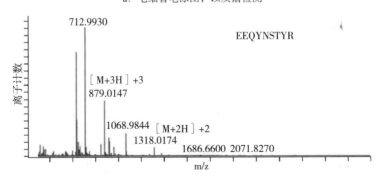

b. 对应于a中箭头所示信号峰的串级质谱图，用于序列和修饰位点分析

图9-8　某单克隆抗体CE肽谱

（引自：*Analytical Chemistry*，2013，85.）

肽图分析可用于仿制药品一致性评价。图9-9所示为某单克隆抗体药物原研药品和仿制药品的肽段电泳图差异比较，从中可以获知二者因翻译后修饰情况不同而引起的肽图差异，这种差异可能导致二者理化性质及药效的差异。

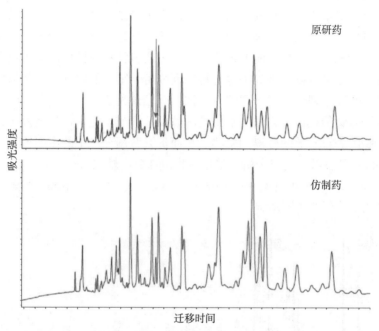

图9-9　某单克隆抗体原研药品和仿制药品的CE肽谱

（引自：https://www.agilent.com.cn.）

（二）抗体－药物偶联体（ADC）分析

抗体－药物偶联体是单克隆抗体和小分子药物经合适的交联剂共价偶联的产物，将抗体的特异性和小分子药的成本和药效优势相结合，可用于靶向杀伤癌细胞等。对此类药物的重要分析指标包括小分子药与抗体分子的偶联比例（DAR）及偶联位点。毛细管电泳可在非变性条件下对完整ADC分子进行分析，也可在SDS存在的条件下分析因偶联反应破坏抗体原有共价键而产生的ADC碎片。与之联用的质谱检测可直接通过分子量测定求得各组分的偶联比分布。通过分析抗体经特异性酶解所得的肽段，可测定其与小分子药物的偶联位点。

二、糖基化修饰分析

蛋白质糖基化是一种重要的翻译后修饰，对蛋白质的生物活性、构象、稳定性、溶解性等起重要作用。蛋白质药物的糖基化修饰情况对药效、安全性和药物动力学有重要影响，是蛋白质药物的重要表征指标。

以毛细管电泳法分析糖基化修饰的主流策略：利用糖苷酶（glycosidase）将糖基链从蛋白上释放出来，并使其与荧光标记如8-aminopyrene-1,3,6-trisulfonate（APTS）结合，经纯化后利用毛细管电泳进行高效分离，以荧光检测器进行检测，如图9-10所示。如以质谱手段检测，也可不加荧光标记。分离模式可选用区带电泳或凝胶电泳。毛细管电泳的分离能力强，可以对连接方式不同的糖基异构体加以区分。对糖基链的鉴定主要有4种方式：①与标准品混合物的迁移时间比对。②借助特异性外切糖苷酶（exoglycosidases）的酶切效果分析糖残基连接情况。③借助凝集素（lectin）与特定糖基的结合关系进行分析。④利用质谱提供的分子量信息和气相碎裂信息进行结构分析。

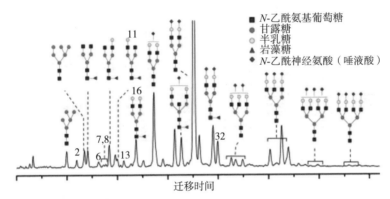

图9-10　以区带电泳模式分离、荧光手段检测的人血清中N-糖基链的CE谱

（引自：*Journal of Chromatography A*，2017，1523.）

单克隆抗体为通过单克隆技术获得的免疫球蛋白，含有N-糖基修饰。《中国药典》收录了"单抗N-糖谱测定法"：通过N-糖苷酶F（PNGase F）对单抗N-糖进行酶切，再对经酶切的N-糖进行标记衍生，然后用毛细管电泳法对单抗N-糖谱进行测定（详细方法请参阅《中国药典》2020年版四部通则3130），典型谱图如图9-11a所示。

由于单克隆抗体的糖基化位点较少（大多数单抗药物仅在重链的Fc结构域存在2个对称的糖基化位点），在一些应用中可以不进行糖基链的酶切，而利用毛细管电泳-质谱联用直接在完整蛋白层面进行糖基化型体分布的剖绘，典型谱图如图9-11b所示。

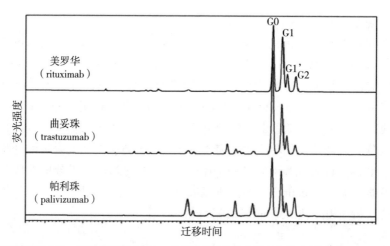

a. 以毛细管凝胶电泳－荧光检测模式测定 3 种单克隆抗体药物糖基化的谱（数据来源：SCIEX 公司）

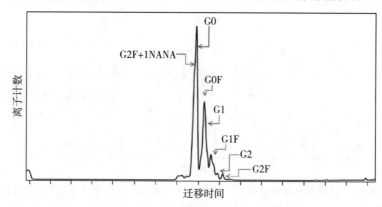

b. 以毛细管区带电泳－质谱检测模式测定某种单克隆抗体药物糖基化的谱（引自：https：//www.agilent.com.cn）

图 9-11　对单克隆抗体糖基化分析的典型 CE 谱

第三节　应用示例

　　本章选取以毛细管电泳技术对化学药和生物药类别进行分析的典型示例加以介绍；其中部分示例的分析方法收录于《中国药典》。

示例一　抑肽酶中普通杂质分析

　　抑肽酶（aprotinin）中去丙氨酸－去甘氨酸－抑肽酶和去丙氨酸－抑肽酶的检测。抑肽酶是一种提取自动物脏器的蛋白酶抑制药，产品中可能含有与有效成分序列相近的蛋白类杂质。参照2020年版《中国药典》四部收录的具体分析流程：

"照毛细管电泳法（通则0542）测定。

供试品溶液：取本品适量，加水溶解并稀释制成每1 ml中约含5单位的溶液。

对照品溶液：取抑肽酶对照品，加水溶解并稀释制成每1 ml中含5单位的溶液。

电泳条件：用熔融石英毛细管为分离柱（75 μm×600 mm，有效长度50 cm）；以120 mmol/L 磷酸二氢钾缓冲液（pH 2.5）为操作缓冲液；检测波长为214 nm；毛细管温度为30 ℃；操作电压为12 kV。进样端为正极，1.5 kPa压力进样，进样时间为3秒。每次进样前，依次用0.1 mol/L氢氧化钠溶液、去离子水和操作缓冲液清洗毛细管柱2、2和5分钟。

系统适应性要求：对照品溶液电泳图中，去丙氨酸-去甘氨酸-抑肽酶峰相对抑肽酶峰的迁移时间为0.98，去丙氨酸-抑肽酶峰相对抑肽酶峰的迁移时间为0.99；去丙氨酸-去甘氨酸-抑肽酶峰和去丙氨酸-抑肽酶峰间的分离度应大于0.8，去丙氨酸-抑肽酶峰和抑肽酶峰间的分离度应＞0.5。抑肽酶峰的拖尾因子不得＞3。

测定法：取供试品溶液进样，记录电泳图。

限度：按公式$100(r_1/r_2)$计算，其中r_1为去丙氨酸-去甘氨酸-抑肽酶或去丙氨酸-抑肽酶的校正峰面积（峰面积/迁移时间），r_2为去丙氨酸-去甘氨酸-抑肽酶、去丙氨酸-抑肽酶与抑肽酶的校正峰面积总和。去丙氨酸-去甘氨酸-抑肽酶的量不得大于8.0%，去丙氨酸-抑肽酶的量不得大于7.5%。

相应谱图如图9-12所示：

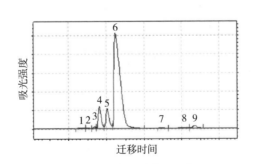

图9-12　抑肽酶的CE谱

注：4. 去丙氨酸-去甘氨酸-抑肽酶；5. 去丙氨酸-抑肽酶；6. 抑肽酶。

（数据来源：SCIEX公司）

示例二　佐米曲普坦手性异构体杂质分析

药物的合成产物中常有手性异构体存在，其中有效成分的手性对映体常为无效或有害成分，需对其准确定量。由于手性异构杂质的含量需在0.1%以下，准确定量对方法性能要求较高。手性对映体间的电荷及尺寸差异很小，需在背景电解质溶液中加入手性添加剂，利用对映体异构体与手性添加剂之间作用强弱的差异产生不同的电泳淌度，达到分离目的。

2020年版《中国药典》二部中收录了对佐米曲普坦（zolmitriptan）中 R-异构体的分析实例。佐米曲普坦是一种用于治疗偏头痛的药物，有效成分为 S 构型，其对应的 R-异构体无药效。以下引用具体分析流程（格式有调整）：

"照毛细管电泳法（通则0542）测定。

供试品溶液：取本品约50 mg，置100 ml量瓶中，加0.1 mol/L盐酸溶液溶解并稀释至刻度，摇匀。

对照溶液：精密量取1 ml，置200 ml量瓶中，用0.1 mol/L盐酸溶液稀释至刻度，摇匀。

系统适用性溶液：分别取佐米曲普坦对照品与 R-异构体对照品适量，加0.1 mol/L盐酸溶液溶解并稀释成每1 ml 中含佐米曲普坦0.5 mg与 R-异构体2.5 μg 的混合溶液。

电泳条件：用弹性石英毛细管柱（内径50 μm为分离通道；以30 mmol/L羟丙基-β-环糊精溶液（用磷酸调节 pH 值至2.2的50 mmol/L 磷酸二氢钠缓冲溶液配制）为运行缓冲液；检测波长为225 nm，分离电压为20 kV，进样端为阳极；柱温25 ℃；0.5 psi压力进样5秒。进样前需用运行缓冲液预清洗10分钟。

系统适用性要求：系统适用性溶液电泳图中，理论板数按佐米曲普坦峰计算不低于5000，佐米曲普坦峰与 R-异构体峰间的分离度应符合要求。

测定法：取供试品溶液与对照溶液，分别进样，记录电泳图。

限度：供试品溶液电泳图中如有与 R-异构体迁移时间一致的色谱峰，其峰面积不得大于对照溶液主峰面积（0.5%）。"

相应谱图如图9-13所示。

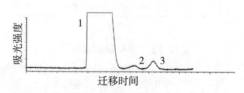

图9-13　佐米曲普坦的手性拆分CE谱

注：1. S 构型；2. 其他杂质；3. R 构型。

（数据来源：SCIEX公司）

示例三 单克隆抗体分子大小变异体分析

以下全文引用《中国药典》2020年版四部中收录的以十二烷基硫酸钠毛细管电泳（CE-SDS）对单克隆抗体分子大小变异体进行测定的方法（通则3127）。

本法系采用十二烷基硫酸钠毛细管电泳（CE-SDS）紫外检测方法，在还原和非还原条件下，依据分子量大小，按毛细管电泳法（通则0542），定量测定重组单克隆抗体产品的纯度。

（1）毛细管电泳系统

1）检测器：紫外或二极管阵列检测器，波长：214 nm或220 nm。

2）毛细管：非涂层－熔融石英毛细管（内径50 μm），选择合适长度以满足系统适用性要求。

（2）试剂

1）SDS样品缓冲液：含1 % SDS的0.04 mol/L磷酸盐溶液（pH 6.5）或等效缓冲液。

2）SDS凝胶分离缓冲液：含0.2% SDS缓冲液（pH 8.0），含有适当的亲水性聚合物作为分子筛或等效缓冲液。

3）0.1 mol/L或其他适宜浓度盐酸溶液。

4）0.1 mol/L或其他适宜浓度氢氧化钠溶液。

5）2-巯基乙醇。

6）烷基化溶液：0.8 mol/L的碘乙酰胺水溶液，可称取约74 mg碘乙酰胺，加入500 μl超纯水溶解，新鲜制备，避免光照。

7）参比品溶液：终浓度1 mg/ml。

（3）供试品制备

1）供试品溶液制备：用SDS样品缓冲液将供试品稀释至1 mg/ml。样品缓冲液以相同稀释倍数稀释，为空白对照。

2）非还原供试品溶液制备：取供试品溶液（1 mg/ml）95 μl，加入0.8 mol/L碘乙酰胺水溶液5 μl，涡旋混匀。取空白对照95 μl，加入0.8 mol/L碘乙酰胺水溶液5 μl，涡旋混匀，为非还原空白对照。

3）还原供试品溶液制备：取供试品溶液（1 mg/ml）95 μl，加入2-巯基乙醇5 μl，涡旋混匀。取空白对照95 μl，加入2-巯基乙醇5 μl，涡旋混匀，为还原空白对照。

将供试品溶液和空白对照在68 ～ 72 ℃孵育，非还原供试品溶液孵育5分钟，还原供试品溶液孵育15分钟。冷却至室温后以6000r/min离心1分钟。从样品管中分别取出75 μl至样品瓶中，立即进行分析。

（4）系统适应性

1）还原条件的系统适应性要求

电泳图谱：参比品溶液的电泳图谱应与提供的典型电泳图谱相一致。

分离度：糖基化重链和非糖基化重链能够明显地分辨（分离度根据实际测定数据设定）。

系统适应性对照品非糖基化重链占总重链的百分比：以非糖基化重链的修正峰面积占总重链的修正峰面积的百分比计算。系统适应性对照品溶液中非糖基化重链占总重链的百分比应在指定范围内（见该批次对照品说明书）。

迁移时间：两针参比品重链迁移时间差≤1.0分钟。

空白：空白溶液中应无干扰峰。

2）非还原条件的系统适应性要求

电泳图谱：系统适应性对照品溶液的电泳图谱应与提供的典型电泳图谱相一致。

分离度：IgG主峰与片段的分离度根据实际测定数据设定。

系统适应性对照品主峰百分比：以主峰的修正峰面积占总修正峰面积的百分比计算。系统适应性溶液主峰的相对百分含量应在指定范围内（见该批次对照品说明书）。

迁移时间：两针系统适应性对照品主峰的迁移时间差≤1.0分钟。

（5）测定法

1）毛细管的预处理：0.1 mol/L氢氧化钠溶液在60 psi压力下冲洗3分钟，然后用0.1 mol/L盐酸溶液在60 psi压力下冲洗2分钟，最后用纯水在70 psi压力下冲洗1分钟。每次运行前应进行。

2）毛细管的预填充：SDS凝胶分离缓冲液在50 psi压力下冲洗15分钟。每次运行前应进行。

3）样品进样：10 kV反相极性电动进样。还原样品进样30秒；非还原样品进样40秒。

4）分离：15 kV下运行40分钟，反相极性。

5）样品室温度：18～22 ℃。

6）毛细管温度：18～22 ℃。

7）进样顺序：空白、系统适应性对照品、样品、系统适应性对照品、空白。

注：根据仪器的不同，可调节样品进样时的条件和毛细管种类，以满足系统适应性要求。

（6）结果分析

1）还原条件：按面积归一化法计算，以重链、非糖基化重链和轻链的修正峰面积分别占所有修正峰面积之和的百分比分别计算重链、非糖基化重链和轻链的纯度，三者之和即为产品纯度（图9-14）。（注：根据样品功能决定是否包含非糖基化重链纯度。）

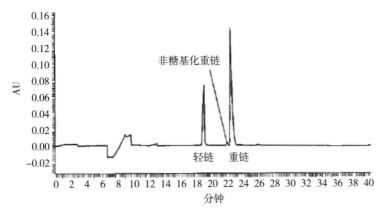

图9-14　还原条件下IgG大小变异体测定的典型CE图谱
（引自：《中国药典》2020版四部）

2）非还原条件：按面积归一化法计算，以IgG主峰的修正峰面积占所有修正峰面积之和的百分比计算主峰的纯度（图9-15）。

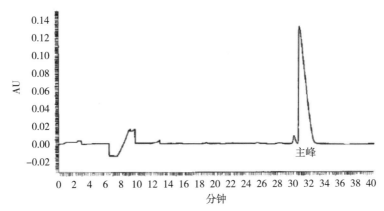

图9-15　非还原条件下IgG大小变异体测定的典型CE图谱
（引自：《中国药典》2020版四部）

在对实际样品的分析中，如还原不完全或样品中含有杂质，则可能获得如图9-16所示的谱图。

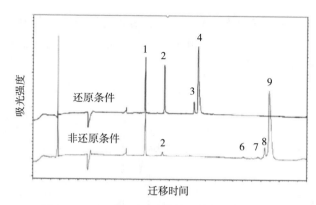

图9-16　以CE-SDS对某单抗药物的纯度分析

注：1. 10kD杂质；2. 轻链；3. 非糖基化重链；4. 重链；6. 二重链；7. 二重—轻链；8. 非糖基化IgG；9. IgG。

（引自：https://sciex.com.cn.）

示例四　单克隆抗体药物电荷变异体分析

　　单克隆抗体等蛋白质药物的翻译后修饰中，糖基化、末端剪切、脱氨基化、氧化等会改变蛋白表面的电荷数量，从而使药物分子在电荷方面呈现一定的异质性，带电情况不同的物种即为电荷变异体。对电荷变异体的分布进行表征，可用于对药物产品的成分分析，也是一致性评价的重要指标。对电荷变异体的分离既可使用区带电泳模式，也可使用等电聚焦模式。由于检测对象为完整蛋白，可利

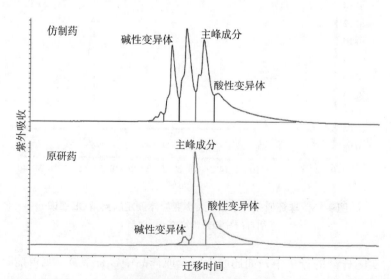

图9-17　以毛细管区带电泳法对某单克隆抗体药物原研药品及仿制药品进行电荷变异体分析的谱图

（引自：https://www.agilent.com.cn.）

用紫外检测器进行检测。分离方法也多与质谱联用，根据质谱测得的完整蛋白分子量信息对变异体进行鉴定。

图9-17所示为以区带电泳模式剖绘电荷变异体、评价仿制药品一致性的示例。

由于主要成分在氨基酸序列、翻译后修饰等方面的固有特性，不同单克隆抗体药物产品的可呈现截然不同的电荷变异体分布。图9-18所示为以毛细管区带电泳模式分析一种单克隆抗体药物的谱图。

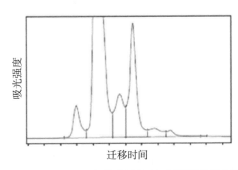

图9-18　Herceptin® 电荷变异体的毛细管区带电泳谱图

（引自：https://sciex.com.cn.）

以下为《中国药典》2020年版三、四部中收录的基于毛细管等电聚焦分离的分析方案（通则3129）：

本法系采用全柱成像毛细管等电聚焦电泳（icIEF），依据不同电荷变异体的等电点（pI）特征，按毛细管电泳法（通则0542）将其分离，测定单抗产品各电荷变异体的等电点并计算相对百分含量。

（1）全柱成像毛细管等电聚焦电泳系统

1）检测器：紫外检测器，波长为280nm。

2）毛细管：涂层石英毛细管。

（2）试剂

1）水（电阻率不低于18.2 MΩ·cm）。

2）甲基纤维素溶液：称取甲基纤维素10 g，加水溶解并稀释至1000 ml，配制成1%甲基纤维素溶液，0.22 μm滤膜过滤，2～8 ℃保存。取该溶液与超纯水以1：9稀释，配制成0.1%甲基纤维素溶液，2～8 ℃保存。

3）两性电解质（pH 3～10）。

4）80 mmol/L磷酸的0.1%甲基纤维素溶液。

5）100 mmol/L氢氧化钠的0.1%甲基纤维素溶液。

6）等电点标志物（pI Marker）：所选用等电点标志物的等电点范围一般应涵盖供试品的等电点。

（3）系统适用性对照品溶液的制备：采用适宜浓度的单克隆抗体作为系统适用性对照品。系统适用性对照品应经国家药品检定机构审查、认可。

1）用水将系统适用性对照品稀释至1 mg/ml。

2）进样预混溶液制备（可根据比例一次性配制多个供试品使用的预混溶液），见表9-1。

表9-1　预混溶液制备

试剂	体积/μl	终浓度/%
两性电解质（pH 3～10）	8	4.00
等电点标志物1	1	0.50
等电点标志物2	1	0.50
1%甲基纤维素溶液	70	0.35
超纯水	80	—

注：系统适用性对照品溶液与预混溶液总体积为200 μl。

3）取系统适用性对照品预稀释溶液（1 mg/ml）40μl，加入预混溶液160 μl，混匀，以13 000r/min离心5分钟。取150 μl上清液，转移至进样瓶，低电压（1000V或1500V）预聚焦1分钟后，高电压（3000V）聚焦7.5分钟。

（4）对照品溶液的制备：对照品系经证明足够稳定可用于鉴别、理化分析的代表批次的产品，参照本法"系统适用性对照品溶液的制备"方法进行制备。可根据产品特征调整对照品预混溶液体系组分或比例、终浓度等。

（5）供试品溶液的制备：参照对照品溶液进行制备。

（6）空白对照溶液的制备：空白对照系按照制剂配方配制，但不含有单抗的溶液。若研究表明制剂配方成分与纯水的图谱无显著差异，也可用纯水制备空白对照。空白对照溶液参照对照品溶液进行制备。

（7）测定法：取对照品/供试品溶液，按所选设备进样时间等参数自动进样，低电压（1000V或1500V）预聚焦1分钟后，高电压（3000V）聚焦4.5～15分钟，样品室温度为4～10℃，毛细管温度（环境温度）为18～25℃。可根据产品特征调整聚焦电压、聚焦时间、样品室温度等。

（8）进样顺序：系统适用性对照品溶液至少进样2针、空白对照溶液进样1针、对照品溶液进样1针，供试品溶液1、供试品溶液2······系统适用性对照品至少进样1针。

（9）系统适用性：系统适用性对照品进样应不少于3针（序列起始至少2针，序列尾至少1针）且主峰pI标准偏差、主峰相对百分含量、主峰相对百分含量的标准偏差及相对标准偏差应在规定范围内（见该批次系统适用性对照品的说明书）。系统适用性对照品电泳图谱应与参考图谱相似。

空白对照图谱中两个等电点标志物均被检出，且等电点标准物峰之间的供试品积分区域应无干扰积分的倒峰、尖峰等非蛋白峰。

（10）结果计算：以各等电点标志物的等电点（pI）对其相应的像素值作线性回归，将电荷变异体的像素值代入线性回方程，求出电荷变异体的等电点。按峰面积归一化法计算，各电荷变异体的峰面积占所有峰面积之和的百分比即为该电荷变异体的相对百分含量。

（11）注意事项

1）如供试品的盐浓度较高，需对其进行脱盐前处理。

2）由于icIEF分析仪器品牌不同、毛细管品牌或者规格存在差异，系统适用性对照品电泳图谱与参考图谱峰型相比，可略有差异。

等电聚焦模式除可用于分离、分布剖绘和定量分析外，还可提供相应物种的pI值（使蛋白净电荷为0的环境pH值，为蛋白的特征参数之一）信息。同定量分析类似，对pI值的测定也需经多次重复测定后计算平均值和标准偏差。图9-19所示为以等电聚焦模式分析单克隆抗体药物电荷变异体的示例。从各组分的pI测定数值可见毛细管等电聚焦法的分辨能力及精确度。

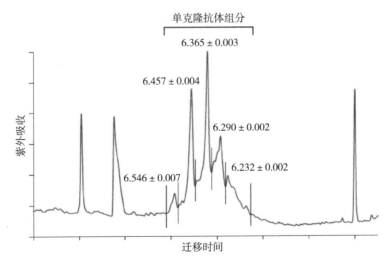

图9-19 毛细管等电聚焦法对某单克隆抗体药物电荷变异体定量分析的谱图

（引自：http://www.agilent.com.cn.）

其中抗体成分划分为5种电荷变异体。数字标示为相应组分的pI测定值及标准偏差。

部分蛋白质药物产品中可共存更多数量的电荷变异体。图9-20所示为以等电聚焦模式分析促红细胞生成素（EPO）电荷变异体的示例。

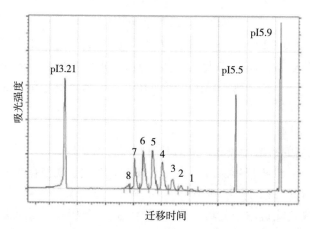

图9-20　促红细胞生成素（EPO）电荷变异体毛细管等电聚焦图
［引自：Electrophoresis 2020，41（23）.］

思考题

1. 试列举3种适于以毛细管电泳进行分析而不适于以反向液相色谱进行分析的药物体系，并简述理由。

2. 在毛细管电泳分析中，如将内径50 μm的熔融石英毛细管替换为内径1.5 mm的石英玻璃管，将会如何影响实验操作和分离效果？

3. 为保证毛细管电泳分析结果的重现性，除毛细管尺寸、电泳电压、进样量外，还应在实验操作中严格控制哪些条件？

4. 如因课题需要，需自己搭建一台简易的毛细管电泳仪器，请简要设计实现方案。

（王冠博）

参 考 文 献

［1］刘虎威. 色谱与毛细管电泳法［M］//李克安. 分析化学教程. 北京：北京大学出版社，2005.

［2］刘虎威. 实用色谱技术问答［M］. 北京：化学工业出版社，2009.

［3］叶宪曾，张新祥，等. 仪器分析教程［M］. 2版. 北京：北京大学出版社，2007.

[4] KEMP G. Capillary electrophoresis [J]. Biotechnology and Applied Biochemistry 1998, 27（1）: 9−17.

[5] SCHMITT-KOPPLIN P. Capillary electrophoresis: methods and protocols [M]. New York, USA: Humana Press, 2016.

[6] DOVICHI NJ, ZHANG J. How capillary electrophoresis sequenced [J]. The Human Genome 2000, 39（24）: 4463−4468.

[7] SHEN Y, ZHAO X, WANG G, et al. Differential hydrogen/deuterium exchange during proteoform separation enables characterization of conformational differences between coexisting protein states [J]. Analytical Chemistry, 2019, 91（6）: 3805−3809.

[8] KANCHI S, SAGRADO S, SABELA M, et al. Capillary electrophoresis: trends and developments in pharmaceutical research [M]. Danvers, MA, USA: Pan Stanford Publishing Pte. Ltd, 2017.

[9] TRAN NT, TAVERNA M. Capillary electrophoresis of proteins and peptides [M]. New York, USA: Humana Press, 2016.

[10] XIA JQ, ZHANG L. Capillary electrophoresis-mass spectrometry therapeutic protein characterization [M]. Cham, Switzerland: Springer International Publishing, 2016.

[11] CHEN G. Characterization of protein therapeutics using mass spectrometry [M]. New York, USA: Springer US, 2013.

[12] RIGHETTI P G. Electrophoresis [M]. Isoelectric focusing. in encyclopedia of analytical science（second edition）, WORSFOLD P, TOWNSHEND A, POOLE C, Eds. Elsevier: Oxford, 2005: 382−392.

[13] HANCU G, SIMON B, RUSU A, et al. Principles of micellar electrokinetic capillary chromatography applied in pharmaceutical analysis [J]. Adv Pharm Bull, 2013, 3（1）: 1−8.

[14] HIROKAWA T. Chapter 8-Capillary Isotachophoresis. In Capillary Electromigration Separation Methods [M], Poole C.F Ed. Elsevier, 2018, 189−208.

[15] GUTTMAN A. Capillary gel electrophoresis. in capillary electrophoresis guidebook: principles, operation, and applications, Altria K D Ed. Totowa, NJ: Humana Press, 1996: 157−169.

[16] ALTRIA KD. Capillary electrochromatography. in analysis of pharmaceuticals by capillary electrophoresis [J]. Vieweg ＋ teubner verlag: wiesbaden, 1998: 206−222.

[17] HEEGAARD NHH, NILSSON S, GUZMAN NA. Affinity capillary electrophoresis: important application areas and some recent developments [J]. Journal of Chromatography b: Biomedical Sciences and Applications, 1998, 715（1）: 29−54.

[18] CREAMER JS, OBORNY NJ, LUNTE SM. Recent advances in the analysis of therapeutic proteins by capillary and microchip electrophoresis [J]. Analytical Methods, 2014, 6（15）: 5427−5449.

[19] 国家药典委员会. 中华人民共和国药典 [M]. 2020年版. 北京: 中国医药科技出版社, 2020.

［20］ BERNARDO-BERMEJO S，SÁNCHEZ-LÓPEZ E，CASTRO-PUYANA M，et al. Chiral capillary electrophoresis［J］. TrAC Trends in Analytical Chemistry，2020，124：115807.

［21］ LU G，CRIHFIELD C L，GATTU S，et al. Capillary electrophoresis separations of glycans［J］. Chemical Reviews，2018，118（17）：7867-7885.

［22］ SNYDER C M，ZHOU X，KARTY J A，et al. Capillary electrophoresis-mass spectrometry for direct structural identification of serum N-glycans［J］. Journal of Chromatography A，2017，1523：127-139.

［23］ SOGA T. Simultaneous analysis of inorganic anions，organic acids，amino acids and carbohydrates using the Agilent Basic Anion Buffer［R/OL］. 安捷伦应用简报2008. https://www.agilent.com.cn/cs/library/applications/5989-9853EN.pdf.

［24］ Agilent Technologies，Inc. Capillary isoelectric focusing on the Agilent Capillary Electrophoresis System［R/OL］. 安捷伦应用简报2008. https://www.agilent.com.cn/cs/library/technicaloverviews/public/5989-9852EN.pdf.

［25］ GROSS P，BURKARTS，MULLER R. Analytics of the therapeutic peptide aviptadil by sheathless CE-MS and comparison with nanoRP-HPLC-MS［J］. Journal of Pharmaceutical and Biomedical Analysis，2014，88：477-482

［26］ HAN M，ROCK B，PEARSON J，et al. Intact mass analysis of monoclonal antibodies by capillary electrophoresis—mass spectrometry.［J］ Journal of Chromatography b，2016，1011：24-32.

［27］ HASELBERG R，DE JONG G，SOMSEN G. Low-flow sheathless capillary electrophoresis-mass spectrometry for sensitive glycoform profiling of intact pharmaceutical proteins［J］. Analytical Chemistry，2013，85：2289-2296.

［28］ BADU C V S，GUDIHAL R. Glycopeptide analysis of antibodies by capillary electrophoresis and Q-TOF mass spectrometry［R/OL］. 安捷伦应用简报2011. https://www.agilent.com.cn/cs/library/applications/5990-7138EN.pdf.

［29］ PADMANABAN A. Innovator and biosimilar monoclonal antibody-peptide map comparison using the Agilent 7100 capillary electrophoresis system and Agilent Matchcompare software［R/OL］. 安捷伦应用简报2016. https://www.agilent.com.cn/cs/library/applications/5991-7023EN.pdf.

［30］ BADU C V S，GUDIHAL R. 单克隆抗体N-糖基化的毛细管电泳和质谱分析［R/OL］. 安捷伦应用简报2012. https://www.agilent.com.cn/cs/library/applications/5991-1020CHCN.pdf

［31］ AB Sciex Pte. Ltd. IgG 纯度和不均匀性分析试剂盒应用指南［R/OL］. Sciex应用指南2020. https://sciex.com.cn/content/dam/SCIEX/pdf/customer-docs/application-guide/IgG-kit-APPguide-pa800plus-zh.pdf

［32］ BADU C V S. Monoclonal antibody charge heterogeneity analysis by CZE and CZE/MS［R/OL］. 安捷伦应用简报2015. https://www.agilent.com.cn/cs/library/applications/5991-6141EN.pdf

［33］HOLPER P. Native state charge variant analysis of commercialized monoclonal antibodies in minutes［R/OL］. Sciex 应用简报 2019. https://sciex.com.cn/content/dam/SCIEX/pdf/technotes/all/native-state-charge-variant-analysis-of-commercialized-tech-note.pdf

［34］WENZ C. 通过 Agilent 7100 毛细管电泳系统的毛细管等电聚焦进行单克隆抗体电荷异质性分析［R/OL］. 安捷伦应用简报 2012. https://www.agilent.com.cn/cs/library/applications/5991-1142CHCN.pdf

［35］REN T J，ZHANG XX，LI X，CHEN HX. Isoforms analysis of recombinant human erythropoietin by polarity-reversed capillary isoelectric focusing［J］. Electrophoresis 2020，41（23）：2055-2061.

第十章

表面等离子体共振技术及应用

　　表面等离子体共振（surface plasmon resonance，SPR）技术是一种具有高灵敏度的生物传感技术。近年来，表面等离子体共振技术发展迅速，目前已经成为分析分子间相互作用的重要手段。本章主要针对表面等离子体共振技术的特点、发展趋势和在药物研究领域的应用进行介绍。

第一节　表面等离子体共振技术特点及发展趋势

　　早在1902年SPR现象便被观察到，然而直到1983年SPR技术在生物传感中的应用才被首次报道。1990年，Biacore AB公司（后为GE healthcare，现为Cytiva）首次推出基于SPR原理的商品化仪器，即Biacore系列仪器。之后SPR技术逐渐发展并得以应用，现在已成为分析生物分子相互作用的重要技术。

一、表面等离子体共振技术的特点

　　当一束p-偏振光从光密介质向光疏介质传播时，若入射角大于临界角，则在两种介质的界面处会发生全内反射。与此同时，电磁场部分进入到光疏介质中一定深度，形成消逝波。如若在光密介质和光疏介质的界面加一层厚度小于100nm的金属薄膜，如金或者银之后，当p-偏振光以一定角度透过玻璃照射到金属薄膜表面并发生全反射时，金属表面的自由电子便被激发，进而形成表面等离子体。当入射光的波向量与等离子体的振荡频率相匹配时，表面等离子体将和消逝波的能量偶合并发生共振，反射光的强度和相位发生剧烈变化，反射率达到最小，此时入射光的角度称为SPR角。在入射波长一定时，SPR角随金属表面的折射率的变化而变化，而折射率的变化与金属薄膜表面结合的生物分子质量成正比，因而SPR信号主要与金属薄膜表面结合的生物分子的质量成正比。以时间为横坐标，

SPR信号（response units，RU）为纵坐标即可得到SPR传感图。

利用SPR原理制成的仪器原理图如图10-1a所示。利用SPR进行生物分子相互作用考察的实验主要包括以下几个流程：首先将配体固定在芯片上，之后将分析物溶液流过芯片表面。如果溶液中含有能够与配体产生相互作用的成分，那么便会引起SPR角的变化，表现在信号值的升高。

待分析目标物与配体的结合分析过程主要包括如下几个步骤。第一步将运行缓冲液流过芯片表面，使基线保持平衡；第二步待分析样品流过芯片表面，分析物与配体结合；第三步运行缓冲液流过芯片表面，分析物与配体逐渐解离；第四步运行再生溶液流过芯片表面，将分析物从芯片上完全洗脱下来，最后运行缓冲液，使基线再次恢复平衡并保持。详见图10-1b。

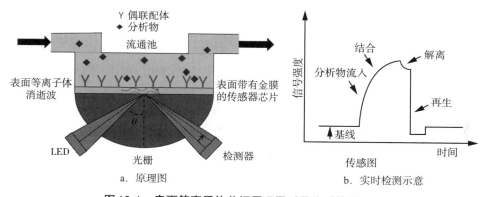

图10-1　表面等离子体共振原理图以及实时检测示意

［引自：Critical Reviews in Analytical Chemistry，2015，45（2）.］

结合速率常数通常用k_a或k_{on}表示，是指在每摩尔A和B的溶液中每秒钟/单位体积形成的AB络合物的数量，单位为mol/（L·s）。k_a是在实验的结合阶段测定而得。解离速率常数用k_d或k_{off}表示，表示每秒衰减的配合物的比例，单位是倒数秒或s^{-1}。解离平衡常数，称为亲和力常数或K_D，单位为mol/L（M）。进行亲和力测定时，至少需要设置5个梯度浓度，并尽量使得浓度范围落在K_D之下与之上至少十倍。K_D与k_{on}、k_{off}之间的关系如公式（3）所示：

$$A + B \xrightarrow{k_{on}} AB \tag{1}$$

$$AB \xrightarrow{k_{off}} A + B \tag{2}$$

$$\frac{[A][B]}{[AB]} = \frac{k_{on}}{k_{off}} = \frac{1}{K_D} \tag{3}$$

式中A、B、AB分别代表分析物、配体、配体与分析物的复合物，［A］、［B］、

［AB］分别代表溶液中分析物、配体、配体与分析物的复合物浓度。

SPR的分析方法主要包括直接测定法、夹心法、竞争法（图10-2）。直接测定法就是直接将配体偶联在芯片上，然后将分析物流过芯片表面。夹心法也形象称为三明治法，即在直接测定法的基础上引入第二个配体（信号增强分子），增加SPR的信号响应值和检测方法的特异性，进而增加灵敏度。该法使用的前提是分析物具有两个抗原决定簇，可以同时与两个配体结合。竞争法也称间接结合法，包括溶液竞争法以及表面竞争法。溶液竞争法先在SPR传感器芯片上固定分析物衍生物，然后加入不同浓度的分析物及固定浓度的配体的混合液；此时，分析物衍生物与分析物同时竞争抗体（配体）。当分析物浓度增多时，结合在芯片表面的抗体（配体）浓度就减少，因此SPR响应信号相应减小，即分析物浓度与SPR信号成反比。表面竞争法则先将配体固定在芯片上，之后将分析物以及结合在配体相同位点的衍生物的混合溶液流过芯片表面，分析物及其衍生物竞争配体表面上有限数量的结合位点。信号值与分析物浓度成反比。示意如图10-2所示。

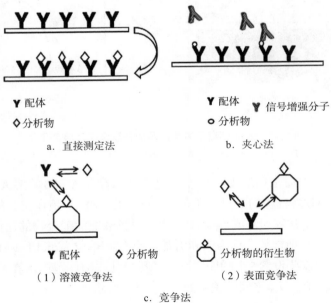

a. 直接测定法　　　　　　　　　b. 夹心法

（1）溶液竞争法　　　　　　　（2）表面竞争法

c. 竞争法

图10-2　SPR测定方法

（引自：山西大学硕士学位论文，2013.）

与传统的生物分子相互作用研究方法相比，SPR具有十分显著的技术特点。首先，SPR技术不需要对配体蛋白进行标记，可防止对配体蛋白标记而导致蛋白结构遭到破坏或活性丧失；此外，SPR能够实时动态监测生物分子相互作用的整个过程，因而除能够获得生物分子相互作用的亲和力常数以外，还可以获得动力学常数，即配体与待分析目标物结合速率常数及解离速率常数；SPR技术也具有较高的选择性，其选择性是建立在各种特异性相互作用的基础之上的；此外，由于近年来商品化仪器及技术的不断改进，SPR分析的灵敏度及通量大大增加；SPR进行复杂样品分析时，其预处理过程相对较为简单，所需的蛋白量也比较少，这大大降低了实验的时间消耗和配体蛋白消耗，有效降低了实验成本。

SPR除了包含上述所提到的传统的SPR以外，也包含局域表面等离子体共振（localized surface plasmon resonance，LSPR）技术。金、银、铂等贵金属纳米粒子均具有很强的局域表面等离子体共振效应。当入射光子的频率与纳米粒子的振动频率一致时，便会产生LSPR现象，从而可以获得局域表面等离子体共振光谱。纳米粒子上通常被与药物具有相互作用的抗体、酶以及识别分子等元件修饰，可以特异性识别药物分子并与其发生相互作用，进而引起LSPR谱的变化。最终通过考察LSPR吸收谱的变化，分析药物分子结合情况。分散和聚集形式的胶体金纳米颗粒具有不同的颜色，其吸收光谱峰值处的吸收波长取决于该材料的微观结构特性（如组成、形状、大小、局域传导率等）。金和银两种金属元素的吸收光谱在可见区便可展现出明显的LSPR，因此这两种金属在LSPR中最为常用。其中，银纳米粒子的谱带更清晰，吸收更强，因而灵敏度更高；此外，银的丰度较高并且价格相对较为经济，应用最为广泛。除了具有传统的SPR的优点之外，LSPR也免去了复杂的光学系统，设备简单，成本低，尤其适用于药物质量分析，是极具潜力的分析方法。

二、表面等离子体共振技术的发展趋势

在过去的30年中，SPR技术不断发展，研究人员们主要致力于提高传感器的灵敏度和特异性、使常规SPR装置小型化、简化操作流程、提高复杂样品基质分析能力以及促进SPR商品化。生物传感器是指由生物识别元件组成的自成一体的集成设备。将该生物识别元件与物理化学检测器元件或转换器相连后，可以将发生相互作用的识别信息转换为定量或半定量分析信息，因而SPR技术及应用的发展主要集中在分子识别元件及转换器的发展。抗体及纳米抗体、适配体、DNA酶、分子印迹聚合物、全细胞都被报道用作为分子识别元件。此外，纳米颗粒由于具有独特的光学、电气、机械和化学特性，常被引入以提高生物传感器的灵敏度和响应速度，以满足检测目标分析物的要求。纳米颗粒主要包括基于碳原子的纳米颗粒、金属纳米颗粒、磁性纳米颗粒、量子点、上转换纳米粒子等。得益于各种纳米材料以及分子识别元件的发展，应用SPR进行药物研究的相关报道逐渐增多。

SPR能够实时监测生物分子相互作用并获得亲和力及动力学数据等优点使得其在药物筛选领域的应用愈发广泛。未来，SPR在药物筛选领域的地位会更加稳固。此外，商品化仪器灵敏度的提升增加了SPR技术在检测低浓度药物分子与靶标分子之间的弱相互作用方面的优势。SPR与其他技术和传感材料的结合深入化以及应用广泛化也是SPR技术在药物研究领域应用的发展方向之一。这在先导化合物的发现、未知成分的鉴定、新靶标的发现等方面具有重要意义。基于SPR在药物研究领域的广泛应用，未来SPR分析方法标准化、规范化以及更多地被各国药典收录并作为药物分析的重要方法，可能是其发展的下一个目标。

目前SPR已经广泛应用于药物研发、食品安全、环境监测等领域。在药物研究中，SPR技术主要用于活性化合物筛选、靶蛋白亲和力测定、中药农残的快速检测等。SPR能够实时监测靶点与化合物之间的相互作用，并且能够获得相互作用的亲和力与动力学信息，因此在活性化合物筛选以及靶蛋白亲和力测定研究中应用愈发广泛。随着商品化仪器的不断开发，筛选的通量也不断提升，更加促进了SPR技术在化合物筛选中的应用。由于SPR技术的高灵敏度以及高特异性，其在中药农残检测领域中的应用也逐渐增加。

第二节　表面等离子体共振技术在药物分析中的应用

近年来，随着科学的不断发展，人们对药物的研究逐渐从器官层面的宏观水平发展到分子层面的微观水平。人们迫切需要一种能够研究分子层面的相互作用技术助力药物发现。SPR技术很好地解决了人们的需求。它能够实时、原位测定生物分子之间的相互作用而不需要任何标记，灵敏度高，特异性强，样品用量小，在药物研究领域具有极为广泛的应用前景。目前SPR技术已广泛应用于抗体药物研究、小分子药物研究等领域。本节将对SPR技术的应用进行详细介绍。

一、在抗体药物研究中的应用

在全球范围内，生物药，尤其是抗体类药物是极具发展潜力与前景的一类药物。其中，单克隆抗体是目前开发最热、研发技术发展最快、上市品种最多的抗体药物，已被广泛应用于白血病、癌症、哮喘、银屑病、关节炎和移植排斥等疾病的治疗。鉴于抗体类药物具有临床价值高和市场前景广阔的优点，其相应的生物类似药的研发也受到关注。在创新性抗体药物专利到期之时，生物类似药的开发便成为生物制药公司争抢研发的领域之一。SPR的出现极大地促进了抗体药物的发现与开发。SPR无须标记的特点，克服了酶联免疫吸附法（enzyme-linked immunosorbent assay，ELISA）等传统的基于标记的技术可能会对蛋白活性及检测反应造成影响的不足。此外，SPR可以实时监测、通量高、损耗少等优点也促进了其在抗体药物发现等领域的应用。表10-1列举了部分SPR技术在抗体药物研究中的应用。

表10-1　表面等离子体共振技术在抗体药物研究中的应用

序号	分析物	配体	偶联方法	目的
1	Ang-2/VEGF	Ang-2/VEGF Cross 抗体药物	氨基偶联法捕获法	测定 Ang-2/VEGF Cross 抗体药物活性
2	CTLA-4 融合蛋白	B7.1-Ig	氨基偶联法	CTLA-4 蛋白的定量及质量控制
3	胰高血糖素样肽-1（GLP-1）	抗 GLP-1 抗体	氨基偶联法捕获法	GLP-1 抗体的表征及抗原表位定位
4	西妥昔单抗	EGFR	氨基偶联法捕获法	为抗体药物定量、药代动力学特征测定和毒物动力学分析提供通用方案
5	鼠抗 NM57 单克隆抗体	抗狂犬病毒抗体 NM57	氨基偶联法	检测重组抗体 NM57 免疫原性
6	抗 LMF 兔血清	两种重组人促血小板生成素模拟肽-Fc 融合蛋白（TMP-Fc）	氨基偶联法	建立并验证基于表面等离子体共振（SPR）技术的免疫原性分析方法

（一）抗原抗体的亲和力及相互作用动力学测定

由于SPR数据是实时记录的，因此除了抗原抗体的亲和力数据之外，还可以利用SPR得出抗原和抗体之间结合相互作用的动力学常数。Gassner等人利用SPR技术测定了 Ang-2/VEGF 与 Ang-2/VEGF 交联抗体的亲和力常数。方法学验证结果显示方法具有较高的准确性、线性和特异性，可以用于 Ang-2/VEGF 交联抗体的质量评估。

然而在以下几种情况下，SPR测量单克隆抗体的动力学常数面临挑战：平衡时间较长（长达几天）、结合速率较快（$k_a > 10^7 \text{ M}^{-1} \cdot \text{s}^{-1}$）、解离过慢（$k_d < 10^{-5}$）和解离过快（$> 10^{-2}$）等。

（二）候选抗体药物筛选

利用SPR进行候选抗体药物筛选时，主要通过考察k_a大小进而考察抗体与靶抗原蛋白的结合快慢，通过考察k_d进而考察药物结合靶标的稳定性，而k_d的考察主要是为了衡量药物与蛋白的结合强弱。SPR可以根据上述结果对候选分子进行筛选和排序，从中筛选出亲和力高、解离慢的抗体药物。

筛选时一般在SPR芯片表面偶联靶抗原，然后流过一系列候选抗体药物，最后通过对亲和力、解离速率等实验结果的排序来评估候选抗体药物。这不仅能够增加样品通量，同时也最大限度地减少时间和试剂消耗。在筛选的过程中并不需要抗体药物的准确活性浓度，因此SPR尤其适用于杂交瘤上清液筛选。另外，将抗原偶联在芯片表面，无法保证抗原与流过的抗体是1∶1结合，可能使得测得的亲和力数据准确性较差。Canziani等使用Biacore 2000和3000 Optical，通过捕获Fc特异性抗体，筛选了杂交瘤上清液中的24种抗体。研究通过将多浓度抗原测定结果与单浓度测量结果比较，证明高通量筛选中单浓度测定结果的准确性。

（三）抗原表位分析

表位鉴定通过筛选抗体库，以评估抗体药物对阻断彼此结合抗原的能力。通常使用交叉竞争法，对抗体与特定抗原的竞争性结合进行表征。如果一个抗体与另一个抗体结合在相同或者接近重叠的抗原表位，那么这个抗体与抗原的结合会阻止另一个抗体的结合。反之，如果抗体与抗原的结合不干扰另一个抗体的结合，即可以同时结合抗原，那么它们就被认为结合到不同的、不重叠的表位。如果抗体之间都阻止彼此结合抗原并且所有抗体在与其他不同类的抗体配对时，具有相似的配对曲线，那么这些抗体则属于同一类。

近年来，随着分析通量的增加，SPR逐渐应用于表位鉴定之中。利用SPR进行表位鉴定主要有3种方法（图10-3）。传统的三明治法（classical sandwich）首先将抗体固定，之后捕获抗原，然后添加另一种抗体以测试其与预先形成的抗体/抗原复合物的结合能力。预混合法（premix）则测试固定在芯片表面的抗体与已经与饱和浓度的另一种抗体预混合的抗原溶液的结合能力。串联法（in tandem）则将两种抗体一个接一个地结合到固定的抗原上，以测试第一种抗体是否阻断第二种抗体的结合。3种方法均具有其独有的特征与优势，在表位鉴定中互为补充。

表位定位与表位鉴定类似，但能够更明确地表征对结合起到关键作用的氨基酸残基，能够更清晰地描述抗原和抗体药物之间的结合界面。传统的ELISA方法，缺乏实时监测的功能，因此可能错过解离较快而响应低于检测限的弱表位。而SPR能够实时监测信号响应，因此能够获得结合与解离的相关信息，从而避免上述问题的发生。表位定位主要包括两种测定方法。第一种方法将抗体固定在芯片表面，将抗原的重叠肽序列流过芯片表面；第二种方法是将肽固定在芯片表面，将抗体流过芯片表面。但由于反应位点有限以及可能具有损害表位的风险，固定肽的方法应用较少。此时，可以通过标签捕获法或者是生物素化等方法避免

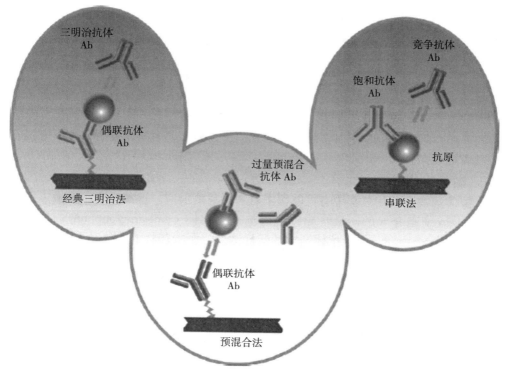

图10-3　使用无标记生物传感器进行表位鉴定的3种主要方法

（引自：*Label-Free Biosensor Methods in Drug Discovery.*）

抗原表位的损失。在A型血友病患者和A型鼠血友病模型中产生的中和抗Ⅷ因子（FⅧ）抗体（临床上称为"抑制剂"）可与FⅧ-C2结构域上的多个不同表位结合。为了实现以上抗原表位的定位，Nguyen等人首先获得了60个重组FⅧ-C2蛋白。这些蛋白表面某一暴露残基已突变为丙氨酸或被保守取代。研究通过SPR技术评估了这些突变蛋白与11种抑制性抗FⅧ-C2单克隆抗体的结合动力学，并将结果与野生型FⅧ-C2进行比较。结合动力学发生显著改变的残基被定义为有助于结合的残基。由于SPR对表位的精细定位，研究最终发现了FⅧ与蛋白质和磷脂相互作用进而发挥凝血作用的表位。

在抗体药物发现与开发的过程中，研究重点通常集中在抗体药的抗原结合（Fab）结构域。然而，Fc区的功能也不能忽视。治疗性抗体的功效不仅取决于其Fab片段结合靶抗原的活性，还取决于其Fc片段与Fc受体的相互作用。Fc-γ受体（FcγRs）和新生儿受体（FcRn）对功能调节和循环半衰期具有重要意义。Fc片段与FcRn（FCGRT&B2M）受体的亲和力可以预测抗体的半衰期，而Fc片段和FcγRⅢA（CD16a）的结合会影响抗体依赖的细胞介导的细胞毒性作用。SPR是研究治疗性抗体药物FcγR和FcRn结合的理想技术。它不仅能够考察二者是否结合，更能够提供有关动力学的相关信息。Li等人利用SPR测定了FcγRⅢA（CD16a）与IgG之间的亲和力及动力学数据。结果显示，SPR获得的实验结果与实时流式细胞术以及使用细胞表面CD16a的竞争抑制结合实验获得的动力学和亲和力数据一致。研究系统阐述了多聚体的存在、使用不合适的动力学模型、反应物的异质性和受体固定化对实验结果的影响，为SPR动力学以及亲和力测定实验提供参考。

（四）免疫原性测定

抗体药物在治疗过程中有可能引发有害的免疫反应。这些反应本质上可以是体液和/或细胞介导的，最终导致形成抗药物抗体（anti-drug antibody，ADA）。ADA的存在会中和治疗性抗体药物的活性浓度，影响药物的药代动力学/药效学（PK/PD）性质以及引发不良反应或者严重不良反应。对抗体药物进行免疫原性检测是生物技术药物申请临床试验和注册的重要内容。FDA指导指南明确规定生物治疗药物在临床前和临床试验阶段要进行免疫原性评价，并且也对方法的灵敏度做出了要求。

传统上，检测免疫原性的方法主要涉及ELISA、电化学发光免疫分析（electrochemiluminescence immunoassay，ECLA）、全自动免疫荧光分析平台（Gyrolab）以及SPR等。ELISA、ECLA、Gyrolab技术通常采用桥接式进行检测，灵敏度较高。SPR技术可以确定ADA非特异性结合、半定量浓度、同种型和亲和力，也能够分析ADA与抗体药物表面的主要结合，以及抗体药物的二次结合，并确认特异性。SPR还能够确认与抗同种型抗体药物或其他试剂的二次结合，从而更好地了解ADA表位。根据相关研究报道，就检测限而言，SPR与ELISA具有良好的可比性。在某些情况下，对于低亲和力抗体药物的免疫原性检测，SPR更具有优势。在2020年版《中国药典》中，已将基于Biacore的SPR技术列为免疫原性检测技术。而在FDA指导原则中，SPR技术也被推荐用于免疫原性检测。

（五）处方稳定性分析

当抗体药的候选药物进入开发阶段，要获得监管部门的批准，必须对其进行详细的表征，包括选择性、特异性和结合稳定性。在开发阶段，同样重要的是要确保抗体药在生物学上易于生产，能够长期存储并满足剂量要求。一般通过改变温度、光照、浓度、缓冲液等实验条件，利用SPR考察抗体药物的活性变化、构象变化、抗原或Fc受体结合动力学的变化，进而反映生产条件、储存条件及剂量设置等的合理性。抗体药物通常易于发生化学和物理降解，并且仅在有限的温度范围内稳定进而发挥药效，因此温度是生产、运输和存储过程中要考虑的最重要的外源性条件之一。Finckel等研究了在运输和存储过程中温度对三种不同形式的基于抗体的分子（IgG1，双特异性scFv和fab片段）的影响，采用视觉检查、不同的光谱测量、动态光散射、差示扫描量热法、电泳和SPR等技术研究物理及化学降解途径所产生的不同种类及水平的聚集体及片段。最终开发了一个分析平台，用于检测和表征基于抗体相关降解途径。

二、在小分子药物研究中的应用

目前，SPR技术已广泛应用于小分子药物的检测。SPR不需要对样品进行烦琐的预处理，具有较好的灵敏度、重复性及重现性，越来越受到研究人员的青睐。利用SPR进行小分子检测的分子识别元件主要包括抗体、适配体、酶以及分子印迹聚合物等。当分子识别元件为抗体时，利用SPR测定样品中小分子药物含量的方法主要是竞争抑制法。适配体是重要的分子识别元件，它是经体外筛选技术获得的简短的单链DNA或RNA片段，与相应的配体具有高度专属性及亲和力。以适配体作为分子识别元件，具有靶标范围广、物理稳定性好、无免疫原性、易修饰、成本低等优点。分子印迹聚合物是另一种类型的分子识别元件。由于具有抗体样亲和力和对目标分析物的选择性，分子印迹聚合物是十分具有吸引力的识别元件。首先将分析物作为模板，利用分子印迹技术，在模板存在下将结构上互补的功能化聚合物单体与模板结合，再与交联剂发生聚合反应。从聚合物中去除模板后，聚合物会产生互补的空腔，这些空腔可作为特异性结合位点以高选择性识别目标分子（即模板）。近年来，局域表面等离子体共振技术用于小分子药物检测也有报道，并且应用愈发广泛。LSPR不需要像传统SPR那样复杂的光学系统，只需要简单、经济的设备便可实现检测。并且同时它也保留了传统SPR实时监测、不需要标记、灵敏度高等优点。

接下来将介绍SPR在药物定量、药物筛选、药代动力学以及作用机制研究等方面的应用。

（一）生物样品及药物制剂检测

SPR实时监测、不需要对蛋白进行标记等优点使得其在生物样品及药物制剂检测中的应用愈发广泛，逐渐成为传统的酶免疫技术（ELISA，EMIT）以及色谱技术（LC-MS，HPLC）的替代技术。表10-2总结了SPR技术在小分子检测中的部分应用。

表10-2 表面等离子体共振技术在临床样品检测及药物质量研究中的应用

序号	目的	分析物	纳米粒/分子识别元件
1	采用SPR检测头孢克肟片剂及口服混悬液中的头孢克肟	头孢克肟	金纳米粒子
2	利用SPR技术测定新生儿血液中的阿米卡星	阿米卡星	抗体
3	采用局域SPR同时测定Atenoretic胶囊及尿液样品中阿替洛尔和阿米洛利的含量	阿替洛尔和阿米洛利	银纳米粒子
4	局域SPR测定尿液、磺胺嘧啶片剂中磺胺嘧啶含量	磺胺嘧啶	银纳米粒子
5	片剂和人血浆中阿奇霉素测定	阿奇霉素	银纳米粒子
6	利用SPR进行高灵敏度腺苷检测	腺苷	适配体

治疗性药物监测是临床化学和药理学的一个分支，适用于治疗范围较窄的药物，即过量使用时产生较高的毒性或剂量不够时便不能发挥药效。氨基糖苷类药物阿米卡星常用于新生儿抗感染治疗，需进行治疗药物检测。Adrian等人利用SPR技术对新生儿血液中的阿米卡星进行了含量测定。研究采用间接的免疫竞争抑制测定法，首先合成阿米卡星与BSA的偶合物，并偶联在芯片上，之后将抗体与阿米卡星的混合溶液流过芯片表面，通过SPR响应值测定阿米卡星含量。研究建立的方法定量限为0.33ng/ml，灵敏度优于或相当于酶免疫法以及色谱法，并且与阿米卡星的治疗浓度保持一致。研究建立的方法具有较好的重现性、耐用性以及稳定性和特异性，可以用于阿米卡星的治疗药物监测。本论文是SPR用于治疗药物监测的首例报道。

局域表面等离子体共振技术在样品检测中也有极为广泛的应用。Marwa等人利用LSPR技术对不同剂型以及尿液中的降压药阿替洛尔和利尿剂阿米洛利含量进行测定。为了尽可能提高吸光度进而增加实验的灵敏度，研究对溶液pH值、电解质的类型以及离子强度、银羟胺纳米颗粒的浓度等实验条件进行了优化，最终建立了两种物质的含量测定方法，并进行了方法学验证。方法学验证结果显示，方法具有较好的专属性、准确性、耐用性以及稳定性。最终研究将本方法测得的两种药物的含量与液相色谱法、电泳法、紫外分光光度法等方法的测定结果进行了比较。结果显示，本研究所建立的方法具有较好的灵敏度以及较宽的线性范围，可成功应用于不同胶囊剂以及尿液中的阿替洛尔以及阿米洛利的含量测定。

（二）药物发现——基于片段的药物设计（frangment—based drug design，FBDD）

高通量筛选是制药行业发现先导化合物的重要途径。SPR技术在高通量筛选领域也有应用。高通量筛选每日可筛选的化合物数量范围为 10 000 ～ 100 000，可用于受体、酶、离子通道和其他药理靶标的配体发现。然而，当常规的高通量筛选未能获得理想的苗头化合物时，利用 SPR 等新型的生物物理学技术进行基于片段的筛选便成为重要的替代手段。

由于可以快速选择与靶蛋白具有结合亲和力的化合物，SPR 在药物筛选中得到了较为广泛的应用。它提供了有关生物分子相互作用的动力学数据，使研究人员可以根据亲和力、特异性和结合/解离速率量化先导化合物与其靶标的结合特性。当化合物的结构发生改变时，由此结构改变所引发的亲和力、结合及解离速率等参数的变化可以直接由 SPR 反映得到，这对于快速发现高亲和力的先导化合物是极其有利的。

在片段筛选中，低分子量片段与靶蛋白之间的弱亲和力需要高灵敏度的生物物理检测技术。最常用的 NMR、X 射线晶体学等方法，常存在假阳性的问题，因此需要其他方法来确认和验证分析结果。SPR 在 FBDD 中的首次应用是作为确认和验证技术，用以确认通过其他筛选方法发现的片段。但近年来，SPR 作为一种主要的片段筛选技术已得到普遍使用。迄今为止，已经报道了许多针对不同类别靶标分子的 SPR 片段筛选实验，包括 G 蛋白偶联受体（GPCR）、非酶蛋白、酶蛋白（激酶和金属蛋白酶）、金属蛋白酶等。详见表 10-3。

SPR 相较于传统的片段筛选方法，如 NMR 和 X-ray 法，具有更多的实际优势。首先，SPR 生物传感器具有多个通道，通过在不同通道固定不同蛋白并设置参比通道，可以实现较高的选择性，以区分实际结合和非特异性结合。其次，分析速度快，筛选的通量高，能够在 2 天到 2 周的时间内完成片段库的筛选。筛选的速度取决于筛选片段的浓度、靶蛋白的稳定性、化合物库的大小和筛选仪器的选择。此外，SPR 方法消耗的蛋白量很低。通常，SPR 片段筛选只需消耗 25 ～ 50μg 蛋白，这比其他筛选方法至少少 10 ～ 1000 倍。

在片段筛选实验中，由于部分化合物的水溶性较差，通常需要加入二甲基亚砜（DMSO）助溶。此时需要特别注意 DMSO 对 SPR 实验结果的影响。如果样品和运行缓冲液中 DMSO 浓度不一致，DMSO 溶剂的高折射率可能会导致分析结果出现较大的误差。在筛选期间，最好设置阳性和阴性对照，用以衡量筛选模型的准确性及专属性。此外，固定的靶蛋白的稳定性会直接影响分析结果。因此，在实验开始和结束时都需要分析系列浓度的阳性对照来表征筛选模型的稳定性。值得注意的是，由于许多片段可以非特异性地结合到芯片表面，因而增加筛选的化合物浓度不一定会提高灵敏度。因此，无论是配体对靶蛋白的亲和力，还是生物传感器的分子量检测限，都决定了 SPR 技术的灵敏度。

表10-3　表面等离子体共振技术在基于片段的药物设计（FBDD）中的应用

序号	配　体	配体类别	片段库	偶联方法	目　的
1	热稳定的 β_1-肾上腺素能受体（β_1AR）	G蛋白偶联受体	650个片段	标签捕获法	筛选作用于 β_1 肾上腺素受体的化合物
2	α7-AChBP	非酶蛋白	商业化合物（供应商供应）	氨基偶联法	变构结合物筛选
3	活性p38α	丝氨酸/苏氨酸激酶	市售化合物和专有化合物	标签捕获法	查找P38α激酶的相互作用因子，从而选择变构化合物和特异性结合物
4	黏着斑激酶	丝氨酸/苏氨酸激酶	1920个片段	氨基偶联法	鉴定在黏着斑激酶上与ATP竞争的化合物
5	胰蛋白酶和MMP12	蛋白酶	352个片段	氨基偶联法	胰蛋白酶丝氨酸蛋白酶和MMP12金属蛋白酶的FBDD筛选
6	β_2肾上腺素能受体	G蛋白偶联受体	656个片段	标签捕获法	筛选标记的野生型受体发现 β_2 肾上腺素能受体配体
7	人碳酸酐酶Ⅱ（CAⅡ）	—	720个片段	生物素链霉亲和素法	筛选人碳酸酐酶Ⅱ抑制剂
8	糜蛋白酶	丝氨酸蛋白酶	149000个片段	氨基偶联法	筛选糜蛋白酶抑制剂，设定SPR筛选的标准，降低假阳性
9	转化生长因子-b激活的激酶1（TAK1）	蛋白激酶	170＋108个化合物	生物素链霉亲和素法	TAK1抑制剂筛选
10	神经降压素受体1	GPCR受体	6369个片段	生物素链霉亲和素法	神经降压素受体1抑制剂筛选

（三）药物吸收、分布、代谢、排泄、毒性研究以及作用机制研究

在药物发现过程中，对药物的吸收、分布、代谢、排泄以及毒性等进行评估也是新药发现的重要环节，这决定着药物的有效性以及生物利用度。血清白蛋白作为一种储存和运输蛋白，是血浆中含量最丰富的蛋白，能够与体内许多内源性或外源性物质结合。研究其与药物分子的相互作用，不仅对于阐明药物的运输与代谢过程意义重大，而且对于阐明药物机制、药物动力学和药物毒性非常重要。

因此，在药物发现早期确定血浆蛋白结合是十分必要的。一般来说，药物与血清蛋白结合率越高，游离的药物浓度就越低，药物的清除率就越低，最终导致药物半衰期时间长，进而导致一些药物的相互作用以及药物在体内的蓄积。药物的毒性研究同样也不可忽视。许多药物由于毒性较大而无法成功上市，也有许多上市成功的药物在上市后由于毒性较大而被撤回。

Frostell等人利用SPR技术对人血清白蛋白与100个代表性化合物的亲和力进行测定，用以评价化合物与人血清白蛋白的结合水平。Vuignier等人综述了血浆蛋白结合参数测定的几种方法，SPR技术也包含在内。很显然，相较于传统的平衡透析技术以及超滤技术，SPR技术的优势是十分显著的。SPR在药物毒性研究中也有报道。Kinouchi等人利用SPR技术，通过考察对甲状腺素结合转甲状腺素蛋白以及甲状腺素结合球蛋白的抑制作用，评估四碘甲氧乙酸、双氯芬酸、染料木素、布洛芬、卡马西平和呋塞米的甲状腺毒性。该研究建立的方法可以较好预测药物潜在的甲状腺毒性。

SPR技术在药物作用机制研究方面也有一定应用。Biacore仪器的分子垂钓程序可实现药物作用位点确定、新靶标发现、中草药中活性成分的分离鉴定等。首先将靶标固定在芯片上，之后流过混合物溶液，最后回收样品，利用质谱等技术进行鉴定。Fu等人利用 Biacore T200 全自动分子垂钓功能，将DDX3（一种在人肠癌组织中高度表达、具有致癌性的RNA解旋酶）偶联在芯片上进行垂钓，最终发现了燕麦麸中的提取物AVNs中的活性成分AVN A。之后又利用SPR技术验证了AVN A与DDX3的结合以及AVN A在DDX3上的结合位点。

（四）中药质量研究

SPR技术在中药质量研究中也有应用，例如中药中的农药残留检测。传统的SPR检测小分子农药灵敏度欠佳，因此Li等人利用SPR技术开发了信号增强的SPR检测方法，对枸杞中的多菌灵（methyl 2-benzimidazole carbamate，MBC）进行检测。研究首先将MBC与牛血清白蛋白的复合物偶联在CM5芯片上，之后将Au/Fe_3O_4纳米复合材料与MBC抗体偶联，再将偶联物与不同浓度的MBC流过芯片表面，最后利用0.1 mol/L HCl（1% SDS）进行再生。MBC-牛血清白蛋白、MBC竞争与MBC-抗体药物-Au/Fe_3O_4共轭物的结合。Au/Fe_3O_4纳米复合材料可以放大SPR检测信号并简化实验流程。研究结果也证实了上述结论。研究开发的方法检测限比常规SPR方法低一个数量级，回收率介于102.4% ～ 115.0%。苯并咪唑、2-巯基苯并咪唑、2-苯并咪唑丙酸和2-（2-氨基乙基）苯并咪唑等结构类似物对检测没有影响，也证明了方法的专属性。综合来说，基于Au/Fe_3O_4纳米复合材料的SPR方法在检测痕量小分子物质方面潜力巨大。

第三节 应用示例

示例一 FcRn与IgG抗体药物相互作用分析

（一）示例对象

"新生儿"Fc受体（FcRn）以及IgG。FcRn能够将IgG通过新生儿的肠道转运到血液中。主要功能是通过降低内皮细胞溶酶体降解来延长血清白蛋白和IgG的半衰期。

（二）分析难点

IgG抗体与FcRn的结合力与抗体的血清半衰期相关。细胞通过胞饮作用以非特异性方式将IgG抗体摄入。在初级内体囊泡的低pH下，IgG抗体能够以pH依赖性方式与FcRn结合，随后再循环回到细胞表面上。而在pH值为中性的血液中，IgG抗体便与FcRn发生解离。IgG抗体和FcRn之间相互作用较为复杂，体外实验表征这一复杂的抗体循环过程具有一定挑战性。

（三）所应用技术解决上述分析难点、重点应用的技术性能和特点

利用SPR技术可以实现上述两种抗体之间的亲和力实时测定，无须标记，蛋白用量少。通过设置结合缓冲液及再生液的pH，实现两种抗体的结合、解离，测定亲和力。

（四）具体实验过程

1. 生物分子相互作用分析仪 Biacore T200。

2. FcRn氨基偶联条件 蛋白浓度：5 μg/ml；溶剂：pH 5.0醋酸钠缓冲液；CM5芯片活化时间：420秒；偶联：wizard模式；封闭时间：420秒；运行缓冲液：HBS-EP＋。

3. 蛋白互作条件 运行缓冲液：HBS-EP＋，pH 6.0；再生溶液：HBS-EP＋，pH 7.4。

4. 实验方法 采用氨基偶联法将FcRn蛋白偶联于Fc4通道上，Fc3通道作为参比通道；将配制好的一系列浓度的Human IgG4、IgG1、生物类似药、原研药流经芯片表面，进行相互作用测定。

5. 实验结果

（1）蛋白偶联结果：如图10-4所示。

（2）FcRn与IgG相互作用结果：FcRn与Human IgG4、原研药、生物类似药与FcRn的亲和力常数基本一致，KD分别为1.66×10^{-8}mol/L，2.64×10^{-8}mol/L，

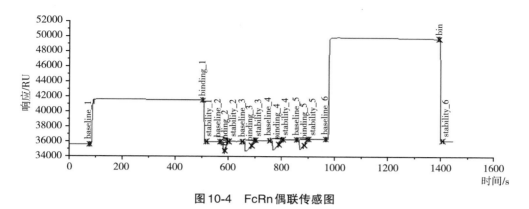

图 10-4　FcRn 偶联传感图

2.24×10^{-8} mol/L，如图 10-5、图 10-6、图 10-7 所示；IgG1 与 FcRn 的亲和力常数 K_d 为 2.28×10^{-9} mol/L，如图 10-8 所示。

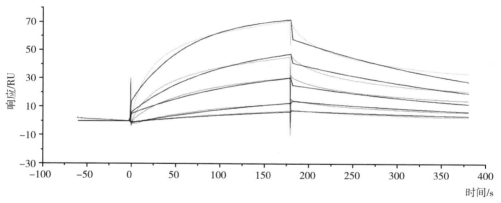

图 10-5　FcRn 与 Human IgG4 相互作用传感图

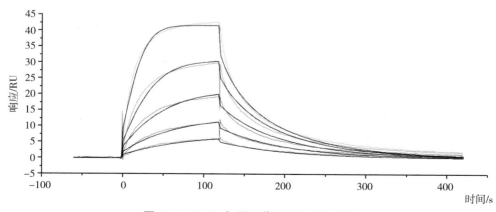

图 10-6　FcRn 与原研药相互作用传感图

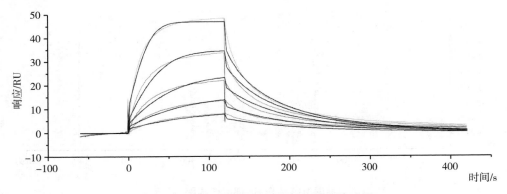

图 10-7　FcRn 与生物类似药相互作用传感图

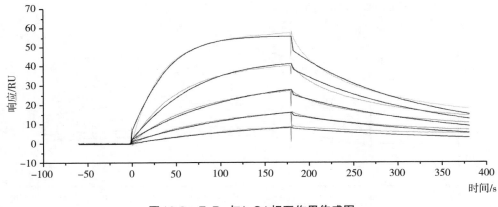

图 10-8　FcRn 与 IgG1 相互作用传感图

示例二　以PLK1蛋白为靶点的小分子药物亲和力筛选研究

（一）示例对象

PLK1（Polo-like Kinase 1）属于Polo样激酶家族，是一类广泛存在于真核细胞中的丝氨酸/苏氨酸激酶，结构高度保守。

（二）分析难点

传统的筛选技术容易错过动力学性质良好的候选化合物。

（三）所应用技术解决上述分析难点重点、应用的技术性能和特点

利用SPR技术可以将PLK1蛋白作为靶点进行化合物筛选，实验通量较高，不需对蛋白进行标记，可以获得化合物与蛋白相互作用的亲和力以及动力学信息。

（四）具体实验过程

1. 生物分子相互作用分析仪　Biacore T200。

2. 样品前处理　准确移取40种待测化合物母液5 μl加入95 μl 1.05×HBS-EP＋，混匀后准确移取20 μl加入80 μl 1.0×HBS-EP＋（5%DMSO，pH 7.4），10000r/min离心5分钟，取上清液作为测试用溶液。

3. PLK1蛋白氨基偶联条件　蛋白浓度：10 μg/ml；溶剂：pH 5.0醋酸钠缓冲液；CM5活化时间：420秒；封闭时间：420秒；蛋白偶联运行缓冲溶液：1.05×HBS-EP＋。

4. 筛选及互作条件　运行缓冲液：1.0×HBS-EP＋（pH7.4），5%DMSO。

5. 实验方法　采用氨基偶联法将PLK1蛋白偶联于Fc2通道上，Fc1通道作为参比通道；首先对化合物进行单浓度100μmol/L（5%DMSO）的结合水平测试，再配制系列浓度化合物溶液流经芯片表面，进行亲和力测定。

6. 实验结果

（1）PLK1蛋白偶联结果：PLK1偶联量约为9700 RU（图10-9）。

（2）化合物单浓度筛选结果：40种化合物结合散点图如图10-10所示，筛选得结合值大于cut-off的化合物8个；筛选传感图分析发现序号为27、36的化合物"解离较慢"。结果如图10-11所示。

（3）亲和力测定结果：针对序号为27、36化合物进行亲和力测定。测定结果如图10-12和图10-13所示。上述两个化合物亲和力数值分别为$2.111×10^{-5}$mol/L以及$4.666×10^{-7}$mol/L。

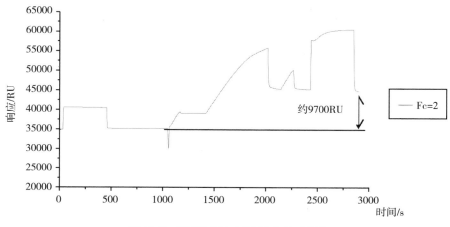

图10-9　PLK1蛋白偶联图（传感图）

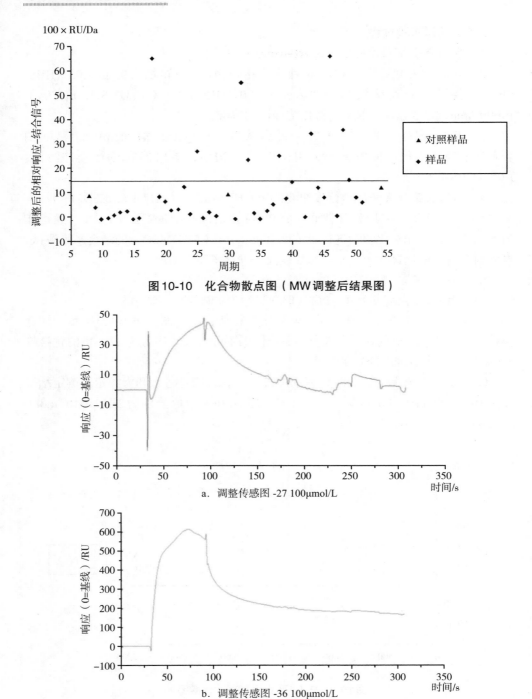

图 10-10 化合物散点图（MW调整后结果图）

a. 调整传感图 -27 100μmol/L

b. 调整传感图 -36 100μmol/L

图 10-11 慢解离化合物 27 及 36 传感图

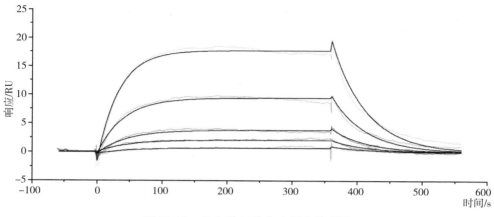

图10-12　化合物27亲和力测定传感图

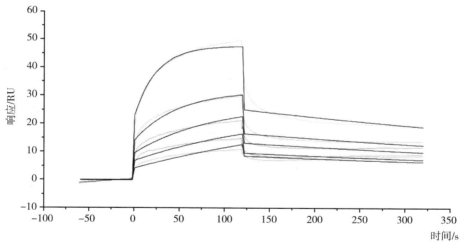

图10-13　化合物36亲和力测定传感图

示例三　农产品中残留农药多菌灵的生物传感器分析

（一）示例对象

多菌灵（MBC）又名棉萎灵、苯并咪唑44号，是一种广谱杀菌剂，对由真菌（如半知菌、多子囊菌）引起的农作物病害有防治效果。

（二）分析难点

传统的SPR技术检测小分子化合物灵敏度较低，无法满足中药中农药残留检测的要求。

（三）所应用技术解决上述分析难点重点应用的技术性能和特点

通过利用信号增强的SPR技术，引入抗MBC单克隆抗体-Au/Fe$_3$O$_4$偶联物（MBC-mAb-Au/Fe$_3$O$_4$），增强检测的灵敏度。

（四）具体实验过程

1. 生物分子相互作用分析仪　表面等离子体共振仪（Beijing Inter-bio Tech CO）

2. 样品前处理　枸杞粉碎后用80%（V/V）甲醇10 ml在自动摇床提取30分钟，粗提物离心10分钟（8000 r/min），后用PBS稀释上清液。最后将残留物溶于1 ml含5%甲醇的0.01 mol/L PBS中，过滤后检测。

3. 偶联条件　CM5芯片；MBC-BSA：溶于pH 4.5醋酸钠缓冲液；运行缓冲液：PBS（0.01 mol/L，pH 7.4）；活化：EDC/NHS混合液；封闭：乙醇胺10分钟。

4. 互作条件　运行缓冲液为0.01 mol/L PBS，5%甲醇。

5. 实验方法　以MBC-mAb-Au/Fe$_3$O$_4$为信号放大材料，MBC-BSA和MBC化合物竞争结合MBC-mAb-Au/Fe$_3$O$_4$，即采用间接竞争法检测MBC。将相同浓度的MBC-mAb-Au/Fe$_3$O$_4$与不同浓度的MBC室温下混合15min，后注入SPR生物传感器系统的流动池中监测SPR信号；每循环结束后，0.1 mol/L HCl（1% SDS）再生。

6. 实验结果及分析　研究基于Au/Fe$_3$O$_4$-SPR结合技术建立了一种高效、简便、灵敏的检测方法。此法中，MBC在0.05 ～ 150 ng/ml浓度呈线性，检测限为0.44 ng/ml，加标枸杞的回收率为102.4% ～ 115.0%，相较于未结合Au/Fe$_3$O$_4$的SPR法及UPLC-MS/MS法，此方法回收率最高，详见表10-4。

表10-4　3种方法回收率测定结果

样品		传统SPR			增强SPR			UPLC-MS/MS		
	加标量	测得量	回收率	RSD	测得量	回收率	RSD	测得量	回收率	RSD
1	4.0	4.7	117.5%	10.2%	4.6	115.0%	9.2%	3.8	95.0%	5.2%
2	10.0	11.3	113.0%	9.4%	10.6	106.0%	7.8%	9.7	97.0%	6.4%
3	25.0	26.8	107.2%	7.5%	25.6	102.4%	7.4%	24.6	99.2%	4.8%

思考题

1. 试举2 ～ 3例说明表面等离子体共振技术与传统生物分子互作方法相比的技术

特点。

2. 请简要概述表面等离子体共振技术在IgG4型ADAs免疫原性分析中的应用。

3. 试简明扼要地分析表面等离子体共振技术在小分子药物研发应用中的主要挑战及其发展趋势。

（山广志）

参 考 文 献

［1］ WIJAYA E，LENAERTS C，MARICOT S，et al. Surface plasmon resonance-based biosensors：from the development of different SPR structures to novel surface functionalization strategies［J］. Current Opinion in Solid state and Materials science，2011，15（5）：208-224.

［2］ HOMOLA J. Present and future of surface plasmon resonance biosensors［J］. Anal ytical and Bioanal ytical Chemistry，2003，377（3）：528-539.

［3］ OLARU A，BALA C，Jaffrezic-Renault N，et al. Surface plasmon resonance（SPR）biosensors in pharmaceutical analysis［J］. Critical reviews in Analytical Chemistry，2015，45（2）：97-105.

［4］ HOMOLA J. Surface plasmon resonance sensors for detection of chemical and biological species［J］. Chemical Reviews，2008，108（2）：462-493.

［5］ 赵瑞芳. 基于表面等离子体共振的适配体传感器研究［D］. 太原：山西大学，2013.

［6］ 颜朦朦. 基于不同识别分子的表面等离子体共振技术在农药检测中的研究进展［J］. 分析仪器，2016，（S1）：54-58.

［7］ HOMOLA J，YEE SS，Gauglitz G. Surface plasmon resonance sensors：review［J］. Sensors and Actuators B：Chemical，1999，54（1-2）：3-15.

［8］ HUTTER E，FENDLER J H. Exploitation of Localized Surface Plasmon Resonance［J］. Advanced Materials，2004，16（19）：1685-1706.

［9］ MASOUDYFAR Z，ELHAMI S. Surface plasmon resonance of gold nanoparticles as a colorimetric sensor for indirect detection of Cefixime［J］. Spectrochim Actapart A Molecular and Biomolecular Spectroscopy，2019，211：234-238.

［10］ YUAN XC，ONG BH，TAN YG，et al. Sensitivity-stability-optimized surface plasmon resonance sensing with double metal layers［J］. Journal of Optics A：Pure and Applied Optics，2006，8（11）：959-963.

［11］ THÉVENOT DR，TOTH K，DURST R A，et al. Electrochemical Biosensors：Recommended Definitions and Classification*［J］. Analytical Letters，2007，34（5）：635-659.

［12］ MAJDINASAB M，MISHRA RK，TANG X，et al. Detection of antibiotics in food：New achievements in the development of biosensors［J］. Trends in Analytical Chemistry，2020，127.

［13］ GASSNER C，LIPSMEIER F，METZGER P，et al. Development and validation of a novel

SPR-based assay principle for bispecific molecules [J]. Journal of Pharmaceutical and Bio-medical Analysis, 2015, 102: 144-149.

[14] DAVIDOFF SN, DITTO NT, BROOKS AE, et al. Surface Plasmon Resonance for Ther-apeutic Antibody Characterization [B]. //FANG Y.Label-Free Biosensor Methods in Drug Discovery, Methods in harmacology and Toxycology Humanpress. New York. 2015: 35-76.

[15] CANZIANI GA, KLAKAMP S, MYSZKA DG. Kinetic screening of antibodies from crude hybridoma samples using Biacore [J]. Analytical Biochemistry, 2004, 325: 301-307.

[16] BROOKS BD, MILES AR, ABDICHE YN. High-throughput epitope binning of therapeutic monoclonal antibodies: why you need to bin the fridge [J]. Drug Discovery Today, 2014, 19 (8): 1040-1044.

[17] BROOKS BD. The importance of epitope binning for biological drug discovery [J]. Current Drug Discovery Technology, 2014, 11 (2): 109-112.

[18] ABDICHE YN, MALASHOCK DS, Pinkerton A, et al. Exploring blocking assays using Octet, ProteOn, and Biacore biosensors [J]. Analytical Biochemistry, 2009, 386 (2): 172-180.

[19] NGUYEN PT, LEWIS KB, ETTINGER RA, et al. High-resolution mapping of epitopes on the C2 domain of factor VIII by analysis of point mutants using surface plasmon resonance [J]. Blood, 2014, 123 (17): 2732-2739.

[20] ROOPENIAN DC, AKILESH S. FcRn: the neonatal Fc receptor comes of age [J]. Nature Reviews Immunology, 2007, 7 (9): 715-725.

[21] MIHAI S, NIMMERJAHN F. The role of Fc receptors and complement in autoimmunity [J]. Autoimmunity Reviews, 2013, 12 (6): 657-660.

[22] LI P, JIANG N, NAGARAJAN S, et al. Affinty and kinetic analysis of Fcgamma receptor Ⅲa (CD16a) binding to IgG ligands [J]. The Journal of Biological Chemistry, 2007, 282 (9): 6210-6221.

[23] HWANG WY, FOOTE J. Immunogenicity of engineered antibodies [J]. Methods, 2005, 36 (1): 3-10.

[24] FINCKE A, WINTER J, BUNTE T, et al. Thermally induced degradation pathways of three different antibody-based drug development candidates [J]. European Journal of Phar-maceutical Sciences, 2014, 62: 148-160.

[25] WANG H, SHI J, WANG Y, et al. Development of biosensor-based SPR technology for biological quantification and quality control of pharmaceutical proteins [J]. Journal of Pharm-aceutical and Biomedical Analysis, 2009, 50 (5): 1026-1029.

[26] THOMSEN L, GUREVICH L. A surface plasmon resonance assay for characterisation and epitope mapping of anti-GLP-1 antibodies [J]. Journal of Molecuclar Recognition, 2018, 31 (8): e2711.

[27] BAI H, YUAN M, WANG X, et al. Development of a Gold Nanoparticle-Functionalized

Surface Plasmon Resonance Assay for the Sensitive Detection of Monoclonal Antibodies and Its Application in Pharmacokinetics [J]. Drug Metabolism and Disposition: the biological fati of chemicals, 2019, 47 (11): 1361-1367.

[28] 常亮, 刘晓志, 赵伟, 等. 利用表面等离子体共振技术检测重组抗体NM57免疫原性 [J]. 药学学报, 2013, 48 (04): 532-535.

[29] 谢新遥, 徐静芝, 罗宇, 等. 基于SPR系统的TMP-Fc免疫原性分析方法建立与应用 [J]. 中国新药杂志, 2017, 26 (20): 2424-2430.

[30] LOSOYA-LEAL A, ESTEVEZ M C, MARTINEZ-CHAPA S O, et al. Design of a surface plasmon resonance immunoassay for therapeutic drug monitoring of amikacin [J]. Talanta, 2015, 141: 253-258.

[31] EL-ZAHRY MR. A Localized Surface Plasmon Resonance Sensing Method for Simultaneous Determination of Atenolol and Amiloride in Pharmaceutical Dosage Forms and Urine Samples [J]. Journal of Analytical Methods in Chemistry, 2018, 9065249.

[32] KAZEMI E, DADFARNIA S, HAJI SHABANI A M, et al. Indirect spectrophotometric determination of sulfadiazine based on localized surface plasmon resonance peak of silver nanoparticles after cloud point extraction [J]. Spectrochimca Actapart A Molecular and Biomolecular Spectroscopy, 2017, 187: 30-35.

[33] CHAVADA VD, BHATT NM, SANYAL M, et al. Surface plasmon resonance based selective and sensitive colorimetric determination of azithromycin using unmodified silver nanoparticles in pharmaceuticals and human plasma [J]. Spectrochimca Actapart A Molecular and Biomolecular Spectroscopy, 2017, 170: 97-103.

[34] WANG J, ZHOU HS. Aptamer-based Au nanoparticles-enhanced surface plasmon resonance detection of small molecules [J]. Analytical Chemistry, 2008, 80 (18): 7174-7178.

[35] MAYR LM, BOJANIC D. Novel trends in high-throughput screening [J]. Current Opinion in Pharmacology, 2009, 9 (5): 580-588.

[36] SHUKER SB, HAJDUK PJ, MEADOWS RP, et al. Discovering high-affinity ligands for proteins: SAR by NMR [J]. Science, 1996, 274 (5292): 1531-1534.

[37] CONGREVE MS, DAVIS DJ, DEVINE L, et al. Detection of ligands from a dynamic combinatorial library by X-ray crystallography [J]. Angewandte Chemie ernational Int Edin English, 2003, 42 (37): 4479-4482.

[38] ENGLISH A C, DONE S H, CAVES L S D, et al. Locating interaction sites on proteins: The crystal structure of thermolysin soaked in 2% to 100% isopropanol [J]. Proteins: Structure, Function, and Genetics, 1999, 37 (4): 628-640.

[39] HUBER W. A new strategy for improved secondary screening and lead optimization using high-resolution SPR characterization of compound-target interactions [J]. Journal of Molecular Recognition, 2005, 18 (4): 273-281.

[40] CONGREVE M, RICH RL, MYSZKA DG, et al. Fragment screening of stabilized G-protein-coupled receptors using biophysical methods [J]. Methods in Enzymology, 2011,

493：115-136.

[41] NAVRATILOVA I, BESNARD J, HOPKINS A L. Screening for GPCR Ligands Using Surface Plasmon Resonance [J]. ACS Medicinal Chemistry Letters, 2011, 2 (7): 549-554.

[42] CHRISTOPHER JA, BROWN J, DORE AS, et al. Biophysical fragment screening of the beta1-adrenergic receptor: identification of high affinity arylpiperazine leads using structure-based drug design [J]. Journal of Medicinal Chemistry, 2013, 56 (9): 3446-3455.

[43] SPURNY R, DEBAVEYE S, FARINHA A, et al. Molecular blueprint of allosteric binding sites in a homologue of the agonist-binding domain of the alpha7 nicotinic acetylcholine receptor [J]. Proceeding of the National Academy of Sciences of the United States of America, 2015, 112 (19): E2543-2552.

[44] POLLACK SJ, BEYER KS, LOCK C, et al. A comparative study of fragment screening methods on the p38alpha kinase: new methods, new insights [J]. Journal of Computeraided Molecular design, 2011, 25 (7): 677-687.

[45] ULRICH G, JÖRG B, DJORDJE M, et al. Fragment-based discovery of focal adhesion kinase inhibitors [J]. Bioorganic & Medicinal Chemistry Letters, 2013, 23 (19): 5401-5409.

[46] BOETTCHER A, RUEDISSER S, ERBEL P, et al. Fragment-based screening by biochemical assays: Systematic feasibility studies with trypsin and MMP12 [J]. Journal of Biomolecular Screening, 2010, 15 (9): 1029-1041.

[47] ARISTOTELOUS T, AHN S, SHUKLA AK, et al. Discovery of beta2 Adrenergic Receptor Ligands Using Biosensor Fragment Screening of Tagged Wild-Type Receptor [J]. ACS Medicinal Chemistry Letters, 2013, 4 (10): 1005-1010.

[48] WOODS LA, DOLEZAL O, REN B, et al. Native State Mass Spectrometry, Surface Plasmon Resonance, and X-ray Crystallography Correlate Strongly as a Fragment Screening Combination [J]. Journal of Medicinal Chemistry, 2016, 59 (5): 2192-2204.

[49] PERSPICACE S, BANNER D, BENZ J, et al. Fragment-based screening using surface plasmon resonance technology [J]. Journal of Biomoleaclar Screening, 2009, 14 (4): 337-349.

[50] MIURA T, MATSUO A, MURAOKA T, et al. Identification of a selective inhibitor of transforming growth factor beta-activated kinase 1 by biosensor-based screening of focused libraries [J]. Bioorganic & Medicinal Chemistry Letters, 2017, 27 (4): 1031-1036.

[51] HUBER S, CASAGRANDE F, HUG MN, et al. SPR-based fragment screening with neurotensin receptor 1 generates novel small molecule ligands [J]. PLoS One, 2017, 12 (5): e0175842.

[52] FROSTELL-KARLSSON A, REMAEUS A, Roos H, et al. Biosensor analysis of the interaction between immobilized human serum albumin and drug compounds for prediction of human serum albumin binding levels [J]. Journal of Medicinal Chemistry, 2000, 43 (10):

1986-1992.

[53] VUIGNIER K，VEUTHEY JL，CARRUPT PA，et al. Global analytical strategy to measure drug-plasma protein interactions：from high-throughput to in-depth analysis [J]. Drug Discovery Today，2013，18（21-22）：1030-1034.

[54] KINOUCHI H，MATSUYAMA K，KITAGAWA H，et al. Surface plasmon resonance assay of inhibition by pharmaceuticals for thyroxine hormone binging to transport proteins [J]. Analyfical and Bioanalytical Chemistry，2016，492：43-48.

[55] ZHANG F，DATTA P，DORDICK JS，et al. Evaluating Heparin Products for Heparin-Induced Thrombocytopenia Using Surface Plasmon Resonance [J]. Journal of Pharmaceutical Sciences，2020，109（2）：975-980.

[56] FU R，YANG P，LI Z，et al. Avenanthramide A triggers potent ROS-mediated anti-tumor effects in colorectal cancer by directly targeting DDX3 [J]. Cell Death & Disease，2019，10（8）：593.

[57] LI Q，DOU X，ZHAO X，et al. A gold/Fe_3O_4 nanocomposite for use in a surface plasmon resonance immunosensor for carbendazim [J]. Microchimica Acta，2019，186（313）：1-8.

第十一章

代谢组学分析技术与应用

　　代谢组学（metabolomics 或 metabonomics）与基因组学、转录组学和蛋白质组学是目前开展系统生物学研究的重要技术手段，主要研究生物体系（细胞、组织或生物个体）受扰动（如基因、环境、疾病、药物等因素）后，糖类、脂质、核苷酸和氨基酸等内源性小分子代谢物（通常分子量＜1 000）种类和含量变化的规律。代谢组学的概念最早于1999年由英国帝国理工大学Jeremy Nicholson提出。2000年，德国学者Fiehn将代谢组学划分为代谢物靶标分析、代谢轮廓分析、代谢物定性/定量分析和代谢指纹分析4个层次。代谢组学作为一种研究手段，主要具有以下优势：①能够反映生物体系在各种复杂因素综合作用下的终端效应。②小分子代谢物种类远小于基因和蛋白的数量。③基因和蛋白表达的微小变化会在代谢物水平得到放大。④很多小分子代谢物的代谢途径已较清楚。⑤代谢物种类在不同生物体系中类似，采用的研究技术更加通用。基于上述优势，代谢组学目前已经在临床医学、基础医学、药学、动植物学、微生物学、环境等领域有着较为广泛的应用。

　　药物代谢组学通过研究由药物引起的内源性代谢物动态变化来反映体内的生物化学过程，有助于在整体水平上认识药物作用及其与内源性物质变化的关联，从而阐明药物的药效、作用机制以及毒性作用。近年来，药物代谢组学得到了广泛的应用，特别是在药物药效和毒性预测、药物代谢动力学性质预测以及中草药作用机制和物质基础研究越来越多，前景可期。

第一节　代谢组学技术特点与发展趋势

　　代谢组学的研究流程主要包括：样品采集与制备、代谢组数据采集、数据分析与解释、差异代谢物发现/潜在标志物识别和代谢通路分析，如图11-1所示。

涉及的主要分析技术包括色谱、质谱、核磁共振以及相关联用技术。代谢组学的分析方法需要满足高灵敏度、高通量、克服复杂基质干扰的要求。这是因为：首先，代谢组学的研究对象一般为生物样本，如体液、组织、细胞等，这些样本的基质都比较复杂，对代谢物的检测存在干扰。其次，机体代谢网络具有关联性，内部或外部因素可能引发一系列已知和未知的代谢扰动，所需方法应能覆盖尽量多的代谢物和代谢通路。最后，不同代谢物的丰度在机体内差异较大，有些代谢物含量很低，内源性丰度从μg到pg，检测动态范围宽，灵敏的分析技术更具优势。色谱质谱联用技术是目前代谢组学研究中使用广泛的分析技术。

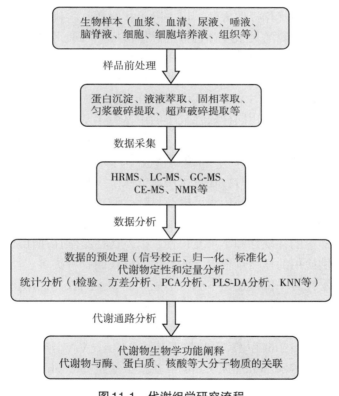

图11-1　代谢组学研究流程

一、代谢组学分析技术的特点

（一）样品的采集、保存和前处理

代谢组学的研究对象通常是生物样本，包括：体液（如血浆、血清、尿液、唾液和脑脊液）、细胞、细胞培养液、组织等。在样本采集时需要关注两个方面：

一是采集样品的代表性，即采集样品的种类、部位、时间等是否能够有效代表研究对象的代谢状态，尤其是临床样本，还应充分考虑受试者或患者的性别、种族、年龄、体重、饮食和地域等因素。二是采集样品的稳定性，根据样本特点和目标化合物的性质，需要关注在采集样本时残留酶活性或氧化还原反应等的影响，根据目标代谢物的情况对采集的样品进行快速猝灭，如采集后立即液氮冷冻、酶灭活处理等。样本采集后一般置于低温环境（如−70℃）保存，尽快检测，保存中应充分关注目标代谢物的长期放置稳定性和冻融稳定性。

样品前处理对于代谢组学的研究很重要，整个样品处理和分析过程应尽可能保留和体现样品中原始和完整的代谢组信息。样品前处理应根据样本类别和目标代谢物性质，选择并优化提取方法，以去除干扰物质，将代谢物转化为合适的测定形式，提高仪器检测的灵敏度和选择性。体液样品一般可采用蛋白沉淀法和液液萃取法；细胞、组织等固体样品可采用匀浆破碎提取或超声破碎提取。固相萃取技术由于具有种类丰富分离机制多样的填料，能够更好地去除样品中的干扰物质，保留目标代谢物，也时常作为代谢组学样品前处理技术。分析样本中极性较小的脂质代谢物时，可采用同样极性较小的甲基叔丁基醚、氯仿等溶剂进行液液萃取，不仅可以有效分离富集目标脂质，还能去除干扰蛋白和一些极性较大的化合物。相反在分析样本中极性较大的氨基酸、核苷酸、有机酸等代谢物时，可以采用沉淀蛋白法。在前处理时，还可采用氮气吹干、真空浓缩、冷冻干燥等手段浓缩样本，富集代谢物。另外，为了提高目标代谢物检测的稳定性和灵敏度，还可以通过衍生化技术将目标代谢物转化为新的测定形式。

由于生物样本的稀缺性和不可复得性，以及代谢组学往往伴随临床或动物药效学研究，可供使用的样品量很少，而且内源性代谢物种类多、性质和含量差异大；因此，开发针对一份微量样本获得不同丰度和不同极性代谢物的前处理方法一直是研究热点。例如研究人员建立了一种从同一份微量生物样本（100μl）中同时提取并分离脂质和极性小分子代谢物的前处理方法。首先向100μl血浆或组织匀浆液中加入内标和3ml甲醇/甲基叔丁基醚（1:1，V/V）后涡旋沉淀蛋白，经离心后弃去沉淀，溶液部分加入3.5ml甲基叔丁基醚和1.2ml去离子水后涡旋萃取，脂质代谢物被萃取到有机相，极性小分子代谢物被萃取到水相，离心后分别将有机相和水相用氮气吹干后复溶即得。此外，在样品前处理过程中还应充分关注细节，比如鞘脂化合物比较容易吸附在普通玻璃表面，因此在前处理过程中应该使用经过硅烷化处理的特殊玻璃离心管和内插管。有些化合物，如半胱氨酸，性质十分不稳定，易发生氧化，因此在样本采集管中加入抗氧化剂，避免目标代谢物发生氧化，保证测定的代谢物浓度反映实际体内浓度。

（二）对照品和内标

代谢组学的分析对象众多，与一般的药物分析研究不同，代谢组学研究往往难以获得每个分析对象的对照品/标准品，这是因为很多代谢物在样本中是微量的，生物合成和化学制备都很困难，代谢物商品化的对照品/标准品很少，多数代谢物没有对照品/标准品，尤其是一些新发现的代谢物。在方法开发阶段，应尽可能地获得目标代谢物的对照品，或者同类型结构类似物的对照品。对于重要的或者新发现的代谢物可以通过合成或分离制备获得纯品或者对照品。另外，现在也有一些商品化的代谢组学对照品组合，集成了几百种内源性代谢物，供研究者使用，比如Targetmol公司的Human Endogenous Metabolite Compound Library。此外，需要注意的是，由于很多内源性物质具有手性，在选择对照品时还应注意尽量保持手性一致，尤其是当代谢物的不同对映体具有不同的生物活性的时候。内标化合物应该选择与目标代谢物理化性质一致或接近的化合物，首选稳定同位素内标。对于脂质代谢物，还可以选择待测样本中不含有的脂质作为内标。比如，在动物的血浆样本分析时，可以选择脂酰基碳原子数目是奇数的脂质对照品作为内标。

（三）质谱及其联用技术

代谢组学研究中，质谱技术，尤其是液相色谱质谱联用技术（lliquid chromatography mass spectrometry，LC-MS）是最有力也是应用最广泛的分析技术。与其他分析技术相比，液质联用技术能够提供目标化合物更好的选择性、灵敏度和结构信息，具有以下优点：①适用范围广，在适当的离子化条件下，大部分化合物都能够被质谱检测。②分离能力强，液相色谱柱类型丰富（C18、C8、T3、HILIC、Phenyl等），即使待测物在色谱上没有完全分离，通过特征离子提取也能够得到每个化合物的色谱图进行分析。③灵敏度高，可以达到ng级、pg级甚至更低。④定性分析可靠，可以获得每种化合物的分子量和结构相关信息。⑤分析时间快，液质联用技术使用液相色谱柱柱长短、内径窄，缩短了分析时间。⑥自动化程度高，具备高度自动化的进样、分析和数据处理程序。此外，气相色谱-质谱联用技术（gas chromatography mass spectrometry，GC-MS）在挥发性化合物的分析检测以及毛细管电泳-质谱联用技术（capillary electrophoresis mass spectrometry，CE-MS）在离子型化合物的分析检测也有较多应用。

1. 质谱技术　质谱按照其分辨率的大小可以分为高分辨质谱（high resolution mass spectrometry，HRMS）和低分辨质谱（low resolution mass spectrometry，LRMS）。高分辨质谱是指分辨率＞10 000的质谱，包括飞行时间（time of flight，TOF）质谱、傅里叶变换离子回旋共振（fourier transform ion cyclotron resonance，FTICR）质谱、静电场轨道离子阱（orbitrap）质谱等，低分辨质谱主要包括四极

杆（quadrupole，Q）质谱、离子阱（ion trap，IT）质谱等。串联质谱（tandem mass spectrometry）是指两级质谱（MS^2）或更多级质谱（MS^n）的串联系统。它包括通过多个质量分析器实现的空间上的串联质谱，如Q-TOF、QQQ、IT-TOF、LTQ-FT等；以及只需要一个具备贮存离子功能，实现离子的选择、裂解和分析都在一个质量分析器中完成的时间上的串联质谱，如IT以及FTICR等。串联质谱通过解离技术，如最常用的是碰撞诱导解离（collision induced dissociation，CID），获得特征碎片离子，提供结构的质谱信息，实现对代谢物分析的高度选择性，以及定量分析的可靠性，其检测限可以达到pg级或更低。

在代谢物定性分析方面，高分辨质谱结合串联质谱技术，如四极杆－飞行时间质谱（Q-TOF），线性离子阱－傅里叶变换离子回旋共振质谱（LTQ/FTICRMS）、线性离子阱－静电场轨道阱质谱（LTQ-Orbitrap）等，能够提供目标化合物的高分辨质量数（误差小于10ppm），从而获得精确分子量和分子式，还能获得目标化合物的碎片离子。依据这些丰富信息，不仅可以通过与文献和数据库比对准确鉴别样本中的已知代谢物；还可以实现对样本中的未知代谢物的结构推测与鉴定。在代谢物定量分析方面，串联质谱，例如三重四极杆串联质谱（QQQ）是有利的分析手段。通过对目标化合物母离子和经过CID得到的子离子进行多反应监测（MRM）或选择反应监测（SRM），不仅可以有效排除复杂基质的干扰，还可以同时实现多个微量/痕量目标代谢物的准确定量。

近年来离子淌度质谱（ion mobility mass spectrometry，IMMS）也逐渐应用到代谢组学研究中，是离子淌度分离与质谱联用的一种新型二维质谱分析技术。离子淌度分离的原理是基于离子在飘移管中与缓冲气体碰撞时的碰撞截面（collision cross section，CCS）不同，离子可按大小和形状进行分离。因此色谱离子淌度质谱联用技术可以看作是一种三维分析手段：混合体系首先依据其物理化学性质相关的色谱保留性能在第一维色谱进行初步分离，然后进入离子漂移管中依据离子的大小和形状进行第二维分离，最后进入质谱根据其各自的质荷比进行第三维的分离和分析，大大提高了对待测样本的分离分析能力。比如，研究人员开发了用于脂质组学研究的IMMS分析方法，并建立了脂质代谢物的CCS数据库。

2. **色谱质谱联用技术**　在代谢组学研究中虽然不需要各个代谢物在色谱系统上达到完全分离，但是由于质谱分辨率、扫描速率和扫描质量、基质效应等因素，生物样品在进入质谱检测器前需要进行分离，一方面将目标代谢物与可能产生基质效应的其他组分分离；另一方面经过色谱分离后以单一或少数几个化合物进入质谱检测，可以提高质谱扫描数据的质量，简化对复杂数据的解析。因此，色谱质谱联用技术是代谢组学分析普遍采用的分析技术，包括：液相色谱质谱联用（LC-MS）、气相色谱质谱联用（GC-MS）、毛细管电泳质谱联用（CE-MS）、超临界流体色谱质谱联用（SFC-MS）等。

LC-MS技术能够对包括极性、离子化、不易挥发和热不稳定等绝大多数代谢物进行分析，具有高分离效率和高选择性。LC可以与高分辨质谱联用实现非靶向/靶向代谢组学分析，也可以与串联质谱联用实现靶向定量代谢组学分析。LC具有多种不同分离模式和分离机制，包括正相（NP）、反相（RP）、离子交换（IEC）、亲水性相互作用（HILIC）等。实践中可以根据目标代谢物的结构和性质选择适宜的LC分离模式。超效液相色谱（ultra performance liquid chromatography，UPLC）技术采用1.7μm甚至更小粒径的色谱柱填料，可以获得更高柱效，并在更宽的线速度范围内保持柱效恒定，有利于缩短分析时间并提高分析通量。这种色谱柱结合精确梯度控制的超高压液相色谱泵，低扩散、低交叉污染的自动进样系统以及高效率检测器使超效液相色谱的峰容量、分析效率和灵敏度有了很大提高，是代谢组学的理想分离技术。此外，二维液相色谱（two-dimensional liquid chromatography，2D-LC）是将分离机制不同并且相互独立的两支色谱柱串联起来构成的分离系统。样品经过第一维色谱柱进入接口，通过浓缩、捕集或切割后被切换进入第二维色谱柱，然后依次被检测器检测。该技术利用样品中目标化合物的不同特性，如亲水性、电荷、分子尺寸等采用两种不同的分离机制把复杂混合物分成单一组分，使在一维色谱中不能实现完全分离的组分，可以在二维色谱中得到更好的分离。与一维色谱分离技术相比，二维液相色谱具有更高的分离能力和分辨率，已经应用在代谢组学研究中。例如，研究人员开发了一种在线中心切割二维液相色谱－质谱（2D-UPLC-MS）方法，能够在单次分析中同时获得代谢组学和脂质组学信息。所分析的血浆样品在30分钟内分别在正负离子模式下鉴定出447种代谢物和289种代谢物，包括氨基酸、肉毒碱、胆汁酸、游离脂肪酸、磷脂和鞘磷脂等。与常规代谢组学和脂质组学方法相比，该方法可以覆盖两种常规方法约99%的代谢物信息，同时该方法线性范围宽，灵敏度高，回收率和重复性良好，适用于微量样本的代谢组学研究。

GC-MS技术适用于糖类、脂肪酸、甾体激素和挥发性低分子量代谢物的分析，也是代谢组学研究的重要技术。GC-MS技术的优势在于可以从标准谱图库中获得化合物结构信息，有利于化合物的结构鉴定。然而对于强极性、高沸点、弱热稳定性代谢物，则需要进行生物样本的衍生化处理。研究人员采用GC-MS技术结合模式识别对30例结直肠癌患者手术前后的血清进行了分析。从中鉴定了34种内源性代谢物，包括氨基酸、脂肪酸和糖等。基于这些代谢物的偏最小二乘判别分析能够很好地区分术前组和术后组。与术前组相比，术后患者血清中L-缬氨酸、5-氧代-L-脯氨酸、1-脱氧葡萄糖、D-松二糖、D-麦芽糖、花生四烯酸和十六烷酸的含量降低，而L-酪氨酸的含量升高，这些代谢物具有作为结直肠癌患者预后和手术疗效评价指标的潜在价值。

毛细管电泳技术通过离子或带电粒子在高压直流电场的驱动下，利用电泳与电渗两种作用力，依据样品中各组分之间电泳迁移速率上的差异而实现分离。它可以通过电泳模式的选择、分离电压调整和缓冲液成分的优化，实现代谢物的分析，作为GC和LC方法的有效补充，并具有分离模式多、分离效率高、分析时间短，溶剂消耗小的优势，也有应用于代谢组学研究的文献报道。研究人员采用CE-TOFMS技术在慢性肾病（CKD）患者血浆中寻找预测早期肾病恶化的潜在生物标志物。该研究随访112名CKD患者组成的研究队列，在CKD患者血浆中共检测到218种代谢物，其中16种具备预测能力。血浆中这16种代谢物水平较高的患者进展为终末期肾病的风险从2倍升高至8倍。

超临界流体色谱（supercritical fluid chromatogram，SFC）的流动相为超临界流体，通常为超临界二氧化碳（CO_2），固定相为固体吸附剂或键合到载体上的高聚物，根据待测物在两相中分配系数的不同，实现化合物的分离。超临界CO_2具有高扩散性和低黏性，兼备GC和LC的特点，能够对GC无法分析的低挥发性、高沸点和热不稳定的化合物分析，也适用于难以被LC分离的强极性化合物。SFC的另一个优点是它可以直接与超临界流体萃取（SFE）装置结合，从临床样本包括干血斑（DBS）和干血清斑（DSS）中快速提取代谢物，成为代谢表型分析的全自动提取和分离手段。因此，SFC-MS也成为具有吸引力的代谢组学分析技术。研究人员开发了基于SFE-SFC-MS/MS的方法，用于分析口腔癌或结肠直肠癌的干血清斑中的潜在疾病生物标志物。将该方法的诊断性能与使用LC-MS/MS的血清分析进行比较，结果证明该方法可通过检测PC（16：0/18：2）、PC（16：1/18：1）、PC（17：1/18：1）和PC（17：0/18：2）或肌酸等潜在标志物作为诊断口腔癌或结肠直肠癌的参考依据。

3. 不同功能特点仪器整合分析　由于每种仪器的性能不同，研究人员将这些不同功能特点的仪器联合使用，发挥各自的优势，建立一系列用于代谢组学研究的分析策略，主要包括纵向联用策略和横向联用策略。

纵向联用策略的基本思路如图11-2所示，首先样本采用非靶向代谢组学的研究方式通过定性能力强的高分辨质谱技术尽可能采集样本中所有化合物信号，通过解卷积、色谱峰识别、保留时间校正等处理获得所有化合物的色谱质谱数据，然后通过多元统计分析发现潜在生物标志物，并结合文献和数据库鉴定这些潜在生物标志物；第二步采用定量能力更强的串联质谱技术有针对性地准确定量这些发现的生物标志物，对它们进行进一步的确证并运用到实际应用中。

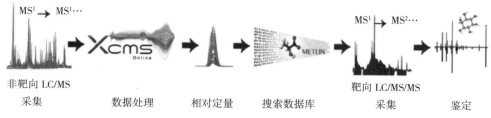

非靶向 LC/MS　　　　　　　　　　　　　　　　　　　靶向 LC/MS/MS

采集　　　　数据处理　　　相对定量　　　搜索数据库　　　采集　　　　鉴定

图11-2　基于纵向仪器联用策略的代谢组学分析流程

（引自：*Analytical Chemistry*，2015，87.）

横向联用策略是利用不同特点的分析仪器分别分析和覆盖不同性质和种类的目标代谢物。比如，研究人员利用液相色谱-线性离子阱/傅里叶变换离子回旋共振质谱（HPLC-LTQ/FTICRMS）和液相色谱-三重四极杆质谱（HPLC-QQQ）建立全面表征人血浆中脂质代谢物的靶向代谢组学分析平台，如图11-3所示，其中HPLC-LTQ/FTICRMS分辨率高、覆盖面广，但是灵敏度不如HPLC-QQQ，用于丰度较高的磷脂和甘油酯的测定，HPLC-QQQ灵敏度高，用于丰度较低的鞘脂的测定。有研究人员尝试将LC-MS、GC-MS和CE-MS联合，测定不同性质的内源性化合物，实现一份样本一次前处理同时测定不同种类代谢物的集成代谢组学分析研究。结果发现虽然不同的分析技术测定的代谢物种类有交叉，但是每种分析技术都能够测定其他分析技术不能覆盖的代谢物，这也充分说明同时使用多种不同功能仪器可以优势互补，在有限样本量情况下，实现代谢物信息量获取最大化。

（四）数据处理与分析

现代分析仪器能够在短时间内连续采集在时间和空间上具有高分辨率的多维代谢组学数据，如何处理和分析这些原始数据，从中获取有用信息，是代谢组学研究的重要内容之一。代谢组学的数据分析就是将海量的多维数据进行降维，将生物系统的代谢谱变化与环境、疾病、基因、药物治疗等因素的变化联系起来，用数学模型表征不同状态下的代谢产物谱，并发现生物标志物。代谢组学的数据分析一般包括：数据的预处理、代谢物定性和定量、统计分析等。

数据预处理包括：①信号校正，如滤噪、重叠峰解析、峰对齐、峰匹配等，这些工作通常分析仪器配套的数据处理软件即可完成。②数据的归一化，主要目的是消除或减少原始数据中不必要的总体变化或对代谢物浓度校正，比如测定尿液中的代谢物含量时，采用肌酐浓度归一化，测定组织中代谢物含量时，常用组织蛋白浓度归一化。③数据标准化，主要目的是消除不同代谢物浓度数量级的差别，必要时需对浓度进行数据转换，或者消除数据异方差性影响，使其满足线性分析要求，此外还包括计算缺失值、检验并删除异常值等。

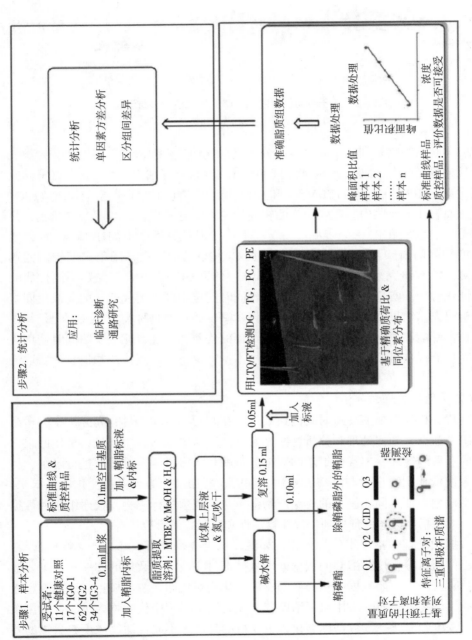

图11-3 基于横向仪器联用策略的脂质组学分析平台

（引自：*Analytical and Bioanalytical Chemistry*，2014，406.）

代谢物的定性鉴别可以通过采集样本的高分辨质谱数据和多级质谱数据，借助于代谢组学公共数据平台提供的代谢物质谱信息进行比对来完成。对于重要的生物标志物还需要通过核磁共振分析进行结构确证或获得对照品进行比对分析。代谢物定性研究是代谢组学研究的热点，研究者相继开发出了一些基于保留时间与结构关系、基于多级特征质谱碎片信息或基于代谢网络关系建立的代谢物发现与定性策略。对照品缺乏是代谢组学定量分析面临的问题。如何解决在没有对照品的情况下对目标代谢物进行准确定量，很多研究者提出了不同的策略，包括采用结构相似的化合物进行半定量，采用定量校正因子用于同系物之间的定量分析、同位素稀释法等。

统计分析主要包括单变量分析和多变量分析。单变量分析是对每个变量分别进行检验，常用的分析方法有 t 检验、Wilcoxon 秩和检验、方差分析（ANOVA）、线性回归模型等。多变量分析是当有多个变量同时存在时进行的统计分析，主要包括有监督法和无监督法。无监督法通常用于识别整体趋势，不考虑样本类型，没有供学习利用的训练集，直接从已有数据中获得样本的类别归属，常用的有主成分分析（principal component analysis，PCA）、分层聚类分析（hierarchical cluster analysis，HCA）、模糊聚类分析（fuzzy cluster analysis，FCA）等。有监督法根据已知信息对样本进行分类，建立类别间的数学模型，使各类样品达到最大分离，寻找生物标志物和构建预测模型。这类方法经常需要建立确认样品归类的确认集和测试模型性能的测试集。常用的方法有偏最小二乘法判别分析（partial least squares discriminant analysis，PLS-DA）、软独立建模分类（soft independent modeling of class and analogies，SIMCA）、K-最近邻法（K-nearest neighbour，KNN）、人工神经网络（artificial neural network，ANN）等。

（五）代谢通路分析

代谢通路分析对于代谢组学研究十分重要：一方面，在开展研究前，尤其是靶向代谢组学研究，需要根据研究对象的代谢网络确定目标代谢物的范围；另一方面，通过研究获得的显著性差异代谢物或者生物标志物需要通过代谢通路分析寻找它们之间的联系以及发生机制，进一步获得差异代谢物/潜在生物标志物与酶、蛋白质、核酸等大分子物质之间的联系，有助于阐述生物学意义。由于生物体内的生化反应繁复多样，代谢网络错综复杂，除了根据资料和文献报道的代谢通路进行分析外，还有一些商业化软件、网络公共数据平台和数据库可利用，进行代谢物鉴定和代谢网络分析。这些数据平台包含丰富的代谢物信息，包括代谢物的名称、理化性质、分子式、分子结构、高分辨质谱数据、二级质谱数据、在代谢网络中的上下游关系、相关代谢酶、与一些疾病的相关性以及相应的文献链接等，大大方便了研究工作的开展。

一些常用的公共数据平台：①人类代谢组数据库（human metabolome database，HMDB），由加拿大代谢组学创新中心创立，主要收录人体内源性代谢产物信息。②京都基因与基因组百科全书（Kyoto encyclopedia of genes and genomes，KEGG），是一个整合了基因组、化学和系统功能的综合生物信息数据库。其中的KEGG PATHWAY数据库包含了新陈代谢、细胞、疾病、药物开发等方面的代谢网络。③Metlin数据库，由美国Scripps研究院开发，主要侧重于非靶向代谢组学代谢产物的鉴定，该网站具有大量代谢产物的MS/MS图谱。④MetaCyc数据库，是以微生物为主的多个物种的酶和代谢途径数据库，它包含代谢途径、代谢反应、酶和底物等信息，并包含大量注释和文献引用。⑤LIPID MAPS，由NIH于2003年创建，是脂质组学研究最常用的数据平台，含有丰富的脂质代谢物资源和数据库。⑥MetaboAnalyst，是基于网络的定量代谢组学数据综合分析平台。旨在为具有较少统计学背景的研究者使用，来完成各种复杂的代谢组学数据分析任务，包括数据处理、统计分析、代谢网络分析和生物学功能阐释。有一些研究团队建立了自己的代谢组学数据平台，各具特色，以满足各自独特的代谢组学研究需要。

（六）方法验证和数据质量保证

目前，对代谢组学分析方法的验证还没有统一标准，一些研究者参考国内外药代动力学研究的生物样本分析方法验证技术指导原则。方法验证内容包括：选择性、标准曲线、定量下限、准确度、精密度、提取回收率、基质效应、残留、稳定性等。但是代谢组学与药动学研究差异较大：首先，代谢组学研究对象是内源性物质，难以获得空白基质。有研究者采用替代基质或去除基质中的目标化合物获得空白基质，比如开展鞘脂组学研究时，采用牛血清白蛋白溶液作为空白基质，模拟血浆基质中的蛋白成分；在分析头发中的激素时，采用活性炭去除头发中含有的内源性激素，获得空白基质。其次，代谢组学研究的目标代谢物数量众多，理化性质和内源性丰度差异大，在方法验证参数和可接受标准上应当根据研究目的和研究对象，在保证分析结果准确性与可靠性的前提下，合理选择验证参数并适当放宽接受标准是符合实际的考量，更具有实操性，但是需要广大代谢组学研究同行共同探索，未来达成共识，形成技术指导原则。

代谢组学研究中另一个需要关注的问题是数据质量的保证。由于代谢组学研究的样本量通常很大，需要多个分析批次才能完成，因此需要保证批次内和批次间数据的稳定性和可比性。一方面，可以在每个分析批中加入一定比例的统一的质控（QC）样本，QC样本一般采用待测样本的混合样本（pool QC），这种pool QC样本与待测样本具有一致的基质，能够较好地反映样本分析情况，也有研究者采用基质加标样本（spiked QC）或标准溶液样本（standard QC）作为QC样本。

另一方面，将研究中不同组别待测样本的分析顺序打乱进样，可以消除分析过程中仪器响应波动造成的偏差。此外，还出现了商品化的标准血浆（如NIST标准人血浆），通过将检测数据与其提供的参考含量数据比较，可以校正分析批之间的变异，提高分析质量。

二、代谢组学分析技术的发展趋势

（一）代谢流分析

很多内源性代谢物都会参与到多条代谢通路中，传统代谢组学观察到的往往是代谢物在多条代谢通路叠加后的变化趋势，有些代谢物在某一条代谢途径上可能发生了显著改变，但是其丰度变化可能并不显著，因此在缺少动态信息的情况下，对代谢组学数据的解读通常十分复杂。代谢流分析技术（metabolic flux analysis，MFA）可以揭示代谢物在通路中的形成过程、参与路径、流动方向和速度，以及不同代谢通路的相互切换，可以更加深入精准地呈现机体的代谢变化过程。比如，稳定同位素示踪代谢流分析技术将稳定同位素示踪物（通常含^{13}C、^{15}N或^{2}H）引入生物系统，导致下游代谢物的同位素体分布模式发生改变，然后通过色谱质谱技术检测含有同位素标记的中间代谢物，引入不同的同位素示踪物并对中间代谢物同位素掺入比例和含量随时间的变化进行分析，可判别细胞中的代谢切换和代谢物的来源、代谢速率和方向改变。研究人员将该技术作为主要研究手段，发现了异柠檬酸脱氢酶1/2（IDH1/2）基因突变会导致致癌代谢物2-羟基戊二酸（2-HG）的产生并在胞内蓄积，从而引发多种癌症。如图11-4所示，借助代谢流分析技术揭示出肿瘤细胞通过IDH1/2基因突变调控使谷氨酰胺流向了2-HG的合成，并且谷氨酰胺是2-HG合成的主要碳源。研究成果为开发IDH1/2基因突变型肿瘤的治疗新方案提供了有力的机制基础。

（二）质谱成像代谢组学

传统的代谢组学分析通常是在均一化的样品或提取物中进行，但是，生物体的各种细胞分化后具有不同的功能，特定的细胞和组织在不同部位具有不同的代谢物特征。质谱成像代谢组学（mass spectrometry imaging metabolomics）采用成像方式的离子扫描技术，原位分析代谢物在不同细胞或组织中的时间和空间的变化。该技术可同时对多种分子进行原位可视化分析，从而将代谢物与组织形态学高度关联。例如，研究人员采用空气动力辅助解吸电喷雾质谱成像（AFADESI-MSI）技术建立了空间分辨的原位代谢组学方法，对食管癌潜在原位标志物进行了代谢通路分析，并对通路上相关代谢物的分布进行原位可视化表征，分析其空间变化趋势，发现了并验证了6个在食管癌中异常表达并广泛参与其肿瘤代谢过程的代谢酶。如图11-5所示，研究结果还发现脯氨酸生物合成、谷氨酸代谢、尿苷

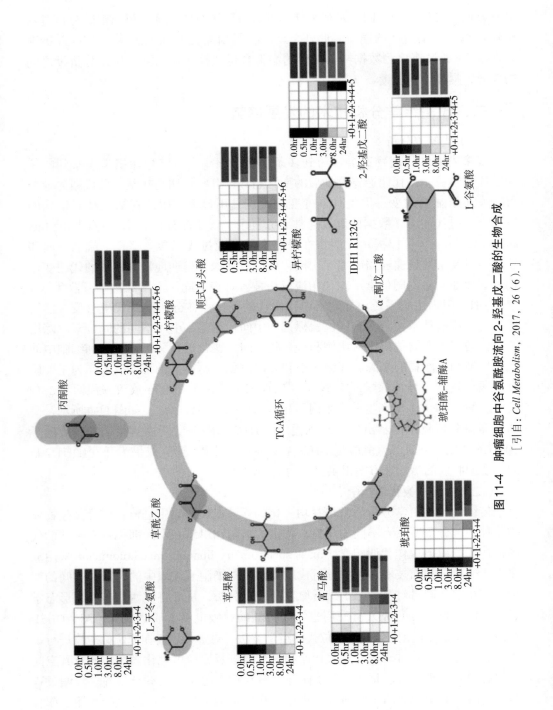

图 11-4　肿瘤细胞中谷氨酰胺流向 2-羟基戊二酸的生物合成

[引自：*Cell Metabolism*，2017，26（6）.]

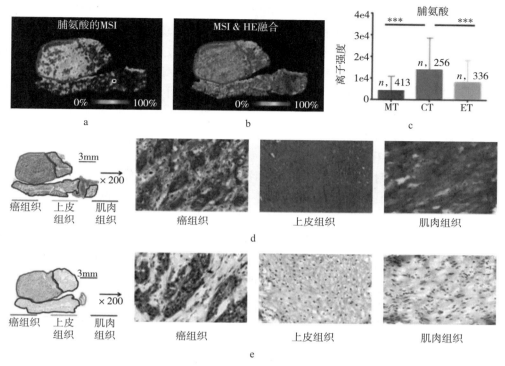

图 11-5　脯氨酸生物合成途径中关键代谢物和代谢酶的原位分析

［引自：*Proceedings of the National Academy of Sciences*，2019，116（1）.］

代谢、组氨酸代谢、脂肪酸合成、多胺生物合成等代谢通路在食管癌组织中发生了显著变化。这些信息有助于增加对癌症代谢重编程的理解。

（三）单细胞代谢组学

　　细胞是构成生物体结构和功能的基本单位，在生命活动中扮演了极其重要的角色。细胞之间的异质性导致一个细胞的属性被大量细胞的平均属性掩盖，因此研究单个细胞的生命活动，尤其是代谢机制具有重要意义。近年来，单细胞代谢组学（single-cell metabolomics）受到越来越多的关注。对单细胞中代谢物的检测要求较高：首先，单细胞体积非常小，取样和预处理极为不便；其次，单细胞中的代谢物含量较低；再次，单细胞的代谢状态变化快。因此，要求单细胞代谢组学分析技术具有灵敏度高、所需样品体积小、选择性好、响应速度快等特点。目前，已有的分析方法包括荧光衍生化法、超微电极电化学法、色谱法、质谱法等。其中，单细胞质谱法能够对单个细胞的代谢物进行精准分析，将细胞代谢与其各种生命活动联系起来，具有直接、快速、原位取样与检测等优点，是目前较为常用的分析技术。并且已经发展出了多种离子化方法对不同类型的样品进行解吸附和离子化，包括电喷雾/纳喷雾离子化、激光剥蚀/激光解吸附离子化以及二次离子电离等。研究人员把电生理膜片钳技术与感应纳升电喷雾离子质谱相结合，建立了原位单细胞代谢物质谱检测技术。利用该技术对小鼠大脑单个神经元进行检测分析，并记录该神经元的电生理活动。该技术既可以确保所取样细胞的活性，也可以在获得该细胞的电生理活动等信息的同时对其代谢物组成和含量进行分析。通过该技术已经可以在单个神经元内检测到数千种代谢物，并且已对其中50多种代谢物进行了鉴定。

（四）基于衍生化技术的代谢组学

生物体内的代谢物种类十分丰富，但是目前代谢组学的分析方法并不能覆盖所有代谢物，由于很多代谢物含量极低，在现有分析技术的检测限以下，或者作为生化反应的中间体性质不稳定；另外，质谱技术，尤其是液质联用技术是目前代谢组学研究最广泛使用的分析技术，虽然其具有灵敏度高、选择性好的优势，但是待测物必须易于接受或失去电荷，即具有一定的离子化效率是分析的前提。然而，对于浓度低、稳定性差、难分析的代谢物必须解决面临的分析瓶颈，才能揭示其与疾病发生发展和药物治疗的密切关系。近年来对这类代谢物分析方法的研究越来越受到关注。衍生化技术可以通过化学反应将外来基团引入待测代谢物中，改善待测代谢物的结构和理化性质，提高其检测的可行性、灵敏度和选择性。基于衍生化技术的代谢组学的优势体现在：①通过向分析物引入高亲电或亲核基团，改善其离子化效率，提高检测灵敏度。②增加高极性代谢物物的疏水能力，改善色谱行为。③增加待测物的稳定性及低分子量化合物的分子量。④引入稳定同位素标记基团，可校正基质效应，提高定量分析的精密度和准确度。⑤有利于未知代谢物的鉴定。用于代谢组学研究的衍生化试剂一般由三部分组成：与目标物官能团反应的反应基团；提高目标物分离和检测性能的修饰基团，如亲核基团、疏水基团；增强对目标物定性与定量能力的基团，如同位素标签。目前，已经针对包括羧酸类、胺类、含羰基、含巯基和含羟基代谢物开发了一些用于代谢组学研究的衍生化试剂，解决了部分难分析代谢物的定性与定量瓶颈问题。如图11-6所示，研究人员采用新型衍生化试剂（T3）与脂肪酸和脂肪醛反应，利用液相色谱串联三重四极杆质谱结合多反应监测模式（MRM）建立了血浆中这两类丰度低、稳定性不佳的难分析代谢物的非靶向定量策略。该衍生化试剂不仅大大提高了脂肪酸和脂肪醛的检测灵敏度与分析稳定性；由于衍生化产物经过碰撞诱导解离（CID）可以产生相同的衍生化试剂碎片离子。因此，还能发现未知的脂肪酸和脂肪醛。此外，该策略基于同位素稀释法可获得精准可靠的定量分析结果。

近年来，代谢组学技术发展迅速，尤其是在生命科学领域受到广泛关注，应用研究成为热点，然而，代谢组学仍存在很多技术难点需要解决，发展空间很

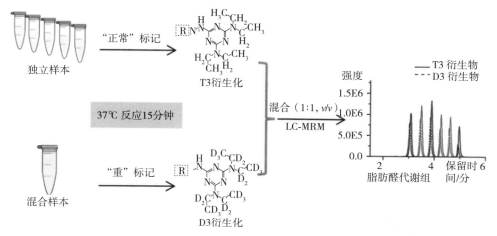

图11-6 基于衍生化技术的生物样本中脂肪醛类代谢物的分析策略

［引自：*Analytical Chemistry*，2016，88（15）.］

大，体现在以下方面：①分析技术的提升和分析策略的开发。虽然目前有多种分析技术运用于代谢组学研究，但是每种分析技术都有其不足之处，仍然没有完全满足对复杂生物样本中的代谢物进行高分辨、高通量和高灵敏度分析的要求，尤其是对低丰度易转化代谢物的检测能力还有待提高。因此，复杂样品处理技术，快速、灵敏、原位、动态和无损的代谢组表征技术，快速高效的代谢组海量数据处理技术，以及未知代谢物结构鉴定和海量代谢物准确定量策略等代谢组学分析新技术和新策略的研究是未来代谢组学成为常规实用型技术的关键。②研究流程的标准化。代谢组学研究的标准化，包括分析方法、数据共享和代谢物数据库等，实现全球不同实验室获得的代谢组学数据之间更好的比较和利用，以及代谢组与基因组、转录组和蛋白组数据的整合并构建系统生物学数据库，获得对生命过程的定量研究和复杂生物网络的系统认识，是代谢组学研究的必然趋势。③生物学内涵的深入阐释。虽然目前通过代谢组学技术发现了很多生物体在不同生理病理或治疗状态下的代谢差异及其潜在生物标志物，但是对揭示这些代谢表型变化的内在本质仍然在深度与广度上研究不足，这也降低了代谢组学研究信息所具有的价值。因此，通过对代谢表型的变化和生物标记物的结构与功能的深入分析，阐明相关生化机制和生命现象是代谢组学后续研究的重要内容。④研究策略的整体化。包括：多种分析技术的联用，可以实现分析平台的优势互补，扩大检测范围。整合代谢组学，即对机体中不同来源的生物样品（尿液、血液、组织等）进行代谢组学分析、数据比较和综合评价，了解整个机体的代谢网络调控。多组学综合策略，将代谢组与基因组、转录组和蛋白组等结合的整体研究方法，深刻揭示和全面阐明机体生物学功能。

第二节　代谢组学技术在药物分析中的应用

代谢组学是基因-转录-蛋白-代谢物这个生物信息传递链的终端，不仅能够反映机体在复杂因素影响下的代谢表型，还能够系统性整体性地表征机体的代谢状态。因此，代谢组学技术能够解决药物分析领域中很多复杂的问题。目前，代谢组学技术已应用于药物作用机制及靶标发现、药物毒理作用、中草药物质基础与作用机制的探索研究中。

一、在药物作用机制研究中的应用

药物进入体内后，在各种内环境的影响下，发生多种途径的生物转化，并进入靶器官或靶组织发挥药效，不仅会影响机体生理功能也会扰动内源性代谢物，调控某些代谢网络。代谢组学技术能够探查药物进入体内后随时间变化，不同组织脏器，体液和排泄物中代谢物的变化。因此，可以系统性和整体性地研究药物的药效/毒性与内源性代谢物的关系，探究其作用机制和作用靶标等。

研究人员基于LC-MS和GC-MS的脂质组学分析技术，研究发现了给予辛伐他汀前患者血浆中脂质水平的变化可以用来预测给药后LDL-胆固醇的下降程度，同时较好地区分出对药物应答良好、应答正常和应答较弱的患者。该研究进一步将脂质组学数据结合基因组学数据进行整合分析，发现给药前血浆中7种胆汁酸水平与有机阴离子转运体SLCO1B的基因多态性显著相关，这一现象是由于辛伐他汀与胆汁酸在体内发生的转运体竞争机制造成的。该研究不仅揭示了辛伐他汀药效作用的机制，并且借助建立的模型能够实现对辛伐他汀治疗效果的预测。研究人员基于GC-MS分析技术对西酞普兰治疗重度抑郁症（MDD）开展了治疗前后的血浆代谢组学研究。结果显示，可以通过给药前血浆中一些关键代谢物的水平，预测患者的药后疗效，特别是甘氨酸等作为中枢神经系统的重要递质，是预测药效的关键代谢物。进一步针对529名MDD患者，深入研究了甘氨酸生物合成和降解通路中的基因多态性，发现甘氨酸脱氢酶（GLDC）基因上的rs10975641 SNP显著相关于给药后的疗效。

二、在药物毒理作用研究中的应用

药物的毒副反应可以直接体现为内源性小分子物质代谢轮廓的变化而被代谢组学分析技术所表征。因此，代谢组学能够很好地在先导化合物早期毒性筛选、药物临床前及临床阶段毒性评价、毒性机制阐释方面发挥作用。利用代谢组学技术研究药物毒理学性质成为代谢组学主要的也是最早的应用领域之一。

在对乙酰氨基酚诱导的大鼠肝脏毒性研究中，研究人员发现给药前大鼠的尿液中的内源性成分与给药对乙酰氨基酚后肝脏的受损程度相关，同时成功识别出与肝脏损伤相关的内源性代谢标志物。该研究首次揭示了对乙酰氨基酚给药后个体的药物毒性反应能够根据给药前的内源性代谢物表型来预测。进一步通过检测71名健康受试者在对乙酰氨基酚给药前和给药后的尿液，研究人员发现给药后短时间内（谷丙转氨酶升高之前）通过尿液代谢谱可以显著区分毒性易感型和毒性耐受型人群，预测准确率超过70%。此外，还发现在毒性易感型人群体内的一些内源性生物标志物（如半胱氨酸和甘氨酸）含量较高，而在毒性耐受型人群体内肌酐含量较高。研究表明在给药前或给药后的一段时间内，机体的代谢表型能够反映人体对药物毒性的反应，代谢组学技术能够预测个体的药物不良反应。

三、在疾病发病机制研究中的应用

在临床医学中，许多疾病仍需要深入探索其发病机制和诊疗手段。疾病的成因和发展因素往往是复杂的。代谢组学所表征的代谢物是机体基因表达的最终产物，其水平是由代谢途径中酶的表达水平和活性以及作用于这些酶的效应物决定，与机体的生理、病理、环境、生活方式等复杂因素有关。因此，代谢组学是研究疾病的有力手段。代谢组学可以识别与疾病发生发展相关的代谢途径，阐明这条代谢途径的调节机制和关键调节点，联合基因组学，转录组学和蛋白质组学阐明疾病的发病机制。

有研究人员对前列腺肿瘤患者的262份临床样本（110例尿液样本、110例血浆样本和42例组织样本）的代谢轮廓特征进行表征，发现能够区分良性前列腺癌、前列腺原位癌和转移癌的差异代谢物，同时发现在前列腺癌进展转移过程中尿液中的肌氨酸水平明显上升，在进一步的细胞实验中发现侵袭性前列腺癌细胞系中的肌氨酸水平升高。相对于良性前列腺上皮细胞，敲除甘氨酸-N-甲基转移酶可以降低前列腺癌的侵袭性；而如果添加外源性肌氨酸，或者敲除造成肌氨酸降解的酶，则会导致前列腺良性上皮细胞的侵袭性表型。该研究结果显示，在前列腺癌细胞侵袭和转移过程中肌氨酸是潜在的代谢中间体，能够用来判断前列腺癌侵袭性，是前列腺癌发病及进展的重要机制之一。

四、在精准用药研究中的应用

"精准医疗"的概念由美国医学界在2011年首次提出。2015年，时任美国总统奥巴马提出"精准医疗计划"，我国政府也积极推进精准医疗的发展。"精准医疗"强调精确寻找疾病原因和治疗靶点，并对疾病不同状态和过程进行精确分类，最终实现对疾病和特定患者进行个性化精准治疗的目的，而合适的药物和剂量是实现精准治疗的关键。以基因多态性为核心的药物基因组学长期以来是临床个体化用药、给药剂量调整的核心依据，但其无法体现遗传以外其他因素对个体差异造成的影响。而作为生物信息传递的终端，代谢组的变化能够体现机体与饮食、生活方式、肠道菌群、地理位置及遗传背景等因素复杂相互作用引起的个体差异。代谢组学通过表征个体基础代谢状态预测临床用药的药效或毒副反应，可以根据个体特异性代谢模式分析患者的病程发展和药物敏感程度，进而进行相对准确的预测并制定合适的治疗方案。从目前代谢组学研究进展来看，代谢组学是探索精准医疗路径实现的支撑技术之一。

通过NMR技术对99名18～64岁的健康受试者服用标准剂量的对乙酰氨基酚的代谢组学开展研究，表征用药前和用药后0～3小时、3～6小时的尿液代谢谱。发现用药前尿液中对甲酚硫酸盐（PCS）含量与用药后对乙酰氨基酚两种代谢物的比值呈现负相关。推测肠道菌群经过硫酸化代谢生成PCS的过程，会与对乙酰氨基酚硫酸化代谢生成硫酸化对乙酰氨基酚消除的过程相互竞争，从而导致上述现象。硫酸化代谢在人体中可以处置多种药物，同时也是机体调节激素和神经递质活性的重要代谢方式，因此机体硫酸化能力可能会对人体的健康状态有影响。上述研究说明，可以通过改变人体肠道菌群状态改善药物功效并减少不良反应，在临床医疗中降低个体用药风险。

研究人员对结肠直肠癌患者的血清开展了代谢组学研究。患者经过卡培他滨治疗后，参照美国国立癌症研究院通用毒性标准为其不良反应打分，按照严重程度将患者分为三个等级。结果显示，给药前血清中较低水平的低密度脂蛋白代谢转化的脂质，包括多不饱和脂肪酸和磷脂酰胆碱，与治疗期间产生的更高等级别的不良反应呈正相关，可预测毒性程度。统计分析还发现与卡培他滨毒性严重程度相关的脂质谱可以揭示易发不良反应的人群，并且可以用于在开始化疗之前对癌症患者的治疗效果进行评估，实现个体化用药。

五、在中草药作用机制研究中的应用

代谢组学能够揭示疾病和药物因素对生物体的影响，它可以整体、系统和动态的反映生物体发生的变化，与中草药治病的整体性和系统性有契合的方面，尤其适用于中草药多靶点及多组分的整体药效作用机制和安全性研究。

传统方剂葛根芩连汤对2型糖尿病有显著的降糖效果。研究人员采用非靶代谢组学技术在链霉素诱发的糖尿病模型大鼠上研究了葛根芩连汤的降糖机制。通过PCA得分图发现，给药组明显向正常组接近，说明葛根芩连汤对2型糖尿病有转归作用。葛根芩连汤能显著降低模型组中升高的甘氨酸、泛酸和烟酰胺，升高模型组中显著降低的鞘氨醇，说明其可能通过干预鞘氨醇代谢、辅酶A生物合成、初级胆汁酸代谢、烟酸合成途径发挥治疗 2 型糖尿病的作用，为葛根芩连汤作用机制的进一步研究提供了思路。

有些中草药药性强烈，治疗窗窄，临床治疗中容易发生毒副作用，但是毒性作用机制研究不深入，对临床安全用药指导缺乏科学依据。代谢组学技术可以从整体角度评价中草药的毒性，有助于阐明中草药的毒性机制和毒效关系，并发现生物标志物用于毒性临床诊断和预后评价。雷公藤多苷片具有良好的免疫抑制活性，但其肝肾组织毒性显著，并且作用机制尚不明晰。研究人员整合靶向鞘脂组学和转录组学技术，研究了给予迟发型超敏反应模型Balb/c小鼠不同剂量的雷公藤多苷片后肝肾组织和血浆中鞘脂水平及其合成代谢酶 mRNA 表达水平的变化，从鞘脂代谢角度揭示其药效和毒性作用机制。发现低剂量的雷公藤多苷片可引起血浆中神经酰胺总量显著降低，长链鞘脂和饱和鞘脂比例在肝肾组织中显著降低，而在血浆中显著升高；而高剂量的雷公藤多苷片可引起血浆中神经酰胺总量和1-磷酸-神经酰胺（C18：0）水平显著升高，长链鞘脂和饱和鞘脂比例在肝肾组织中显著降低，低剂量（有效剂量）与高剂量（毒副作用剂量）对鞘脂的调节变化趋势相反。此外，雷公藤多苷片能导致肝肾组织中多种鞘脂代谢酶的转录水平发生明显变化，与鞘脂水平变化对应，其所产生药效和毒性作用与其调控关键酶表达水平有关。该研究阐明了雷公藤多苷片的药效和毒性作用机制与鞘脂代谢密切相关，发现的多种潜在鞘脂生物标志物具有潜在预测毒性和评价药效的价值。

六、在药物代谢动力学研究中的应用

代谢组学研究与药代动力学研究之间存在着紧密联系，代谢组学能够同时针对内源性和外源性物质的代谢开展研究，阐述二者之间的关系。

借助生物体的基础代谢谱可以预测药代动力学行为及其参数。例如，研究人员基于不同组别大鼠（能量限制组、高脂饲料组和正常对照组）给药前的血清代谢组学数据，对雷公藤甲素的药代动力学参数进行了预测。研究者将大鼠给药前代谢组学数据和给药后药代动力学数据共同分析，发现不同饮食处理的大鼠具有明显不同的代谢模式。通过多元线性回归显示，给药前血清谷氨酸和肌酐水平与给药后的药代参数C_{max}和AUC呈负相关，据此可以较为精确地预测雷公藤甲素在大鼠体内的药代动力学行为。血清中的肌酐和谷氨酸可以作为预示个体差异的潜在生物标志物，也是雷公藤甲素分布和消除的预测因子。研究人员借助LC-MS分析技术对29位健康受试者用药前24 h的尿液代谢谱进行表征，然后测定了口服他克莫司后受试者的血药浓度并计算药代动力学参数。研究者采用PLS分析将一部分用药前受试者尿液中的1256个代谢物特征峰与他们用药后他克莫司的 AUC$_{0\sim72h}$ 建模，找到了对预测 AUC$_{0\sim72h}$ 有重大贡献的28种内源性代谢物。进一步采用PLS分析根据另一部分用药前受试者尿液中的28种特征内源性代谢物成功预测了他们用药他克莫司的AUC$_{0\sim72h}$。这种药物代谢组学方法可以作为个体化药物治疗的有用工具。

此外，通过代谢组学可以发现并鉴定表征药物代谢酶活性的内源性生物标志物。研究人员基于代谢组学技术，对三组小鼠（野生型、CYP2E1酶缺失型和人源CYP2E1酶型）的尿液样本进行测定。结果发现，三组小鼠尿液中2-哌啶酮含量均与CYP2E1酶的活性呈现负相关。进一步结合多变量模型，成功分辨出CYP2E1酶的缺失型的生物标志物2-哌啶酮，其可作为一种生物标志物反映CYP2E1酶活性，是一种可用于临床上CYP2E1酶活性监测的非侵入性方法，具有很好的未来应用价值。

近年来，代谢组学发展十分迅速，由于其本身技术的特点，经过多年的探索在药学领域已逐步显示出其独特的优势。然而，代谢组学仍存在很大的发展空间，需要逐步完善、拓展和创新。一方面，通过分析技术的不断进步，代谢组学逐步向整合一体化、标准化和定量化方向发展，研究者应能够尽可能实现定性和定量分析细胞、组织、器官或个体中的所有代谢物，获得一种支撑复杂体系研究的全景化模式。这些信息的获得必将大大促进药物药效和毒性机制、疾病诊断与治疗、个体化医疗、中草药物质基础和作用机制等方面的研究。另一方面，虽然目前大多数代谢组学技术的应用还处在基础研究阶段，很多工作仍然是探索性研究；但是，随着代谢组学技术的快速发展和普及，它将成为临床诊断和治疗以及药物研发工作的常规手段，尤其是在个体化医疗和个体化药物研发方面发挥积极作用。比如，临床医师通过患者代谢组学数据，针对其代谢亚型分析其病程和药物易感程度，进而优化治疗方案，指导合理用药与精准用药；外科医师在手术中通过实时代谢组学分析技术区分癌旁组织和正常组织，提高手术效果和成功率；在新药研发中通过代谢组学技术发现药靶和调控通路，开发出药物药效评价/毒性预测，或者临床研究入组受试者的生物标志物，提高药物研发的效率，降低研发成本和周期。

第三节　应用示例

本节将通过3个应用示例，详细介绍代谢组学技术如何在药物作用机制、药效物质诠释方面发挥作用，包括：代谢组学技术在中草药药效作用机制研究中的应用，代谢组学结合蛋白组学技术在中药复方物质基础和作用机制研究中的应用，以及代谢组学技术在新药发现中的应用，从中了解代谢组学技术及其应用价值。

示例一　银杏叶提取物药效作用机制探索研究

采用传统的单一的药效作用机制研究手段研究中草药往往很难全面地、整体地阐明其作用机制。探索代谢组学技术开展中草药的作用机制的研究是目前的研究热点，方兴未艾。

研究人员针对微量样本开展代谢组学面临的难点，建立了一种新的液液萃取前处理方法，实现了一种方法一次分析完成不同丰度，不同极性代谢物的表征。具体的微量样本处理方法为：在 100 µl 生物样本中加入 3 ml 甲醇/甲基叔丁基醚（1:1，V/V），涡旋离心后弃去蛋白沉淀，溶液部分加入 3.5 ml 甲基叔丁基醚和 1.2 ml 去离子水，涡旋离心后分离上层有机相，分别将有机相和水相用氮气吹干，有机相残留用 100 µl 甲醇/氯仿（1:1，V/V）复溶用于鞘脂、磷脂和甘油酯类代谢物的分析，水相残留用 100 µl 乙腈/甲醇（75:25，V/V）复溶用于极性小分子代谢物的分析。

在此基础上，建立了靶向代谢组学分析平台，采用组合多分析方法策略：采用对极性化合物强保留的亲水相互作用色谱技术和灵敏度高、定量准确的三重四极杆质谱技术建立了极性小分子代谢组学的分析方法：采用 Agilent 6490 Triple Quadrupole LC-MS 测定。色谱柱：Waters XBridge Amide（2.1×100 mm，3.5 µm）；流动相：A 缓冲液（含 10 mmol/L 乙酸铵和 0.1% 氢氧化铵），B 95% 乙腈（含 10 mmol/L 乙酸铵和 0.1% 氢氧化铵）；梯度洗脱；流速：0.3 ml/min；柱温：35℃；进样量：5 µl。AJS ESI 正/负离子检测模式；扫描模式：多反应检测（MRM）。

脂质组学分析方法。①磷脂和甘油酯：采用 Thermo Fisher HPLC-LTQ/FTICR-MS 测定。色谱柱：Waters Xterra MS C8（2.1×100 mm，3.5 µm）；流动相：A 缓冲溶液含 2 mmol/L 乙酸铵和 0.1% 甲酸，B 乙腈：异丙醇（5:2，V/V）含 2 mmol/L 乙酸铵和 0.1% 甲酸；梯度洗脱；流速：0.35 ml/min；柱温：40℃；进样量：10 µl。离子源：ESI；检测模式：正/负离子；扫描方式：FT 全扫描（Full Scan）；扫描范围：m/z 50～1200 D；分辨率：100 000。②鞘脂：采用 Agilent 6410B Triple Quadrupole LC-MS 测定。色谱柱：Peeke C8 SR（150×3.0 mm，3 µm）；流动相：A 缓冲盐溶液（含 0.1% 甲酸和 1 mmol/L 甲酸铵）；B 甲醇（含 0.1% 甲酸和 1 mmol/L 甲酸铵）。梯度洗脱；流速：0.5 ml/min；柱温：40℃；进样量：3 µl。离子源：ESI；检测模式：正离子；扫描模式：多反应检测（MRM）。③脂肪酸：10 µl 血浆采用 HLB（OASIS HLB，30 mg，1 ml）固相萃取柱对脂肪酸纯化后进行衍生化反应，将 T3 标记与 D3

标记的样品以 1∶1 体积比混合后采用 Agilent 6490 Triple Quadrupole LC-MS 测定。色谱柱：资生堂 C8（50×2.0 mm，3 μm）；流动相：A 0.2% 甲酸水溶液；B 乙腈。梯度洗脱；流速：0.5 ml/min；柱温：25℃；进样量：1 μl。离子源：ESI；检测模式：正离子；扫描模式：多反应监测（MRM）。

上述前处理方法和仪器分析方法组合在一起共同建立了一个新的基于微量生物样本的高覆盖靶向代谢组学分析平台，其流程图如图 11-7 所示。该平台仅使用一份微量生物样本，大大节约了样本用量，解决了代谢组学研究中由于生物样本珍贵稀缺、样本量少，难以实现一种方法一次分析完成不同丰度、不同极性代谢物全面分析的问题；并且所建立的分析平台为靶向代谢组学分析平台，在样本分析过程中伴随完整的校正曲线样本和质控样本，含量测定结果准确可靠。通过该平台能够对 808 种核心代谢物进行准确含量测定，覆盖脂质代谢、氨基酸代谢、核苷酸代谢和能量代谢网络，包括 74 种鞘脂、263 种甘油酯、365 种磷脂和 106 种极性小分子代谢物。并且结合衍生化的方法还可以分析血浆中 88 种游离脂肪酸。该平台不仅包括样品前处理方法和仪器分析方法，还包括完整的数据处理、统计分析和代谢通路分析流程，可有效用于临床前和临床研究生物样本的代谢组学研究。

基于建立的靶向代谢组学分析平台，研究者开展了银杏叶提取物对心肌缺血损伤大鼠的心脏保护作用研究。心肌缺血是一种高致命性疾病，它和内源性脂质代谢紊乱密切相关。银杏叶提取物被广泛用于心肌缺血性疾病的预防和治疗，但是其对疾病引起的代谢紊乱的调节作用还未知。因此，采用代谢组学技术，探索心肌缺血后紊乱的内源性代谢物和损伤机制，以及银杏叶提取物的心脏保护作用和潜在机制具有实用价值。

采用大鼠皮下注射高剂量异丙肾上腺素（80 mg/kg）建立心肌缺血损伤模型，并通过预防性给予银杏叶提取物（200 mg/kg）后评价其对心肌缺血损伤大鼠心脏保护作用的药效。通过测定血浆和心肌组织中心肌酶含量和心肌组织病理切片检查（图 11-8）证明模型建立成功，并且银杏叶提取物能够显著减小大鼠心肌缺血损伤区域和程度，具有明显的心脏保护作用。此外，通过对氧化应激指标的测定发现二者药效的发挥与其抗氧化作用密切相关。

进一步将对照组、模型组和银杏叶提取物组大鼠血浆和心肌组织采用建立的靶向代谢组学分析平台进行分析。结果从大鼠血浆中共准确测定 51 种鞘脂、87 种磷脂酰甘油酯、59 种甘油酯、82 种游离脂肪酸和 67 种极性小分子代谢物，从心肌组织中准确测定 62 种鞘脂、85 种磷脂酰甘油酯、54 种甘油酯和 78 种极性小分子代谢物。

将这些代谢物数据采用正交偏最小二乘判别分析（OPLS-DA）直观地区分健

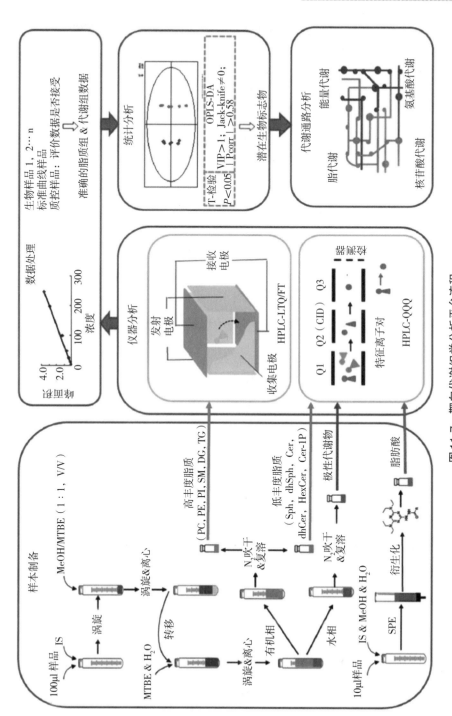

图 11-7 靶向代谢组学分析平台流程

（引自：*Phytomedicine*，2016，23.）

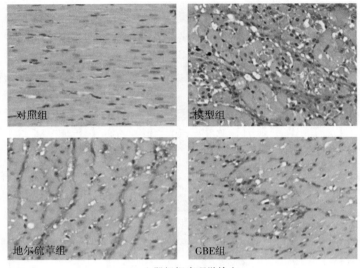

a. 心肌组织病理学检查

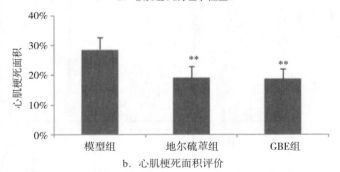

b. 心肌梗死面积评价

图11-8　心肌组织病理学检查（a）和心肌梗死面积评价（b）

（引自：*Phytomedicine*，2016，23.）

康对照组、心肌缺血损伤模型组和银杏叶提取物给药组。如图11-9所示，大鼠血浆和心肌组织中模型组和对照组能够实现显著区分；同样，银杏叶提取物给药组能够与模型组实现显著区分。进一步采用OPLS-DA方法结合 *t* 检验寻找潜在生物标志物，图11-10a是大鼠血浆和心肌中发现的潜在生物标志物数量；图11-10b是通过计算仅被心肌缺血损伤影响、仅被银杏叶提取物影响和同时被二者影响的生物标志物在不同代谢通路中的百分比，说明疾病模型和药物保护对不同代谢通路的调节是交叉覆盖的。图11-10c～f是能够指征银杏叶提取物发挥心脏保护作用的生物标志物。这些代谢物能够在大鼠心肌缺血损伤后发生异常改变而被银杏叶提取物显著性恢复。

　　上述发现的能够指征银杏叶提取物发挥心脏保护作用的生物标志物在代谢通路

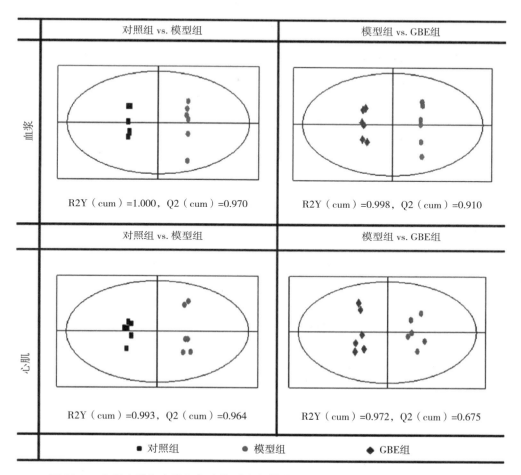

图 11-9　大鼠血浆和心肌组织中脂质和极性小分子代谢物 OPLS-DA 分析的得分

（引自：*Phytomedicine*，2016，23.）

中的位置和变化如图 11-11a 所示。经过对这些生物标志物的生物学功能分析，结合文献报道的银杏叶提取物中主要成分的活性作用，证实了心肌缺血损伤引发的机体代谢紊乱与炎症反应、氧化应激和结构损伤密切相关，而银杏叶提取物能够有效调节脂肪酸代谢、鞘脂代谢、磷脂和甘油酯代谢、能量代谢和氨基酸代谢。这些调节作用的发挥与银杏叶提取物中含有的黄酮醇类化合物和萜内酯类化合物的抗氧化、抗 PAF 和降脂作用密切相关（图 11-11b）。因此从机体代谢角度可以认为银杏叶提取物发挥心脏保护作用是通过全面调节多条代谢通路实现的，具体的作用靶点和通路，以及对应的活性化合物还有待深入开展。该研究示例显示代谢组学技术在解决中草药复杂作用机制方面能够提供丰富的信息和有价值线索。

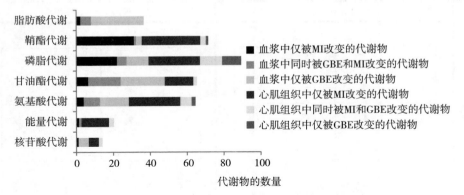

a. 大鼠血浆和心肌中发现的潜在生物标志物数量

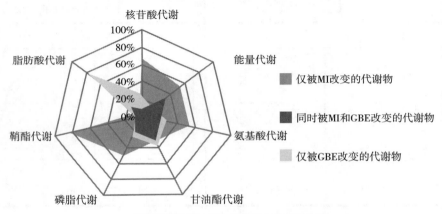

b. 不同代谢通路中潜在生物标志物的百分比

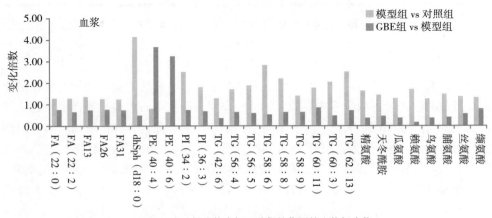

c. 指征银杏叶提取物发挥心脏保护作用的生物标志物

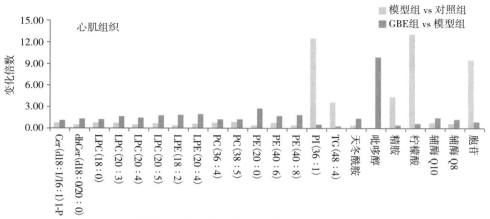

d. 指征银杏叶提取物发挥心脏保护作用的生物标志物

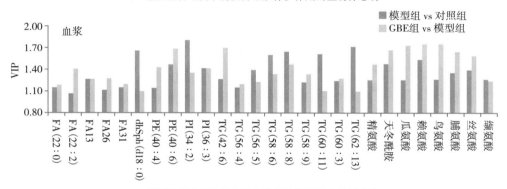

e. 指征银杏叶提取物发挥心脏保护作用的生物标志物

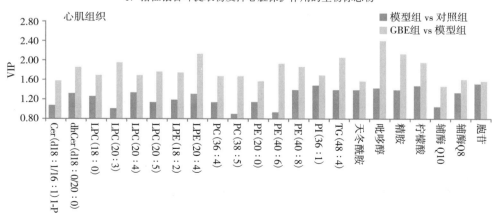

f. 指征银杏叶提取物发挥心脏保护作用的生物标志物

图 11-10 潜在生物标志物的数量、百分比和变化情况

（引自：*Phytomedicine*，2016，23.）

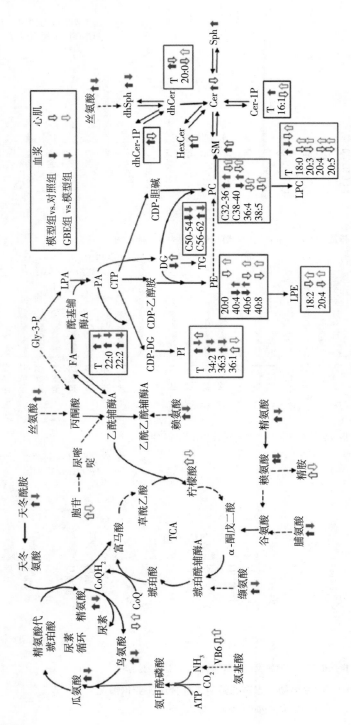

a. 银杏叶提取物对心肌缺血造成的脂质、氨基酸和能量代谢紊乱的调节

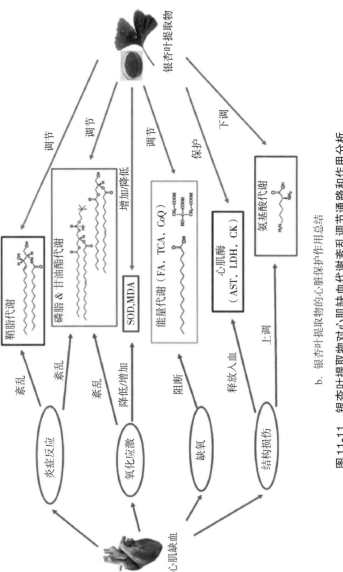

b. 银杏叶提取物的心脏保护作用总结

图 11-11 银杏叶提取物对心肌缺血代谢紊乱调节通路和作用分析

（引自：*Phytomedicine*，2016，23.）

示例二　整合蛋白组学技术研究灯盏生脉物质基础和作用机制

中药复方是组成更加复杂的研究对象，含有多味药材，化学成分更加多样化，其药效物质基础和作用机制研究更加复杂。中药复方中的活性成分往往通过与机体的酶、受体、转运体等蛋白发生相互作用发挥药效，也可能扰动了机体的代谢物，进而引起某些靶点和通路的变化，与药效相关。因此，将代谢组学技术和蛋白组学技术相结合可以更好更深入地研究中药复方的药效物质基础和作用机制。

研究人员整合代谢组学和蛋白组学研究了灯盏生脉改善慢性脑缺血的活性物质和作用机制。灯盏生脉（Dengzhan Shengmai，DZSM）是具有循证医学证据的脑卒中二级预防用中成药，由灯盏细辛、人参、麦冬和五味子4味中药组成，成分复杂。主要用于缺血性心脑血管疾病的恢复期治疗，具有很好的效果。但是其药效活性物质和作用机制未知。研究人员建立的研究方案如图11-12a所示：①首先构建双侧颈总动脉永久性结扎（2VO）的大鼠慢性脑缺血模型，评价灯盏生脉的药效，开展灯盏生脉给药后的血浆和脑组织代谢组学和蛋白组学研究，整合分析多组学数据，发现灯盏生脉治疗慢性脑缺血的关键代谢通路。②鉴定灯盏生脉在2VO模型大鼠血浆和脑组织暴露的成分。③在细胞水平验证作用机制，明确活性成分，基于谷氨酸诱导的神经元兴奋性损伤细胞模型，研究灯盏生脉大鼠体内暴露成分对细胞生存率、关键内源性代谢物和突触相关蛋白的影响，并通过膜片钳技术验证发现的活性物质和作用机制。

在代谢组学和蛋白组学研究中，将大鼠分为假手术组（Sham）、模型组（Mod）和灯盏生脉给药组（DZSM）。苏木精-伊红染色（HE）结果表明，模型组海马CA1区细胞呈现明显病理样变化，而灯盏生脉给药组明显改善（图11-12b）。超氧化物歧化酶（SOD）和丙二醛（MDA）等生化指标结果显示灯盏生脉可改善造模引发的氧化应激损伤（图11-12d）。水迷宫实验（空间探索实验和定位航行实验）结果表明灯盏生脉具有改善大鼠学习和记忆功能的疗效（图11-12c）。

基于安捷伦1290 HPLC色谱系统和iFunnel 6550 Q-TOF高分辨质谱仪开展了灯盏生脉代谢组学研究，采用非靶向代谢组学分析方法对假手术组、模型组和灯盏生脉给药组大鼠的靶器官脑组织与血浆进行分析，并将各组样品所测定的代谢物（共295种）的含量进行t检验。血浆中模型组与假手术组比较具有显著性差异代谢物为69个，给药组与模型组比较具有显著性差异的代谢物为91个；脑组织中模型组与假手术组比较具有显著性差异代谢物为52个，给药组与模型组比较具有显著性差异的代谢物为39个。进一步应用SIMCA-P软件进行主成分分析

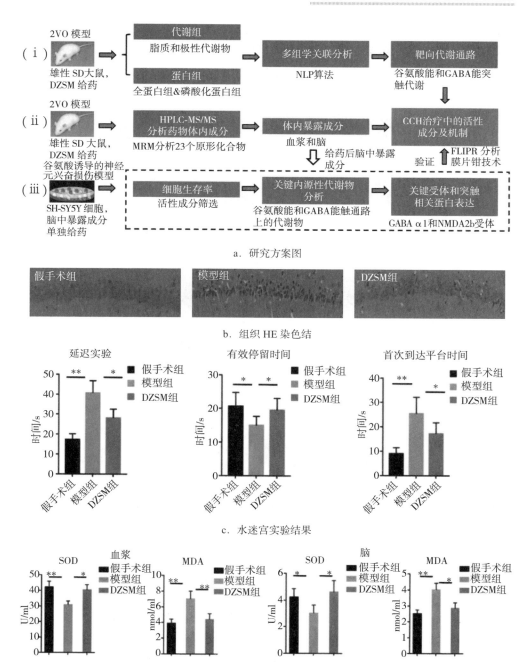

a. 研究方案图

b. 组织 HE 染色结

c. 水迷宫实验结果

d. 生化指标测定结果

图 11-12　研究方案与结果

［引自：*Pharmacological Research*，152（2020）.］

（PCA）（图11-13a、b）和正交偏最小二乘判别分析（OPLS-DA），最终在血浆样品中得到39个（Mod vs Sham）和44个潜在生物标志物（DZSM vs Mod），在脑组织中得到34个（Mod vs Sham）和29个潜在生物标志物（DZSM vs Mod），部分潜在生物标志物热图分析见图11-13c。对这些潜在生物标志物进行代谢通路分析，表明其主要与氨基酸代谢、组胺代谢、维生素代谢、肌苷代谢等相关（图11-13d），代谢通路拓扑分析结果显示，谷氨酰胺–谷氨酸-γ-氨基丁酸（Gln-Glu-GABA）代谢处于代谢网络的核心位置，灯盏生脉对该代谢通路相关的多种代谢物具有调节作用，可降低血浆和脑组织中的谷氨酰胺和谷氨酸含量，提高GABA含量，有助于改善慢性脑缺血引发的神经兴奋性损伤（图11-13e）。

　　TMT标记的脑组织全蛋白组和磷酸化蛋白组研究共鉴定得到6331个蛋白和2221个磷酸化蛋白（图11-14a、b）。定量分析结果表明，假手术组和模型组相比，可鉴定得到45个差异蛋白和10个磷酸化差异蛋白；灯盏生脉给药组和模型组相

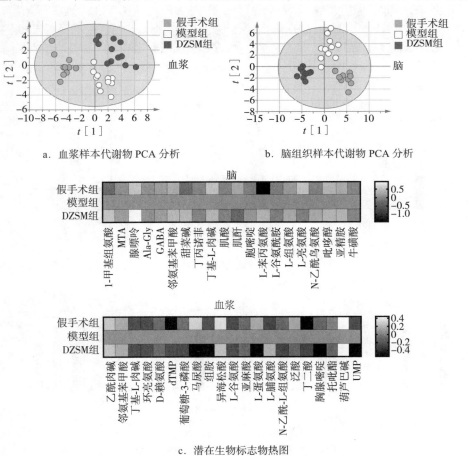

a. 血浆样本代谢物 PCA 分析　　　　　　b. 脑组织样本代谢物 PCA 分析

c. 潜在生物标志物热图

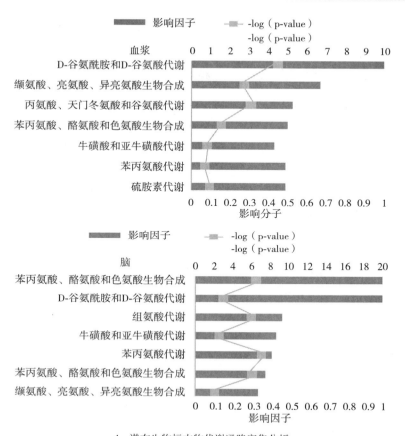

d. 潜在生物标志物代谢通路富集分析

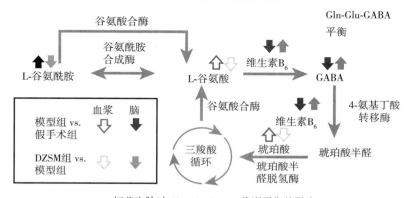

e. 灯盏生脉对 Gln-Glu-GABA 代谢平衡的影响

图11-13 基于2VO模型的灯盏生脉代谢组学研究

[引自：*Pharmacological Research*，152（2020）.]

比，可鉴定得到164个差异蛋白和19个磷酸化差异蛋白。在这些差异蛋白中，灯盏生脉主要起到了上调作用，并对多种神经元突触相关蛋白具有调节作用（图11-14c、d）。蛋白功能注释分析（GO）结果表明，这些差异蛋白与神经递质转运、突触囊泡、记忆与衰老、ATP合成等多种神经元功能相关（图11-14f、g）。进一步通过Western blot实验验证了与神经元突触功能密切相关的Cck蛋白和Pvalb蛋白，证实了灯盏生脉对神经元突触的调节作用（图11-14e）。

应用Mass Profiler Professional（MPP）软件对代谢组学得到的潜在生物标志物和蛋白质组学得到的差异蛋白进行整合关联分析，结果表明这些关键代谢物和蛋白均与N-甲基-D-天冬氨酸（NMDA）受体家族和GABA受体家族密切相关（图11-15a～c），即灯盏生脉可能通过对谷氨酸能突触（含NMDA受体）和GABA能突触（含GABA受体）进行调节而发挥神经保护作用（图11-15d）。进一步研究发现，灯盏生脉对突触前兴奋性和抑制性神经递质囊泡转运蛋白vIAAT和vGluT1均有调节作用，对突触后磷脂酶A2和相关脂质代谢（花生四烯酸、磷脂和溶血磷脂等）均有调节作用，这些结果进一步证明了灯盏生脉对神经元突触的调节作用（图11-15e～g）。

为验证灯盏生脉对谷氨酸能和GABA能神经元突触的调节作用，采用SH-SY5Y细胞建立了谷氨酸诱导的神经元兴奋性损伤细胞模型，研究灯盏生脉在靶

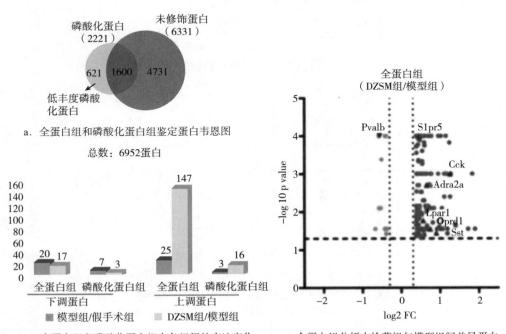

a. 全蛋白组和磷酸化蛋白组鉴定蛋白韦恩图

b. 全蛋白组和磷酸化蛋白组在各组间的表达变化

c. 全蛋白组分析中给药组与模型组间差异蛋白

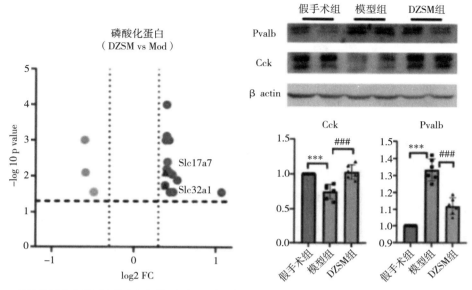

d. 磷酸化蛋白组分析中给药组与模型组间差异蛋白

e. Cck 和 Pvalb 蛋白 western blot 表达

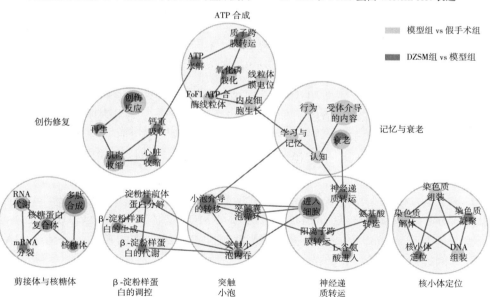

f. 差异蛋白富集通路分析

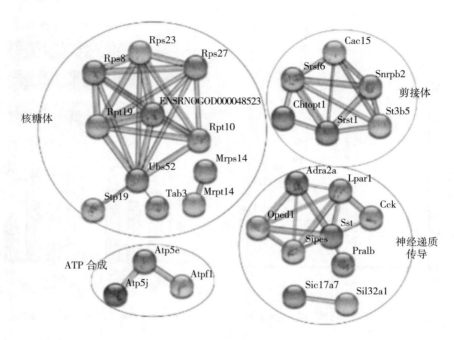

g. 差异蛋白相互作用关系分析

图 11-14　基于 2VO 模型的灯盏生脉蛋白组学研究

［引自：*Pharmacological Research*，152（2020）］

器官脑组织中暴露成分（图 11-16a）对细胞生存率、神经递质转运相关代谢物和蛋白的调节作用。谷氨酸造模后分别给予 9 个原型成分。结果表明灯盏甲素、灯盏乙素、3-咖啡酰奎宁酸、4,5-咖啡酰奎宁酸和人参皂苷 Rg1 可显著提高造模后的细胞生存率，并呈现剂量依赖性（图 11-16b ～ f），同时灯盏甲素、灯盏乙素、3-咖啡酰奎宁酸、4,5-咖啡酰奎宁酸可显著调节神经元突触相关代谢物（如谷氨酸、谷氨酰胺、GABA、牛磺酸、亚精胺等）的含量（图 11-16g）。Western blot 结果显示，4,5-咖啡酰奎宁酸和灯盏乙素对 NMDA 受体 2b 亚型及 GABA$_A$ 受体 α$_1$ 亚型具有显著调节作用，它们还能显著抑制 NMDA2b 受体的表达，升高 GABA$_A$ α$_1$ 受体的表达，降低谷氨酸诱导的神经元兴奋性损伤（图 11-16h、i）。

最后通过膜片钳技术分析 4,5-咖啡酰奎宁酸和灯盏乙素对 NMDA2b 受体和 GABA$_A$ α$_1$ 受体膜电位的影响，结果表明，4,5-咖啡酰奎宁酸和灯盏乙素可显著激活 GABA$_A$ α$_1$ 受体，这两个化合物可能为 GABA$_A$ 受体的正变构调节因子（图 11-17a）；灯盏乙素可抑制 NMDA2b 受体的激活（图 11-17b）。这些细胞实验结果表明 4,5-咖啡酰奎宁酸和灯盏乙素为灯盏生脉的活性成分，其通过调节谷氨酸能和 GABA 能突触起到神经保护作用。

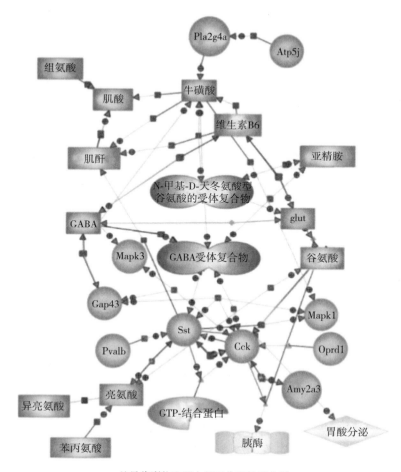

a. 差异代谢物和蛋白相互作用关系分析

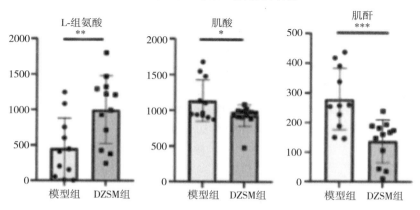

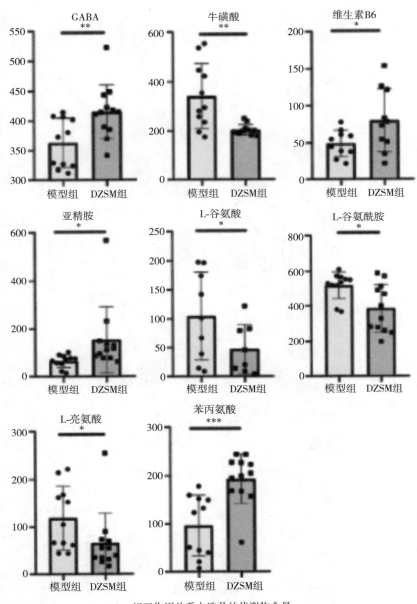

b. 相互作用关系中涉及的代谢物含量

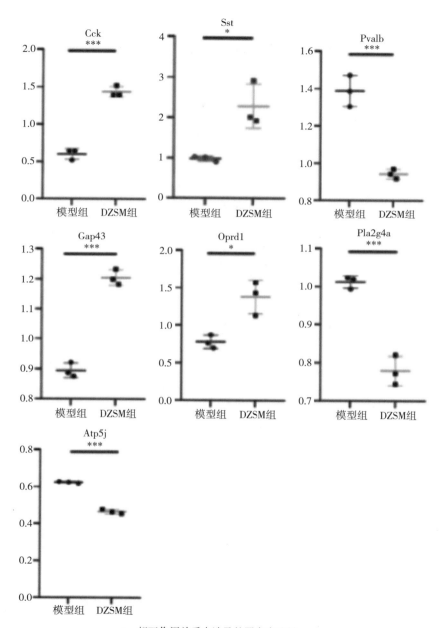

c. 相互作用关系中涉及的蛋白表达量

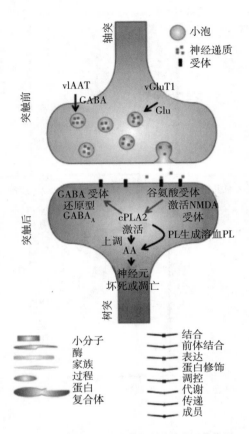

d. 灯盏生脉对突触前端和突出后端的调节作用

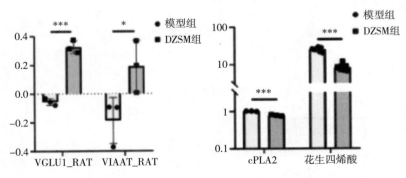

e. 灯盏生脉对 vIAAT、vGluT1、cPLA2、花生四烯酸的调节作用

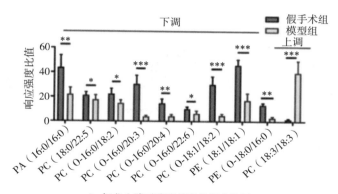

f. 灯盏生脉对磷脂代谢的调节作用

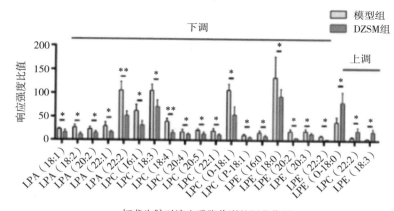

g. 灯盏生脉对溶血磷脂代谢的调节作用

图 11-15 代谢组学和蛋白组学整合分析

[引自：*Pharmacological Research*，152（2020）.]

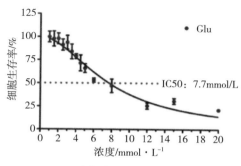

a. 谷氨酸造模的 IC50 值

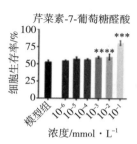

b. 暴露成分对模型细胞
生存率的影响

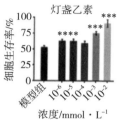

c. 暴露成分对模型细胞
生存率的影响

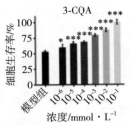

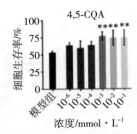

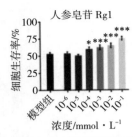

d. 暴露成分对模型细胞生存率的影响

e. 暴露成分对模型细胞生存率的影响

f. 暴露成分对模型细胞生存率的影响

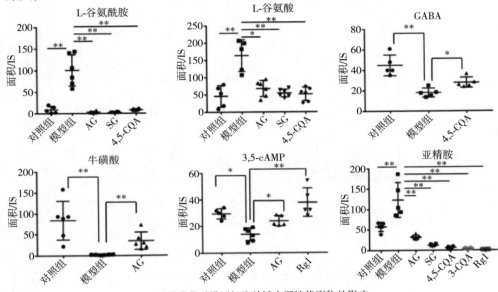

g. 暴露成分对模型细胞关键内源性代谢物的影响

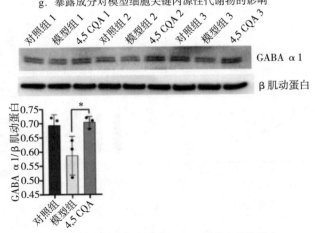

h. 4,5-咖啡酰奎宁酸对 $GABA_A \alpha_1$ 受体表达的影响

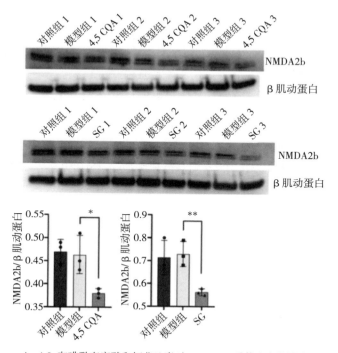

i. 4,5-咖啡酰奎宁酸和灯盏乙素对 NMDA2b 受体变大的影响

图 11-16　灯盏生脉脑组织暴露成分对谷氨酸诱导的神经元兴奋性损伤细胞的调节作用
[引自：*Pharmacological Research*，152（2020）]

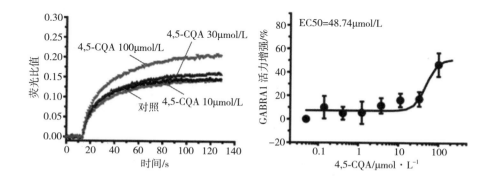

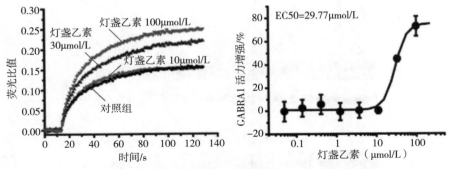

a. 4,5-咖啡酰奎宁酸和灯盏乙素以浓度依赖性方式激活 GABA$_A$ 受体通路

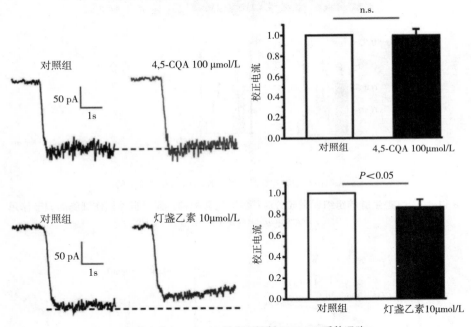

b. 灯盏乙素在 10μmol/L 浓度下抑制 NMDA2b 受体通路

图 11-17　4,5-咖啡酰奎宁酸和灯盏乙素对 GABA$_A$ 和 NMDA 受体通道的影响

［引自：*Pharmacological Research*，152（2020）.］

　　整合代谢组学和蛋白组学形成的多组学研究策略，化繁为简，从海量复杂的数据中挖掘出有价值靶点和通路信息，采用其他技术开展靶点和通路的验证，以及活性物质的确认，是中药复方复杂体系的活性成分和作用机制的有效研究策略。

　先导化合物IACS-010759的发现研究

随着代谢组学技术的快速发展，已逐渐成为新药研发的关键技术之一。尤其是通过调节机体代谢发挥药效作用的药物，代谢组学及其相关技术可以发挥画龙点睛的关键作用，阐明其作用机制，推动药物研发的进程。下面介绍一个研究示例——基于靶向代谢组学和代谢流分析发现抗癌先导化合物。

代谢重编程是肿瘤生物学及肿瘤药物研究的热门领域。目前大量研究将治疗靶点集中在糖酵解通路上，而药物对线粒体氧化磷酸化过程（OXPHOS）的作用仍未被深入探索，部分原因是对OXPHOS在肿瘤发生发展中的作用仍不十分了解。研究人员利用代谢组学、代谢流分析和细胞代谢实时监测（Seahorse）技术发现了一种具有临床应用前景的线粒体电子传递链复合体 I 的抑制剂——IACS-010759。该抑制剂是经过优化已知的抑制OXPHOS的低氧诱导因子1-α调节剂（HIF-1α）得到（图11-18a和b）。通过Seahorse技术发现对在培养基中添加了丙酮酸和苹果酸（生成供复合体 I 使用的NADH）的细胞经过IACS-010759进行处理后出现低耗氧率（OCR），而对培养基中添加琥珀酸（供给复合体 II）的细胞处理后，OCR不受影响（图11-18c）。进一步研究表明IACS-010759在泛醌通道内或入口处通过阻断泛醌的结合或功能来抑制复合体I的活性（图11-18f ～ i）。为将细胞代谢表型与OXPHOS抑制联系起来，研究者将IACS-010759对Seahorse培养基中细胞OCR的影响与在半乳糖培养基中细胞的存活率进行比较，发现IACS-010759对OCR和细胞存活率均有明显抑制作用，且二者的IC50值几乎相同（图11-18j）。在含有葡萄糖和谷氨酰胺的多碳源培养基中发现IACS-010759对多种肿瘤细胞株的抑制率大于50%，而对正常体细胞没有抑制作用，说明正常细胞和肿瘤细胞对IACS-010759抑制OXPHOS的敏感性存在差异。

OXPHOS可负反馈调节糖酵解，通过遗传或药物造成的OXPHOS抑制可导致糖酵解代偿性上调。因此，研究者假设糖酵解能力降低的肿瘤细胞对IACS-010759更敏感。采用了两种具有糖酵解障碍的细胞：具有缺失烯醇化酶1（ENO1）的脑肿瘤细胞系亚群（Gli56 和 D423）（图11-19a）和磷酸甘油酸脱氢酶（PGD）

a

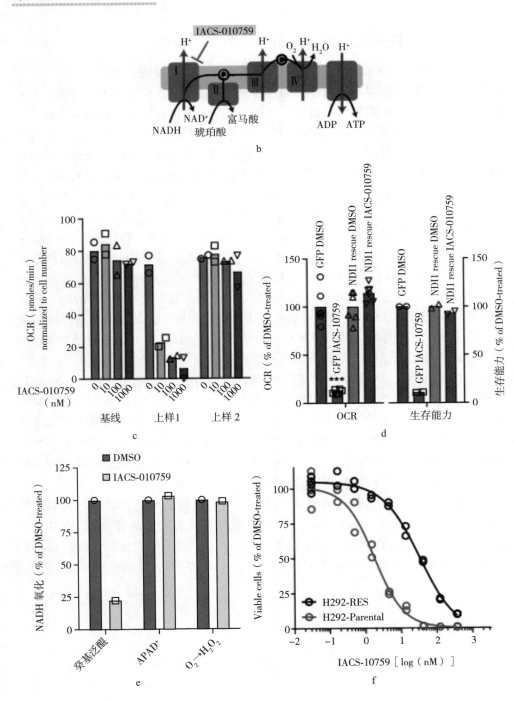

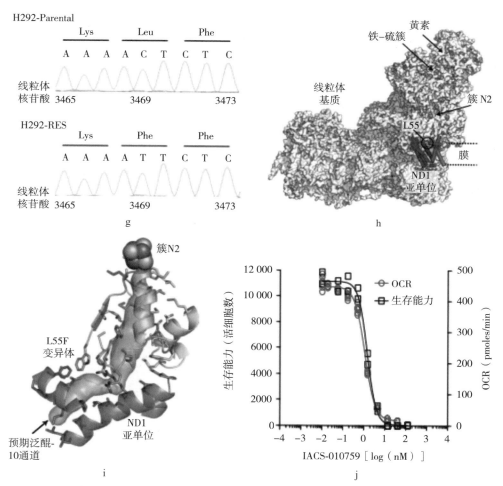

图 11-18　IACS-010759 抑制肿瘤细胞的线粒体呼吸链复合体 Ⅰ

［引自：*Nature Medicine*，2018，24（7）.］

缺失细胞（NB1 细胞系），测定这些细胞产酸率（ECAR）：OCR 比值（图 11-19b）评估代谢表型，发现极低的糖酵解 /OXPHOS 比值。采用 IACS-010759 处理这些糖酵解障碍细胞，发现细胞存活率降低了 70%，凋亡增加了 2 ～ 5 倍，而 ENO1 或 PGD 的变异表达（图 11-19c、d）显著降低该抑制作用。这充分说明 IACS-010759 靶向作用于糖酵解障碍的肿瘤细胞。

　　将多种急性髓系白血病（AML）肿瘤细胞系暴露于 IACS-010759 后导致细胞存活率降低，但是 MOLM-13 相对不敏感（图 11-19e）。IACS-010759 处理可降低所有细胞系的 OCR，说明其对存活率的影响差异不是由于缺乏对 OXPHOS 的抑制造成。由于 MOLM-13 具有最高的基础 OCR 和最大的糖酵解储备，这两种因素都可能导致它对IACS-010759不敏感，这可能是一种潜在的治疗耐药机制。进一步从复发/难治性AML患者外周血中分离出原发性AML细胞，通过多种浓度IACS-010759对体外细胞进行治疗，药物均降低了细胞存活率并诱导凋亡（图11-19f、g、h、i、j），支持IACS-010759能够选择性靶向治疗白血病细胞。

在细胞实验结果的基础上，研究者进一步开展了动物实验，评估了IACS-010759对胶质母细胞瘤、神经母细胞瘤和AML模型小鼠的作用。为评估IACS-010759对糖酵解障碍细胞的耐受性和抗肿瘤活性，将NB1细胞皮下接种的小鼠每天灌胃不同剂量的IACS-010759，结果发现使用5 mg/kg IACS-010759治疗4周，通过磁共振成像测量到肿瘤尺寸减小（图11-20a、b、c），中位生存时间显著延长，说明在耐受剂量下IACS-010759对糖酵解障碍的脑瘤动物发挥了抗肿瘤活性。对92名患者的肿瘤样本进行免疫组化分析，观察ENO1和PGD缺失在脑瘤患者中

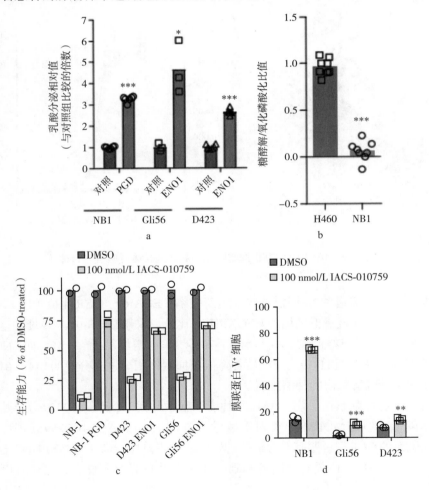

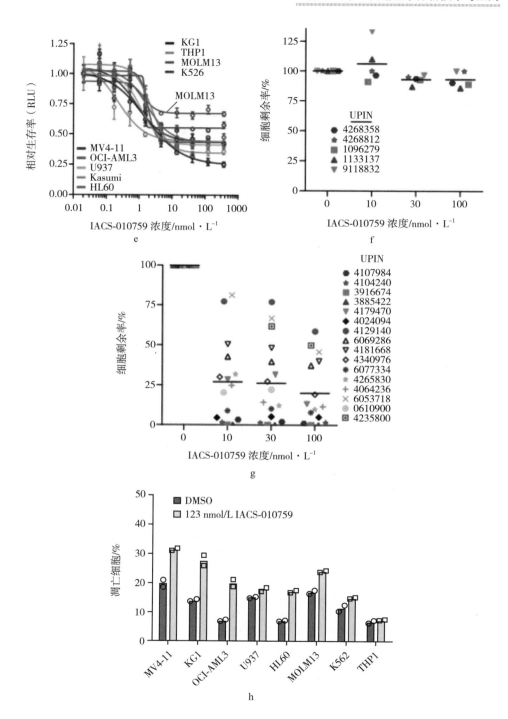

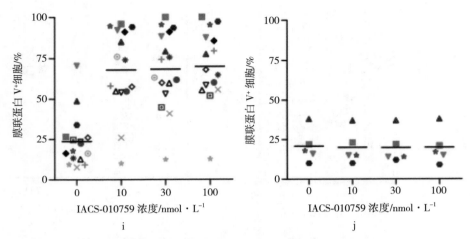

图 11-19　糖酵解障碍的肿瘤细胞和 AML 肿瘤细胞对 IACS-010759 敏感
［引自：*Nature Medicine*，2018，24（7）.］

的流行程度，确定药物临床治疗的潜在对象。结果发现 8.6% 的患者具有明确的 ENO1 缺失（3.3%）和非常低的 ENO1 表达（5.3%）（图 11-20d），没有发现 PGD 缺失的肿瘤患者。研究者认为 ENO1 缺失的肿瘤患者有望从 IACS-010759 治疗中获益。此外，在多个小鼠白血病模型研究中也发现：在 OCI-AML3 细胞接种 7 天后，小鼠每日灌胃给药 10 mg/kg IACS-010759 最有效，中位存活率从 28 天增至超过 60 天（图 11-20e）。在 PDX-4030094 模型中，每天 2.5 或 7.5 mg/kg 给药，中位存活率从 35 天增加到近 70 天（图 11-20f）。这些体内实验结果为 IACS-010759 治疗复发/难治性 AML 患者的一期临床研究评估提供了临床前依据。

为深入阐述 IACS-010759 发挥抗肿瘤活性的分子机制，研究者对 AML 细胞系进行了代谢组学、稳定同位素示踪代谢流分析和功能表征。为评估代谢重编程，将 OCI-AML3 细胞暴露于 IACS-010759 中 6、24、72h，对细胞裂解液进行 LC-MS 分析，测定中心碳代谢和氨基酸代谢物。发现 IACS-010759 处理提高了复合体 I 底物 NADH 和核苷酸一磷酸（NMPs）的细胞内水平，降低了核苷酸三磷酸（NTPs）水平，这些变化与复合体 I 被抑制和能量状态降低一致（图 11-21a）。进一步使用 U-^{13}C-葡萄糖开展代谢流分析（图 11-21b）发现 IACS-010759 显著增加糖酵解通路末端乳酸和丙氨酸的标记比例（M＋3，图 11-21c），减少对 TCA 循环中间体和线粒体代谢物的标记比例（M＋2），包括天冬氨酸和谷氨酸（图 11-21d），表明 TCA 循环对葡萄糖的利用率大大降低。与对照组相比，IACS-010759 处理过的细胞对谷氨酰胺的利用变少，但是使用 U-^{13}C-谷氨酰胺的代谢流分析（图 11-21b）发现细胞中谷氨酰胺进入 TCA 循环的比例上升，包括氧化和还原代谢，

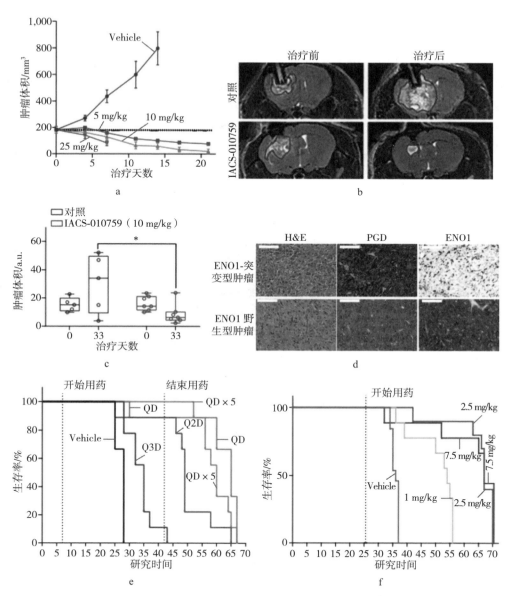

图11-20 IACS-010759在体内安全靶向地作用于糖酵解障碍肿瘤及AML模型小鼠

[引自：*Nature Medicine*，2018，24（7）.]

但是用于支持脂肪酸合成，而不是天冬氨酸合成。

OCI-AML3细胞靶向代谢组学研究发现，天冬氨酸是IACS-010759处理后唯一水平降低的氨基酸（图11-21e）。为验证天冬氨酸是否会进入核苷酸合成，OCI-

AML3细胞与^{13}C-天冬氨酸共培养，经过IACS-010759处理后，核苷酸M＋3的同位素异数体比例增加（图11-21f、g），表明在OXPHOS被抑制下，通过线粒体产生的天冬氨酸合成核苷酸变得限速。在此基础上向培养基中补充天冬氨酸后，虽然恢复了细胞生长（图11-21h）以及细胞对BrdU的利用（图11-21i），但它没有影响pT172-AMPK（一种能量代谢调节关键分子）激活，表明能量代谢压力仍然存在（图11-21j）。天冬氨酸的补充还消除了IACS-010759诱导的DNA损伤的积累（图11-21j）。综合这些数据，研究者认为IACS-010759的作用机制是由于能量消耗和天冬氨酸合成减少造成的核苷酸合成受损（图11-22a、b）。

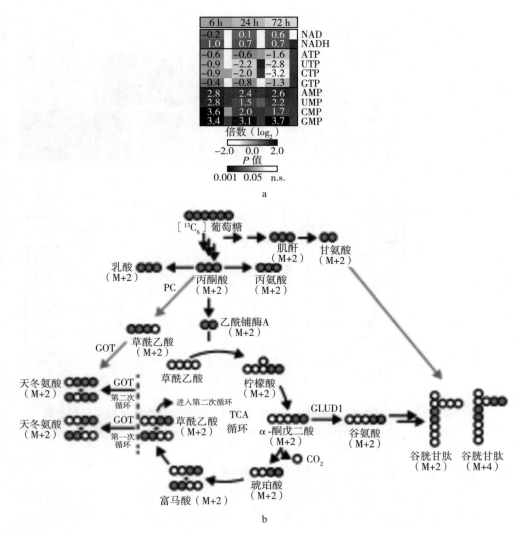

a

b

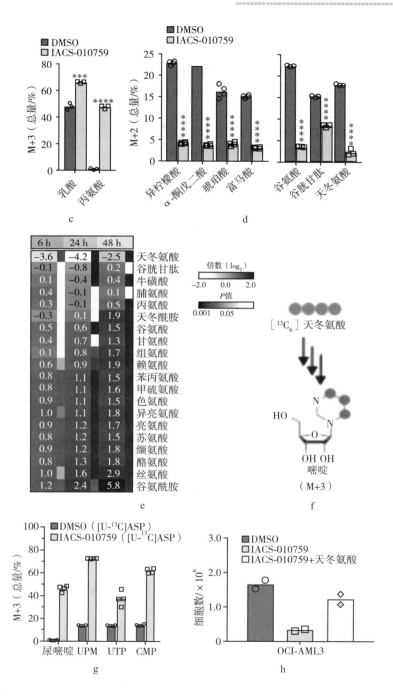

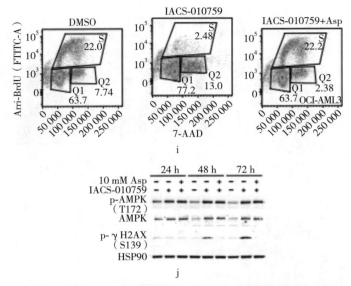

图 11-21　OXPHOS 的抑制导致能量耗尽和核苷酸生物合成受阻

［引自：*Nature Medicine*，2018，24（7）.］

　　基于上述作用机制，研究者还评估了 IACS-010759 对体内 PDX-4030094 细胞 OCR、天冬氨酸、细胞增殖和分化状态的影响。第 1 次给药后 2 小时、第 2 次给药后 24 小时从小鼠脾脏中提取母细胞（图 11-22b）。在每个剂量和时间点，分别测量 OCR、天冬氨酸和药物调节转录特征，建立 PK、PD 和疗效之间的关系。在 2 小时，所有剂量的 OCR 都受到同等抑制（图 11-22c）。到 48 小时，IACS-010759 组的 OCR（图 11-22d）、天冬氨酸（图 11-22f）和基因表达（图 11-22g）均呈剂量依赖式抑制。天冬氨酸水平在剂量为 1 mg/kg IACS-010759 时没有改变，但在其他剂量呈现剂量依赖式抑制（图 11-22e、f）。从给予 IACS-010759（7.5 mg/kg）的小鼠中分离出的细胞显示出增殖能力下降（图 11-22h）细胞凋亡增加（图 11-22i）。此外，药物以剂量依赖式降低 CD34+ 干细胞和亲代 AML 细胞的比例（图 11-22j），很可能是由于诱导了白血病细胞的分化（图 11-22k）。上述结果支持使用 OCR、天冬氨酸水平、基因表达变化和分化标记物作为 PD 生物标志物来评估复发/难治性 AML 患者使用如 IACS-010759 治疗的临床效果。

　　上述研究巧妙地利用细胞代谢实时监测技术发现肿瘤细胞代谢特征，证实了先导化合物对在 OXPHOS 的抑制作用，进一步采用靶向代谢组学技术发现化合物治疗作用下的代谢物水平变化，在此基础上采用代谢流分析技术更加精细地发现代谢物的流向变化，帮助阐明该化合物的作用机制。研究发现了 IACS-010759 通过能量耗竭和减少天冬氨酸合成导致核苷酸生物合成受损，抑制肿瘤细胞生长，

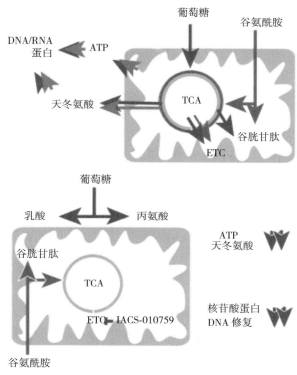

a

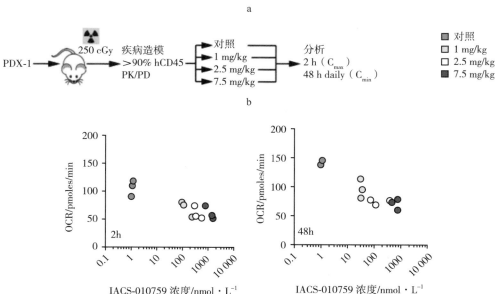

b

c

d

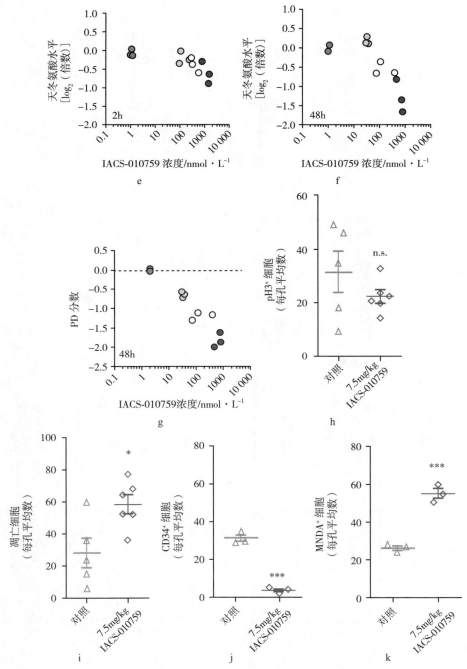

图 11-22　IACS-010759 可以调节很多 AML 临床疗效指标

［引自：*Nature Medicine*，2018，24（7）.］

证实了其在糖酵解障碍的胶质母细胞瘤、神经母细胞瘤中的抑制肿瘤活性，以及对复发/难治性AML的有效性。通过代谢组学及其相关技术的组合和灵活运用，有效促进了创新药物作用机制、作用靶点、耐药机制和PD生物标志物的研究工作。由此可见，代谢组学技术作为新药研发的关键技术之一，已经初露锋芒。

思考题

1. 简述代谢组学分析技术的流程。
2. 简述代谢组学分析技术的发展趋势。
3. 展望代谢组学分析技术在新药研发中的应用。
4. 请举例说明代谢组学分析技术在中草药药效或毒性作用机制中的应用。

（王　喆　张金兰）

参 考 文 献

[1] SREEKUMAR A, POISSON LM, RAJENDIRAN TM, et al. Corrigendum: metabolomic profiles delineate potential role for sarcosine in prostate cancer progression [J]. Nature, 2009, 457 (7231): 910-914.

[2] 许国旺，杨军. 代谢组学及其研究进展 [J]. 色谱，2003，21（4）：316-320.

[3] BUGRIM A, NIKOLSKAYA T, NIKOLSKY Y. Early prediction of drug metabolism and toxicity: systems biology approach and modeling [J]. Drug Discovery Today, 2004, 9 (3): 127-135.

[4] WANG CH, JIA ZX, WANG Z, et al. Pharmacokinetics of 21 active components in focal cerebral ischemic rats after oral administration of the active fraction of Xiao-Xu-Ming decoction [J]. Journal of Pharmaceutical and Biomedical Analysis, 2016, 122: 110-117.

[5] ZHOU Z, TU J, XIONG X, et al. LipidCCS: prediction of collision cross-section values for lipids with high precision to support ion mobility-mass spectrometry-based lipidomics [J]. Analytical Chemistry, 2017, 89 (17): 9559-9566.

[6] SHUANGYUAN WANG, LINA ZHOU, ZHICHAO WANG, et al. Simultaneous metabolomics and lipidomics analysis based on novel heart-cutting two-dimensional liquid chromatography-mass spectrometry [J]. Analytica Chimica Acta, 2017, 966: 34.

[7] YANLEI MA, WEIJIE LIU, JIAYUAN PENG, et al. A pilot study of gas chromatograph/mass spectrometry-based serum metabolic profiling of colorectal cancer after operation [J]. Molecular Biology Reports, 2010, 37 (3): 1403-1411.

[8] TOMONORI KIMURA, KEIKO YASUDA, RYOHEI YAMAMOTO, et al. Identification of biomarkers for development of end-stage kidney disease in chronic kidney disease by metabolomic profiling [J]. Scientific Reports, 2016, 6: 26138.

[9] MAKOTO SUZUKI, SHIN NISHIUMI, TAKASHI KOBAYASHI, et al. Use of on-line

supercritical fluid extraction-supercritical fluid chromatography/tandem mass spectrometry to analyze disease biomarkers in dried serum spots compared with serum analysis using liquid chromatography/tandem mass spectrometry [J]. Rapid Communications in Mass Spectrometry, 2017, 31: 886-894.

[10] BENTON HP, IVANISEVIC J, MAHIEU NG, et al. Autonomous metabolomics for rapid metabolite identification in global profiling [J]. Analytical Chemistry, 2015, 87: 884-891.

[11] QU F, ZHENG SJ, WU CS, et al. Lipidomic profiling of plasma in patients with chronic hepatitis C infection [J]. Analytical and Bioanalytical Chemistry, 2014, 406: 555-564.

[12] NAZ S, GARCÍA A, BARBAS C. Multiplatform analytical methodology for metabolic fingerprinting of lung tissue [J]. Analytical Chemistry, 2013, 85: 10941-10948.

[13] 国家药典委员会. 中华人民共和国药典（四部）. 2020年版 [M]. 北京：中国医药科技出版社，2020：480-483.

[14] Metabolite profiling of a NIST standard reference material for human plasma（SRM 1950）: GC-MS, LC-MS, NMR, and Clinical laboratory analyses, libraries, and web-based resources [J]. Analytical Chemistry, 2013, 85（24）: 11725-11731.

[15] SALAMANCA-CARDONA L, SHAH H, POOT AJ, et al. In vivo imaging of glutamine metabolism to the oncometabolite 2-hydroxyglutarate in IDH1/2 mutant tumors [J]. Cell Metabolism, 2017, 26（6）: 830-841, e3.

[16] SUN, C., et al. Spatially resolved metabolomics to discover tumor-associated metabolic alterations [J]. Proceedings of the National Academy of Sciences. 2019, 116（1）: 52-57.

[17] ZHU H, ZOU G, WANG N, et al. Single-neuron identification of chemical constituents, physiological changes, and metabolism using mass spectrometry [J]. Proceedings of the National Academy of Sciences, 2017, 114（10）: 2586-2591.

[18] TIE C, HU T, ZHANG XX, et al. HPLC-MRM relative quantification analysis of fatty acids based on a novel derivatization strategy [J]. Analyst, 2014, 139: 6154-6159.

[19] TIE C, HU T, JIA ZX, et al. Derivatization strategy for the comprehensive characterizationof endogenous fatty aldehydes using HPLC-multiple reaction monitoring [J]. Analytical Chemistry, 2016, 88（15）: 7762-7768.

[20] RIMA KADDURAH-DAOUK, REBECCA A BAILLIE, HONGJIE ZHU, et al. Lipidomic analysis of variation in response to simvastatin in the cholesterol and pharmacogenetics study [J]. Metabolomics Official journal of the Metabolomic Society, 2010, 6（2）: 191-201.

[21] KADDURAH DAOUK RIMA, REBECCA A BAILLIE, ZHU HONGJIE, et al. Enteric microbiome metabolites correlate with response to simvastatin treatment [J]. Plos One, 2011, 6（10）: e25482.

[22] TRU MILES, ZHU HONGJIE, WILLIAM R WIKOFF, et al. Metabolomics reveals amino acids contribute to variation in response to simvastatin treatment [J]. Plos One, 2012, 7（7）: e38386.

[23] JI Y, HEBBRING S, ZHU H, et al. Glycine and a glycine dehydrogenase（GLDC）SNP as citalopram/escitalopram response biomarkers in depression: pharmacometabolomics-informed phar-

macogenomics. ［J］. Clinical Pharmacology & Therapeutics，2011，89（1）：97.

［24］J H WINNIKE，Z LI，FA WRIGHT，et al. Use of pharmaco-metabonomics for early prediction of acetaminophen-induced hepatotoxicity in humans ［J］. Clinical Pharmacology Therapeutics，2010，88（1）：45－51.

［25］SREEKUMAR ARUN，LAILA M POISSON，THEKKELNAYCKE M RAJENDIRAN，et al. Metabolomic profiles delineate potential role for sarcosine in prostate cancer progression ［J］. Nature，2009，457：910－914.

［26］CLAYTON T ANDREW，BAKER DAVID，JOHN C LINDON，et al. Pharmacometabonomic identification of a significant host-microbiome metabolic interaction affecting human drug metabolism ［J］. Proc Natl Acad Sci USA，2009，106（34）：14728－14733.

［27］BACKSHALL ALEXANDRA，SHARMA ROHINI，STEPHEN J CLARKE，etc. Pharmacometabonomic profiling as a predictor of toxicity in patients with inoperable colorectal cancer treated with capecitabine ［J］. Clinical Cancer Research an Official Journal of the American Association for Cancer Research，2011，17（9）：3019－3028.

［28］YUNZHANG ZHANG，GUOLING XU，JIA LI，et al. Metabonomic study on the plasma of streptozotocin-induced diabetic rats treated with Ge Gen Qin Lian Decoction by ultra high performance liquid chromatography-mass spectrometry ［J］. Journal of Pharmaceutical and Biomedical Analysis，2016，120：175－180.

［29］王喆，曲亮，张金兰，等. 基于靶向鞘脂组学和转录组学的雷公藤多苷片对迟发型超敏反应模型的量－效/毒机制初探 ［J］. 药学学报，2018，53（11）：1868－1878.

［30］LINSHENG LIU，BEI CAO，JIYE AA，et al. Prediction of the pharmacokinetic parameters of triptolide in rats based on endogenous molecules in pre-dose baseline serum ［J］. Plos One，2012，7（8）：e43389.

［31］P B PHAPALE，KIM S-D，HW LEE，et al. An integrative aroach for identifying a metabolic phenotype predictive of individualized pharmacokinetics of tacrolimus ［J］. Clinical Pharmacology Therapeutics，2010，87（4）：426.

［32］CHENG JIE，CHEN CHI，KRAUSZ W KRISTOPHER，etc. Identification of 2-piperidone as a biomarker of CYP2E1 activity through metabolomic phenotyping ［J］. Toxicological Sciences，2013，135（1）：37－47.

［33］ZHE WANG，JINLAN ZHANG，TIANKUN REN，et al. Targeted metabolomic profiling of cardioprotective effect of Ginkgo biloba L. extract on myocardial ischemia in rats ［J］. Phytomedicine，2016，23：621－631.

［34］NING SHENG，HAO ZHENG，MIN LI，et al. 4,5-caffeoylquinic acid and scutellarin，identified by integrated metabolomics and proteomics approach as the active ingredients of Dengzhan Shengmai，act against chronic cerebral hypoperfusion by regulating glutamatergic and GABAergic synapses ［J］. Pharmacological Research，152（2020）：104636.

［35］MOLINA JR，SUN Y，PROTOPOPOVA M，et al. An inhibitor of oxidative phosphorylation exploits cancer vulnerability ［J］. Nature Medicine，2018，24（7）：1036－1046.

第十二章

药品标准物质

　　"标准物质（reference material）"是一个广义的术语，在药品领域称之为
"reference standard"，包括对照品、标准品、参考品和对照图谱等。在药品研发、
注册、生产放行等全生命周期的理化、微生物或生物类检验检测工作中，使用的
标准品、对照品、对照药材、参考品等标准物质就是药品标准物质。药品标准物
质是具有确定特性，用于校验或验收设备、评价测量方法或给供试药品进行鉴别
或确定含量（效价）的物质。国家药品标准物质是国家药品标准的物质基础，是
用来检查药品质量的一种特殊的专用量具，是测量药品质量的基准，也是作为校
正测试仪器与方法的物质标准。在药品检验中，国家标准物质是确定药品真伪优
劣的对照，是控制药品质量必不可少的工具。

　　中国食品药品检定研究院（简称"中检院"）是国家药品监督管理局指定的
专门机构，负责国家药品标准物质的标定。全面负责从原材料选择、制备方法、
标定方法、标定结果、定值准确性、量值溯源、稳定性及分装与包装条件等所有
环节。

第一节　药品标准物质的概念和要求

　　药品质量研究和检验检测中经常会使用到不同来源、不同用途、不同机构制
备的药品标准物质，本节将对各类标准物质的定义和要求进行介绍。

一、基本概念

（一）标准物质

　　标准物质（reference material，RM）和有证标准物质（certified reference
material，CRM）广泛用于仪器校正、测量方法的评估、实验室和检验检测的质

量控制等方面，在国内和国际标准化过程中起着重要的作用，以下对标准物质的主要概念进行简要介绍。

1. 标准物质（reference material，RM）　是指足够均匀稳定、具有一种或多种进行了全面研究的特性，满足测量方法项下特定用途的材料或物质（ISO guide 30：2015，ISO guide 17034）。标准物质可以是纯的或混合的气体、液体或固体。

2. 有证标准物质（certified reference material，CRM）　附有证书的标准物质，用可溯源的计量学程序确定了该物质的一种或多种特性值，证书给出的每个特性值都附有给定置信水平的不确定度，以及该特性值符合计量学量值溯源规定的声明（ISO guide 30：2015，ISO guide 17034）。有证标准物质一般成批制备，其特性值是通过对代表整批物质的样品进行测量而确定，并具有规定的不确定度。有些标准物质和有证标准物质，由于不能和已确定的化学结构相关联，或由于其他原因，其特性不能按严格规定的物理和化学测量方法确定，这类物质包括某些生物物质，如疫苗、世界卫生组织已经规定国际单位的生物标准品。

3. 原级测量标准（primary measurement standard）　亦称基准测量标准，在不参考其他标准物质的相同特性或量值的情况下，其特性值作为广泛认可的具有最高计量学品质的测量标准。（ISO Guide 30 2.1.5）

4. 次级测量标准（secondary measurement standard）　是指通过与相同特性或量的原级测量标准比对而赋予特性值的测量标准。（ISO Guide 30 2.1.6）

5. 标准物质候选物（candidate reference material）　是指用于制备标准物质的物质。经过对候选物的全面研究，性质足够均匀、稳定，其一个或多个特性量值满足测量和测试方法的预期用途时，候选物就转化为标准物质。（ISO Guide 30 2.1.3）

（二）国家药品标准物质

国家药品标准物质是指由国务院药品监督管理部门指定的机构制备的供药品标准中物理和化学测试及生物方法试验用，具有确定特性量值，用于校准设备、评价测量方法、鉴别或检查供试药品特性或者给供试药品赋值的材料或物质，是法定药品标准物质。国家药品标准物质可以分为以下几种。（中检院 药品标准物质生产者质量手册）

1. 化学对照品　按照用途可以分为定量用和定性用化学对照品，也就是供药品标准中鉴别、检查、含量测定等项下用的法定标准物质。中检院发放的化学对照品一般分为鉴别用、检查用和含量测定用三类化学对照品。含量测定用化学对照品是指化学结构和成分组成明确的，具有确定的量值，用于测定药品中特定成分含量的标准物质，除另有规定外，含量测定用对照品也满足鉴别或检查项下的用途；鉴别用对照品是指化学结构和主要成分组成明确，具有特定物理化学性质，采用光谱或色谱等物理化学法鉴别或确定药品某些特定成分的标准物质。检查用化学对照品是指化学结构和成分组成明确的，具有特定化学性质，主要用于杂质、残留溶剂、溶出度等制剂特性检查的定量分析或系统适用性试验用标准物质。

2. 对照提取物　是指经过特定的提取工艺制备出的含有多种主要有效成分或指标性成分，用于中药材（含饮片）、提取物、中成药等鉴别或含量测定用的国家药品标准物质。

3. 对照药材　是指基原明确、药用部位准确的优质中药材经适当处理后，用于中药材（含饮片）、提取物、中成药等鉴别用的国家药品标准物质。

4. 校正仪器/系统适用性试验用对照品　是指具有特定化学性质用于校正检测仪器或供系统适用性实验用的标准物质。

5. 生物标准品　是指用国际生物标准品标定的，或由我国自行研制的（尚没有国际生物标准品）用于定量测定某一生物制品效价或毒性的标准物质，其生物学活性以国际单位（IU）或单位（U）表示。

6. 生物参考品　是指用国际生物参考品标定的，或由我国自行研制的（尚没有国际生物参考品）用于微生物（或其产物）的定性鉴定或疾病诊断的生物试剂、生物材料或特异性抗血清；或用于定量检测某些制品的生物效价的参考物质，比如用于麻疹活疫苗滴度或类毒素絮状单位测定的参考品，其效价以特定活性单位表示。

7. 医疗器械标准物质　是指供医疗器械质量标准中相关化学、物理学、生物学、医学检验用，具有确定特性，用以校准设备、评价测量方法或对供试医疗器械进行测量、定性、赋值的物质。

8. 药用辅料对照品　用于药用辅料鉴别、检查、含量测定的标准物质。

9. 药包材对照物质　是指相对适合在药包材的物理、化学和生物性能测定中使用的，具有确定的某些特性，同时保证足够均匀和稳定的用于药包材鉴别和检查的标准物质。

10. 体外诊断试剂标准物质　是指供体外诊断试剂赋值或鉴别的材料或物质，也可供体外诊断试剂注册检验、延续注册和监督检验等质量评价用，包括国家标准品和参考品。

二、基本要求

药品标准物质必须要满足稳定性、均匀性和量值准确性的要求。

标准物质的稳定性是指在规定的环境条件下，在一定时期内，其物理、化学性质保持稳定的能力。一种具有良好稳定性的标准物质应在规定的期限内，该物质的特性或量值变化不超过规定的限度范围。规定的期限越长，表明该标准物质在特定条件下稳定性越好，这个期限通常称为标准物质的有效期。稳定性首先取决于标准物质的特性，也受诸多外界条件的影响，如固体物质的氧化、潮解、液体物质蒸发或沉淀等，应根据具体品种的性质，对其制备过程和方式、储藏条件及提高稳定性的措施加以研究。为评价物质的稳定性，在储藏期间应定期抽样对水分、降解产物进行测定。测定应选择精密度高的方法，每次测定应尽可能控制各种条件，使测量结果之间的差异着重反映由物质变化所引起的那一部分偏差。

均匀性是物质的一种或几种特性具有相同组分或相同结构的状态，指的是物质各部分之间特性量值的差异不能用试验的方法检测出来，均匀性的实际概念包含了物质本身的特性和所用测定方法的某些参数，如测定方法的精密度等。标准物质的特性应该是均匀的，即在规定的细分范围内其特性保持不变。化学对照品的备选样品受其制备或提取精制的工艺及制备规模的限制，可能由多次操作得到，应采用精密度良好的测定方法和抽取由足够代表性的样品进行检验，并对结果进行必要的数理统计分析，确定其特性是否达到均匀性要求。

准确性是指对照品具有准确计量的特性，当用计量方法确定标准值时，标准值是被鉴别特性量之真值的最佳估计。

第二节　国际主要药品标准物质研发机构简介

《美国药典》《欧洲药典》《英国药典》和《中国药典》是收载药品标准物质最多的药品法典，在制定科学药品标准、保证药品的有效性、安全性和质量控制方面发挥了重要的作用。本节对国际上主要的药品标准物质研制机构以及《国际药典》《美国药典》《欧洲药典》《中国药典》《日本药典》等国内外主要药典中收载和应用的药品标准物质做简要介绍。

一、国际上主要药品标准物质研发机构

药品标准物质均收录在各国的药典之中，国外的几大药典主要包括《国际药典》《美国药典》《欧洲药典》《日本药典》《英国药典》等，相应的药品标准物质研制和管理机构主要有欧洲药品质量管理局（EDQM）、美国药典委员会（USP）、日本公定书协会（PMRJ）、英国药典委员会实验室（BPCL）、英国国家生物制品检定所（NIBSC）、英国政府化学家实验室（LGC）、中国食品药品检定研究院等，各研发机构信息见表12-1。

表12-1　国际上主要药品标准物质研发机构

机构	用途	品种数量	组织性质
美国药典委员会（USP）	美国药典-国家处方集	3949	民营非营利组织
欧洲药品质量管理局（EDQM）	欧洲药典、国际药典	3038	36成员国联合组织
英国国家生物制品检定所（NIBSC）	英国药典、国际药典	1066	政府组织
英国政府化学家实验室（LGC）	英国药典、国际药典、欧洲药典及其他	5311	跨国公司
日本公定书协会（PMRL）	日本药局方	355	民营非营利组织
英国药典会（BPCL）	英国药典	893	民营非营利组织
中国食品药品检定研究院（NIFDC）	中国药典	3919	政府组织

二、国内外药品标准物质概况

药品标准物质是控制药品质量的基础，通常由国家或地区药品管理机构指定的实验室建立。国际上不同机构对药品标准物质的管理方式有所差异，但基本都遵循ISO17034：2016（general requirements for the competence of the reference material producers）的管理要求，下面就主要研发机构对药品标准物质管理情况进行介绍。

1. 世界卫生组织（WHO）　1975年，世界卫生组织药品标准专家委员会制定了关于化学对照品建立、管理和销售的一般指导原则，2004年WHO药品标准专家委员会提出对二级化学对照品建立指南，并于2007年发布了WHO有关化学对照品建立、保存及分发的指导原则。WHO认为化学对照品的制备应符合质量保证体系的要求，包括药品生产质量管理规范（GMP）和实验室质量控制规范（GLP），化学对照品的建立工作还需要有适当的培训计划。WHO于2010年起，委托EDQM负责WHO国际化学对照品和抗生素国际药品标准品的建立，委托NIBSC负责WHO大部分生物国际标准品和参考品的建立。目前EDQM可提供339个国际化学对照品和23个抗生素国际标准品，NIBSC可提供近千个生物国际标准品和参考品。

2. 欧洲药品质量管理局（EDQM）　EDQM负责欧洲药典中化学对照品和生物标准品及参考品的供应。欧洲药典药品标准物质的建立通常采用多种方法进行标定，鼓励其他官方或非官方药品质量控制实验室、制药企业或国际合作实验室对候选标准物质进行协作标定。EDQM标准物质的研制与建立首先要遵循欧洲药典标准物质指导原则（EP10.0 5.12.reference standards）和ISO17025：2017

（general requirements for the competence of testing and calibration）的要求，还应符合 ISO17034：2016 规定的要求。欧洲药典的标准物质指导原则规定了标准物质的定义、分类、制备、标化程序、定值以及包装、标签、存储、运输、使用、期间核查等方面的工作程序。目前 EDQM 提供 2773 个化学对照品和约 78 个生物标准品或参考品。

3. 美国药典委员会（USP）　USP 的标准物质以《美国药典-国家处方集》中的各论为基础，各论中的标准和程序由 FDA 强制实施，在进行法定检验和测试时必须使用 USP 标准物质。USP 实验室通过了 ISO：17025 实验室认可，其联合研究也需要选用获得认可的实验室，数据审核由标准物质科学家进行分析和评估，包装后的质量控制和质量保证审核按 ISO 9001：2015（Quality management systems-Requirements）质量管理体系认证和 cGMP 质量管理规范执行。USP 的有证标准物质符合 ISO17025：2017 和 ISO 17024：2016 规定的化学 CRM 标准物质生产者要求，可用于仪器校准、方法验证、结果比对和测定赋值等。

4. 英国政府化学家实验室（LGC）　LGC 公司成立于 1942 年，是一个总部位于英国伦敦的跨国公司。LGC 作为一个独立的公司，业务范围包括承担政府委托的相关检验检测、仲裁任务与非政府机构委托的相关检验分析服务，并提供种类齐全的标准物质。它的主要分支机构有 4 个部分：LGC 司法鉴定实验室，LGC 基因组分析部、LGC 科学与技术部和 LGC 标准品部，其中标准品部的主要职能是参与制定国际标准组织（ISO）标准、制备标准物质、销售标准物质、制定能力验证方案和分析检测培训等。LGC 的标准品部为欧洲最综合全面的标准品提供机构，目前已经能够提供超过 10 万种标准物质，种类涵盖食品、化妆品、医疗器械、环境检测、临床检测、药品、生物制品等众多方面的标准物质。与其他国家药典标准品不同，LGC 提供的药品标准物质主要是杂质标准物质，目前，能够提供超过 3700 种药品杂质标准物质和超过 1600 种主成分标准物质。另外 LGC 的科学与技术部还是英国化学与生物测量方面的国家计量机构，并提供相关的有证标准物质。

5. 中国食品药品检定研究院（NIFDC）　我国的国家药品标准物质由中国食品药品检定研究院（简称"中检院"）负责标定。中检院负责对标定的标准物质从原材料选择、制备方法、标定方法、标定结果、定值准确性、量值溯源、稳定性及分装与包装条件等进行全面的技术审核，并作出可否作为国家药品标准物质的结论，同时，中检院还负责组织体外诊断试剂国家标准品和参考品的标定、制备和供应。1951 年，中检院发行第一支国家药品标准物质"标准细菌浊度标准品（比浊管）"，经过几十年的发展，至 2020 年已达到 3656 种，目前，中检院可提供包括化学对照品、对照药材、生物标准品、生物参考品以及医疗器械标准物质等较为完整的标准物质品种体系。

第三节 药品标准物质建立的基本原则与程序

药品标准物质建立过程中遵循的基本原则和程序是保证标准物质质量的前体，也是药品质量控制的基础，直接关系到药品的质量和安全性，本节将以化学对照品为例，介绍我国国家药品标准物质建立的基本原则与程序，并结合特定化学对照品的案例介绍标准物质的建立方法。

一、基本原则

化学对照品的制备、标定、存储和分发是一项耗资、耗时的工作，因此应有一个尺度来衡量某一对照品建立的必要性和可行性。为了减轻化学对照品建立的繁重工作，在建立分析方法时应尽量考虑采用无须对照品比较仍能达到预期效果的方法。

目前，药品标准中需要采用化学对照品的分析方法主要有下列几种：①用于鉴别或定量目的的红外分光光度法。②用于紫外－可见分光光度法的定量方法。③用于仪器或目视比较的比色定量方法。④用于色谱分离和定量的方法。⑤用于其他液－液分离技术而进行分离定量方法。⑥用于非化学计量学关系的滴定、重量法等定量方法。⑦比旋度含量测定法。⑧需要已知成分固定比例（如顺反结构体）作对照的方法。

是否需要建立化学对照品的评估可分为以下两种情况：

（1）不需要建立新化学对照品：当中检院的对照品目录中已经有拟定药品标准中所用的对照品，并且使用方法相同时，不需要建立新的对照品，只需说明其适用性，不需要进行特别的对照品质量研究。对于仿制药的研发，在建立药品标准时，应尽量采用已有药品标准的分析方法，除非能够证明新建新方法的必要性和先进性。

若已有化学对照品的用途与拟定标准的方法不同，可自行确认是否满足相应要求。一般除用于晶型鉴别外，研发企业将中检院制备的定量用化学对照品用于定性鉴别时，可直接使用，不需要重新标定。

若已有化学对照品与研发的药品是相同游离酸（碱）的不同成盐形式，比如苯磺酸氨氯地平、马来酸氨氯地平、甲磺酸氨氯地平3种药品的活性成分都是氨氯地平，如已有苯磺酸氨氯地平化学对照品，在进行马来酸氨氯地平或甲磺酸氨氯地平质量研究，可考虑采用苯磺酸氨氯地平为对照品，采用HPLC方法进行含量或其他定量测定。

（2）需要建立新化学对照品：创新药物的药学研究，需要建立新的化学对照品；仿制药品的药学研究，也许已有国家标准，可能没有使用到对照品，但根据药品的特点，需要建立专属性更强的分析方法时，则需要建立化学对照品。

二、原料的确定

作为化学对照品的物质必须具有稳定、均匀的特性。当需要制备新化学对照品时，应根据稳定性、均匀性，考察对照品原料的化学和物理性质是否满足对照品的要求。

一般情况下，大都以药物原型分子作为对照品。但并不是所有的药物原型分子适于化学对照品，比如调节血脂的药物普伐他汀钠，即使在 $-8℃$ 条件下 6 个月内也会产生显著降解，因此，目前普伐他汀钠化学对照品为普伐他汀钠的四甲基丁胺盐。

三、原料的获得

如果原料药的纯度可以被接受，可以从正常生产工艺生产的原料中选取一批质量较好的作为对照品候选原料。为了使原料具有化学对照品应有的品质，也可对候选原料进行进一步的精制。对化学药品纯度方面的要求，取决于该对照品的用途。按中检院《药品标准物质原料申报备案办法》的规定，供制备含量测定用对照品的原料一般要求纯度不低于99.5%，仅供制备薄层鉴别用对照品的原料一般要求纯度不低于95.0%，仅供制备红外鉴别用对照品的原料一般要求纯度不低于98.0%，仅供制备有关物质检查用对照品的原料一般要求纯度不低于95.0%。鉴别用的化学对照品，一般不需要特别高的纯度，少量杂质的存在，对于鉴别试验通常不会有显著的影响。含量测定用的化学对照品，应具有较高的纯度，按无水、无溶剂物计或按干燥品计，含量测定用化学对照品的纯度应不低于99.5%，但使用化学对照品的分析方法的专属性较差时，也可能不需要如此高的纯度，比如采用紫外分光光度法进行含量测定时，只要杂质的紫外响应与主成分相当，也可按100.0%计，即认为该对照品的光学纯度为100%。

四、标定

只有采用多种不同的分析手段对候选原料进行严格、全面的评价，才能判断候选原料是否能够作为化学对照品使用。对候选选料质量研究的要求，取决于该化学对照品的用途，有时可能需要多个独立的实验室进行协作标定。

1. 鉴别用化学对照品　鉴别用化学对照品是指仅供鉴别（红外光谱或液相

色谱等）或系统适用性用的化学对照品，不涉及量值的使用。因此，这类标准物质不进行赋值，但纯度一般应在95.0%以上。如果原料药的纯度可以满足使用要求，从正常生产工艺生产的产品中，选取一批优质原料即可。有时也可能需要供应商对该物质进行进一步的纯化精制。

2. 检查用对照品　检查用对照品是指用于指定杂质含量测定的化学对照品，尤其是用于杂质的限度检查时，需要对该物质进行更深入的质量研究。如果杂质对照品用于薄层色谱法（TLC）检查，其纯度一般应不低于90%，用于高效液相色谱法（HPLC）或者气相色谱法（GC）检查的杂质对照品，其纯度会要求更高，应不得低于95%。当对照品用于纯度检查时，通常只需要一个实验室进行标化即可。如果该杂质对照品是首次制备或者分离获得，必须采用核磁共振（NMR）、质谱（MS）和元素分析等适当的技术进行物理和化学方法进行质量研究。

3. 含量测定用对照品　含量测定用对照品是指用于比色法、HPLC、GC或者UV法含量测定的化学对照品。含量测定用化学对照品的纯度一般应高于98.0%，当采用标准方法测定时，同一实验室应至少平行测定3份，RSD不得高于0.5%；当采用其他方法测定时，同一实验室应至少采用两种不同原理的方法进行验证，测定结果误差应在允许的误差范围内。若含量测定用化学对照品的原料纯度低于98.0%，当采用标准方法测定时，应至少提供2个独立的操作者测定关键数据或组织多个实验室协作标定，数据结果应在允许的误差范围内；当采用非标准方法时，应采用经验证的2种测定方法，定值结果应符合统计要求。需要协作标定时，标化方案一般应包括以下内容。

干燥失重或水分测定：采用规定的方法对有机杂质进行检测（如进行水分测定，可能需要进行残留溶剂检查）

可能包括采用滴定等方法对候选原料的含量进行测定，只是对原料纯度的一种确认性检测，不需要所有的协作实验室进行该项检测，测定结果也不用于对照品的定值计算。

标化方案还包括每个检测项目的系统适用性试验和判断标准。除另有规定外，容器内的对照品原料含量以"按原样计（as is）"的方式给出。以干燥或冷冻干燥制品形式制备的含量测定用对照品，以每瓶中纯品的含量（mg）或国际单位标出对照品的量值。

每个实验室都要采用包括药品标准中的方法在内的多种经过验证的分析技术对原料进行标化。当对照品用于比色法或者UV法等非专属性含量测定方法时，必须对原料中所含杂质的相对反应活性或者相对响应因子进行考察。当对照品用于色谱法等专属性的含量测定方法时，准确测定杂质的含量特别重要。在这种情况下，应采用尽可能多的方法对该对照品进行检测，如有可能，还应采用相溶度分析法（phase solubility analysis）或差示扫描量热法（differential scanning calorimetry，DSC）等方法对原料进行质量评价。对于酸性或碱性的物质，可进行酸碱滴定，也可采用化学计量反应对候选原料进行质量评价。对照品原料的水分、有机溶剂、矿物杂质（包括重金属在内的无机杂质）和有关物质的含量相加应为100%。对多数用于含量测定的化学对照品，其含量一般"按原样计（as is）"标识。因此，在建立化学对照品时，对用于非专属性含量测定方法的对照品，必须对水分和残留溶剂的含量及其分布均一性进行测定，对用于专属性含量测定方法的对照品，还必须对杂质的含量进行测定。含量测定用化学对照品原则上均应给出准确的量值，更换批次的化学对照品在标化时其测定定值还应将测定结果与上一批次或国际标准物质的量值进行比对，以确保化学对照品量值的一致性和连续性。

4. 仪器校正用对照品 如果化学对照品作为校正用物质用于仪器的校正，比如熔点对照品，对该物质的检测和质量评价要求与用于含量测定的化学对照品相近。应由多个实验室采用多种技术手段和方法对校正用物质进行协作标化，以确定该物质的纯度特别是校正特定用量值满足使用要求。在确定该对照品满足校正用途后，还应该有适当数量的协作实验室参加标化，采用适当的仪器确定该物质的最终量值。

化学对照品的研制标定应根据对照品的预期用途，结合对照品原料的均匀性、稳定性、特性量值范围和批次情况，合理开展相应的实验项目。标化对照品的目的是通过多个项目的检测，确定候选原料能够满足其使用要求。标定的方法大概可以分为两类：一是候选原料的鉴定，二是候选原料的纯度检查。

1. 化学对照品的鉴定 化学对照品应结构明确，一般为具有确定结构的单一化合物，鉴定的目的就是验证其化学结构。根据以下情况区别对待：①已建立的化学对照品，更换批号时可以通过比较与前批样品的一致性的实验来进行，或通过与权威机构发布的红外图谱进行比较确认结构，当该物质具有多晶型现象时，应注意晶型对红外图谱的影响。质谱或者X射线衍射晶体学图谱等高度专属的技术可用于相关图谱的比较，如原料来源相同，只需要比较前后两批对照品的红外吸收图谱即可。②对于新建立的品种，应按照新化合物的结构确证程序，采用多种分析技术手段对化合物的结构进行测定，需测定紫外光谱（UV）、红外光谱（IR）、质谱（MS）和核磁共振（NMR）数据，光学活性物质应提供比旋度 $[\alpha]$，必要时测定圆二色谱（CD）。若需固体晶型进行确认的，应测定X衍射（Xray），并与文献数据比较。

2. 化学对照品的纯度要求和测定方法 化学对照品的纯度要求取决于它使

用的目的。如作为红外光谱鉴别用对照品不需要过高的纯度，因为小比例杂质的纯在不会引起红外图谱可观察的变化；同样用于低点样量的薄层色谱鉴别用对照品也仅要求在特定色谱条件下有相对较高的纯度。然而用于含量测定的化学对照品应具有较高的纯度。在评价一个对照品的适用性工作中，最重要的是要考虑杂质在含量测定中的影响程度。

用于检查化学对照品纯度的方法要考虑其制备方法和使用目的，这样的分析方法可以分为几大类。

（1）色谱方法：是以外标物做比较的方法。色谱分离测定方法对检测和测定对照品原料中的杂质成分非常有效。常用的有薄层色谱法（TLC）、气相色谱法（GC）和高效液相色谱法（HPLC），目前 HPLC 法的应用最为广泛。通常，HPLC 和 GC 法的选择性要优于 TLC 法，HPLC 和 GC 法的优势还表现在能够便捷地进行定量分析。测定化学对照品的杂质含量时，如能获得相应的杂质对照品，应采用外标法确定对照品中相关杂质的含量。如果没有杂质对照品，应选择杂质与主成分响应系数接近的波长作为紫外检测波长。当杂质与主成分的响应因子有显著差异时，必须采用校正因子进行校正，以便准确测定杂质的含量。配置了二极管阵列检测器的 HPLC 仪还可采用光谱法对主成分及杂质峰的纯度进行分析，必要时也可采用二维色谱技术进行峰纯度考察。HPLC-MS 联用仪可对获得分离的杂质以及主成分进行结构鉴定，对于没有参考物质或者 IR 参考图谱的化学对照品标定特别有用。

同 HPLC 法一样，含量测定用 GC 方法也要测定杂质的响应值。

TLC 法所用的仪器简单且价格较低；此项技术易于操作并且可方便地在微克水平进行试验。该方法可分离立体异构体或者同系物等结构相似的有关物质。进行 TLC 分析的待测物质中的所有组分，在展开后的薄层板中有相应的斑点，当然，一些组分可能会仍然停留在点样线上、一些组分可能会迁移到溶剂前沿的位置、有的组分会与主成分以相同的速度在薄层板上迁移并且其中某些组分还不能被检出。基于上述原因，通过采用二维色谱技术、多个溶剂系统、多个检测方法，可能会显著提高 TLC 法的分析能力和用途。在一定情况下，如果测定的准确度可以被接受，可采用光密度计进行定量分析。

对于拟定干燥后使用的对照品，还应考察干燥后对照品的色谱纯度，干燥后稳定的对照品才可采用干燥后使用的处理方法。

（2）热动力学方法：依赖于物质固有动力学属性的方法。热动力学方法能够测定总杂质水平的绝对值，但提供的有关杂质分子结构的信息较少。

1）相溶度分析：相溶度分析可用于检测杂质，包括异构体，得出它们的含量。此方法的技术关键是找出适宜的溶剂系统，其测定的相对标准偏差为

0.2%。此方法使用的设备相对简单，可用于大多数物质的测定。但是当样品在分析过程中发生降解、形成固体溶液或者主成分具有多晶型时，这些因素可能会使该方法不适用与样品的纯度分析，同时该方法需要样品量较大，鉴于对照品原料尤其是杂质对照品的原料较难获得，该法在化学对照品的分析中已不再常用。

2）差示扫描量热法：该法测定纯度是基于测定样品的熔融热和杂质存在而引起的熔点的变化，而获得样品纯度的估计值，是一种用于考察物质是否具有多晶型并确定固体杂质总量的分析技术。该方法操作快速，精确度高，但如果样品熔融同时分解或形成固体溶液时，则不能采用该法进行纯度分析。

（3）其他方法：用于确定化学对照品纯度的方法，应建立系统适用性要求并进行验证。

1）分光光度法：进行纯度测定时也会采用紫外分光光度法（UV spectrophotometry）。因为该方法是基于发色基团的特性，所以该方法可以检测那些使吸光度值偏高的杂质，并根据吸光度（吸收系数）的变化，确定杂质的紫外吸收可忽略不计还是具有显著的紫外吸收。然而，由于只有少数物质在紫外区具有最大吸收，大部分的物质都包含有相近的发色基团，并且紫外分光光度法还需要使用外部化学对照品，上述因素都使该方法的应用受到了限制。

2）红外分光光度法：可用于立体异构体的鉴别和定量分析。

3）核磁共振谱（NMR）：是一种强大的光谱鉴别工具，目前已被多个机构用于药品对照品的纯度测定。

4）滴定方法：滴定方法提供了一种有价值的手段，可确认化学对照品的结构和纯度，该方法还可对其他方法获得的纯度值进行确认。

5）旋光度法：许多化学对照品具有光学活性，有时可通过旋光度法测定化学对照品中的光学异构体含量定，但是，该方法缺乏专属性并且灵敏度低。

（4）水分和有机挥发物的测定：准确测定化学对照品中的水分和挥发性物质的含量是必需的。如果适用于对照品候选原料，也常可通过规定条件下的干燥失重方法，获得水分和挥发性物质总量的数据。有时干燥失重的方法并不适用而且会获得错误的结果，在这种情况下，也可采用热重分析方法来测定化学对照品中的水分和有机挥发物含量。另外，也可采用卡尔－费休滴定方法对水分进行测定，采用GC方法对挥发性溶剂的含量进行测定。在测定水分和有机挥发物含量时，应考虑水分和有机挥发物在对照品原料中的均一性。

3. 化学对照品的均匀性研究　均匀性是对照品的基本属性，均匀性检验的目的是来判断单元件的变动性在统计学上是否显著，化学对照品的均匀性检验原则上要在候选原料分装成最终产品后进行，无论首次研制还是换批制备，只要成批制备并分装成最小包装单元的，均需进行均匀性检验或评估，对于非含量测定用的化学对照品，一定情况下可结合相关数据进行均匀性分析即可。

一般对外观性状为粉末、性能稳定的化学对照品，分装后的均匀性检验可采取随机取样的方式，使用随机数表决定抽取样品的号码；当批量较大，无法进行随机抽样时，可将总体分成均衡的几个部分，然后按照预先定出的规则，从每一部分抽取一定支数，进行抽样；对于有引湿性的化学对照品，需分别在分装过程中的不同时间点（前、中、后至少三段）分别取样；对于冻干品需要在不同位点分别抽样，取样点的分布对于总体样品应有足够的代表性。含量测定用的化学对照品，当制备的最小包装单元不超过500个时，抽样数一般不少于10个最小包装单元，当制备的最小包装单元超过500个时，抽样数一般不少于12个最小包装单元。

均匀性应对化学对照品标示的特性量值进行检查，优先选用药品标准检验方法或经验证的检验方法，每个抽取单元应至少独立取样重复测试2次，一般情况下每个最小包装单元应保证至少2个测试结果，均匀性检验数据采用方差分析，也可采用其他适宜的判定方法，对于检验中出现的异常值，在未查明原因之前，不应随意剔除，应对异常值出现原因进行分析并记录在案。

五、赋值

化学对照品采用质量平衡法赋值，不同测定法采用的赋值方式主要有如下两种方式：

1. 供色谱法含量测定用的化学对照品 根据对照品的使用方法，按照质量平衡法进行赋值。

（1）使用前不需干燥处理的化学对照品：采用如下方式进行赋值。

对照品含量＝色谱纯度×（100%－水分%－残留溶剂%－炽灼残渣%）

或

对照品含量＝色谱纯度×（100%－干燥失重%－炽灼残渣%）

（2）干燥后使用的化学对照品：采用如下方式进行赋值。

对照品含量＝色谱纯度×（100%－炽灼残渣%）

2. 供UV法或荧光法含量测定用化学对照品 如杂质的紫外响应因子与主成分相当或杂质含量不超过1%，按照质量平衡法进行赋值。

（1）使用前不需干燥处理的化学对照品：

对照品含量＝100%－水分%－残留溶剂%－炽灼残渣%

或

对照品含量＝100%－干燥失重%－炽灼残渣%

（2）干燥后使用的化学对照品：

对照品含量＝100% －炽灼残渣%

六、再检测程序

为保证对照品长期使用的可靠性，根据该物质的已知物理化学性质和稳定性数据，通常采用再检测程序进行监测，对照品在储存期间需要进行定期稳定性监测。再检测程序的目的就是采用合适的分析技术检测对照品中一种或几种特性量值的变化程度，所采用的分析方法应当是在建立对照品时已经使用过的分析方法。

化学对照品再检测的周期和程度依赖于稳定性、容器及密封系统、储存条件、引湿性、物理形态、用途和规格（单词/多次使用）等因素。

大多数的对照品都是以固体粉末的形式制备，但是也有一些对照品是以溶液形式提供。对照品被分装并以一次使用的包装提供最好。但是，如果对照品被保存在多次使用的容器内，对具有引湿性和对氧气敏感的对照品，就要更频繁地进行再检测。检验方法包括对水分和降解物的测定。如果有足够的数据支持，再检测的周期可以延长。与给定的含量量值相比，允许的最大变动范围应该在检测前制定。如果对照品的变化超出规定的范围就应该重新建立新批号的对照品或换批。

对照品的监控程序包括下列检测项目，这些检测方法都是快速、灵敏、样品用量少的方法：①水分测定、干燥失重和/或热重分析。②采用能反映稳定性的分离技术对杂质进行评价。③如果合适，可以用差示扫描量热法（DSC）、NMR法测定纯度。④采用任何其他专属性的方法检测杂质。

如果与该对照品被批准时的数据相比有任何差异，就需要根据统计学模型对有差异的数据结果进行分析，若满足模型要求可继续使用，否则应建立新批对照品替代。

七、标签和说明书

1. 化学对照品标签应提供的信息

（1）正确的名称：通常使用中国药品通用名称（CADN）或国际非专利名称（INN）。

（2）对照品发放机构的名称（中国食品药品检定研究院）。

（3）容器中对照品的装量。

（4）批号。

（5）化学对照品的用途。

（6）化学对照品含量或量值的信息。

2. **其他信息** 当还提供对照品的相关文件时，文件应与上述内容相结合。如果需要，应在标签或相关文件中提供下列信息。

（1）对照品发放机构的名称和地址。

（2）推荐的贮存条件。

（3）化学对照品的用途。

（4）使用说明（比如保存和处置）。

（5）有关该化学对照品含量或量值的信息。

（6）当化学对照品没有被正确使用、没有在适当条件下贮存或者对照品的使用超出了发放机构规定的范围时，发放机构的免责声明。

（7）按照国家、区域间或国际协议，化学对照品对人体健康的危害性或者注意事项。

第四节 药品标准物质赋值佐证方法的示例

国际通用的对照品定值方法为质量平衡法，在前面章节已有详细阐述。但是随着标准物质研究的不断深入，也存在使用HPLC等方法较难解决的问题。譬如候选原料与其杂质的紫外响应存在差异，不引入校正因子情况下得到的HPLC纯度与实际会有偏差；液相色谱方法可能无法检出某些杂质；质量平衡法需要使用较大量的原料；对于一些首批研制对照品，无法找到可溯源的外标对照品等。使质量平衡法的可靠性和科学性遇到了挑战，因此，需要找到一种不受上述因素干扰的新的含量测定方法，用于支持质量平衡法的赋值结果。

近年来，核磁共振技术不仅应用于化合物定性测试，中国食品药品检定研究院（NIFDC）、世界卫生组织标准物质研究合作中心（EDQM）、美国药典委员会（USP）、英国政府化学实验室（LGC）等药品标准物质的研制机构，已经将核磁共振定量技术应用于化学对照品的赋值。其具体原理请参考第五章"核磁共振技术与应用"中相关章节。

核磁定量法解决的问题主要有两类：首先，对于无法溯源或找到参考标样的首批对照品的赋值，可对质量平衡法结果进行确认，并通过对核磁谱图的定性分析，找到核磁定量法、质量平衡法与HPLC外标法等其他含量测定方法结果不匹配的原因；其次，对于含有多组分的对照品，利用核磁技术可同时对多组分定性定量的优势，可分别测定对照品原料中残留溶剂、盐基和异构体等含量，弥补色谱等方法的不足之处。

化学对照品的纯度较高（通常 ≥ 95%），若对照品中的杂质可用 HPLC 方法检出，并且与主成分紫外响应因子没有显著差异，质量平衡法结果较为准确；相应的，由于化学对照品多数为小分子化合物，结构简单，杂质含量低，对主成分氢信号干扰少，亦较容易建立核磁定量法，其结果准确度高。

若经典质量平衡法与核磁定量结果不一致，由于核磁定量法具有测定绝对含量与定性的优势，更有参考意义。

随着分析技术的不断发展与对照品标化工作研究的不断深入，判断对照品候选原料的质量也并非只看 HPLC 纯度那么简单，若其背后隐藏的杂质未被完全检出，就存在质量标准无法控制其杂质纯度，成盐不完全等风险。核磁共振技术的引入，由于其具有测定绝对定量与定性的特点，为质量平衡法赋值提供了独立和科学数据，该方法操作简便，灵敏度高，已经成为对照品定值的一种重要常规手段。

由于几乎所有的药品中均含有氢原子且其自然丰度高，核磁共振定量方面的研究主要集中在 ^1H 的研究上，这种技术适用范围广，需要样品量少，检验速度快，但是由于位移范围一般为 $\delta\, 0 \sim 10ppm$，定量信号容易重叠，对于内标物质的选择有一定的要求。随着高磁场核磁共振仪、傅里叶变换技术及化学计量学被陆续引入，^{13}C 及 ^{19}F 核磁共振定量技术也越来越广泛得应用于化学药品含量测定领域。

对于一些高分子化合物，氢谱中响应信号重叠严重，不同位置共振信号的化学位移较近，难以分离，无法进行定量测定。碳谱本身的位移范围广，响应信号之间分离更好，适合高分子聚合物的结构及含量分析。不过由于 ^{13}C 的自然丰度较低，且碳原子弛豫时间一般比氢原子长，需要扫描次数较多，耗时较长，这一定程度上限制了 ^{13}C 核磁共振定量技术的应用。但是随着超低温探头技术的发展，预计未来将发挥更重要的作用。

示例一　核磁定量法测定首批化学对照品

波生坦的化学名为 N-［6-（2-羟基乙氧基）-5-（2-甲氧基苯氧基）-2-嘧啶-2-基－嘧啶-4-基］-4-叔丁基－苯磺酰胺，主要用于治疗原发性肺动脉高压或者硬皮病引起的肺动脉高压。首批对照品质量平衡法结果为96.58%。由于暂无可溯源用对照品，无法确认质量平衡法结果是否准确，于是建立了氢核磁定量法测定其含量。

采用对苯二甲酸二甲酯为内标，氘代氯仿为溶剂，以 $\delta\, 8.4ppm$ 处为样品定量信号，$\delta\, 8.1ppm$ 处为内标定量信号，建立核磁定量测定波生坦对照品方法（图12-1），并进行了系统的方法学验证。方法的精密度与重复性均小于1%，线性相关系

数 $r > 0.999$，核磁定量测定原料含量为96.25%（图12-1），与质量平衡法结果基本一致，为首批对照品的准确赋值提供了科学依据。

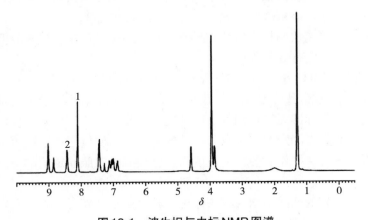

图12-1　波生坦与内标NMR图谱

注：1. 内标（对苯二甲酸二甲酯）的信号峰；2. 波生坦的信号峰。

示例二　核磁定量法测定化学对照品中的残留溶剂

对于使用前不需干燥处理的对照品，使用质量平衡法对其赋值时，必须准确测定其水分及残留溶剂含量。测定残留溶剂一般使用气相色谱法，由于不同种类溶剂在气相色谱中响应存在差异，准确测定残留溶剂含量需要先确定残留溶剂的种类，对于部分含有未知类型残留溶剂的原料，为了确定其中残留溶剂种类，需要气相色谱-质谱联用仪的帮助，整个过程费时费力，很难在普通化学对照品赋值工作中推广。由于核磁定量法可以直接测得样品的最终含量，并可以确定其中含量较大的残留溶剂类型，可以很好地解决化学对照品赋值时残留溶剂测定的问题。

氢溴酸东莨菪碱为抗胆碱药，在采用质量平衡法对其赋值时，干燥失重与水分测定差值为4.03%，证明其中存在未知的残留溶剂。采用对苯二酚为内标，重水为溶剂，建立了核磁定量法测定氢溴酸东莨菪碱对照品的含量为91.56%（图12-2），并通过对谱图分析发现其未知残留溶剂为乙醇，其含量为3.86%，与干燥失重和水分测定差值相符合，实现了在一张核磁图谱上同时测定了主成分与残留溶剂的含量。

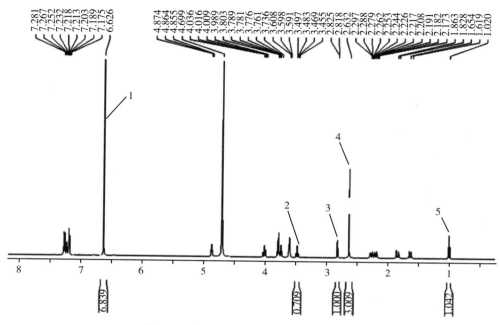

图12-2　氢溴酸东莨菪碱及内标NMR谱

注：1. 内标（对苯二酚）信号峰；2. 乙醇中的-CH₂-信号峰；3. 样品中的单H信号峰；4. 样品中的-CH₃信号峰；5. 乙醇中-CH₃信号峰。

示例三　核磁定量法测定化学对照品中异构体含量

克罗米通为无色油状液体，抗疥螨药，化学名为*N*-乙基-*N*-（2-甲基苯基）-2-丁烯酰胺，通常为顺式和反式异构体的混合物（图12-3）。市售的克罗米通大多含有2%～3%的顺式异构体，不能获得完全的顺式或者反式克罗米通原料。通常用HPLC方法中顺反异构体的峰面积和来计算克罗米通含量，但是进一步研究发现其顺反异构体的最大吸收波长存在差异，在同一波长下相应系数有差异，当对照品中顺反异构体的含量比例与待测样品中含量比例差别较大时，单纯使用

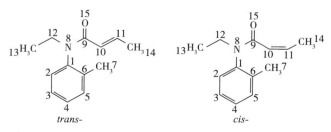

图12-3　顺式（cis-）与反式（trans-）克罗米通化学结构

峰面积相加的方法会造成一定的误差。由于核磁定量法不受响应因子影响，建立了核磁定量测定克罗米通对照品中顺反异构体含量的方法。以对苯二酚为内标，氘代二甲基亚砜为溶剂，最终测得顺反异构体含量分别为96.02%和3.12%（图12-4）。

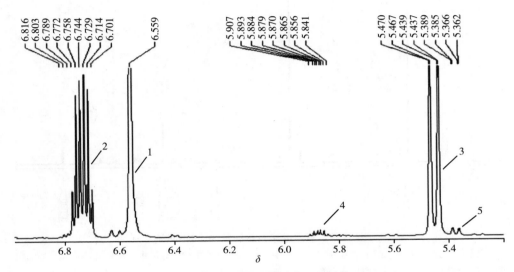

图12-4　克罗米通与内标NMR谱

注：1. 内标（对苯二酚）信号峰；2. 反式克罗米通11位H信号峰；3. 反式克罗米通10位H信号峰；4. 顺式克罗米通11位H信号峰；5. 顺式克罗米通10位H信号峰。

示例四　核磁定量法测定化学对照品中多组分的含量

茶苯海明为抗组胺药，为苯海拉明（1,3-二甲基-8-氯-1*H*-嘌呤-2,6-二酮）和8-氯茶碱［*N,N*-二甲基-2-（二苯基甲氧基）乙胺］1:1的混合物（图12-5），《中国药典》2020年版中规定含苯海拉明应为53.0%～55.5%，含8-氯茶碱应为44.0%～47.0%。无论是滴定法或HPLC法，均比较烦琐，且消耗样品量较大。采

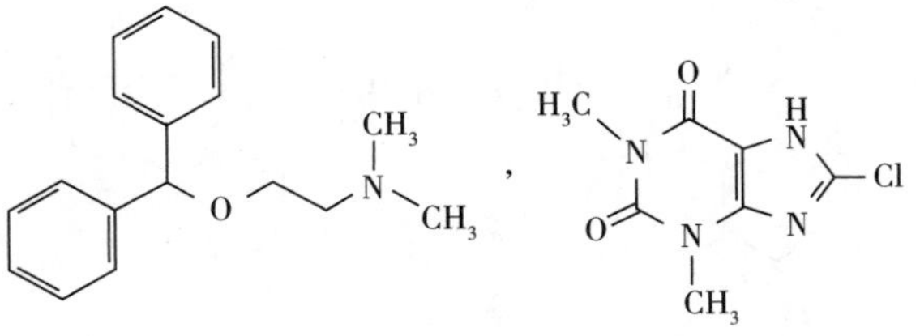

图12-5　茶苯海明的化学结构

用核磁定量法，以对苯二酚为内标，氘代甲醇为溶剂，可以在半小时内同时测定茶苯海明对照品中苯海拉明与8-氯茶碱的含量（图12-6），最终结果分别54.04%与45.37%，与滴定法测得的结果54.12%和45.75%一致。

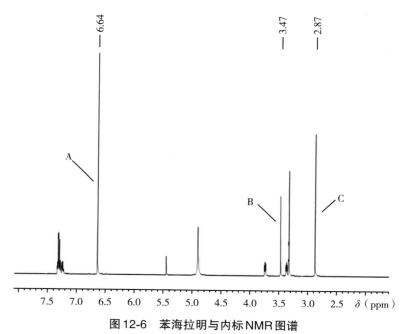

图12-6　苯海拉明与内标NMR图谱

注：A. 内标（对苯二酚）信号峰；B. 8-氯茶碱的 H 信号峰；C. 苯海拉明的 H 信号峰。

第五节　药品标准物质的使用

中检院制备的药品标准物质用于药典及其他国家药品标准。国家药品标准物质适用于规定的用途，不能保证规定用途外的适用性，如果将一个药品标准物质用于规定用途以外的其他任何特定用途，必须充分证明该标准物质在新用途中的适用性。

本节将主要讨论我国国家药品标准物质中化学对照品使用中的相关技术问题，并对国外主要药品标准物质的使用情况进行介绍。

一、量值

化学对照品的原料经过标定后，我国化学对照品的量值分为以下几种形式。

1. 鉴别用化学对照品　仅供纸色谱法（PC）、薄层色谱法（TLC）、高效液相色谱法（HPLC）、气相色谱法（GC）、毛细管电泳法（CE）、紫外-可见分光光度法（Vis-UV）、红外吸收光谱等色谱或光谱鉴别用的化学对照品，如果仅用于鉴别，在标签和使用说明书中不标示量值。

2. 系统适用性试验用化学对照品　仅供纸色谱法（PC）、薄层色谱法（TLC）、高效液相色谱法（HPLC）、气相色谱法（GC）、毛细管电泳法（CE）等系统适用性试验用的化学对照品，在标签和说明书中也不标示量值。由于某些品种系统适用性要求较高，这种情况下往往会在使用说明书中附上系统适用性色谱图并给出色谱柱等信息。如曲克芦丁系统适用性用对照品，提供了典型色谱图，并在注意事项中注明了"色谱柱及流动相对结果影响较大"，需要在使用时特别注意。

曲克芦丁系统适用性对照品

Troxerutin for system suitability

【类别】化学对照品

【批号】101349-2001501

【用途】使用前不需干燥处理。供 HPLC 法系统适用性用。

【包装】安瓿瓶装

【规格】约 30 毫克 / 支

【保存条件】遮光，密封保存。

【附图】

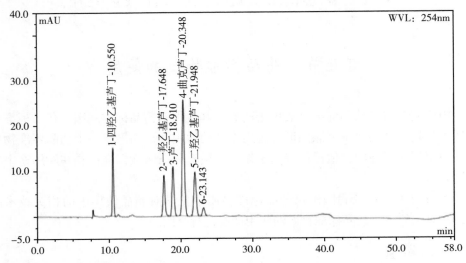

【注意事项】色谱柱及流动相对结果影响较大

本品仅供国家药品标准对应项下检验检测用，若作他用，用户须自行证明适用性。

3. PC法和TLC法有关物质检查用化学对照品　这两种方法为限度检查法，属于半定量分析方法，如果仅用于此项检查，一般不标示量值，按100%计。

4. HPLC法、GC法、CE法或UV法检查用化学对照品　对于这一类化学对照品，一般在标签或使用说明书中会给出量值，如果未标示量值，按100%计。有些杂质对照品，由于原料有限，通常将原料用适当的溶剂配置成使用项下的浓度，将溶液精密分装在小瓶中，然后采用减压干燥或冷冻干燥的方法除去溶剂，这些对照品的量值就采用"XX微克/每瓶"的方式标示其量值。

以2-甲基-5-硝基咪唑为例，该对照品的量值标识为100%。

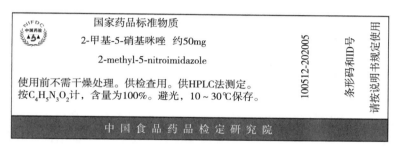

2- 甲基 -5- 硝基咪唑
2-methyl-5-nitroimidazole

【类别】化学对照品

【批号】100512-202005

【结构式】

【分子式】$C_4H_5N_3O_2$

【分子量】127.10

【CAS 号】696-23-1

【用途】供检查用。本品仅供国家药品标准对应项下检测用。

【特性量值】供 HPLC 法检查用。按 $C_4H_5N_3O_2$ 计，本品含量为100%。

【使用方法】使用前不需干燥处理。

【包装】棕色西林瓶

【规格】50mg/ 支

【贮藏】避光，10 ～ 30℃保存。

【注意事项】本品也可称为左奥硝唑杂质Ⅰ、甲硝唑杂质Ⅰ、替硝唑杂质Ⅰ、奥硝唑杂质Ⅰ、塞克硝唑杂质Ⅰ

【有效期】国家药品标准物质不设具体有效期，按照规定条件保存的标准物质，在中国食品药品检定研究院发布停用通知前有效。

5. 含量测定用化学对照品　早期含量测定用化学对照品，在标签和说明说中一般不给出含量，均按100%计，随着国际上主要药典对照品赋值原则的变化，我国含量测定用化学对照品采用质量平衡法，根据使用项下方法的专属性，对每个用途都进行赋值，以更昔洛韦对照品为例，该对照品使用前不需干燥处理，按$C_9H_{13}N_5O_4$计，供HPLC法含量测定用，本品含量为99.7%；供UV法含量测定用，本品含量为99.9%。避光，10～30℃保存。

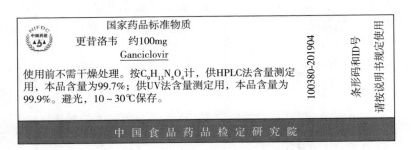

如某一化学对照品多种使用用途最终量值一致，在标签和使用说明书中则不再对其区分标示，如茶碱对照品为HPLC法和UV法含量测定用，但其最终给值一致，所以不再区分HPLC和UV法含量，统一描述为"供含量测定用"。

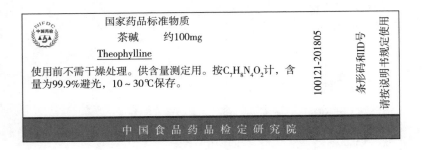

二、正确使用

对于从事药品研发、质量控制的人员，在研发/质量研究、质量控制工作中选择适当的对照品并正确地使用非常重要。对于已有国家药品标准的品种，按照法定检验标准进行药品质量检测时，需要使用由中国食品药品检定研究院发放的法定化学对照品；在药品的研发/质量研究阶段，当没有适用的法定化学对照品时，可参考相关法律法规及指导原则，建立满足拟定药品标准项下使用要求的化学对照品。

1. 化学对照品的存储条件　我国化学对照品在标签和说明书中都会给出存

储条件，一般情况下与药典品种项下的保存条件一致。

WHO国际化学对照品包装上一般并不注明保存条件，其指导原则中规定国际化学对照品的保存条件为5℃，如果有需要特殊条件下保存的品种，会在标签或说明书中注明。

《欧洲药典》对照品大多数品种规定在5℃±3℃保存，有近350个品种如氟氯西林钠、阿法骨化醇等规定在-20℃±5℃保存，另外还有约20个品种如非格司亭等要求在-80℃±10℃保存，两个品种VERO细胞对照品和PK 13细胞对照品采用-196～170℃的液氮中保存。

《英国药典》对照品的保存条件为不高于25℃，含量测定用对照品的保存条件为2～10℃。

《日本药典》对照品的保存条件分为≤25℃、≤8℃和≤-20℃三种，大部分品种的保存条件为25℃以下，倍他米松磷酸钠等一些对照品的保存条件为不超过8℃，还有廿六烷五烯酸乙酯等个别品种要求在-20℃以下保存。

《美国药典》对照品的存储条件同中国药典一样视具体情况而定，在标签和使用说明书中给出存储条件。

国际上主要药品标准物质制备机构对标准物质保存条件见表12-2。

表12-2 国际上主要药品标准物质制备机构对标准物质保存条件

机构、国家	存储条件
WHO	5℃
EP	5℃±3℃、-20℃±5℃、-80℃±10℃或-196～170℃
USP	视具体情况而定
BP	不高于25℃，含量测定用标准物质应在2～10℃保存
JP	≤25℃、≤8℃、≤-20℃
中国	视具体情况而定

2. 化学对照品的有效期 国际上主要药品标准物质的制备机构在发放的化学对照品的标签或说明书中均不给出有效期，对于有效期的处理可以分为两种方法。

第一种方法是当新批次的对照品批准发放后，在对照品的目录中给出上一个批号对照品的有效使用日期。EDQM和USP采用这种方法，如USP在2020年8月发布的目录中，酒石酸美洛托尔对照品的当前批次为R091M0，上个批次为I1L303，其后备注日期为2020年2月29日，即在此日期前批次I1L303可继续使用。EDQM在

2020年8月发布的对照品目录中，枸橼酸西地那非对照品的当前批次为"2"，上个批次为"1"，在信息中注明了上个批次在2020年4月31日之前有效。

第二种方法是不给出对照品的具体使用期限，建议用户购买后立即使用。日本药典中明确说明其对照品未设定有效期，建议根据需要适量购买，在规定条件下保存并尽快使用。英国药典对照品的官网中文件规定，只要某批次在网站上显示为当前批次，在未打开并在规定条件下保存情况下可一直使用，如与网站显示的当前批次不一致，从该机构寄出日期计算，可在12个月内使用。

需要注意的是以上有效期均为未打开包装并在规定的条件下保存的情况，对于打开后对照品使用时限均无规定，为避免打开包装后的对照品的完整性产生潜在的疑义，建议用户只订购满足自己一段时间内所需数量的对照品，所用的对照品为线性批次，避免将打开包装后的对照品长时间存储，在多次从同一个包装中取用对照品时，应尽量避免可能的降解、污染、引湿。

3. 化学对照品的使用注意事项　国际上主要药品标准物质的制备机构均建议用户购买对照品后立即或尽快使用，并且不能保证开瓶后对照品的质量。按照EDQM相关文件的规定，购买分装在小瓶或安瓿瓶中的对照品应"立即使用"，并建议在一次实验中使用完毕。其他各国药品标准物质制备机构也均有类似建议。

对于定量分析用药品对照品，开瓶后能够反复使用几次或可在多长时间内使用，完全由用户确定并承担多次使用中出现的所有风险；非定量分析用药品对照品，比如系统适用性试验用化学对照品，在确认对照品符合实验要求后，可在开瓶后继续使用。

通常情况下，对照品的装量能够满足该品种项下全检用量的两倍，称量时应考虑称样量和天平的选择，使其符合定量分析的要求，一般情况下，含量测定用化学对照品，一次称样量应不少于20mg。对照品的均匀性与称样量相关，称样量小于10mg时，对照品的均匀性可能不能满足使用的要求，也就是影响到两份对照品量值的一致性。所以多次使用时，除了考虑对照品的稳定性和引湿性、包装的严密性外，还要考虑对照品本身的均匀性和最小称样量的关系。

4. 化学对照品使用前的处理　化学对照品使用前的处理方法可以分为以下两种方法。

第一种方法：使用前不需处理直接使用，该方法为最优选择，方便使用者的使用。欧洲药典化学对照品使用前均不需进行处理，日本药典化学对照品除法定药品标准中规定的需要处理的外使用前也不需要处理，英国对照品使用前也不需要处理。

我国化学对照品和USP化学对照品大部分采用不需处理直接使用的方法。

第二种方法：干燥后或测定水分后使用。USP的对照品中约有10%的品种采用测定水分后使用的处理方法，其中超过1/3的品种为抗生素化学对照品。测定水分后使用的对照品一般为具有引湿性的物质或者是含有结晶水的物质。由于对照品的装量有限，为了提高水分测定的准确度，每一份称样量应不低于50mg，采用稀释4倍后的卡氏试剂进行滴定。USP对照品中有约20%的品种采用干燥后使用的处理方法，少数几个品种采用热失重技术对失重值进行测定后，再对对照品的量值进行校正。

我国药品对照品有相当一部分品种采用干燥处理或测定水分的方法，我国化学对照品的使用方法可分为以下几种：

（1）使用前不需干燥处理：以茶碱对照品的使用为例，"本品为茶碱（Theophylline），使用前不需干燥处理。供含量测定用。按$C_7H_8N_4O_2$计，含量为99.9%，避光，10～30℃保存"，即将本品放至室温后直接称量使用。

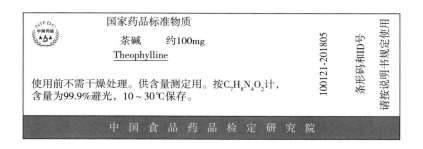

（2）减压干燥后使用：按标签说明书中给出的温度进行减压干燥处理，如未给出干燥温度，系指室温（10～30℃）。以盐酸兰地洛尔对照品为例，其使用说明书中给出按$C_{25}H_{39}N_3O_8 \cdot HCl$计，本品含量为99.2%，使用方式为60℃减压干燥4小时后使用，即需要将对照品60℃减压干燥4小时后，放至室温后使用。

（3）常压条件下干燥后使用：该处理方法较为常见。如艾拉莫德对照品，

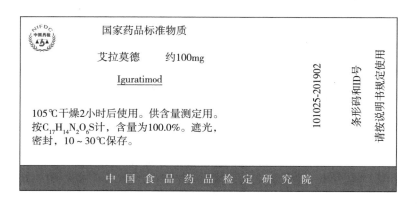

105℃干燥2小时后使用。

（4）特殊情况：有些化学对照品的使用条件比较特殊，一般会在说明书中给出详细分装及使用方式，比如奥美沙坦酯杂质混合物对照品在其说明书的用途中注明，"本品是由奥美沙坦酯杂质RNH-6373和杂质RNH-8276配制成溶液，分装后吹干，内容物附于瓶底及瓶壁。本品供HPLC法检查用，精密量取乙腈−水（90∶10）

国家药品标准物质使用说明书

V2.0

奥美沙坦酯杂质混合物
Olmesartan Medoxmil Impurities

【类别】化学对照品

【批号】100553-201502

【结构式】

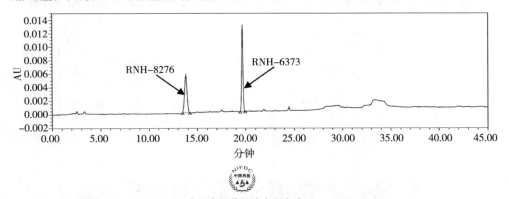

RNH-6373

RNH-8276

【分子式】RNH-6373：$C_{29}H_{28}N_6O_6$ RNH-8276：$C_{48}H_{60}N_{12}O_6$

【分子量】RNH-6373：540.58   RNH-8276：875.01

【用途】本品是由奥美沙坦酯杂质RNH-6373和杂质RNH-8276配制成溶液，分装后吹干，内容物附于瓶底及瓶壁。本品供HPLC法检查用，精密量取乙腈−水（90∶10）1.0ml，充分溶解，混匀，即可使用。

1.0ml，充分溶解后，混匀，即可使用"，同时还给出混合溶液色谱图及色谱柱信息。

思考题

1. 对照品与标准品的区别是什么？
2. 供色谱法含量测定用不需干燥处理的化学对照品，按质量平衡法赋值的计算公式是什么？
3. 我国化学对照品使用前的常见处理方法有哪些？

（宁保明　袁　松）

参 考 文 献

［1］General requirements for the competence of reference material producers：ISO 17034：2016［S/OL］．［2016-11］．https：//www.iso.org/obp/ui/#iso:std:iso:17034:ed-1:v1:en.

［2］General requirements for the competence of testing and calibration laboratories：ISO/IEC 17025：2017［S/OL］．［2017-11］．https：//www.iso.org/obp/ui/#iso:std:iso-iec:17025:ed-3:v1:en.

［3］Reference materials-Selected terms and definitions：ISO GUIDE 30：2015［S/OL］．［2015-02］．https：//www.iso.org/obp/ui/#iso:std:iso:guide:30:ed-3:v1:en.

［4］Reference materials-Contents of certificates，labels and accompanying documentation：ISO GUIDE 31：2015［S/OL］．［2015-11］．https：//www.iso.org/obp/ui/#iso:std:iso:guide:31:ed-3:v1:en.

［5］European Directorate for the Quality of Medicines&Healthcare（EDQM）．Reference standards［M］//EDQM，European Pharmacopia 10. 0. Strasbourg：Council of Europe，2019.

［6］United Stated Pharmacopieial Convention．General Chapter-USP Reference standards［M］//USP Convention，United States Pharmacopia（USP）43-National Formulary（NF）38. Rockville，MD，2019.

［7］宁保明，黄海伟，张启明，等. 世界卫生组织关于化学对照品的指导原则介绍［J］. 药物分析杂志，2010，30（1）：166-172.

［8］宁保明，严菁，张启明，等. 欧洲药典标准物质指导原则介绍［J］. 药品标准杂志，2006，7（4）：74-78.

［9］World Health Organization．International Pharmacopoeia，Tenth Edition：Part A．Primary chemical references substances［S/OL］．［2020］．https：//digicollections.net/phint/2020/index.html#d/b.10.1.3.3.

［10］王雅君，王丽，赵宗阁. 国家药品标准物质标签及其说明书管理的风险控制［J］. 中国药事，2019，33（4）：399-401.

［11］马玲云，宁保明，金少鸿，等. 国家药品标准物质研制技术要求的介绍［J］. 药物分析杂志，2010，30（10）：1990-1992.

［12］牛剑钊，宁保明，张启明. 国内外化学药品标准物质的研究和应用［J］. 中国药学杂志，2011，46（11）：877-879.

［13］王丹，许明哲，马玲云，等. 国内外药品标准物质的管理概况［J］. 中国药事，2014，28（2）：185-189.

［14］陈亚飞，肖新月，李波. 国外药品标准物质质量管理介绍及对我国的启示［J］. 中国药事，2013，27（12）：1258-1261.

［15］曹丽梅，王一平，辛晓芳，等. 我国生物检测用国家标准物质现状与思考［J］. 中国生物制品学杂质，2015，28（8）：886-888.

［16］陈亚飞，李晓东，肖新月. 药品标准物质基本特性与规范生产有关质量管理要求［J］. 中国药事，2017，31（2）：134-138.

［17］马玲云，马双成. 中药标准物质的发展现状与展望［J］. 中国药事，2010，24（12）：1232-1235.

［18］张才煜，张娜，何兰. 核磁共振内标法测定波生坦的含量［J］. 药学学报，2014，49（2）：249-251.

［19］张才煜，吴建敏，李璟. 核磁共振法定量测定氢溴酸东莨菪碱的绝对含量［J］. 药物分析杂志，2012，32（2）：327-329.

［20］张才煜，黄海伟，吴建敏. 克罗米通含量测定方法的研究［J］. 中国药学杂志，2015，50（19）：1721-1725.

［21］张才煜，耿颖，卢日刚. 核磁共振定量法测定茶苯海明的含量［J］. 中国药事，2018，32（6）：743-746.

［22］张才煜，宁保明，何兰. 核磁共振定量法在化学对照品标化中的应用［J］. 药物分析杂志，2019，39（5）：919-924.

附　录

常用药物分析名词与术语

1. 药品标准（drug standard） 国家对药品的质量、规格和检验方法所做的技术规定。药品标准是保证药品质量，进行药品生产、经营、使用、管理及监督检验的法定依据。药品的国家标准指《中华人民共和国药典》和国务院药品监督管理部门颁布的药品标准。

2. 原研药品（innovator drug） 通过了药品管理机构的质量、安全性与有效性评价，第一个获得上市许可的药品。

3. 多来源药品（multisource pharmaceutical product） 又称"仿制药品"。药品管理部门用来表述与原研产品治疗等效，具有可互换性的药品的统称。

4. 一级标准物质（primary reference standard） 具有适当的计量学特性，满足使用要求的标准物质。不必参考现有其他标准物质证实其适用性。

5. 标准物质（reference standard） 供药品标准中物理和化学测试及生物方法试验用，具有确定特性量值，用于校准设备、评价测量方法或者给供试药品赋值的物质。包括标准品、对照品、对照药材、参考品。

6. 对照品（reference substance） 用于物理或化学方法进行药品鉴别、检查、含量测定对照的标准物质。

7. 标准样品（reference material） 一种或多种规定特性足够均匀和稳定的材料。已被确定其符合测量过程的预期用途。

8. 生物标准物质（biological reference standard preparation） 生物对照物质的总称，包括生物标准品、生物对照物质和生物对照试剂。

9. 有证标准样品（certified reference material） 采用计量学上有效程序测定了一个或多个规定特性的标准样品，并附有证书提供规定特性值及其不确定度和计量溯源性的陈述。

10. 国际标准品（international standard） 世界卫生组织经过国际协作标定后，对生物或合成来源的物质用国际单位表示生物活性的生物标准物质。

11. 抗生素国际标准品（international standard for antibiotics） 世界卫生组织批准分发的国际标准物质。主要用于建立地区或国家级抗生素标准品时标化和对照使用。

12. 化学对照品（chemical reference substance） 用于特定化学和物理检测的经过检定、性质均匀的物质。在检测中需要将化学对照品的一个或多个性质与待测样品进行比较，化学对照品应具有满足其用途的适当纯度。

13. 红外参考图谱（infrared reference spectra） 供红外分光光度法测定化合物结构时作为对照化合物的红外光谱图。在我国指《药品红外光谱集》中的药品标准光谱。

14. 对照溶液（reference solution） 用标准物质或供试品制备的溶液。用于药品的鉴别、检查和含量测定的对照。

15. 供试品溶液（test solution） 直接分析测定用的样品溶液的通称。

16. 对照药材（reference crude drug） 一般用于中药材或成药鉴别对照的药材标准物质。

17. 工作对照品（working standard） 生产企业按照二级化学对照品程序制备的二级标准物质。

18. 二级标准物质（secondary reference standard） 用准确、可靠的方法或直接与一级标准物质相比较的方法，测量标准物质的特性量值，测量准确度满足需要的标准物质。在实验室通常是指与一级标准物质比对后作为对照使用的工作对照品（标准品）。

19. 权威物质（authentic substance） 药品标准物质研制机构提供的高纯度非标准物质。比如美国药典会提供一些美国药典对照品之外的高纯度物质。

20. 分析质量控制（analytical quality control） 利用现代科学管理技术和统计方法，对分析实验室的数据进行控制，目的是减少误差、提高数据的准确性和可靠性，保证实验室间结果的可比性。

21. 结构确证（structure elucidation） 对化学全合成或半合成、微生物发酵以及从动、植物中提取的原料药，用紫外可见吸收光谱、红外吸收光谱、核磁共振谱、质谱、比旋度、X射线单晶衍射或X射线粉末衍射、差示扫描量热法、热重等物理和化学方法，确证目标化合物结构的过程。

22. 色谱纯度（chromatographic purity） 药品质量标准中采用色谱分析方法检测后对药物纯度的一种表述方法。常用于未知杂质的分析。

23. 稳定性试验（stability study） 研究原料药或药物制剂在温度、湿度、光线影响下随时间变化规律的试验。通过该试验为药品的生产、包装、贮存、运输条件提供科学依据，并建立药品的有效期。

24. 长期稳定性试验（long term stability test）　为确立标签上建议（或批准）的再试验期和货架寿命，在推荐的贮藏条件下进行的稳定性试验。一般指在温度25℃±2℃，相对湿度60%±5%放置条件下的稳定性试验。

25. 稳定性加速试验（accelerated stability test）　通过使用超常的贮存条件来加速活性原料药或制剂的化学降解或物理变化的一类稳定性试验。

26. 留样（retention sample）　选取原始样本中部分样品进行保存，供将来检测使用的样品。留样的数量应该满足至少两次分析需要，每份留样应有独立的标识、包装和签封。

27. 货架期（shelf-life）　在正确贮存条件下，预期药品将符合经多批产品稳定性研究制定的质量标准的时间。用于确定每一批产品的有效期。

28. 气候带（climatic zone）　根据气候要素的纬向分布特性而划分的带状气候区。

29. 强光照射试验（photostability test）　药品稳定性研究中影响因素试验的一部分。供试品开口放在装有日光灯的光照箱或其他适宜的装置内，于照度为4500lx±500lx条件下进行的稳定性考察试验。

30. 杂质（impurity）　药品中除了原料药和辅料以外的任何其他成分。

31. 未知杂质（unknown impurity）　仅通过定性手段，如液相色谱相对保留时间，确定的结构尚未知的杂质。

32. 有色杂质（foreign pigment）　药品中所含的有色杂质。按药典附录溶液检查法项下的规定，对有色杂质应当采用比色法进行限量检查。

33. 有关物质（related substance）　药品中与活性药物成分相关的杂质。包括起始物料、中间体、副产物和降解产物。

34. 指定杂质（specified impurity）　在药品质量标准中单独列出并有明确限度规定的杂质或降解产物。

35. 有机杂质（organic impurity）　药品杂质的一类，指药物生产或贮存过程引入的杂质，包括残留溶剂、起始物料、中间体和降解产物等。

36. 无机杂质（inorganic impurity）　指药物中的无机化合物杂质，包括重金属、硫酸盐和氯化物等。

37. 允许日接触量（permitted daily exposure）　人体对药物中的残留溶剂或基因毒性杂质的每日允许摄入量（暴露量）。

38. 检测限（limit of detection）　试样中被测物能被检测出的最低量。常用百分数、μg/ml或ng/ml表示。

39. 灵敏度（sensitivity）　测定样品中符合准确度和精密度要求的最低药物

浓度。

40. 线性（linearity） 在设计范围内，测试结果（响应值）与试样中被测物的浓度或量直接呈正比关系的程度，通常指供试物浓度的变化与试验结果呈线性关系。

41. 范围（range） 能达到一定精密度、准确度和线性，测试方法适用的高低限浓度或量的区间。

42. 定量限（limit of quantitation） 样品中被测物能被定量测定的最低量。其测定结果应具一定准确度和精密度。

43. 系统适用性（system suitability） 按各品种项下要求对仪器进行适用性试验，即用规定的对照品对仪器进行试验和调整，应达到规定的要求。

44. 再现性（reproducibility） 在不同的实验室，由不同操作员，使用不同设备，按相同测试方法，对同一被测对象相互独立进行的测试条件下，测定结果的精密度。

45. 粗放度（ruggedness） 不同实验室、不同的人员在不同的时间采用不同仪器设备对同一样品测定结果再现性的评价。

46. 耐用性（robustness） 在测定条件有小的变动时，测定结果不受影响的承受程度。为常规检验提供依据。

47. 再验证（revalidation） 对经过验证的工艺、组分、系统或分析测定方法的可能影响最终结果的变更，再次进行的验证。

48. 确认（qualification） 用于证明和记录设备或辅助系统的正确安装，正确运行并得到预期结果的措施。它是论证验证的一部分。但单个的确认步骤不能构成工艺论证验证。

49. 准确性（accuracy） 测试结果与接受参照值间的一致程度。

50. 重复性（repeatability） 同一实验室，同一操作员使用相同的设备，按相同的测试方法，在短时间内对同一被测对象进行的独立测试结果间的一致程度（精密度）。

51. 中间精密度（intermediate precision） 实验室内的精密度，即不同时间、不同分析人员、不同仪器设备等变动因素对测定结果的影响。

52. 正确度（trueness） 大量测试结果得到的平均数与接受参照值间的一致程度。通常用测试结果的期望与接受参照值之差，即偏倚来度量。

53. 偏倚（bias） 某种确定原因引起的误差。一般有固定的方向和大小，重复测量时重复出现。

54. 中位值（median） 随机变量或其概率分布的0.5分位数。

55. 离群值（outlier） 样本中的一个或几个观测值，它们离开其他观测值较远，暗示它们可能来自不同的总体。

56．内标法（internal standard method）　进行色谱分析时，在供试品与对照品溶液中添加一定量参比物的定量方法。

57．归一化法（normalization method）　一种利用多组分样品中各组分的色谱峰面积占总峰面积的百分比进行色谱定量的方法。

58．外标法（external standard method）　在色谱分析中，一种通过对照品和供试品色谱峰面积或峰高的比较进行定量的方法。

59．出厂检验（batch release）　又称"批放行"。生产企业对正式生产的药品在出厂（入库）前所进行的常规检验。

60．含量测定（assay）　用于测定原料和制剂中有效成分的定量方法。

61．含量均匀度（uniformity of dosage unit）　小剂量或单剂量固体制剂、半固体制剂或非均相液体制剂中的每片（个）含量偏离标示量的程度。

62．最低装量（minimum fill）　除制剂通则中规定检查装量差异的制剂及放射性药品外，对固体、半固体和液体制剂采用重量法或容量法进行装量检测的一项药典法定规定。

63．微生物限度检查（microbial limit test）　检查非无菌制剂及其原料、辅料受微生物污染程度的方法。

64．最优化方法（optimization method）　在一组可能方案中确定一个能满足要求的最佳方案的专门方法。

65．最小二乘法（least square method）　在有 n 个测定值（X_1, X_2, ……X_n）时，一种使测定值与理论值差的平方最小的方法。

66．偏最小二乘法（partial least square method）　一种新型多元统计数据分析方法，是多因变量对多自变量的回归建模方法。

67．P 矩阵法（P-matrix method）　直接以校正矩阵的浓度阵为预测目标，求得回归系数矩阵 Pt 的方法。

68．正交函数法（orthogonal function method）　一种通过数学处理以消除分光光度法定量分析中干扰吸收的方法。使用与复合剂中多种组分不经分离的直接测定。

69．主成分分析（principal component analysis）　对给定的一组变量，通过数学变换生成新一组的变量，这些新变量是原来一组变量的线性函数，两个新变量之间却互不关联。这组新变量称为原来变量的主成分，对新变量的分析称为主成分分析。

70．主成分回归法（principal component regression method）　计量学吸光光度法中，对多组分分析时采用的一种数据处理方法。

71. 人工神经网络（artificial neural network） 基于生物神经网络原理的数学模型或计算模型。是由人工建立的以有向图为拓扑结构的动态系统，通过对连续或断续的输入作状态响应而进行的信息处理。在计量学吸光光度法中，是一种用于多组分分析的数据处理方法。

72. 相似性（similarity） 不同物质理化性质具有相近或相似的性质。就是"相似者相溶"原理的应用。

73. 过程分析（process analysis） 利用计算机实现对过程的实时分析、数据处理、条件优化和过程反馈联合工作的在线分析处理。

74. 末端吸收（end absorption） 紫外吸收光谱中位于短波末端所出现的吸收增强的现象。它是分子在紫外光激发下，分子轨道上的电子吸收了光子后由基态激发到激发态上而产生的，一般为180～220nm。

75. 拐点（inflection point） 曲线上凹向改变的点，即由凹向上（下）变为凹向下（上）的点。若表示曲线的函数有二阶连续导数，则使二阶导数改变符号的点，就是拐点。

76. 蓝移（blue shift） 化合物的结构改变或受溶剂影响使紫外吸收峰向短波方向移动的现象。

77. 红移（red shift） 化合物结构改变，如发生共轭作用、引入助色团，以及溶剂改变等原因，使紫外吸收峰向长波方向移动的现象。

78. 等吸光点法（isosbestic point method） 用于同时测定多组分混合物的一种方法。当组分A和B的吸收曲线有一等吸收点时，利用此等吸收点所处的波长进行测定，可简化结果处理。

79. 三波长分光光度法（three-wavelength spectrophotometry） 一种通过选择3个合适的波长，经过计算消除共存组分的分光光度法。

80. 导数分光光度法（derivative spectrophotometry） 利用吸收光谱进行一阶或多阶求导后，各阶导数始终与试液浓度的直线关系，进行定量测定的分光光度法。

81. 多组分光谱分析（multicomponent spectrophotometry） 两种以上组分共存时，根据各组分吸收光谱相互重叠的程度分别考虑建立的光谱分析方法。

82. 电荷转移光谱（charge-transfer spectrum） 某些分子同时具有电子给予体部分和电子接受体部分，它们在外来辐射激发下会强烈吸收紫外光和可见光，使电子从给予体外层轨道向接受体跃迁，这样产生的光谱称电荷转移光谱。

83. 分子荧光分析法（molecular fluorescent method） 某些物质的分子吸收光能后，能发出荧光，根据荧光光谱的特征和强度对物质进行定性和定量分析的方法。

84. 猝灭荧光测定法（quenching fluorometry）　荧光分析方法的一种。一种荧光物质在加入猝灭剂后，其荧光强度的减弱和荧光猝灭剂的浓度呈线性关系，药物分析中利用这一性质测定荧光物质的含量。

85. 化学发光免疫分析法（chemiluminescence immunoassay）　结合化学发光反应的高度灵敏度和免疫反应的高度专一性，用于测定超微量物质的一种检测技术。

86. 荧光免疫分析（fluorescence immunoassay）　将免疫反应的特异性与荧光技术的灵敏度相结合的一种免疫分析方法。

87. 酶免疫分析（enzyme immunoassay）　在放射性免疫分析的基础上发展起来的一种免疫分析方法。它以标记酶代替了放射性核素标记物。

88. 化学计量学（stoichiometry）　由于化学反应而引起反应物系组成变化的计算方法，是对反应过程进行物料衡算和热量衡算的依据之一，是一门关于化学量测的理论基础和方法学的化学分支学科。

89. 指纹区（finger print region）　红外图谱中短波数范围内的振动区，每个化合物特有的指纹振动区。指纹区取决于分子中原子的种类、质量以及它们的空间排列方式等特性。

90. 伸缩振动（stretching vibration）　分子的一种振动形式，是化学键沿键轴方向做规律性的伸与缩的运动，即键长有变化，键角无变化。

91. 弯曲振动（bending vibration）　分子的一种振动形式。原子沿垂直于它的键轴方向的运动，它可能有键角的变化。弯曲振动又分为面内弯曲振动及面外弯曲振动两种。

92. 变形振动（deformation vibration）　键角发生规律性变化的分子振动形式。

93. 对称伸缩振动（symmetrical stretching vibration）　化学键沿着键轴方向作规律性的伸与缩的分子振动形式，即键长有变化，键角无变化，且几个化学键同时作伸长与缩短运动。

94. 不对称伸缩振动（asymmetrical stretching vibration）　化学键沿着键轴方向作规律性的伸与缩的分子振动形式，即键长有变化，键角无变化，且几个化学键交替作伸长与缩短运动。

95. 剪式振动（scissoring vibration）　分子振动的一种形式，指在振动过程中键角规律性的变化，似剪刀的"开"与"闭"。

96. 平面摇摆振动（rocking vibration）　一种分子振动形式，振动过程中两键间键角无变化，但相对于分子的其余部分做面内摇摆。

97. 非平面摇摆振动（wagging vibration） 分子中两个化学键端的原子同时作同向垂直于平面方向上的运动。

98. 扭曲振动（twisting vibration） 一种分子振动形式，分子中两个化学键端的原子同时做反向垂直于平面方向的运动。

99. 振动弛豫（vibrational relaxation） 处于较高振动能级的分子通过与其他一些分子（样品分子和溶剂分子）间的碰撞变成热能，失去过剩振动能量，称之为振动弛豫。

100. 振动偶合（vibrational coupling） 在红外光谱中，当化合物分子中两个类同集团彼此靠得较近时，它们的振动频率发生干扰，蜕变为距离较大的两个吸收峰，这种现象称为振动偶合。

101. 倍频吸收带（multiple frequency absorption band） 分子吸收一定波长的红外光后，从基态跃迁到第二激发态甚至第三激发态产生的红外吸收带。

102. 波数（wave number） 电磁波在单位距离内振动的次数。单位是 cm^{-1}。

103. 石蜡糊法（nujol mull method） 将固体样品研成细末，与液体石蜡油混合成糊状，然后夹在两窗片之间进行测定的红外样品处理方法。

104. 膜法（film method） 一种红外光谱制样技术，将能形成薄膜的液体样品铺展于适宜的盐片中，使形成薄膜后测定。若为高分子聚合物，可先制成适宜厚度的高分子薄膜，直接置于样品光路中测定。熔点较低的固体样品可采用熔融成膜的方法制样。

105. 热电偶检测器（thermocouple detector） 一种质量型气相色谱检测器。其结构与火焰电离检测器类似，不同点在于以热电偶代替火焰顶端的电极。组分从色谱柱流出后，在火焰中燃烧，热电偶即测量燃烧温度以获得相应的色谱信号。

106. 高分辨气相色谱法（high resolution gas chromatography） 早期对于毛细管气相色谱的称谓，指使用开管柱（包括涂壁开管柱和涂载体开管柱）的气相色谱法。开管柱的类型有涂壁开管柱、涂载体开管柱、多孔层开管柱和固定化相开管柱等。进样方式有分流进样、无分流进样和柱头进样等。

107. 高效薄层色谱法（high performance thin-layer chromatography） 参考高效液相色谱仪使用均一的微细颗粒固定相而得到高分离效率的基础上发展起来的一种薄层色谱技术。

108. 高效液相色谱法（high performance liquid chromatography） 用高压输液系统，将具有不同极性的单一溶剂或不同比例的混合溶剂、缓冲液等流动相泵入装有固定相的色谱柱，对供试品进行分离测定的方法。

109. 超效液相色谱（ultra performance liquid chromatography） 借助高效液相色谱法（HPLC）的理论及原理，采用2μm以下的小颗粒填料、5cm长色谱柱，耐受超高压力（15 000psi），能够快速分析样品的新型液相色谱技术。

110. 超临界流体色谱法（supercritical fluid chromatography） 用处于临界温度及临界压力以上的流体作为流动相的色谱法。

111. 多柱色谱（multiple column chromatography） 用多通路切换阀改变进样阀与色谱柱之间的连接关系，或改变色谱柱之间的连接关系，使用一台色谱仪，在一次完整的分析过程中，供试品经多个色谱条件获得分离的分析方法。

112. 制备液相色谱（preparative liquid chromatograph） 用于分离制备单（多）组分化合物的液相色谱。要求大的流量，一般为10 ～ 50ml/min。压强要求不高，一般低于50kg/cm。柱内径一般为20 ～ 100mm，柱长20 ～ 30cm。通常采用示差折光检测器或紫外检测器。

113. 离子色谱（ion chromatography） 是一种用于无机离子分析的离子交换色谱技术，可分为带有抑制柱的离子色谱（双柱离子色谱）和单柱离子色谱。

114. 尺寸排阻色谱法（size exclusion chromatography） 根据分子大小进行分离的一种液相色谱技术。

115. 高速逆流色谱（high speed coutercurrent chromatography） 一种液-液分配色谱，将螺旋管的方向性与高速行星式运动相结合，产生一种独特的流体力学现象，使两相溶剂在螺旋管中实现高效接触、混合、分配和传递。与传统的液相色谱法比较，它具有分离效率高、溶剂用量少、无吸附、样品回收率高、重现性好和适用范围广等优点，避免了样品在固体载体上的不可逆吸附，特别适用于高黏度物质。

116. 过压薄层色谱法（overpressure thin-layer chromatography） 20世纪70年代末发展起来的一种色谱分析技术，综合了常规薄层色谱和高效薄层色谱的优点，并吸取了高效液相色谱的某些特点的一种特殊的平面液相色谱技术。采用了一个加压超微色谱室，吸附剂完全被具有一定外压的塑料膜所覆盖，展开剂通过泵以恒定的速度展开。

117. 分流色谱（split chromatography） 柱切换高效液相色谱。

118. 胶束色谱法（micellar chromatography） 用含有高于临界胶束浓度的表面活性剂溶液作为流动相的液相色谱技术。

119. 电泳（electrophoresis） 利用电解质中带电粒子在电场作用下向电荷相反方向迁移的现象，对物质进行分离分析的方法。

120. 毛细管电泳（capillary electrophoresis） 以弹性石英毛细管为分离通道，

以高压直流电场为驱动力，依据样品中各组分之间淌度和分配行为上的差异而实现分离的电泳分离分析方法。

121. 毛细管电色谱（capillary electrochromatography） 结合了毛细管电泳的高柱效和高效液相色谱的高选择性，以电渗流（或电渗流结合高压输液泵）为流动相驱动力的微柱色谱法。包括填充柱电色谱和开管柱电色谱。

122. 毛细管凝胶电泳（capillary gel electrophoresis） 一种综合了毛细管电泳和平板凝胶电泳的优点，分离度极高的电泳分离技术。在毛细管凝胶电泳中，毛细管内充有凝胶或其他筛分介质，这些介质在结构上类似于分子筛。流经凝胶的物质，原则上按照分子的大小分离。

123. 毛细管区带电泳（capillary zone electrophoresis） 溶质在毛细管内的背景电解质溶液中，以不同速度迁移而形成独立溶质带的电泳模式，是毛细管电泳中最基本、应用最广泛的一种分离模式。

124. 毛细管等速电泳（capillary isotachophoresis） 一种毛细管电泳模式，采用前导电解质和尾随电解质，使溶质按其电泳淌度不同得以分离，常用于分离离子型物质。

125. 胶束电动色谱（micellar electrokinetic chromatography） 以胶束为假固定相的一种电动色谱，是电泳技术与色谱技术的结合。

126. 微乳液电动色谱（microemulsion electrokinetic chromatography） 以水包油微乳液作为分离载体的胶束电动色谱，微乳液由水、不溶于水的有机液体、表面活性剂和共表面活性剂组成。

127. 多维色谱（multidimensional chromatography） 不同类型的色谱分析技术组合构成联用系统，实现复杂样品中多组分的分离和分析的方法。

128. 峰不对称度（peak asymmetry） 用对称度表述色谱峰的不对称度，也就是拖尾因子。

129. 肩峰（shoulder peak） 紫外吸收光谱中吸收峰上突出的曲折，最大吸收峰所对应的波长称为最大吸收波长，吸收光谱的谷所对应的波长称为最低吸收波长。

130. 电渗流（electroosmotic flow） 在高压电场下，一定pH值（＞3.0）的缓冲溶液由正极向负极移动的过程。它产生于熔融石英毛细管内壁与水溶液所形成的电层。通常情况下电渗流淌度大于组分的电泳淌度。

131. 迁移时间（migration time） 溶质分子流经整个色谱柱的时间，即溶质分子流经与流动相同样长的路程所需的时间。

132. 漂移（drift） 基线朝一定方向缓慢连续变化的现象。

133. 死体积（void volume） 色谱系统中从流动相混合点至柱头的系统体

积，会对梯度洗脱造成影响。比如，不同实验室采用不同仪器时，难以重复分离条件或导致色谱图的变形。

134. 基线分离峰（baseline-resolved peak）　色谱图中在出峰前后均达到基线时的每一个色谱峰。

135. 峰谷（peak valley）　两个色谱峰不能达到基线分离时，评价系统适用性的参数。

136. 驼峰（rider peak）　色谱分析图的拖尾峰上的小峰。一般色谱柱柱内填料床层产生裂缝和空隙，会使色谱峰出现"驼峰"或"对峰"。

137. 填料（packing material）　用于填充液相色谱柱的粒状固定相。

138. 极性（polarity）　分子中正、负电荷的分离，存在着正极和负极的性质。

139. 正相（normal phase）　采用极性固定相和相对非极性流动相，称为正相。

140. 反相（reversed phase）　采用相对非极性固定相和极性流动相，称为反相。

141. 化学键合相（chemically bonded phase）　简称"键合相"。采用化学反应的方法将固定液键合在载体表面上，所形成的填料成为化学键合相。

142. 手性拆分（chiral separation）　将外消旋体中的两个对应异构体分开，以得到光学活性产物的方法。

143. 手性固定相（chiral stationary phase）　具有光学活性立体化学结构的、能分离对映体的固定相。

144. 聚苯乙烯凝胶（polystyrene gel）　凝胶排阻色谱柱填料的一种，主要成分为聚苯乙烯单体经交联而形成三维网状结构的多聚体，粒度一般为10μm。

145. 琼脂糖凝胶（agarose gel）　从琼脂中除去带电荷的琼脂胶后，剩下的不含磺酸基团、羧酸基团等带电荷基团的中性部分，结构是链状的聚半乳糖，易溶于沸水，冷却后可依靠糖基间的氢键引力形成网状结构的凝胶。凝胶的网孔大小和凝胶的机械强度取决于琼脂糖浓度。可作为分子筛，常用于凝胶层析和电泳。

146. 聚丙烯酰胺凝胶（polyacrylamide gel）　聚丙烯酰胺凝胶电泳的支持介质，具有性质稳定、机械强度大、透明度高、染色后易观察结果等特点。

147. 葡聚糖凝胶（polydextran gel）　由右旋糖酐与1-氯-2,3-环氧丙烷（表氯醇）交联制成的具有网状结构、水不溶性珠状微粒，用于凝胶过滤。

148. 分子印迹聚合物（molecular imprinted polymer）　根据印迹分子定做的，具有特殊分子结构和官能团，能选择性地识别印迹分子的高聚物，基于分子识别理论而迅速发展起来的一个新的研究领域。

149. 离子对试剂（ion-pair reagent） 离子对色谱中用以分离离子或中性物质的试剂。含有与被分析离子带相反电荷的离子（配对离子或反离子），在流动相中将与溶质离子结合形成弱极性离子对，此离子对在流动相中不易离解而迅速转移到键合相中，进而在固定相和流动相间进行分配。

150. 柱超载（column overload） 色谱分析中，进样量超过色谱柱容量时产生不对称峰形的现象。

151. 色谱工作站（chromatographic work station） 在色谱仪器中，完成组分的色谱分离后，按照色谱定性、定量要求，对原始色谱信号和数据进行采集、处理，并控制色谱仪器的操作的计算机系统。

152. 等度洗脱（isocratic elution） 用恒定配比的溶剂系统洗脱是最常用的色谱洗脱方式。

153. 内标物（internal standard substance） 定量分析时，加入到试样中能与所有组分完全分离的已知量的纯的化合物。

154. 熔融二氧化硅空心柱（fused-silica open tubular column） 又称"熔融石英开管柱"。以二氧化硅为原料经高温熔融拉制而成的一种空心柱。

155. 无分流（splitless） 全部样品在最短时间内完全汽化均匀混合后直接进入色谱柱的状态。

156. 质量分析器（mass analyzer） 质谱仪主体组成部分，将离子源中形成的离子按质荷比的差异进行分离并将这些微弱的离子流信号接收并放大后送至显示单元及计算机数据处理系统，得到被分析样品的质谱图及数据。

157. 程序波长检测器（programmable wavelength detector） 波长可以由用户设定程序进行控制，一次分析可在不同的波长进行测定，以获得最佳灵敏度的检测器。

158. 光电二极管阵列检测器（photodiode array detector） 紫外检测器的一种，可用于化合物的紫外全波长扫描，确定化合物的最大吸收的检测器。

159. 柱前衍生化（pre-column derivatization） 在色谱分离前，预先将样品制成适当的衍生物，然后进行分离和检测的操作。

160. 柱后衍生化（post-column derivatization） 待测物经色谱柱分离后，在色谱系统中加入衍生试剂及辅助反应液，与色谱流出组分直接在系统中进行反应，然后测定衍生反应产物的操作。

161. 质谱图（mass spectrum） 全扫描得到的分子离子（$[M+H]^+$、$[M-H]^-$、$[M+Na]^+$ 等）及所有碎片离子的质荷比与其对应的离子流的相对强度的坐标图。根据质谱图来决定解析化合物的结构、分子式。

162. 相对强度（relative intensity）　以质谱图中指定质核比范围内最强峰为100%，其他离子峰对其归一化所得的强度。

163. 棒图（bargraph）　横坐标是质荷比（m/z）、纵坐标是离子的相对强度，以基峰为100%、经过计算机处理的质谱棒状谱图。

164. 准分子离子（quasi-molecular ion）　样品分子经过离子化，在原有分子的基础上结合或给出离子而形成的离子，即为准分子离子。

165. 准确质量（exact mass）　质谱分析中由确定的核素产生的同位素峰对应的质量称为准确质量。如氢原子的平均原子量为1.00794，同位素^{1}H的质量为1.00783。

166. 大气压离子化（atmospheric pressure ionization）　一种离子化技术。样品的离子化在处于大气压下的离子化室中完成。

167. 各向异性（anisotropic）　物理性质随量度的方向而变化的特性。

168. 软脉冲（soft pulse）　核磁共振实验中用的低功率长脉冲。

169. 五重峰（quintet）　核磁共振谱中出现的一类多重峰。其峰数为5，峰高比为1:4:6:4:1。

170. 七重峰（septet）　核磁共振氢谱中自旋分裂峰个数，表示某基团上6个相邻的氢偶合时产生的分裂峰，显示为七重峰。

171. 偕偶（geminal coupling）　^{1}H核磁共振光谱中，间隔2个单键的偶合，即同碳原子上的H之间的偶合。是按照偶和核之间间隔的数目的一种核自旋偶合系统的分类方法。

172. 邻偶（vicinal coupling）　在核磁共振谱中相邻两个碳原子上的氢核相隔3个键的自旋偶合。

173. 偏共振去偶（off resonance decoupling）　核磁共振中碳谱质子去偶的一种方式，可保留谱线多重性，减少谱线，用来判断碳原子和几个氢原子相连。

174. 选择去偶（selective decoupling）　化合物^{1}H谱为一级类型时，用很弱的能量选择性地照射特定氢核，消除^{1}H对^{13}C的偶合，使峰简化的一种核磁共振实验技术。

175. 反磁性屏蔽（diamagnetic shielding）　有机化合物中的各个氢原子（或碳原子）发生核磁共振时，核外电子对抗磁场的作用。

176. J调制法（J-modulation method）　一种确定碳原子级数（碳原子上相连氢原子的数目）的方法。

177. 不灵敏核极化转移增益法（insensitive nucleus enhancement by polarization transfer）　基于多脉冲实验的一种核磁共振新技术。通过极化传递实验将高灵敏度核的极化强度传递给低灵敏度核，以提高后者的观测灵敏度的方法。

178. 电子跃迁（electron transition） 原子或分子中的电子从一个原子轨道向另一轨道的跃迁。电子跃迁需要极大的能量，并可被可见光、紫外光和X线诱发。

179. 二波长分光光度法（dual-wavelength spectrophotometry） 在两个不同的波长处测定供试品溶液和对照品溶液的吸光度，以两波长处吸光度的差值（ΔA）作为定量的依据来测定含量的方法。

180. 电子轰击离子化（electron impact ionization） 组分分子受到能量较高的电子流（一般为70eV）轰击时，组分分子被打掉一个电子，成为有一个不成对电子的正离子的过程。

181. 指纹图谱（fingerprint） 用现代仪器分析技术和方法，对中药材及其制剂等，经过适当处理后，对其化学结构、组分等信息通过相应的图谱进行描述的特征谱。此种谱可较好地体现复杂体系的整体性和特征性。比较图谱时，强调高度相似，而不是相同。

182. 热分析技术（thermal analysis technique） 在程序控温和一定气氛下，准确记录物质的理化性质随温度（或时间）变化关系的一类技术。

183. 差热分析（differential thermal analysis） 在程序控温和一定气氛下，测量供试品与参比物之间温度差与温度（或时间）关系的技术称差热分析（DTA）。

184. 差示扫描量热法（differential scanning calorimetry） 在程序控温和一定气氛下，测量输给供试品和参比物的热流速率或加热功率（差）与温度（或时间）关系的技术称差示扫描量热分析（DSC）。

185. 热重分析（thermogravimetry analysis） 在程序控温和一定气氛下，测量物质的质量与温度（或时间）关系的一类技术称热重分析（TGA）。

186. 溶出度（dissolution） 药物从片剂或胶囊剂等固体制剂在规定介质中溶出的速度和程度。

187. 药物释放（drug release） 在规定条件下，药物从缓释制剂、控释制剂、肠溶制剂及透皮贴剂中释放的速度与程度。1985年由《美国药典》收载的附录，是对于肠溶、缓控释制剂溶出试验的要求。经过国际协调后，仅适用于透皮制剂和支架等制剂的溶出试验。

188. 光纤在线检测技术（optical fiber on-line detection） 在线光谱分析的一种，利用光纤传输的光，进入检测器并进行在线分析处理的分析技术。

189. 固有溶出速率（intrinsic dissolution rate） 具有恒定表面积的固体在介质中单位面积（cm^2）单位时间（s）内溶解的物质的量（mg）表示（表示为

$mg \cdot s^{-1} \cdot (cm^2)^{-1}$。

190. 溶出介质（dissolution media）　药品标准中溶出度或释放度试验项下所用的介质。

191. 溶出曲线（dissolution profile）　药物溶出试验中，药物溶出量与时间的关系曲线。

192. 溶出曲线比较（dissolution profile comparison）　用于度量两个药品溶出特性的方法。常用相似因子f_2表示。

193. 溶剂合物（solvate）　物质在溶剂中溶解，溶剂分子与溶质分子或离子等的相互结合，使溶质改变了原来的状态而生成的溶剂化合物。

194. 无水物（anhydride）　不含水的化合物。如无水乙醇。

195. 水合物（hydrate）　含一定量水分子的固体化合物。

196. 半水合物（hemihydrate）　平均有半分子水作为配体键合在一分子金属阳离子或阴离子上的化合物。

197. 一水合物（monohydrate）　每分子含1个水分子的化合物。如一水合乳糖。

198. 倍半水合物（sesquihydrate）　每分子含1个半水分子的化合物。如泮托拉唑钠倍半水合物，$C_{16}H_{14}F_2N_3NaO_4S \cdot 1.5H_2O$。

199. 二水合物（dihydrate）　每分子含2个水分子的化合物。如赖诺普利二水合物$C_{21}H_{31}N_3O_5 \cdot 2H_2O$。

200. 二倍半水合物（hemipentahydrate）　每分子含2个半水分子的化合物。如硝酸铜二倍半水合物$Cu(NO_3)_2 \cdot 2.5H_2O$。

201. 仲裁（arbitration）　争议双方在争议发生前或后达成协议，自愿将争议交给第三者作出裁决，双方都有义务执行的一种解决争议的方法。

202. 交叉参考（cross reference）　一个文件中对某个信息多次提及时采用的一种索引方式。

参 考 文 献

[1] 全国科学技术名词审定委员会.《药学名词》[M]. 第二版. 北京：科学出版社，2014：1.

[2] 国家药典委员会.《中华人民共和国药典》[M]. 2020年版四部. 北京：中国医药科技出版社，2020：1.

[3] 中华人民共和国国家质量监督检验检疫总局，中国国家标准化管理委员会. 热分析术语，GB/T 6425-2008 [S]. 北京：中国标准出版社，2008：1.